U0200593

权威专家深度解读
《公立医院内部控制管理办法》（2020）

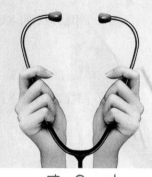

The new internal
control management practice guide
for public hospitals

新 编

公立医院内部控制管理
操作实务指南

张庆龙　王洁／编著

中国财经出版传媒集团
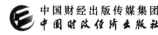
中国财政经济出版社

图书在版编目（CIP）数据

新编公立医院内部控制管理操作实务指南 / 张庆龙，

王洁编著 . —— 北京：中国财政经济出版社，2021.5（2022.6重印）

ISBN 978-7-5223-0505-9

Ⅰ . ①新… Ⅱ . ①张… ②王… Ⅲ . ①医院—管理体

制—中国—指南 Ⅳ . ① R197.32-62

中国版本图书馆 CIP 数据核字（2020）第 071366 号

责任编辑：潘　飞　　　　　　　　　责任印制：史大鹏

封面设计：卜建辰

新编公立医院内部控制管理操作实务指南

XINBIAN GONGLI YIYUAN NEIBU KONGZHI GUANLI CAOZUO SHIWU ZHINAN

中国财政经济出版社 出版

URL：http://www.cfeph.cn

E-mail：cfeph @cfemg.cn

（版权所有　翻印必究）

社址：北京市海淀区阜成路甲28号　邮政编码：100142

营销中心电话：010-88191522

天猫网店：中国财政经济出版社旗舰店

网址：https://zgczjjcbs.tmall.com

北京时捷印刷有限公司印刷　各地新华书店经销

成品尺寸：175mm×250mm　16开　35.25印张　599 000字

2021年5月第1版　2022年6月北京第2次印刷

定价：120.00元

ISBN 978-7-5223-0505-9

（图书出现印装问题，本社负责调换，电话：010-88190548）

本社质量投诉电话：010-88190744

打击盗版举报热线：010-88191661　QQ：2242791300

编委会成员

主要参编人员

四川第二中医医院	李俊忠
四川第二中医医院	陈东辉
四川第二中医医院	张永哈
四川第二中医医院	姜君平
北京市口腔医院	宋安丽
安徽省立医院	许　坦
航天中心医院	金小娟
上海申康医院发展中心	陈志军
石河子市人民医院	陈海涛
福建省肿瘤医院	陆守坤
徐州市儿童医院	董音茵
江苏省肿瘤医院	季　花
三亚中医医院	李翠霞
安徽省立医院	潘江涛
四川大学华西医院	梁　轶
深圳市宝安区中医院	梁正辉
佛山市第一人民医院	袁超龙
首都医科大学宣武医院	朱　倩
四川华西二院	王春举
哈尔滨医科大学附属第五医院	王继东
安达风控研究中心	李素鹏
四川中医科学院	李波莉

序言 Preface

公立医院是我国事业单位的重要组成部分，肩负着救死扶伤、满足广大人民群众医疗保健需求的使命，是不以营利为目的、提供公共服务的公益性组织，其社会效益的重要性远高于经济效益。

为了推进医疗事业的发展，自1950年开始，我国走上了医药卫生体制改革的道路，到2008年为止，先后经历了计划经济医改时期和市场化医改时期。为建立中国特色医药卫生体制、逐步实现人人享有基本医疗卫生服务的目标、提高全民健康水平，2009年3月，中共中央、国务院出台了《关于深化医药卫生体制改革的意见》（中发〔2009〕6号），拉开了我国新医改的序幕。2017年7月14日，国务院办公厅发布的《关于建立现代医院管理制度的指导意见》（国办发〔2017〕67号）中明确提出，到2020年，要基本建立权责清晰、治理完善、运行高效、管理科学、监督有力的现代医院管理制度；基本形成决策、执行、监督相互制衡、相互促进、相互协调的治理机制，促进公立医院管理的规范化、科学化和精细化。和计划经济医改时期、市场化医改时期相比，公立医院法人治理被提升至前所未有的高度。

当前来看，公立医院作为我国新医改的重点对象，其面临的风险也呈现"范围扩大化"的趋势，除了一般的财务风险、管理风险及医疗技术风险外，医药费用的合理性、群众对医疗服务态度的满意度、医疗人员的责任心等方面的缺失都将成为公立医院风险的导火索。此外，部分公立医院的法人治理结构尚不完善，存在监事会作用发挥不足、理事会成员没有兼顾到足够的利益相关者以及内部的监督机制薄弱、决策和监督机制缺位、"内部人控制"等突出问题。这些问题的存在，使得公立医院距离实现"建立现代医院管理制度，基本形成决策、执行、监督相互制衡、相互促进、相互协调的治理机制"的目标还有很大差距。

2020年前后，公立医院的改革进入深水区和攻坚期，公立医疗机构业务进入高质量发展的机遇期。如何推动公立医院尽快补齐内部管理短板和弱项，推进高质量发展，促进发展模式从规模扩张型向质量效益型转变，管理模式从粗放式向精细化转变，向管理要效益，更好地满足人民群众日益增长的医疗服务需求，成为当前公立医院经营管理的重要核心问题。为此，国家卫健委、中医药管理局于2020年6月、2020年12月21日先后联合下发《关于开展公立医疗机构经济管理年活动的通知》（国卫财务函〔2020〕262号）、《关于加强公立医院运营管理的指导意见》（国卫财务发〔2020〕27号）两份文件，旨在推进公立医院高质量发展，推进管理模式和运行方式加快转变，进一步推动医院经济管理与运营管理的科学化、规范化、信息化水平。

从内部控制作用机理来看，健全有效的内部控制制度是保障组织权利规范、科学、高效运行的有效手段。从单位层面，它有利于推动单位内部治理水平的完善和服务效能的提升，实现决策、执行、监督的权利制衡，规范权力运行，并促进业务活动的有序运行。从具体业务层面来看，它有利于通过流程再造的方法，堵塞漏洞，细化流程与效率不高的环节，规范重点领域、关键岗位的岗位职责与运行流程、制约措施，推动业财融合与数据贯通，最终通过信息化固化规章制度，并得到有效执行。

关于内部控制规范的相关文件，我国财政部于2012年11月出台了《行政事业单位内部控制规范（试行）》，为行政事业单位提出了明确的、可操作性强的内部控制建设指引，以提高行政事业单位的经济活动和业务活动的规范性和单位内部管理水平，公正、透明地履行公共受托责任。2015年12月21日，财政部又发布了《关于全面推进行政事业单位内部控制建设的指导意见》（财会〔2015〕24号）（以下简称《指导意见》），提出行政事业单位内部控制建设的总体要求、主要任务、保障措施，全面推进行政事业单位内部控制建设。为进一步指导和促进各行政事业单位有效开展内部控制建立与实施工作，切实落实好《指导意见》，财政部发布了《关于开展行政事业单位内部控制基础性评价工作的通知》，以量化评价为导向，开展单位内部控制基础性评价工作，通过"以评促建"的方式，落实内部控制建设工作。2017年1月25日，财政部又出台了《行政事业单位内部控制报告管理制度（试行）》，进一步规范了我国行政事业单位内部控制的建设与实施。

从公立医院的现实来看，原卫生部于2006年制定了《医疗机构财务会计内部控制规定（试行）》，以促进各医疗机构财务会计内部控制制度建设，提高医疗机构财务管理水平。虽然这是专门规范医疗机构内部控制的制度，但该制度仅涵盖了预算、收入、支出、货币资金、药品及库存物资、固定资产、工程项目、对外投资以及债权债务等具体业务层面以及财务电子信息化方面的控制，并未关注单位层面的内控建设。实践中也缺少大量与医院内部控制建设相关的专业书籍为医院管理者提供专门的针对性指导，导致公立医院的内部控制处于被动状态。虽然财政部出台的诸多内部控制规范文件为公立医院建立内部控制、规范经济活动与业务活动的有效运行提供了重要的参考价值，但必须认识到，公立医院单位性质及其业务的特殊性决定了其内部控制建设不可能完全照抄照搬行政事业单位内部控制的一般指引，其内部控制建设应当作为一个全方位的整体，渗透到医院管理和服务活动的整个过程。为此，我国应出台专门的制度来规范公立医院内部控制建设的实施。对此，国家卫健委已经开始着手相关文件的制定工作。2020年开始内部征求意见，发布《公立医院内部控制管理办法》（试行），以推动公立医院内部控制建设，规范公立医院内部经济和业务活动，建立健全科学高效的内部控制运行制约和监督体系，促进公立医院服务效能与内部治理水平的提高。后来，以国卫财务发〔2020〕31号文件正式发布。

从涵盖的内容来看，其是从管理的高度看待内部控制建设问题，其体系涉及建设、报告、评价、信息化等环节。从要求来看，立意很高，要求内部控制建设应与医疗教学科研等业务管理和经济管理紧密结合，把内部控制要求融入单位管理和业务流程，形成内部控制管理合力。从内容来看，远远超过财政部行政事业单位内部控制所涵盖的经济业务活动控制内容，包括了预算管理、收支管理、政府采购管理、资产管理、建设项目管理、合同管理、医疗业务管理、科研项目和临床实验项目管理、教学管理、互联网诊疗管理、医联体管理、信息系统管理等12项具体内容，显然已经突破经济活动范围，走向相关业务活动的控制管理，并要求把内部控制融入单位制度体系和业务流程之中，贯穿内部权力运行的决策、执行和监督全过程，形成内部控制监管合力。该管理办法于2021年1月1日开始执行。

基于此，本书结合当前的新医改背景及最新的《公立医院内部控制管理办法》（2020），从单位层面和业务层面分别详细介绍了公立医院内部控制管理体系的建设，并且在业务层面覆盖了预算管理、收支管理、政府采购管理、资产管理、建设项目管理、合同管理、医疗业务管理、科研项目和临床实验项目管理、教学管理、互联网诊疗管理、医联体管理、信息系统管理等12项经济活动和相关业务活动。本书通过深入梳理公立医院经济活动、相关业务的管理体制机制、控制目标及主要业务流程，抓住关键环节，分析风险隐患，进而提出相应的控制措施，为公立医院提供流程化、标准化、规范化的内部控制管理体系提供了实务操作指南。本书对我国公立医院内部控制管理体系的建立和实施进行了更加本土化的设计，既要符合公立医院的组织特点和业务特点，又要具有针对性、适应性和实操性。

本书是由我国行政事业单位内部控制领域的权威专家、中国财政科学研究院张庆龙教授与中国卫生经济学会财会分会、原北京医院总会计师王洁会长领衔编写。参与本书编写的同志均为公立医院具有多年财务实践经验的会计领军人才、总会计师，这就保证了这本书的理论性和可操作性。本书可以作为公立医院进行内部控制建设的参考书籍，可结合公立医院自身的业务性质、业务范围、管理架构，对医院的业务流程进行梳理，以期帮助公立医院完善治理结构，实现对经济活动的全面控制和各项管理的规范化，推进公立医院治理的现代化进程，在新医改的浪潮中不断增强竞争实力。

当然，本书还有很多不足，在实践中亟待检验这些不足，并在未来有更多的完善。正如内部控制建设永远在路上，只有起点没有终点一样，本书的完善亦是如此。

笔者公众号"审计光影"中载有部分笔者探讨公立医院内部控制的文章，可供读者借鉴。读者如果对本书有任何建议或意见，欢迎发送邮件至zhixing1818@126.com。

最后，再次感谢所有为本书的编写及出版付出辛勤努力的同志们！

张庆龙

2021 年 2 月

目_录
Contents

第一章 公立医院改革与内部控制建设

一、新时期公立医院改革趋势

在新时期的背景下，我国各个领域都得到了飞速发展，与人民群众健康密切相关的医疗卫生领域也肩负着新的使命，紧跟着新时代的步伐前进。

为建立中国特色医药卫生体制、逐步实现人人享有基本医疗卫生服务的目标、提高全民健康水平，中共中央、国务院于2009年3月出台了《关于深化医药卫生体制改革的意见》（中发〔2009〕6号），拉开了我国新医改的序幕。到目前为止，我国医药卫生体制改革历程，经历了计划经济医改时期、市场化医改时期和新医改时期三个阶段，每一阶段的改革目标呈现出不同的特点。

（一）计划经济医改时期：公益性特征明显

1950年8月，第一次全国卫生工作会议上确定了"面向工农兵、预防为主、团结中西医"的卫生工作方针，在中国内地逐步建立起由公费医疗、劳保医疗、合作医疗组成的福利性医疗保障制度并实施到1978年。在此期间，我国公立医院是具有社会卫生福利性质的机构，医院管理模式为"政策依赖型"。医院主要依靠政府的财政拨款和补贴生存、发展。公立医院向人民群众提供无偿或低价的医疗服务，但卫生资源分配不平衡问题十分突出。

（二）市场化医改时期：公益性特征淡化

1.市场化医改前期（1979—1984年）

20世纪80年代，我国开始社会主义市场经济体制改革，计划经济体制下的医疗资源供应链断裂。医院由于长期实行低收费政策，导致设备老化落后、效率低下，医院经济陷入困境，在医疗领域第一次出现了"看病难"的问题。

2.市场化医改期（1985—1989年）

1985年4月，国务院批转卫生部《关于卫生工作改革若干政策问题的报告》，提出："医疗体制必须改革放权，政策灵活，精兵简政，多路集资，拓宽医疗卫生事业发展的路子，把医疗卫生工作搞上去。"这标志着我国正式启动了医疗卫生改革，政府鼓励医院以多种形式自筹资金来解决医疗资源短缺的问题。在这个时期很多医院进行了设备更新，扩大了医院规模。

3.市场化医改中后期（1990—2008年）

1992年9月，国务院下发的《关于深化卫生改革的几点意见》中明确指出：要改革卫生管理体制，拓宽卫生筹资渠道，完善补偿机制，转换运行机制，增加卫生经济实力，开拓国际医药卫生市场；支持有条件的单位办成经济实体或实行企业化管理，做到自主经营、自负盈亏。这些政策激发了公立医院自主创收的积极性，产生了诸如点名手术、特需门诊、特殊护理、特需病房等一系列可以为医院创收的诊疗项目。

在此期间，国家为推动我国医疗卫生改革，陆续下发了《关于卫生事业补助政策的意见》《关于职工医疗制度改革的试点意见》《医疗事业单位年薪制暂行办法》等一系列医改政策文件。在这段期间，政府对医院的管制进一步放松。由于医院拥有了对收支结余的分配使用权，在一定程度上调动了医院的积极性，但也使医院开始重视经济效益而忽视社会效益，严重影响了公立医院的公益性，产生了第二次群众反映强烈的"看病难、看病贵"的问题，引发了卫生部门和学术界关于医改领域内是市场主导还是政府主导的激烈讨论。在这样的背景下，医院的产权制度改革逐步成为关注的重点。

2005年7月28日，国务院发展研究中心在媒体发布关于医改的研究报告称，中国医改总体上不成功，其根本原因是医疗服务的市场化、商品化，使得公立医院过度追逐经济利益、忽视公益性本质。"看病难、看病贵"将成为新一轮医改的持续关注点；同时，卫生部也提出医改目标是构筑一个惠及"全民"的医疗保障平台。

2006年9月，由卫生部部长、国家发展改革委主任共同出任组长的医改协调小组成立，开始了对新一轮医改的调研工作。经过医改协调小组和相关机构对医改方案的研究，2007年党的十七大报告中提出了"人人享有基本医疗卫生服务""坚持公共医疗卫生的公益性质""强化政府责任和投入"等明确的医改方向。

（三）新医改时期：公益性特征回归（2009—2016年）

2009年3月，《关于深化医药卫生体制改革的意见》（中发〔2009〕6号）出台，标志着新医改的正式启动。同年，又陆续下发了《医药卫生体制改革近期重点实施方案（2009—2011年）》（中发〔2009〕6号）等文件。政府拟在未来三年中增加投入8500亿元，着力做好基本医疗保障体系、公立医院改革试点等五个方面的改革。

2010年2月卫生部、中央编办、国家发展改革委、财政部、人力资源社会保障部五部委联合下发了《关于公立医院改革试点的指导意见》（卫医管发〔2010〕20号），提出公立医院改革的指导思想是："坚持公立医院的公益性质，切实缓解群众'看病贵、看病难'问题。"总体目标是要为群众提供安全、有效、方便、价廉的医疗卫生服务。主要任务是：强化区域卫生规划，合理确定公立医院功能、数量和规模，完善服务体系；改革公立医院管理体制，探索政事分开、管办分开的有效形式；改革补偿机制，探索实现医药分开的具体途径，逐步取消药品加成政策，合理调整医疗服务价格；改革运行机制，深化公立医院人事制度和收入分配制度改革，改进经济运行和财务管理制度，落实各项医院管理制度，加快推进信息化建设，保障医疗质量，提高服务效率；改革监管机制，实施医院信息公开，完善公立医院绩效考核制度，加强医疗安全质量和经济运行监管；形成多元化办医格局，鼓励、支持和引导社会资本进入医疗服务领域，促进不同所有制医疗卫生机构的相互合作和有序竞争，满足群众不同层次医疗服务需求。

（四）新医改时期：综合改革不断深化（2017年至今）

2017年4月25日，国务院办公厅印发了《深化医药卫生体制改革2017年重点工作任务》（国办发〔2017〕37号），进一步明确了2017年医改的任务目标和责任，于2017年9月底前全面推开公立医院综合改革。

2018年以后，公立医院综合改革进入巩固深化阶段。党的十九大报告明确要求，全面取消以药养医，健全现代医院管理制度，全面建立优质高效的医疗卫生服务体系。国家卫计委发布的《关于巩固破除以药补医成果持续深化公立医院综合改革的通知》（国卫体改发〔2018〕4号）和国务院办公厅印发《国务院办公厅关于印发深化医药卫生体制改革2019年重点工作任务的通知》（国办发〔2019〕28号）就巩固改革成果、持续深化改革提出了新措施，提出在部分医院推进建立健全现代医院管理制度、试点建立全国公立医院绩效考核信息系统等措施。这些都为新时期公立医院综合改革指明了前进方向。

2019年是中国新一轮医药卫生体制改革十周年，公立医院综合改革取得了重大的阶段性成效。首先，公立医院回归公益性质，将公平可及、群众受益作为改革出发点和立足点，着力解决群众看病难、看病贵问题。其次，巩固破除以药补医改革成果取得明显成效，多地建立起动态调整机制，有助于促进合理用药。在薪酬制度、医保支付等方面也实施各项改革措施，不仅增强了公立医院活力，还提升了人民群众的满意度。最后，通过调整医疗服务价格、医院加强管理内部消化等途径，多措并举补偿公立医院减少的合理收入，为公立医院优化收入结构、提升医务人员待遇水平作出重要贡献。但此阶段也存在难以均衡公益性和效益性、公立医院管理制度有待改进等问题。

2020年，新冠肺炎疫情发生以来，医药卫生体系经受住了考验，为打赢新冠肺炎疫情防控阻击战发挥了重要作用。深化医改进入深水区和攻坚期，公立医疗机构也进入高质量发展的机遇期。为更好地满足人民群众日益增长的医疗服务需求，2020年6月29日，国家卫生健康委员会财务司发布了《关于开展"公立医疗机构经济管理年"活动的通知》（国卫财务函〔2020〕262号），要求推动公立医疗机构加快补齐内部管理短板和弱项，推进高质量发展，促进发展模式由规模扩张型向质量效益型转变、管理模式从粗放式向精细化转变。2020年7月23日，国务院办公厅印发《深化医药卫生体制改革2020年下半年重点工作任务》（国办发〔2020〕25号），提出2020年医改的目标和责任为：健全医疗卫生机构和医务人员绩效考核机制，建立和完善医疗服务价格动态调整机制，深化薪酬制度和编制管理改革；落实"两个允许"要求，全面推开公立医院薪酬制度改革，建立健全医疗卫生机构保障与激励相结合的运行机制。2020年12月21日，国家卫健委、中医药管理局联合下发《关于加强公立医院运营管理的指导意见》（国卫财务发〔2020〕27号），旨在补齐公立医院内部运营管理短板和弱项，向精细化管理要效益，推进公立医院高质量发展，推进管理模式和运行方式加快转变，进一步推动医院经济管理与运营管理的科学化、规范化、信息化水平。

从以上内容可以看出，新医改将给公立医院的运营管理方式和发展方向带来巨大影响，公立医院的运行管理模式势必会随着新医改的目标和方向发生变化。

二、完善法人治理结构仍是新医改的重要任务

新医改期间，我国陆续出台的各项指导意见和工作安排中，均提到建立科学完善的公立医院法人治理结构（具体内容如表1-1所示），和计划经济医改时期、市场化医改时期相比，公立医院法人治理被提升至前所未有的高度。可见，面

对国家医药卫生体制改革的新形势，公立医院完善法人治理结构是一项重要的任务。

表1-1　　　　　　　　　关于医院完善法人治理结构的政策性文件

文件名称	关于"法人治理结构"的要点
《关于深化医药卫生体制改革的意见》（中发〔2009〕6号）	建立和完善医院法人治理结构，明确所有者和管理者的责权，形成决策、执行、监督相互制衡，有责任、有激励、有约束、有竞争、有活力的机制
《关于公立医院改革试点的指导意见》（卫医管发〔2010〕20号）	明确政府办医主体，科学界定所有者和管理者责权；探索建立以理事会等为核心的多种形式的公立医院法人治理结构，明确在重大事项方面的职责，形成决策、执行、监督相互制衡的权力运行机制；落实公立医院独立法人地位，强化具体经营管理职能和责任，增强公立医院的生机活力
《医药卫生体制五项重点改革2011年度主要工作安排》（国办发〔2011〕8号）	形成规范化的公立医院法人治理结构，积极推进现代医院管理制度
《"十二五"期间深化医药卫生体制改革规划暨实施方案》（国发〔2012〕11号）	探索建立理事会等多种形式的公立医院法人治理结构，明确理事会与院长职责，公立医院功能定位、发展规划、重大投资等权力由政府办医机构或理事会行使
《深化医药卫生体制改革2013年主要工作安排》（国办发〔2013〕80号）	积极推进公立医院改革，建立健全法人治理结构
《深化医药卫生体制改革2014年重点工作任务》（国办发〔2014〕24号）	积极推进公立医院改革，加快推进政府职能转变，推进管办分开，完善法人治理结构，落实公立医院法人主体地位
《城市公立医院综合改革试点的指导意见》（国办发〔2015〕38号）	完善公立医院法人治理结构和治理机制，建立以公益性为导向的考核评价机制
《"十三五"深化医药卫生体制改革规划的通知》（国发〔2016〕78号）	落实公立医院独立法人地位，健全公立医院法人治理机制，落实内部人事管理、机构设置、收入分配、副职推荐、中层干部任免、年度预算执行等自主权
《关于建立现代医院管理制度的指导意见》（国办发〔2017〕67号）	到2020年，要基本建立权责清晰、治理完善、运行高效、管理科学、监督有力的现代医院管理制度；基本形成决策、执行、监督相互制衡、相互促进、相互协调的治理机制，促进公立医院管理的规范化、科学化和精细化
《国务院办公厅关于改革完善医疗卫生行业综合监管制度的指导意见》（国办发〔2018〕63号）	医疗卫生机构要建立健全服务质量和安全、人力资源、财务资产、绩效考核等内部管理机制。各级各类医院要按照健全现代医院管理制度的要求，制定医院章程，建立决策、执行、监督相互协调、相互制衡、相互促进的治理机制，自觉接受行业监管和社会监督
《深化医药卫生体制改革2019年重点工作任务》（国办发〔2019〕28号）	在部分医院推进建立健全现代医院管理制度试点

续表

文件名称	关于"法人治理结构"的要点
《关于开展"公立医疗机构经济管理年"活动的通知》（国卫财务函〔2020〕262号）	聚焦当前经济管理工作中存在的突出问题和长远发展面临的重大问题，抓好问题整改，健全管理制度，重点强化各类业务活动内涵经济行为的内部控制和监管措施，努力提升运营效益和精细化管理水平
《深化医药卫生体制改革2020年下半年重点工作任务》（国办发〔2020〕25号）	推进建立健全现代医院管理制度试点，深入开展公立医院综合改革示范和绩效评价工作
《关于加强公立医院运营管理的指导意见》（国卫财务发〔2020〕27号）	将现代管理理念、方法和技术融入运营管理的各个领域、层级和环节，提升运营管理精细化水平；坚持高质量发展和内涵建设，通过完善管理制度、再造业务流程、优化资源配置、强化分析评价等管理手段，将运营管理转化为价值创造，有效提升运营管理效益和投入产出效率

在新时期，医药卫生体制改革要不断寻求新的突破点，着力解决实际问题。而要解决新时代下公立医院改革问题，不仅要关注宏观方面，更要从公立医院微观层面入手，这就要求公立医院要加快完善法人治理结构，建立健全包括内部控制在内的医院各项内部管理和风险管理体系，规范运营管理，满足风险防控的精准化要求，激发公立医院的活力与动力，通过加快公立医院治理的改革速度，促使公立医院的管理水平实现质的飞跃和高质量发展。

三、公立医院法人治理与内部控制的关系

法人治理源于医院治理，狭义的法人治理是指所有者对经营者的一种监督与制衡机制，即通过制度安排来合理地配置所有者与经营者之间的权利与责任关系，以保证所有者利益的最大化，防止经营者对所有者利益的背离，其具体表现为股东会、董事会（理事会）、经理层、监事会之间的分权与制衡的结构安排，又称为法人治埋结构。

根据法人治理的定义，可以将公立医院法人治理界定为以实现社会效益为目标，明确政府、医院以及医院管理者之间责、权、利关系的一系列制度安排。医院法人治理的实质是在所有权与经营权相分离的契约制度基础上，明确各个参与者的责任和权利分布，解决委托代理关系带来的医院董事会（理事会）、监事会和管理层之间的激励与约束问题。

新医改时代，公立医院改革的目标是建立包括宏观层面的政府治理制度、中观层面的法人治理机制和微观层面的医院内部管理制度在内的现代医院管理制

度，基本形成决策、执行、监督相互制衡、相互促进、相互协调的治理机制。可见，公立医院法人治理是现代医院制度中界定所有者和经营者相互关系的重要组织架构。

而公立医院内部控制是为了实现控制目标，通过制定制度、控制措施和执行流程，对经济业务活动的风险进行防范和管控的手段，是公立医院科学合理规避风险、防范舞弊、预防腐败，加强管理、提高医疗服务效率和效果的内在需求治理机制。它的核心思想就是以制衡性为原则，形成决策权、执行权和监督权三权分离的机制，从横向上确保某项工作是由彼此独立的部门或人员相互监督、相互制约而完成，同时从纵向上形成上级监督下级、下级牵制上级的监督制约机制。

可见，基于委托代理关系产生的医院法人治理与内部控制都是建立现代医院管理的两个重要组成部分，二者具有目标的统一性。作为解决代理冲突的两大机制，互为基础，互为补充。

（一）医院法人治理是内部控制有效的基础

从企业内部控制的要素内容来看，控制环境是内部控制五要素之一，良好的内部环境是内部控制建立与实施的基础，关系到内部控制的有效性。其中，治理结构是控制环境要素的首要内容。法人治理结构的实质是所有者为解决所有者与管理者之间的委托代理问题，通过明确组织内各个部门之间的权责分配，来实现分权制衡的目标。公立医院作为为广大人民群众提供安全、有效、方便、价廉的医疗卫生服务的非营利性事业单位，其法人治理结构也不例外。如果医院法人治理机制不健全、治理结构混乱，各个部门之间的权责分配不清，内部人员就会想办法利用机会绕过内部控制，产生自利等行为，给医院的持续、稳定发展带来风险。为此，公立医院只有在建立健全有效的法人治理结构的情况下，才能通过明确各层级管理人员的权、责、利来保障医院内部各层级间控制目标的一致性，使公立医院内部控制工作落到实处，内部控制体系才能得到有效运行。可见，科学完善的治理结构是保证公立医院内部控制建立与实施有效性的基础。

（二）内部控制是推动医院法人治理不断完善的重要保障

随着医药卫生体制改革的深入，国家相继出台了有关公立医院法人治理的政策指导性文件，部分公立医院已建立了法人治理结构，但尚不完善，存在监事会作用发挥不足、理事会成员没有兼顾到足够的利益相关者以及内部的监督机制薄弱、决策和监督机制缺位、"内部人控制"等问题，这些问题的存在，使得公立医院距离实现"建立现代医院管理制度，基本形成决策、执行、监督相互制衡、相互促进、相互协调的治理机制"的目标还有很大差距。而健全有效的内部控制机制是保障组织权利规范运行、科学高效运行的有效手段。它通过必要的措施和程序对医院经济业务活动的风险进行防范和管控，使医院内决策层、执行层与监督层之间形成相互制衡、相互促进、相互协调的关系，将医院各项经济业务活动控制在合理风险容忍度范围内，从而实现防范风险、预防腐败、提高经营管理水平和服务效能的目的。因此，有效的医院内部控制体系是促使公立医院治理结构不断完善的重要保障。

可见，公立医院改革要实现建立现代医院管理制度，促进公立医院管理的规范化、科学化和精细化的目标，实现高质量的发展是要建立在医院完善的法人治理基础之上的，而一个健全有效的内部控制体系，正是实现医院治理有效性的"地基"，只有"地基"稳固，公立医院改革的"大厦"才能拔地而起。当然，不论是医院法人治理还是内部控制，其最终目的都是促进公立医院的持续、稳定、高质量的发展，以便为广大人民群众提供安全、有效、方便、价廉的医疗卫生服务，目标是一致的。

四、公立医院内部控制建设的意义

内部控制是医院法人治理的重要组成部分，是公立医院为实现其公益性目标而制定并实施的一系列制度与流程。公立医院属于非营利的公益性事业单位，长期以来的管理模式是政府既办医院、又管医院，造成管办不分。公立医院自身则存在重医疗、轻管理，资源使用效率低下，缺乏良好的约束机制，运营管理欠缺等问题。伴随着国家医药卫生体制改革的逐步深入和医疗领域竞争的日益激烈，公立医院的内外部环境发生了翻天覆地的变化，内部控制制度体系的缺失已成为阻碍公立医院发展的瓶颈。

医院决策层已经清醒地认识到一个有效的内部控制体系对公立医院持续、稳定、高质量发展的重要性。在深化医药卫生体制改革的大环境下，建立健全医院内部控制体系，对于有效利用医院资源降低成本、提升医院运营效率、规范医院各项经济业务活动、促进依法行事与推进廉政建设等有着重要的意义。公立医院只有积极转变管理理念，充分借鉴现代企业管理中的先进思想，尤其是信息化、数字化的理念加强内部控制，才能适应新时代下公立医院改革的需要，才能在医改浪潮中处于不败之地，实现公立医院的战略发展目标。

（一）有效利用资源降低成本

新医改明确提出要推进医药分开，逐步取消药品加成，改革以药补医机制，逐步将公立医院的补偿由医疗服务收费、药品加成收入和财政补助的三个渠道转变为主要依靠医疗服务收费、财政补助两个渠道。针对医疗服务收费主要建立了医疗服务价格动态调整机制，要求各省份按照设置启动条件、评估触发实施、有升有降调价、医保支付衔接、跟踪监测考核的基本路径，整体设计动态调整机制，抓住药品耗材集中采购、取消医用耗材加成等降低药品耗材费用的窗口期，及时进行调价评估，达到启动条件的要稳妥有序调整价格。而政府对公立医院的财政补助政策主要表现为医院基本建设和大型设备购置的补助、对重点学科发展的扶持、对符合国家规定的离退休人员费用和对政策性亏损的补偿以及对公立医院承担的公共卫生任务给予专项补助等方式。

医疗服务价格动态调整机制和医院补偿机制改革致使医院的收入结构发生变化，公立医院为确保持续发展，势必要加强对医院各项资源使用的监督和控制，使医院步入良性循环的发展轨道。同时，随着我国医疗保障制度的加强，有基本医疗保障的人员与日俱增，能否满足患者的各项医疗服务需求是对公立医院的又一挑战。

因此，医院在医药卫生体制改革中，不仅仅要关注经济增长，更应注重医疗资源的合理利用、多管齐下。通过医院内部控制制度的建立与实施，可以促使医院各个流程环节紧密相连，调动多方积极性，有助于各部门之间协调与配合，形成相互依存、相互监督制约的机制，有效利用医院各项资源来降低成本，促进医院运行效率的提高，实现医疗服务的公益性目标。

（二）提升公立医院运营效率

新医改提出，要通过完善各项政策措施，鼓励支持社会力量举办非营利性医院，加快形成投资方式和投资主体多元化的办医体制。非公立医院要在医保定点、科研立项、继续教育等方面与公立医院享有同等待遇，在服务准入、监督管理等方面一视同仁。

随着多元化办医政策的提出，未来会有更多类型的民营医院加入医疗市场，虽然在短时间内还不会动摇公立医院的垄断地位，但民营医院优秀的管理模式和先进的医疗硬件设施以及优质的服务态度，势必会吸引更多的医疗人才和患者，公立医院将面临越来越激烈的压力和竞争。面对这些强大的竞争对手，公立医院势必要积极做好应对准备。而一个完善的医院内部控制体系，可以帮助公立医院发现其在运营管理中存在的问题，充分了解自身的优势和劣势，提升公立医院服务效率和效果。

（三）规范公立医院经济业务活动，推进依法行事与廉政建设

健全有效的内部控制制度对规范公立医院经济业务活动具有十分重要的意义。公立医院可以在开展内部控制建设的工作中，及时发现医院在内部控制和风险防范机制设计上的缺失或不足，提出改进意见，合理确定控制程度，预防违法违规、贪污舞弊等风险事件的发生，推进依法行事与廉政建设。将内部控制贯穿于医院的日常管理中，可以实现对医院各项经济活动的事前、事中、事后的全方位控制，能够将医院的潜在各种风险扼杀在萌芽状态中，发挥风险预防作用，确保医院经济业务活动的科学化、合理化和规范化。

（四）实现公立医院战略发展目标

建立健全医院内部控制是深化医药卫生体制改革、建立和完善医院法人治理结构的必要条件，公立医院通过不断优化内部控制体系建设，使医院各项管理制度清晰、职责分工明确，可以增强医院内部员工的责任意识，医院各部门之间各司其职、相互协调配合，确保公立医院经济业务活动高效运行、各项决策措施有效贯彻执行。在医药卫生体制改革和现代医院精细化管理的要求下，内部控制有助于提升公立医院的综合竞争实力，为人民群众提供安全高效的医疗服务，实现公立医院的战略发展目标。

（五）推进新时代下医改的实施

加强医院内部控制能够有效推进我国医药卫生体制的实施。无论是2018年国务院办公厅印发的《国务院办公厅关于改革完善医疗卫生行业综合监管制度的指导意见》，还是近两年印发的《深化医药卫生体制改革2019年重点工作任务》《深化医药卫生体制改革2020年下半年重点工作任务》，都指出要建立健全服务质量和安全、人力资源、财务资产、绩效考核等内部管理机制，建立决策、执行、监督相互协调、相互制衡、相互促进的治理机制，自觉接受行业监管和社会监督。这些内容本身与内部控制建设所要达成的效果直接相关。在公立医院改革已进入深水区的阶段，建立健全公立医院的内部控制体系是完善公立医院治理结构的基本保障，是现代医院管理制度的重要组成部分。将内部控制全面落实在公立医院的管理过程中，将有助于保障新时代下医改的顺利实施，实现公立医院在新医改浪潮中的持续稳定发展。

第二章　公立医院内部控制建设总论

一、公立医院内部控制的定义

根据《行政事业单位内部控制规范（试行）》（2012）的定义，行政事业单位内部控制是指单位为实现控制目标，通过制定制度、实施措施和执行程序，对经济活动的风险进行防范和管控。

针对公立医院的内部控制的范围，是全面内部控制还是仅限定在经济活动的范围，这是目前理论界和实务界讨论的一个焦点问题。从2012年行政事业单位的内部控制定义来看，其范围限定在对经济活动的风险进行防范和管控。从2008年《企业内部控制基本规范》关于内部控制的定义来看，全面内部控制涵盖了业务活动风险的防范和管控。对公立医院的内部控制范围如何界定？笔者认为，全面内部控制肯定是未来的发展方向，从2020年《公立医院内部控制管理办法（试行）》征求意见稿的内容来看，其控制范围也对行政事业单位内部控制的预算管理等六大项内容进行扩展，增加了医疗业务管理、科研项目和临床实验项目管理、信息系统管理、医联体管理、互联网诊疗管理等业务活动事项。笔者认为，从当前公立医院财务部门的地位以及权限的现实来看，全面内部控制是一个好的愿望，但必将受到业财分离的影响，很难付诸实施。而从内部控制发展的历史演进过程来看，它也是从会计控制逐步发展到全面内部控制的，不是一蹴而就的。从当前我国企业内部控制实施的现实来看，尽管已经过去12年，企业的全面内部控制实施最大的问题也是落地实施问题，这其中的问题与企业业财分离的现实并不是不无关系。因此，笔者还是建议公立医院的内部控制采取稳健性原则，先从经济活动的内部控制建设开始，然后通过业财融合逐步延伸到业务控制，而不是一上来就采用全面内部控制。因此，本书将公立医院内部控制范围界定在经济活动上。本书提出，公立医院内部控制是指公立医院在坚持公益性原则的基础上，为实现安全、有效、可持续的运营目标，在单位内部采取自我调整、约束、评价和控制，对公立医院经济活动的风险进行防范和管控的一系列方法、措施、程序的总称；并且，内部控制是一个循环往复、不断优化完善的过程，公立医院应当针对内部监督检查和自我评价发现的问题，对相关的制度、措施和程序进行持续调整、改进，使各项制度、措施和程序能够适应新情况、新问题，在经济活动风险管控中持续发挥积极的作用。

关于公立医院内部控制，需要重点强调以下几点：

（1）公立医院内部控制是一个过程，而不仅是规章制度。

（2）公立医院内部控制应该是全体部门的事情，而不是财务部门一个部门的事情，更是一把手工程，财务部门仅是一个牵头部门，主体责任仍是一把手。

（3）公立医院内部控制的客体应当是覆盖医院所有的活动，当前仅限于经济活动，未来随着业财融合的推进，以及公立医院运营管理的加强，会扩大到业务活动，形成全面内部控制。

（4）公立医院内部控制应当贯穿于医院经济活动和管理工作的决策、执行和监督的全过程，即要求全过程控制。

针对公立医院内部控制的要素划分，我们采用了《行政事业单位内部控制规范（试行）》（2012）的两要素划分方法，而没有采用企业内部控制的五要素或者风险管理框架的八要素划分法。这主要是因为公立医院经营管理的现实以及金字塔形的层级组织机构，对于立方体管理模式的五要素理解很难落实到位，也不切合公立医院的实际情况。为此，我们将公立医院内部控制建设具体分为单位层面和业务流程层面。单位层面控制具体包括组织架构、工作机制、关键岗位、关键人员、会计系统、信息系统；业务流程层面控制包括预算管理、收支管理、采购管理、资产管理、建设项目、合同管理、成本管理等七大项。未来随着业财融合，以及公立医院运营管理水平的提升、财务部门地位的提升，还将拓展到医疗业务、科研项目、"互联网＋医疗服务"以及医联体业务的控制范围（如图2-1所示）。单位层面内部控制是具体业务层面内部控制的"生存土壤"，直接决定了业务层面内部控制的有效实施和运行效果，对比而言，远远比具体业务层面的内部控制重要得多。

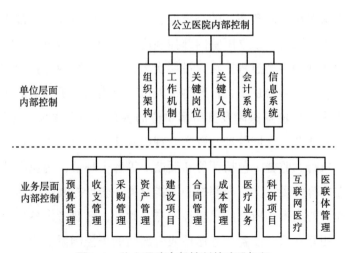

图2-1　公立医院内部控制的建设框架

二、公立医院内部控制建设的原则

公立医院内部控制原则是指公立医院在建立和实施内部控制过程中所必须遵循的基本要求。公立医院应当在内部控制原则的指导下，根据医院自身的实际情况，建立并实施内部控制。医院属于行政事业单位的范畴，但由于公益医疗卫生行业的特殊性，在考虑行政事业内部控制应当遵循的一般性原则之上，还应遵循公益性原则（见图2-2）。

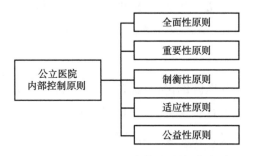

图2-2　公立医院内部控制的原则

（一）全面性原则

全面性原则是指内部控制应当贯穿公立医院经济活动的决策、执行和监督全过程，实现对经济活动的全面控制。

公立医院作为我国医药卫生体制改革的重点对象，其面临的风险呈现"范围扩大化"的趋势，除了一般的财务风险、管理风险及医疗技术风险外，医药费用的合理性、群众对医疗服务态度的满意度、医疗人员的责任心等都将成为公立医院风险的导火索。因此，公立医院内部控制应当作为一个全方位的整体，渗透到医院管理和服务活动整个过程。在人员层次上，公立医院内部控制应当由公立医院全员参与，包括院领导班子、行政科室人员以及临床医护人员等所有人员；在范围上，应当全方位覆盖医院及其所属单位的各种业务和事项，包括预算业务、收支业务、采购业务、合同管理、资产管理以及建设项目建设；在流程上，应该渗透到决策、执行、监督（包括评价和反馈）等各个环节，避免内部控制出现空白和漏洞；在内容的设计上，内部控制不能只关注会计控制的内容，还应兼顾宏观和微观层面，使之覆盖所有的风险控制点。此外，还要考虑各个控制要素、控制过程之间的相互联系，使各业务循环或者部门的子控制系统构成整体科学、合理的医院管理系统，保证医院日常活动在预定的轨道上进行。

（二）重要性原则

重要性原则要求内部控制在兼顾全面性的基础上，根据公立医院所处的行业环境和经营特点，重点关注重要的交易、事项和风险领域，尤其注意业务处理过程中的主要风险点，并对关键岗位进行重点监控，着力防范可能产生的重大风险。主要风险点是指在业务处理过程中一旦出现漏洞或差错就会给医院带来重大损失的高风险领域，关键岗位是医院经济活动中最容易发生舞弊和腐败的关键职位。在竞争日益激烈的现代社会，经济环境越来越复杂多变，公立医院应在兼顾全面的基础上突出重点，对主要风险点和关键岗位有针对性地采取严格的控制措施，确保内部控制的设计和运行不存在重大缺陷，能够将风险降低到可以接受的水平。

（三）制衡性原则

制衡性原则要求公立医院的岗位设置、权责分配、业务流程等方面形成相互制约、相互监督的机制设计，这种制衡可以从公立医院横向关系和纵向关系中体现出来。从横向关系来说，完成某个环节的工作需要有来自彼此独立的两个部门或人员协调运作、相互监督、相互制约、相互证明；从纵向关系来说，完成某个工作需要经过互不隶属的两个或两个以上的岗位和环节，以形成上级监督下级、下级牵制上级的监督制约机制。此外，履行内部控制监督检查职责的部门应当具有良好的独立性，任何人不得拥有凌驾于内部控制之上的特殊权力。

（四）适应性原则

公立医院所处的政策环境、经济环境、社会环境以及技术环境在不断变化，尤其当前公立医院正处于医疗改革阶段，使得公立医院面临很多不确定的风险，而内部控制作为风险防范手段，必须结合环境的变化和公立医院的独特性进行调整，而不应是一成不变的。具体体现在如下几个方面：一是建立和实施的内部控制要从本医院的实际情况出发，与本医院的组织层级和业务层级相匹配，与本医院性质、业务范围、经济活动的特点、风险水平以及所处的内外环境等相匹配；二是内部控制建设是一个不断完善的动态过程，随着医疗改革的进一步深化，政府不断推出各项法律法规，医院的管理要求也逐渐提高，公立医院应当根据新的变化和要求及时完善制度、改进措施和调整程序，不断完善内部控制体系。

（五）公益性原则

公立医院是政府出资设立的非营利性事业单位，其经营目标是提供公平、高效的医疗服务，解决人民群众的基本医疗问题，增进社会福利。特别是新医改所提出的药品制度改革、提高医疗保险比例等举措，都体现了医疗卫生制度在公益性方面的侧重。因此，公立医院的内部控制就要在贯彻落实国家方针政策的基础上，对医院的日常经营活动进行高效、合理的控制，提高医院日常工作的效率和医疗服务质量，确保其公益性的主导地位，为全国人民创造良好的就医环境。

三、公立医院内部控制建设的目标

公立医院开展内部控制建设，首先应当明确设立控制目标，引导内部控制朝着正确的方向进行设计并实施。本书全面考虑了公立医院自身的特点、行政事业单位内部控制目标的基本要求以及公立医院业务活动的性质，将公立医院内部控制的目标分为总目标、基本目标和具体目标。

（一）总目标

公立医院是为广大群众提供优质医疗服务的非营利性组织，其社会效益的重要性远高于经济效益。因此，公立医院内部控制的目标不应以追求经济效益为主，而应以规范医院经济活动和业务活动有序运行为主线，以内部控制量化评价为导向，以信息系统为支撑，突出规范重点领域、关键岗位的运行流程、制约措施，建立与本单位治理体系和治理能力协调一致的内部控制体系，全面促进依法行事、推进廉政建设、保障事业发展。

（二）基本目标

公立医院内部控制应当以行政事业单位内部控制的目标作为基本目标，它是指公立医院建设和实施内部控制所要达到的效果和目的。主要包括：合理保证医院经济活动合法合规、医院资产安全和使用有效、财务信息真实完整，有效防范舞弊和预防腐败，提高公共服务的效率和效果（见图2-3）。

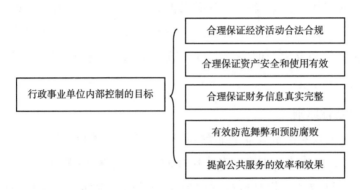

图2-3 公立医院内部控制的目标

1.合理保证医院经济活动合法合规

公立医院的各项经济活动都必须遵循国家法律、行政法规和相关政策文件等的要求，严禁违法违规行为的发生，这是公立医院内部控制最基本的目标，是其他四个基本目标存在的前提和基础。这些法律法规确定了公立医院最低的行为准则，公立医院必须将合法合规作为内部控制的目标，明确各项经济活动的行为规范和运行程序，并建立相应的监督措施。违反法律法规，不但影响公立医院的长远发展，还会影响其社会形象。因此，合理保证经济活动合法合规是公立医院内部控制最基本的目标。

2.合理保证医院资产安全和使用有效

公立医院在经营过程中需要使用大量仪器设备以及卫生材料，这些资产是公立医院正常运转的物质基础和财力保障，资产不安全、使用效率低下都将对公立医院各项工作的正常开展产生不利影响。

一方面，公立医院的资产存在被挪用、贪污、盗窃、违规处置、重购轻管等突出问题，公立医院必须落实资产管理责任，加强资产的日常管理和定期清查盘点，合理保证资产安全完整。另一方面，资产配置不合理、资产损失浪费、使用效率低下也是公立医院资产管理中的突出问题，公立医院有必要加强内部控制，将资产管理与预算管理、采购管理等相结合，优化资源配置，充分发挥资产效能，确保资产得到有效使用。

3.合理保证医院财务信息真实完整

财务信息是对公立医院经济活动效率和效果的客观、综合的反映。公立医院的财务信息既包括财务报告，又包括预算草案、决算草案、预算执行情况报告和以其他形式报告的与医院经济活动相关的、能以货币计量的信息。

按照国家规定，编制和提供真实完整的财务信息是公立医院的法定义务。例如，《会计法》第二十一条规定："单位负责人应当保证财务会计报告真实、完整。"公立医院的决算报表的编报口径应与医院预算衔接一致，反映医院的全部收支情况。《预算法》（2014年修正）第七十五条规定："编制决算草案，必须符合法律、行政法规，做到收支真实、数额准确、内容完整、报送及时。"此外，真实完整的财务信息可以为管理层提供可靠的决策依据。同时，在客观上财务信息也是一种有效的约束机制，有利于公立医院遵守财会相关法规，正确履行职责，提升内部管理水平。因此，公立医院应该加强会计核算、预算、决算等环节的内部控制，确保经营活动的信息能够及时准确地反映在财务报表中，确保财务信息的真实完整。

4.有效防范舞弊和预防腐败

防范舞弊和预防腐败是现阶段公立医院内部控制建设尤为重要的一个目标，这一目标的设定具有很强的现实针对性。

公立医院拥有大量的国家公共资源，在分配资金资源的过程中，公立医院应廉洁奉公，按照公开和公正的原则，通过程序化的办公业务流程，达到资源的优化合理配置。但是，由于部分公立医院依然存在管理制度不完善、实际执行不到位、监督走过场等突出问题，导致舞弊和贪污腐败行为时有发生，造成公共资源的极大浪费和分配不均。因此，公立医院应当充分发挥内部控制的制衡作用，进一步完善决策权、执行权和监督权三权分离的机制，并建立事先防范、事中监督和事后惩治相结合的反腐倡廉机制，发挥流程控制作用，有效地预防舞弊和腐败行为。

5.提高公共服务的效率和效果

公立医院肩负着救死扶伤、满足广大人民群众医疗保健需求的使命，是不以营利为目的、提供公共服务的公益性组织。为了保障公立医院公共服务职能的发挥，医院要对正常工作开展所需资金进行预算管理，通过加强医院内部控制，降低公共服务的成本，避免片面追求经济效益而忽视社会效益，从而不断地提高医院公共服务的能力和水平。公立医院的特殊地位和社会职能决定了提高公共服务的效率和效果是其内部控制的最高目标。而这一目标的实现是以前四个目标为基础的。通过建立和实施内部控制，加强对医院经济活动的风险防范与管控，有利于公立医院提升管理效率，有效履行职能，夯实物质基础，实现医院提高公共服务的效率和效果的目标。

（三）具体目标

公立医院应基于内部控制的总体目标和《行政事业单位内部控制规范（试行）》规定的基本目标，结合本医院的特点，分别在单位层面的组织架构、工作机制、关键岗位、关键人员、会计系统和信息系统以及业务层面的预算、收支、采购、资产管理、建设项目、合同管理、成本管理、科研项目管理、药品管理等方面进一步设立具体化的目标，并经过层层分解后落实到各个部门的各项业务活动中。对这些方面的具体目标，将在后续各章分别给出详细描述。

四、公立医院内部控制的方法

公立医院内部控制的方法是指医院为实现内部控制目标，针对内部控制的各个方面制定的控制措施和程序。健全的内部控制体系离不开有效的控制活动，而设计和落实有效的控制活动与内部控制的方法密切相关，只有采取了恰当的内部控制方法，才能有效保证内部控制活动顺利有效开展。

一般而言，公立医院内部控制的方法包括不相容岗位相互分离、内部授权审批控制、归口管理、预算控制、财产保护控制、会计控制、单据控制和信息内部公开。

（一）不相容岗位相互分离

岗位是组织要求个体完成一项或多项责任以及为此赋予个体权力的总和。不相容岗位是指从相互牵制的角度出发，不能由一人兼任的岗位。一般来说，不相容岗位相互分离包括：提出事项申请与审核审批该事项申请的岗位相分离、业务审核审批岗位与业务执行岗位相分离、业务执行岗位与信息记录岗位相分离、业务执行和审批岗位与内部监督岗位相分离等。

不相容岗位相互分离控制是内部控制体系中最基本的控制手段，集中体现了相互制衡的基本原则。不相容岗位相互分离的原理是相互牵制，其设计原理在于两个或者两个以上的人员无意识地犯同样错误的可能性很小，有意识地合伙舞弊的可能性也小于一人舞弊的可能性。

不相容岗位相互分离控制要求公立医院要全面系统分析、梳理业务活动中所涉及的不相容职务，合理设置内部控制关键岗位，明确划分职责权限，实施相应的分离措施，从而形成相互监督、相互制衡的工作机制。

（二）内部授权审批控制

内部授权审批控制是公立医院根据常规授权和特别授权的规定，明确医院内部各部门、下属单位、各岗位日常管理和业务办理的权限授予范围、审批程序和相应责任。内部授权审批控制关系到医院内部的资源配置和资产使用效益，是公立医院内部控制的重要方法。完善的内部授权审批制度将有助于明确岗位权力和责任，层层落实责任、层层把关，有助于医院最大限度地规避风险。

公立医院的任何授权都应以法律、行政法规和医院的规章制度为依据，并予以书面化，通知到经济活动业务流程中的相关工作人员。授权一经确定，相关工作人员应当在授权范围内行使职权、办理业务，对于审批人超越授权范围的审批业务，经办人有权拒绝办理，并向上级授权部门报告。对与医院经济活动相关的重大问题决策、重要干部任免、重要项目安排及大额资金使用，即"三重一大"业务，还应当通过集体决策和会签制度，合理保证决策科学性，确保任何人不得单独决策或擅自改变集体决策意见。

（三）归口管理

归口管理是指公立医院按照医院各个业务的属性与管理要求，结合不同事项的性质，在不相容岗位相互分离和内部授权审批控制的前提下，将同类业务或事项安排给一个部门机构或岗位进行管理的控制方法，便于医院业务流程化、规范化、专业化开展，如收入归口管理、资产归口管理、合同归口管理等。

公立医院的有些经济活动分散在各个业务部门具体开展，如果没有统一的管理和监控，就容易导致经济资源流失的风险和财务信息失真的风险。还有一些经济活动涉及的内部部门较多，需要各部门协调完成，如果不进行统一管理、明确权力和相应的责任，一旦发生问题，各部门就可能互相推诿，影响经济活动的顺利开展。

（四）预算控制

预算是指公立医院根据工作目标和计划编制的年度财务收支计划，由收入预算和支出预算组成，反映了预算年度内医院的资金收支规模和资金使用方向，是医院财务工作的基本依据，为医院开展各项业务活动、实现工作目标提供财力支持。

预算控制要求公立医院要强化对经济活动的预算约束，使预算贯穿于经济活动的全过程。需要注意的是，预算控制不同于预算业务控制，预算业务控制是对预算业务的控制，包括在预算编制、预算审批、预算执行等环节实施的有效控制，在该业务控制中，可以选择不相容岗位相互分离等各种控制方法。而预算控制，本身是一种方法，在公立医院的经济活动中发挥着事前计划、事中控制、事后反馈的作用。所以对收支业务、采购业务、建设项目等各项经济活动，都需要强化预算约束，以规范和制约公立医院的经济行为。

（五）财产保护控制

财产保护控制是指公立医院在资产购置、配置、使用和处置过程中对资产予以保护，以确保资产安全和使用有效。

公立医院应该根据相关法律法规和本医院实际情况对资产进行分类管理，建立健全资产日常管理制度、定期清查机制、资产控制制度和岗位责任制，强化检查和绩效考评，采取资产购置、资产登记、实物保管、定期盘点、账实核对、处置报批等措施，确保医院资产安全和使用有效。

（六）会计控制

会计控制是指利用记账、对账、岗位职责落实和职责分离、档案管理等会计控制方法，确保医院会计信息真实、准确、完整。该控制方法是实现合理保证财务信息真实完整这一内控目标的重要方法，为公立医院预算管理和财务管理工作提供基础保障。

公立医院加强会计控制主要包括：建立健全本医院财会管理制度；加强会计机构建设，配备具有相应资格和能力的会计人员；合理设置会计岗位，确保各岗位权责明确，不相容岗位相互分离，强化会计人员岗位责任制；着力提高医院会计人员职业道德、业务水平，确保会计人员正确行使责权；规范会计基础工作，加强会计档案的管理，明确会计凭证、会计账簿和财务报告处理程序，确保会计基础管理、会计核算和财务报告编报有章可循、有据可依等。

（七）单据控制

单据控制是指对公立医院经济活动中外部来源的报销凭证和医院内部形成的表单予以控制的方法。

单据控制从种类上或来源上来说可分为表单控制和票据控制，其中，表单通常是指公立医院开展经济活动所形成的内部凭证，票据通常是指公立医院开展经济活动过程中在报销环节使用的外部凭证，用以证实业务活动的真实性及具体发生的金额。

公立医院加强单据控制主要包括单据制度化、使用和管理单据规范化两个方面。单据制度化指公立医院应当根据国家有关规定和医院的经济活动业务流程，在内部管理制度中明确各项经济活动所涉及的表单和票据；使用和管理单据规范化指相关工作人员必须按照规定使用和管理表单和票据，具体包括填制、审核、归档、保管单据的全环节和全过程，避免单据使用不当、管理不善等情形的发生。

（八）信息内部公开

信息内部公开是指对某些与经济活动相关的信息，在医院内部的一定范围内，按照既定的方法和程序进行公开，从而加强内部监督，促进部门间沟通协调，督促相关部门自觉提升工作效率。

公立医院应当建立健全经济活动相关信息内部公开制度。根据国家有关规定和医院的实际情况，明确信息内部公开的内容、范围、方式和程序，公立医院还可以在搭建信息公开平台、建立健全工作机制、规范信息公开流程、深化信息公开内容、完善信息公开基础等方面进行努力，建立信息公开责任机制，规范和细化信息公开内容，拓宽信息公开渠道，创新信息公开方式，扩大信息公开覆盖面。以信息化为平台，及时收集各方的反馈意见，构筑公立医院与其工作人员的互动机制。此外，公立医院要进一步提高信息公开的主动性、自觉性和规范性，使信息公开工作做到主体明确、程序规范、方式灵活、反馈顺畅、回应及时。

五、公立医院内部控制建设路线图

（一）宣传贯彻公立医院内部控制规范

1.公立医院内部控制建设的外部需求与现状

2015年12月21日，财政部印发《关于全面推进行政事业单位内部控制建设的指导意见》，要求全国各级各类行政事业单位于2016年年底前完成内部控制的建立和实施工作。为了进一步推动单位内部控制工作的开展，财政部于2016年6月24日发布《关于开展行政事业单位内部控制基础性评价工作的通知》（财会〔2016〕11号），通过"以评促建"方式，明确下一步单位内部控制建设的重点和改进方向，指导和推动行政事业单位积极开展内部控制。从外部监管部门的需求来看，对公立医院内部控制的建设需求极其强烈。

但从目前的现实来看，公立医院内部控制规范整体宣传贯彻还不到位、参与性不够，没有将内部控制建设置于整个医院层面的高度，导致公立医院缺乏良好的内部控制环境。许多领导干部甚至还不知道内部控制是什么，更别提建设工作，还有部分人员对内部控制的认识仅局限于要建立内部制度，实现制度管理、规范管理，但对至于为什么要建设内控、建设成什么、如何建设、建设效果评价等问题则存在认识盲区，导致不知道如何着手开展建设，从领导干部到基层员工没有认识到内部控制本身对于提升公立医院管理水平的意义，内部控制还没有引起领导干部的高度重视。

2. 从宣传着手，全面启动内部控制建设

公立医院应召开内部控制建设启动大会，通过专题培训对广大领导干部进行正确的宣传和引导，使培训工作做到"全覆盖"和"无盲区"。

启动大会可以保证工作动员的受众范围，必要时还可以利用信息化手段召开电话会议、视频会议，便于无法参加现场会议的单位和个人参与会议。在会上，项目领导小组可集中宣传贯彻项目实施的背景、意义、主要工作阶段、归口部门的权责及其他人员的义务等，增强各级人员对开展内部控制建设的认同感。公立医院可以采用会议传达、板报、知识竞赛、讲座、办公自动化系统及网络媒体等形式宣传内控知识，提供全员依照内部控制制度管职能履行、后勤保障、社会服务的思想意识。

具体来说，对单位层面人员的宣传培训，应要求医院各部门的一把手必须参加，侧重于使他们了解国家全面推行建设内部控制的必要性和紧迫性，掌握内部控制的基本理念，明白为什么要开展内部控制建设，并使医院主要负责人明白自身承担内部控制建立与实施的重大责任，尤其要从思想上重视内部控制的建设。

对于业务层面人员的培训，可侧重于技术培训，同时加强继续教育的培训学习。包括内部控制知识、内部控制能力的培训，对新准则、新制度及规范的培训等，使业务层面的成员对内部控制有清晰的认识和预期，并具备推行内控的意识和主动性，从而形成自上而下的整体氛围。

（二）成立内部控制的组织保障体系，落实资源配置

内部控制的工作组织是内部控制建设与实施的重要组织保障，有效的工作组织有利于内部控制建设最终顺利完成，为此，公立医院内部控制工作的组织建设应该做到如下几点。

1. 成立内部控制项目小组，明确责任分工

内部控制建设是"一把手"工程。《行政事业单位内部控制规范（试行）》第一章第六条规定："单位负责人对本单位内部控制的建立健全和有效实施负责。"财政部印发的《关于开展行政事业单位内部控制基础性评价工作的通知》中也明确把单位主要负责人承担内部控制建立与实施责任列入单位层面的重要考核指标。因此，为落实内部控制建设各项具体工作，公立医院内部控制建设应成立项目领导小组、项目工作小组、项目配合部门三个层面的工作组织。如表2-1所示。

表2-1　　　　　　　　　　　内部控制项目工作组织

内部控制项目组织	成员
内部控制项目领导小组	由院长、主管院长及部门负责人组成
内部控制项目工作小组	医院内部控制牵头部门（主要是财务部）人员、外部专家、中介机构人员
内部控制项目配合部门	医院各业务科室和职能部门

其中，项目领导小组应由院长担任组长，主管院长担任副组长，其他领导人员和部门负责人担任小组成员。项目工作小组由医院内控牵头部门人员、外部专家和中介机构人员联合组成，各小组职责见表2-2。

表2-2　　　　　　　　　　公立医院内部控制项目小组职责

组别	成员	负责人	职责
领导小组	院长、主管院长及部门负责人	×××	总体负责内部控制项目：审议内部控制规章制度、信息化建设实施方案、风险评估和控制评价方案；审议内部控制年度工作计划、内部控制工作报告、风险评估报告和控制评价报告；研究提出本单位重大决策、重大风险、重大事件和重要业务流程的判断标准或判断机制；组织整改存在的问题；组织内部控制管理文化培育，推动内部控制建设常态化
工作小组	内控牵头部门人员、外部专家、中介机构	×××	制定内部控制的工作规范和标准报领导小组审批；组织、协调内部控制建设与实施工作；协调内部控制建设中发现的问题，向领导小组汇报重大问题；收集整理各部门工作成果，组织风险评估，设计并完成内控手册报领导小组审批
配合部门	各业务科室和职能部门	×××	支持和配合内部控制建设工作；本部门主管业务的流程梳理和整改；及时提供本部门经济活动业务制度、流程文件并进行风险评估；根据工作小组基础性评价意见进行流程、制度和控制文档的整改，形成内控文件报工作小组

业务规模较大、内控人才匮乏的公立医院还应组建技术支持团队，由来自行业内的专家组成，为医院内部控制建设提供技术支持。专家主要在两个节点发挥关键作用：第一个节点是单位层面的风险评估，不当的风险评估直接影响后续内控建设的质量和内控体系的有效性，专家的介入可以协助医院探讨当前的组织架构、岗位设置、职责权限等是否存在问题，如果存在问题该如何解决等；第二个节点是业务层面的风险识别、风险评估、关键风险点的确定和适当的应对措施的确定。

2.建立联席工作机制

院长应主持召开专题会议，讨论内部控制的建立与实施，主持制订内部控制工作方案，健全内部控制联席工作机制，包括协调联络机制、会议协调机制以及核实反馈机制。

协调联络机制是指医院各部门负责人指定部门分管领导和部门联络员各一名，部门分管领导负责协调本部门各科室配合内部控制建设工作，如对本部门业务活动进行风险评估和流程梳理、认真落实内部控制制度、对于本部门存在的问题积极进行改进和完善等；部门联络员根据内部控制建设需要，配合工作小组做好部门访谈，及时反馈本部门经济活动事项、核实确认等，参加与各部门联络员的协调会议，定期向部门分管领导汇报本部门工作安排等。

会议协调机制是指为及时反映内控工作进展情况，定期召开医院领导小组内部控制建设工作例会，总结前期工作开展遇到的问题和安排下期工作内容；内控工作小组按期组织项目协调小组成员会议，公布工作成效及发现的问题。

核实反馈机制是指各部门积极配合内部控制建设工作，及时对项目工作小组梳理完成的标准化业务流程、识别的风险点、关键控制措施提出反馈意见，并向项目小组提供部门经济活动事项的具体信息。

此外，公立医院在内部控制建设过程中还应定期编制项目工作简报，制订项目建设期间工作计划，合理配备并安排项目人员，作好项目预算和规划，保证内部控制建设工作正常开展，提高内部控制建设质量。

3.全面落实内部控制建设的资源配置

公立医院内部控制建设作为一项系统工程，必须在建设准备阶段作好充分规划，落实项目的资源配置，主要包括如下几点。

（1）项目人员配置。除按照内部控制项目工作组织要求指派人员外，医院还应保证指派的人员有足够的时间和精力参与内部控制建设和维护。有些医院内部控制建设人才匮乏，还要考虑在内控建设初期引入"外脑"，借助外部专家的力量完成内部控制建设，同时制订人才培养规划，为以后内部控制的建设和完善储备人才。

（2）项目硬件配置。硬件配置通常指项目小组办公场所、必要办公设施。

（3）项目建设经费。公立医院进行内部控制建设应提前规划项目经费预算，确保预算应该在有效成本控制的基础上适度保持弹性，确保项目建设目标的实现。

（三）主要职能部门在内部控制建设中的角色分析

公立医院内部控制覆盖医院的各个业务领域，涉及医院的各个业务科室和职能部门，是一项与医院运行息息相关的工作。确定内部控制的职能部门，使这一部门全面负责内部控制工作，带动其他部门内部控制工作的开展，确保内部控制工作在医院内部得以落实。

《行政事业单位内部控制规范（试行）》第三章第十三条第一款规定："单位应当单独设置内部控制职能部门或者确定内部控制牵头部门，负责组织协调内部控制工作。"一般而言，可指定财务部门为本院的内部控制牵头部门来负责内部控制的建设和日常管理，并在部门职责中明确财务部门的内部控制建设职责。

《行政事业单位内部控制规范（试行）》第三章第十三条第二款规定，单位"应当充分发挥财会、内部审计、纪检监察、政府采购、基建、资产管理等部门或岗位在内部控制中的作用"。其中，财会部门是单位内部控制的牵头部门，负责内部控制的组织、建设和实施；内部审计部门负责参与内部控制建设，并对建设完成后的内部控制进行评价、监督、检查；纪检监察部门负责对党员干部在内部控制业务流程环节中的岗位职责进行明确；采购部门负责政府采购方面的内部控制建设工作及优化完善；基建部门负责建设项目的内部控制建设与优化；资产管理部门负责资产管理的内部控制建设与优化。

（四）诊断内部控制现状，出具基础性评价报告

公立医院在开展内部控制建设之前，或在内部控制建设的初期阶段，应先对本院内部控制基础情况进行"摸底"评价，可以通过内部控制基础性评价，了解医院内部控制现状，找到重要风险及问题，然后有重点、有针对性地开展内部控制建设。

1.医院经济活动现状调研

公立医院的经济活动主要包括预算业务、收支业务、政府采购业务、资产管

理、建设项目、合同管理、成本管理等经济活动范围。一般可使用检查、询问、调查问卷、分析程序、观察等方法，从总体上和具体细节上根据评价指标的要求，罗列出可能需要的文件、报告、会议纪要等证明材料，为内部控制基础性诊断做好准备工作。

（1）检查。检查是指通过获取医院的组织结构图、部门职责说明、会议纪要、培训通知、培训材料、风险评估报告、业务管理制度文件、业务流程图以及业务操作过程中的相关表单等文件，特别是通过检查医院网页上发布的一些政务公开文件、政策发布等信息，初步了解医院的组织设置、工作职责以及主要经济活动的运行情况，形成对医院经济活动现状的基本认识。

（2）询问。询问是指对涉及医院经济活动的相关部门负责人及关键员工直接询问，了解诸如预算、采购、收支等业务过程及可能存在的问题。询问一般按准备问题、询问和记录回答结果等程序进行。在问题准备阶段，相关人员应编写询问提纲，明确受访人员名单和预备提问的问题；询问中，应重点了解业务的实际开展状况、业务过程的每个关键环节以及相应的主要控制措施，意图发现业务流程中存在的问题；询问结束后，应将回答结果整理形成访谈纪要，并对访谈纪要进行分析，整理形成发现问题列表，与被询问者分享，确保问题结果记录的真实可靠。对医院的部门责任人直接询问，有助于更准确地了解医院经济活动现状，印证文件检查过程中所发现的问题，与各部门负责人沟通分析业务流程可能存在的问题。

需要注意的是，在询问过程中，应选择恰当的询问对象，尽量选择直接接触业务流程的有经验的职工，可以按职级确定人员比例，避免选择刚刚参加工作的人员，以保证询问的质量。

（3）调查问卷。调查问卷是一种间接的书面询问方式，其最大的优点是能突破时空的限制，在广阔的范围内对众多的调查对象同时进行调查，适用于对现时问题、较大样本、较短时期、相对简单的调查，被调查对象应有一定文字理解能力和表达能力。

公立医院可以根据本院经济活动设计调查问卷，邀请相关责任部门人员匿名进行打分填写，然后对问卷结果进行统计分析，以获得对医院经济业务活动的深入了解。调查问卷的设计应按照《行政事业单位内部控制规范（试行）》的规定，分别从单位层面和业务层面设计具体的调查问题。同时，在问卷调查中应注意以下四点：一是问卷设计应针对计划了解的业务活动，涵盖医院所涉及的全部经济活动；二是问卷调查应重点关注业务活动是否建立相应的管理制度、不相容职务是否有效分离、有无规范业务流程图、各业务关键环节是否得到有效执行等方面；三是对问卷发放对象应做适当筛选，确保被调查人员了解医院的经济活动，能准确作答，同时为确保调查结果的可信度，调查问卷回收后可以考虑让部门负责人审核确认结果；四是问题作答结果设计应简单，便于回答，一般用"是/否"作答或者能用简单语言进行描述。

（4）数据分析。通过获取医院的财务报表、业务指标（计划指标和实际完成指标）、资产台账及各类收支报表等数据，对各项数据进行分析，包括对不同年份的数据、指标进行对比分析；对医院收支结构的分析；对医院资产流动情况的分析等。通过以上分析，找到医院资金、资产、业务管理可能存在的问题，提出有针对性的建议。

（5）业务流程分析。业务流程分析是通过梳理医院的业务流程，分析现有的业务流程图，对业务流程运行的过程、关键节点以及部门分工等进行分析，识别业务流程中存在的问题和控制薄弱环节，为业务流程的合理化改造提供建议。

2.诊断内部控制现状

公立医院内部控制基础性评价是对公立医院内部控制现状进行诊断的有效方法，目的在于找出内部控制建设的缺陷，从而推动内部控制体系的合理化和规范化。公立医院应在院领导班子的直接领导下，按照"行政事业单位内部控制基础性评价指标评分表"及其填表说明，组织开展内部控制基础性评价工作，诊断内部控制现状。本书根据"行政事业单位内部控制基础性评价指标评分表"，按照公立医院全面内部控制的具体建设内容（不仅限于经济活动，按照财政部的基础性指标评价要求仅涵盖6项经济业务），列示了如表2-3所示的公立医院内部控制基础性评价指标及佐证材料示例模板。

表2-3　　　　　公立医院内部控制基础性评价指标及佐证材料

类别	一级指标	二级指标	三级指标	四级指标	佐证材料
单位层面（××分）	1.内部控制建设启动情况（××分）	1.1成立内部控制领导小组，制定、启动相关的工作机制（××分）	1.1.1本医院应启动内部控制建设，成立内部控制领导小组（××分）	1.1.1.1机构成立有正式文件说明	通过查看会议纪要或部署文件确认
				1.1.1.2机构成员组成	
			1.1.2由院长担任组长（××分）	1.1.2.1是否有正式文件说明（如果1.1.1.1已经覆盖，该指标不适用）	
				1.1.2.2担任组长人员	

续表

类别	一级指标	二级指标	三级指标	四级指标	佐证材料
单位层面（××分）	1.内部控制建设启动情况（××分）	1.1成立内部控制领导小组，制定、启动相关的工作机制（××分）	1.1.3建立内部控制联席工作机制并开展工作（××分）	1.1.3.1是否有正式文件说明（如果1.1.1.1已经覆盖，该指标不适用）	通过查看会议纪要或部署文件确认
				1.1.3.2联席工作机制参与人员范围	
				1.1.3.3联席工作机制参与人员级别	
			1.1.4明确内部控制牵头部门（或岗位）（××分）	1.1.4.1是否有正式文件说明（如果1.1.1.1已经覆盖，该指标不适用）	
				1.1.4.2内部牵头部门（或岗位）范围	
				1.1.4.3内部牵头部门（或岗位）级别	
		1.2开展内部控制专题培训（××分）	1.2.1本医院应针对国家相关政策、医院内部控制制度，以及内部控制拟实现的目标和采取的措施、各部门及其人员在内部控制实施过程中的责任等内容进行专题培训（××）	1.2.1.1参会人员级别	通过查看培训通知、培训材料等确认
			1.2.2仅针对国家政策和医院制定制度进行培训的，本项只得××分	1.2.2.1参会人员级别	
			1.2.3仅针对国家政策进行培训的，本项只得××分	1.2.3.1参会人员级别	
		1.3开展内部控制风险评估（××分）	1.3.1基于本医院的内部控制目标并结合本医院的业务特点开展内部控制风险评估	1.3.1.1目标导向（总目标和基本目标）	通过查看风险评估报告确认
				1.3.1.2业务适用性（内部控制风险评估形成流程图是否覆盖全业务）	

续表

类别	一级指标	二级指标	三级指标	四级指标	佐证材料
单位层面（××分）	1.内部控制建设启动情况（××分）	1.3开展内部控制风险评估（××分）	1.3.2并建立定期进行风险评估的机制	—	通过查看风险评估报告确认
		1.4开展组织及业务流程再造（××分）	1.4.1根据本医院"三定"方案，进行组织及业务流程梳理、再造，编制流程图	1.4.1.1从定职（责）进行流程梳理优化	通过对职能部门或岗位的增减或调整、相关制度修订的前后比较确认
				1.4.1.2从定岗进行流程梳理优化	
				1.4.1.3从定编进行流程梳理优化	
				1.4.1.4前后优化是否体现于流程图	
	2.院长承担内部控制建立与实施责任情况（××分）	2.1院长主持召开会议讨论内部控制建立与实施相关的议题（××分）	2.1.1主持人情况（院长应主持召开会议讨论内部控制建立与实施的议题。院长主持会议，但仅将内部控制列入会议议题之一进行讨论的）	—	通过查看会议纪要或部署文件确认
			2.1.2对内控议题重视程度（院长主持内部控制工作专题会议对内部控制建立与实施进行讨论的）	—	
		2.2院长主持制定内部控制工作方案，健全工作机制（××分）	2.2.1院长应主持本院内部控制工作方案的制订、修改、审批工作（××分）	—	通过查看会议纪要或内部控制工作方案的相关文件确认
			2.2.2负责建立健全内部控制工作机制（××分）	—	
		2.3院长主持开展内部控制工作分工及人员配备等工作（××分）	2.3.1院长应对内部控制建立与实施过程中涉及的相关部门和人员进行统一领导和统一协调，主持开展工作分工	—	通过查看会议纪要或内部控制工作方案的相关文件确认

续表

类别	一级指标	二级指标	三级指标	四级指标	佐证材料
单位层面 （××分）	2.院长承担内部控制建立与实施责任情况（××分）	2.3院长主持开展内部控制工作分工及人员配备等工作（××分）	2.3.2院长主持人员配备工作，发挥领导作用、承担领导责任	—	通过查看会议纪要或内部控制工作方案的相关文件确认
	3.对权力运行的制约情况（××分）	3.1权力运行机制的构建（××分）	3.1.1应完成对本院权力结构的梳理	3.1.1.1列出权力清单	通过查看会议纪要或相关文件确认
				3.1.1.2画出权力运行流程图	
			3.1.2构建决策科学、执行坚决、监督有力的权力运行机制，确保决策权、执行权、监督权既相互制约又相互协调	3.1.2.1三权分离覆盖范围	
		3.2对权力运行的监督（×××分）	3.2.1本院应建立与审计、纪检监察等职能部门或岗位联动的权力运行监督机制	3.2.1.1监督过程机制	通过查看会议纪要、权力清单及相关制度确认
			3.2.2建立与审计、纪检监察等职能部门或岗位联动的权力运行考评机制，以定期督查决策权、执行权等权力行使的情况，及时发现权力运行过程中的问题，予以校正和改进	3.2.2.1监督结果应用	
	4.内部控制制度完备情况（×××分）	4.1建立预算管理制度（××分）	4.1.1本院预算管理制度应涵盖预算编制与批复方面	—	通过查看本院已印发并执行的预算管理制度、有关报告及财政部门批复文件确认
			4.1.2本院预算管理制度应涵盖预算下达和追调方面		

续表

类别	一级指标	二级指标	三级指标	四级指标	佐证材料
单位层面（××分）	4.内部控制制度完备情况（××分）	4.1建立预算管理制度（××分）	4.1.3本院预算管理制度应涵盖预算执行方面	—	通过查看本院已印发并执行的预算管理制度、有关报告及财政部门批复文件确认
			4.1.4本院预算管理制度应涵盖年度决算与绩效评价方面		
		4.2建立收入管理制度（××分）	4.2.1本院收入（包括非税收入）管理制度应涵盖价格确定方面	—	通过查看本院已印发并执行的收入管理制度确认
			4.2.2本院收入（包括非税收入）管理制度应涵盖票据管理方面		
			4.2.3本院收入（包括非税收入）管理制度应涵盖收入收缴方面		
			4.2.4本院收入（包括非税收入）管理制度应涵盖收入核算方面		
		4.3建立支出管理制度（××分）	4.3.1本院支出管理制度应涵盖预算与计划方面	—	通过查看本院已印发并执行的支出管理制度确认
			4.3.2本院支出管理制度应涵盖支出范围与标准确定方面		
			4.3.3本院支出管理制度应涵盖审批权限与审批流程方面		
			4.3.4本院支出管理制度应涵盖支出核算方面		
		4.4建立政府采购管理制度（××分）	4.4.1本院政府采购管理制度应涵盖预算与计划方面	—	通过查看本院已印发并执行的政府采购管理制度确认
			4.4.2本院政府采购管理制度应涵盖需求申请与审批方面		

续表

类别	一级指标	二级指标	三级指标	四级指标	佐证材料
单位层面（××分）	4.内部控制制度完备情况（××分）	4.4建立政府采购管理制度（××分）	4.4.3本院政府采购管理制度应涵盖过程管理方面	—	通过查看本院已印发并执行的政府采购管理制度确认
			4.4.4本院政府采购管理制度应涵盖验收入库方面		
		4.5建立资产管理制度（××分）	4.5.1本院资产管理制度应涵盖资产购置方面	—	通过查看本院已印发并执行的资产管理制度确认
			4.5.2本院资产管理制度应涵盖资产保管方面		
			4.5.3本院资产管理制度应涵盖资产使用方面		
			4.5.4本院资产管理制度应涵盖资产核算与处置方面		
		4.6建立建设项目管理制度（××分）	4.6.1本院建设项目管理制度应涵盖项目立项与审核方面	—	通过查看本院已印发并执行的建设项目管理制度确认
			4.6.2本院建设项目管理制度应涵盖项目概算预算方面		
			4.6.3本院建设项目管理制度应涵盖项目招标投标方面		
			4.6.4本院建设项目管理制度应涵盖项目工程变更方面		
			4.6.5本院建设项目管理制度应涵盖项目资金控制方面		
			4.6.6本院建设项目管理制度应涵盖项目验收与决算方面		

续表

类别	一级指标	二级指标	三级指标	四级指标	佐证材料
单位层面（××分）	4.内部控制制度完备情况（××分）	4.7建立合同管理制度（××分）	4.7.1本院合同管理制度应涵盖合同前期准备和订立方面	—	通过查看本院已印发并执行的合同管理制度确认
			4.7.2本院合同管理制度应涵盖合同履行方面		
			4.7.3本院合同管理制度应涵盖合同归档方面		
			4.7.4本院合同管理制度应涵盖合同纠纷处理方面		
		4.8建立决策机制（××分）	4.8.1本院决策机制应涵盖"三重一大"集体决策方面	—	通过查看本院已印发并执行的决策机制制度确认
			4.8.2本院决策机制应涵盖分级授权两个方面		
	5.不相容岗位与职责分离控制情况（××分）	5.1对不相容岗位与职责进行了有效设计（××分）	5.1.1本院不相容岗位与职责包括但不限于申请与审核审批、审核审批与执行、执行与信息记录、审核审批与监督、执行与监督等	—	通过查看本院已印发的岗位规章制度及岗位职责手册确认
		5.2不相容岗位与职责得到有效的分离和实施（××分）	5.2.1针对本院的各项经济活动，应落实所设计的各类不相容岗位与职责，形成相互制约、相互监督的工作机制	—	通过按类别随机抽查相关单据确认以及查看医院接受内外部检查情况
	6.内部控制管理信息系统功能覆盖情况（××分）	6.1建立内部控制管理信息系统，功能覆盖主要业务控制及流程（××分）	6.1.1内部控制管理信息系统功能（简称"系统功能"）应完整反映本院制度规定的各项经济业务控制流程，至少应包括预算管理、收支管理、政府采购管理、资产管理、建设项目管理、合同管理等方面业务事项	—	通过查看系统功能说明书，实际操作系统，将系统功能与内部控制制度要求对比确认

续表

类别	一级指标	二级指标	三级指标	四级指标	佐证材料
业务层面（××分）	6.内部控制管理信息系统功能覆盖情况（××分）	6.2系统设置不相容岗位账户并体现其职权（××分）	6.2.1应针对所覆盖的业务流程内部控制的不相容岗位与职责在系统中分别设立独立的账户名称、密码和明确的操作权限等级	—	通过查看系统功能说明书，实际操作系统，将系统用户账户设置情况与内部控制制度要求对比确认
	7.预算业务管理控制情况（××分）	7.1对预算进行内部分解并审批下达（××分）	7.1.1本院财会部门应根据同级财政部门批复的预算和医院内部各业务部门提出的支出需求	7.1.1.1由业务部门提出支出需求	通过查看预算批复文件、部门职责、工作计划文件确认
			7.1.2将预算指标按照部门进行分解	7.1.2.1将预算分解到各业务处室，包括功能科目和经济科目	预算批复内部下达文件、部门职责
			7.1.3经预算管理委员会审批后下达至各业务部门	7.1.3.1经过预算管理委员会审批	预算批复内部下达文件
		7.2预算执行差异率（××分）	7.2.1计算本院近3年年度预算执行差异率的平均值，如差异率绝对值高于5%，应对产生差异率的原因进行追查 计算公式：年度预算执行差异率=（年度决算支出额－年初预算支出额）/年初预算支出额×100%	—	通过查看经同级财政部门批复的医院预算额度及医院决算报表等确认
	8.收支业务管理控制情况（××分）	8.1收入实行归口管理和票据控制，做到应收尽收（××分）	8.1.1本院各项收入（包括非税收入）应由财会部门归口管理并进行会计核算	8.1.1.1查看收入预算管理和会计核算全覆盖	通过查看本院相关制度，查看财会部门核对合同的记录、票据台账确认
			8.1.2涉及收入的合同，财会部门应定期检查收入金额与合同约定是否相符	8.1.2.1查看收入与合同匹配	
			8.1.3按照规定设置票据专管员，建立票据台账	8.1.3.1查看收入与票据、岗位、账簿匹配	
			8.1.4对各类票据的申领、启用、核销、销毁进行序时登记	8.1.4.1查看票据过程管理，进行穿行测试	

续表

类别	一级指标	二级指标	三级指标	四级指标	佐证材料
业务层面（××分）	8.收支业务管理控制情况（××分）	8.2支出事项实行归口管理和分类控制（××分）	8.2.1本院应明确各类支出业务事项的归口管理部门及职责，并对支出业务事项进行归口管理	8.2.1.1查看支出预算管理和会计核算全覆盖	通过查看支出管理制度、内部审批单、相关支出凭证确认
			8.2.2支出事项应实行分类管理，应制定相应的制度，不同类别事项实行不同的审批程序和审批权限	8.2.2.1实行分事行权，按功能科目与经济科目进行分类管理	
			8.2.3明确各类支出业务事项需要提交的外部原始票据要求，明确内部审批表单要求及单据审核重点	8.2.3.1票据要素（科目、金额等）是否齐全（有支出执行事项等）	
			8.2.4通过对各类支出业务事项的分析控制，发现支出异常情况及其原因，并采取有效措施予以解决	8.2.4.1管理报表（按功能科目与经济科目）	
		8.3举债事项实行集体决策，定期对账（××分）	8.3.1按规定可以举借债务的单位，应建立债务管理制度	8.3.1.1存在制度与否	通过查看制度文件、会议纪要、对账单、债务合同等确定
			8.3.2实行事前论证和集体决策	8.3.2.1债务决策，根据项目，举债理由正当与否	
			8.3.3定期与债权人核对债务余额	8.3.3.1银行对账单，定期查项目余额	
			8.3.4债务规模应控制在规定范围以内	8.3.4.1资产负债率	
	9.政府采购业务管理控制情况（××分）	9.1政府采购合规（××分）	9.1.1本院采购货物、服务和工程应当严格按照年度政府集中采购目录及标准的规定执行	9.1.1.1应采未采（金额超过、在目录中应采购但未采购）；执行采购标准	通过查看一定期间的政府采购事项确认
		9.2落实政府采购政策（××分）	9.2.1政府采购货物、服务和工程应当严格落实节能环保、促进中小企业发展等政策	9.2.1.1实现节能环保、促进民族工业发展、促进小微企业等政策目标	

续表

类别	一级指标	二级指标	三级指标	四级指标	佐证材料
业务层面（××分）	9.政府采购业务管理控制情况（××分）	9.3政府采购方式变更和采购进口产品报批（××分）	9.3.1采用非公开招标方式采购公开招标数额标准以上的货物或服务，以及政府采购进口产品，应当按照规定报批	9.3.1.1针对改变采购方式及进口采购进行报批	通过查看一定期间的政府采购事项确认
	10.资产管理控制情况（××分）	10.1对资产定期核查盘点、跟踪管理（××分）	10.1.1应定期对货币资金、存货、固定资产、无形资产、债权和对外投资等资产进行定期核查盘点，做到账实相符	—	通过查看近1年内各类资产台账、会计账簿、盘点记录、各类投资决策审批文件、会议纪要等确认
			10.1.2对债权和对外投资项目实行跟踪管理。每存在一类资产未定期核查盘点或跟踪管理的扣1分，直至扣完	—	
		10.2严格按照法定程序和权限配置、使用和处置资产（××分）	10.2.1本院配置国有资产，应严格按照审批权限履行审批程序，未经批准不得自行配置资产、利用资产对外投资、出租出借，也不得自行处置资产	—	通过查看资产的配置批复情况、对外投资、出租出借、无偿调拨（划转）、对外捐赠、出让、转让、置换、报废报损、货币性资产损失核销等文件确认
			10.2.2本院使用国有资产，应严格按照审批权限履行审批程序	—	
			10.2.3本院处置国有资产，应严格按照审批权限履行审批程序	—	
	11.建设项目管理控制情况（××分）	11.1履行建设项目内容变更审批程序（××分）	11.1.1本院应按照批复的初步设计方案组织实施建设项目，确需进行工程洽商和设计变更的，建设项目归口管理部门、项目监理机构应当进行严格审核，并且按照有关规定及制度要求履行相应的审批程序	11.1.1.1执行层面变更	通过查看近5年内已完工的建设项目在建设期间发生的各项变更确认

续表

类别	一级指标	二级指标	三级指标	四级指标	佐证材料
业务层面（××分）	11.建设项目管理控制情况（××分）	11.1履行建设项目内容变更审批程序（××分）	11.1.2重大项目变更还应参照项目决策和概预算控制的有关程序和要求重新履行审批手续	11.1.2.1重大项目变更	通过查看近5年内已完工的建设项目在建设期间发生的各项变更确认
		11.2及时编制竣工决算和交付使用资产（××分）	11.2.1本院应在建设项目竣工后及时编制项目竣工财务决算	—	通过查看近5年内已完工建设项目的竣工验收资料和决算编制审计资料确认
			11.2.2并在项目竣工验收合格后及时办理资产交付使用手续		
		11.3建设项目超概算率（××分）	11.3.1计算近5年内本院已完工的建设项目超概算率，如超概算率高于5%，应对产生超概算率的原因进行追查。如经查证产生超概算率的原因与内部控制有关，则根据产生超概算率的情况进行评分计算公式：建设项目超概算率=（建设项目决算投资额−批准的概算投资额）/批准的概算投资额×100%（建设项目决算投资额以经批复的项目竣工财务决算为准；在建设期间，调整初步设计概算的，以最后一次的批准调整概算计算）	—	通过查看建设项目投资概算、经批复的竣工决算报告等确认
	12.合同管理控制情况（××分）	12.1加强合同订立及归口管理（××分）	12.1.1本院应对合同文本进行严格审核	—	通过查看相关制度、随机抽查合同审批记录、会议纪要等确认
			12.1.2并由合同归口管理部门进行统一分类和连续编号		
			12.1.3对影响重大或法律关系复杂的合同文本，应组织业务部门、法律部门、财会部门等相关部门进行联合审核		

续表

类别	一级指标	二级指标	三级指标	四级指标	佐证材料
业务层面（××分）	12.合同管理控制情况（××分）	12.2加强对合同执行的控制（××分）	12.2.1本院应当对合同执行情况进行有效监控，明确合同执行相关责任人，及时对合同履行情况进行检查、分析和验收，如发现无法按时履约的情况，应及时采取应对措施	—	通过查看合同执行情况检查记录、合同验收文件、合同补充、变更或解除的监督审查记录等确认
			12.2.2对于需要补充、变更或解除合同的情况，应按照国家有关规定进行严格的监督审查		
	13.医疗业务管理控制情况（××分）	13.1建立健全诊疗规范和诊疗活动管理制度（××分）	13.1.1严格按政府主管机构批准的营业范围开展诊疗活动	—	通过查看相关制度、随机抽查管理制度审批记录、会议纪要等确认
			13.1.2明确诊疗项目开展和收费的审查机制、审批机制和监督检查机制		
		13.2加强对医疗业务执行的监督（××分）	13.2.1本院设置行风管理岗位，定期检查临床科室和医务人员在药品、医用耗材、医疗设备引进过程中的行为规范以及各临床科室是否严格执行本部门的申请机制	—	通过查看管理业务执行情况检查记录、监督审查记录等确认
			13.2.2建立与纪检监察部门的协调联动机制，严厉查处药品耗材设备购销领域的商业贿赂行为		
	14.科研项目管理控制情况（××分）	14.1明确科研项目归口管理部门及其职责权限（××分）	14.1.1明确科研项目组、财务部门、审计部门、采购部门、资产部门等内部相关部门在科研管理中的职责权限	—	通过查看各部门职责与相关管理制度等确认
			14.1.2合理设置科研项目管理岗位，明确岗位职责权限，确保项目预算编制与审核、项目招标与采购、项目实施与付款、项目验收与评价等等不相容岗位相互分离		

续表

类别	一级指标	二级指标	三级指标	四级指标	佐证材料
业务层面（××分）	14.科研项目管理控制情况（××分）	14.2不断优化科研项目申报及评价流程（××分）	14.2.1不断优化科研项目申请、立项、执行、结题验收、成果保护与转化的工作流程、业务规范、沟通配合机制，加强科研项目研究过程管理和预算资金支付、调整、结余管理，鼓励科研项目成果转化与应用；建立横向课题和临床试验项目立项审批和审查制度，完善经费使用和分配规范	—	通过查看查看科研项目申请和审批流程的相关制度、项目立项书等文件，检查签批程序是否落实到位，支出是否合法合规等确认
			14.2.2建立以创新质量和贡献为导向的科研项目考核、评价和奖励制度，合理运用绩效评价结果，激发科研人员热情，提高科研经费使用效益		
	15."互联网+医疗服务"管理控制情况（××分）	15.1明确"互联网+医疗服务"的归口管理部门及其职责权限（××分）	15.1.1建立互联网诊疗服务管理体系和相关管理制度、人员岗位职责、服务流程	—	通过查看互联网诊疗服务管理制度、互联网医院信息系统使用管理制度、互联网诊疗质量控制和评价制度、在线处方管理制度等确认
			15.1.2本院有专人负责互联网医院的医疗质量、医疗安全、电子病历的管理，提供互联网医院信息系统维护等技术服务，确保互联网医院系统稳定运行		
		15.2保障医疗数据信息安全（××分）	15.2.1本院严格执行信息安全和医疗数据保密的有关法律法规，妥善保管患者信息，不得非法买卖、泄露患者信息	—	通过检查程序运行和逻辑的正确性、查看有关网络与信息系统安全保护工作的制度等确认
			15.2.2发生患者信息和医疗数据泄露时，本院应当及时向主管的卫生健康行政部门报告，并立即采取有效应对措施		

续表

类别	一级指标	二级指标	三级指标	四级指标	佐证材料
业务层面（××分）	16.医联体业务管理控制情况（××分）	16.1医联体牵头医院负责建立健全医联体相关工作管理制度（××分）	16.1.1本院若作为牵头医院，应负责医联体内医疗质量管理，按照卫生健康行政部门和中医药主管部门的有关规定、标准加强医疗质量管理，提升区域内医疗质量同质化水平	—	通过查看牵头医院制定的医联体相关制度文件、教育培训记录等确认
			16.1.2本院若作为牵头医院，应当充分发挥技术辐射带动作用，加强对成员单位的指导，通过专科共建、教育培训协同合作、科研项目协作等多种方式，重点帮扶提升成员单位医疗服务能力与管理水平		
		16.2确保医联体业务的平稳执行（××分）	16.2.1建立定期风险评估机制，定期医联体业务风险评估	—	通过查看风险评估记录、医联体业务运行检查文件等确认
			16.2.2确保法律法规、规章制度及医联体经营管理政策的贯彻执行，促进医联体平稳运行和健康发展		
合计（100分）	评价总分				

除表2-3中列示的内部控制基础性评价指标外，各医院也可根据自身业务特点，在评价过程中增加其他与医院内部控制目标相关的评价指标，作为补充评价指标纳入评价范围。

3.出具内部控制基础性评价报告

根据以上对公立医院内部控制情况的调研和指标打分结果出具内部控制基础性评价报告。报告范例见表2-4。

表2-4　　　　　　　　　医院内控基础性评价报告范例

××医院内部控制基础性评价报告
（参考格式）

为贯彻落实《财政部关于全面推进行政事业单位内部控制建设的指导意见》的有关精神，按照《财政部关于开展行政事业单位内部控制基础性评价工作的通知》要求，依据《单位内控规范》的有关规定，我们对本院的内部控制基础情况进行了评价。

一、内部控制基础性评价结果

根据"行政事业单位内部控制基础性评价指标评分表"中列明的评价指标和评价要点，本院单位层面内部控制基础性评价得分为××分，业务层面内部控制基础性评价得分为××分，共计××分。

本院各指标具体得分情况如下：

类别	评价指标	评价得分
单位层面（60分）	1.内部控制建设启动情况（××分）	
	2.院长承担内部控制建立与实施责任情况（××分）	
	3.对权力运行的制约情况（××分）	
	4.内部控制制度完备情况（××分）	
	5.不相容岗位与职责分离控制情况（××分）	
	6.内部控制管理信息系统功能覆盖情况（××分）	
业务层面（40分）	7.预算业务管理控制情况（××分）	
	8.收支业务管理控制情况（××分）	
	9.政府采购业务管理控制情况（××分）	
	10.资产管理控制情况（××分）	
	11.建设项目管理控制情况（××分）	
	12.合同管理控制情况（××分）	
	13.医疗业务管理控制情况（××分）	
	14.科研项目管理控制情况（××分）	
	15."互联网+医疗服务"管理控制情况（××分）	
	16.医联体业务管理控制情况（××分）	
（100分）	评价总分	

在本院内部控制基础性评价过程中，存在扣分情况的指标汇总如下：

〔逐项列示存在扣分情况的评价指标、评价要点、扣分分值及扣分原因〕

二、特别说明项

（一）特别说明情况

本院内部控制出现问题，导致医院在经济活动中〔发生重大经济损失/引起社会重大反响/出现经济犯罪〕，特将相关情况说明如下：

〔具体描述发生的相关事件、影响及处理结果〕

〔如本院未发生相关事件，填写"未发生相关情况"〕

续表

（二）补充评价指标及其评价结果 本院根据自身评价需求，自愿将〔填写补充评价指标名称〕等补充评价指标纳入本次内部控制基础性评价范围。现将补充评价指标及评价结果说明如下： 〔具体描述各个补充评价指标的所属类别、名称、评价要点及评价结果等内容〕 　三、内部控制基础性评价下一步工作 基于以上评价结果，本院将〔描述与存在扣分情况的评价指标及评价要点相关的管理领域〕等管理领域作为20××年内部控制建立与实施的重点工作和改进方向，并采取以下措施进一步提高内部控制水平和效果： 〔逐项描述拟采取的进一步建立健全内部控制体系的工作内容、具体措施、工作责任人、牵头部门、预计完成时间等〕 医院主要负责人：〔签名〕 〔盖章〕 ××医院 20××年××月××日

通过开展内部控制基础性评价工作，一方面，引起领导的高度重视，通过量化打分，发现工作的缺陷，明确建设的重点和关键环节，给未来医院内部控制建设指明方向；另一方面，该评价结果会在年底作为决算报告的重要组成部分向财政部报告，这对于医院领导层来说会形成一种无形的压力，促使其提高对内部控制建设工作的重视。

（五）开展风险评估

虽然内部控制基础性评价贯穿于医院的各个层级，对单位层面和业务层面各类经济业务活动两个层面实施全面覆盖，以综合反映医院的内部控制基础水平，但是，全面并不是没有重点，它应当在全面基础性评价的基础上，重点关注重要业务事项和高风险领域，特别是内部权力集中的重点领域和关键岗位，着力防范可能产生的重大风险。这项工作主要通过医院开展风险评估来完成。

一般来说，单位层面开展风险评估工作可能面临的主要风险包括：没有明确的经济活动目标以及工作计划，无法通过管理控制措施保证目标的实现；未建立风险识别机制，无法准确识别风险因素；未形成合理的风险分析方法，风险分析不到位，无法真正掌握风险发生的原因和影响；未建立有效的经济活动风险防范机制，不能及时对识别的风险采取适当应对措施。为防范这些风险点，公立医院应从目标设定、风险识别、风险分析及风险应对等方面，明确风险评估的控制目标，设计关键控制措施，确保医院风险评估工作有效开展。对风险评估的具体内容将在本书第三章进行详细介绍。

风险评估工作完成后，应根据风险评估结果编制风险评估报告，并及时提交医院领导班子，以提请医院领导关注重要风险，及时采取有针对性的应对策略和控制措施。

（六）健全和完善医院内部控制体系

风险评估工作完成后，即可进入实质性的内部控制体系建设阶段。公立医院内部控制体系建设具体可分为单位层面和具体业务流程层面。

首先，公立医院在单位层面开展内部控制建设时，应该致力于形成一个科学高效、分工制衡的组织机构，建立健全科学民主的工作机制，对关键岗位和关键岗位人员进行科学有效的管理，关键岗位设置合理，关键岗位人员德才兼备，并且能够提供真实、完整的财务信息，借助于信息系统实现内部控制体系的信息化和常态化。

其次，要对业务流程层面的内部控制进行制度的梳理和流程的优化，以此来带动业务层面内部控制建设工作。当然，该项工作不同于我们过去因为某个问题的出现而制定的规章制度，而是对制度和流程的梳理，让制度变为流程真正的有效运行，而这正是内部控制建设的意义所在。具体的业务层面内部控制建设工作就是按照《行政事业单位内部控制规范（试行）》的要求梳理现有的制度体系、流程体系与控制措施，结合风险评估后的结果与应对策略建立相应制度与流程的过程。其对于制度的核心对标工作应重点关注如下几个方面。

（1）各经济活动内部管理制度是否满足国家法律法规及相关政策规定，制度文件之间是否存在内容重复、相互冲突的现象；

（2）各经济活动内部管理制度内容是否完整，经济业务各环节是否均有相应规定，是否满足《行政事业单位内部控制规范（试行）》的要求；

（3）各经济活动内部管理制度是否有相关配套制度，制度文件内容是否明确了具体执行要求并具有可操作性；

（4）各经济活动内部管理制度是否定期修订更新，授权审批及发布程序是否符合规定。

（七）编制和优化内部控制手册

1.内部控制手册的编制

内部控制手册是公立医院实施内部控制的指导性文件，是实施内部控制建设的最终成果，其质量直接影响到内部控制的落地，体现内部控制的实施效果。

一部高质量的内部控制手册应具备两个条件：一是手册框架要符合《行政事业单位内部控制规范（试行）》的要求，内部控制要素要完整，框架设计要体现科学性及系统性；二是手册内容要符合公立医院的实际情况，体现管理的先进性和适用性。只有这样，内部控制手册才有生命力，才能发挥它应有的功能，否则只能是个"摆设"，达不到内部控制建设的目的（见表2-5）。

表2-5　　　　　　　　　　内部控制手册编制目录范例

××医院内部控制手册

目录

第一部分　总则

一、单位简介

包括医院名称、地址、职责、组织结构、上下级隶属部门等。

二、内部控制目标

三、内部控制原则

四、内部控制体系

第二部分　内部控制体系

一、单位层面内部控制

1.组织架构

2.工作机制

3.关键岗位

4.关键岗位人员

5.会计系统

6.信息系统

二、业务层面内部控制

（一）预算业务内部控制

1.业务范围

2.控制目标

3.部门及岗位职责

4.相关流程

5.主要风险节点

6.控制矩阵

7.支持制度与备查文件

（二）收支业务内部控制

1.业务范围

2.控制目标

3.部门及岗位职责

4.相关流程

5.主要风险节点

6.控制矩阵

7.支持制度与备查文件

（三）采购业务内部控制

1.业务范围

2.控制目标

3.部门及岗位职责

续表

4. 相关流程
5. 主要风险节点
6. 控制矩阵
7. 支持制度与备查文件
（四）资产管理内部控制
1. 业务范围
2. 控制目标
3. 部门及岗位职责
4. 相关流程
5. 主要风险节点
6. 控制矩阵
7. 支持制度与备查文件
（五）建设项目内部控制
1. 业务范围
2. 控制目标
3. 部门及岗位职责
4. 相关流程
5. 主要风险节点
6. 控制矩阵
7. 支持制度与备查文件
（六）合同管理内部控制
1. 业务范围
2. 控制目标
3. 部门及岗位职责
4. 相关流程
5. 主要风险节点
6. 控制矩阵
7. 支持制度与备查文件
（七）成本管理内部控制
1. 业务范围
2. 控制目标
3. 部门及岗位职责
4. 相关流程
5. 主要风险节点
6. 控制矩阵
7. 支持制度与备查文件
（八）科研项目管理内部控制
1. 业务范围
2. 控制目标
3. 部门及岗位职责
4. 相关流程
5. 主要风险节点
6. 控制矩阵
7. 支持制度与备查文件
（九）药品管理内部控制
1. 业务范围

续表

2.控制目标
3.部门及岗位职责
4.相关流程
5.主要风险节点
6.控制矩阵
7.支持制度与备查文件
（注：公立医院可以根据自身内部控制范围增删本处具体业务控制内容）
第三部分　内部控制的评价与运行维护
一、内部控制评价
二、内部控制运行维护

2.内部控制手册的优化

应该认识到，内部控制手册编制完成仅仅是内部控制体系建设的开端，落实才是关键。有些内容有待通过实践验证，有些内容随经济形势变化及管理要求的提升，也须不断修订完善，这就涉及内部控制编制完成后的优化工作。内部控制手册的优化往往通过穿行测试和执行测试来完成，其目的在于识别本医院经济活动控制缺陷，完善医院内部控制体系。

（1）穿行测试。穿行测试也叫全程测试，是指在对医院内部控制进行研究、复核时，在每一业务流程中选择一笔或者多笔具有代表性业务的控制文件，按照规定的业务处理程序，通过采用检查、询问、观察等方法，来了解并追踪整个业务流程中有关控制点是否符合规定并得到认真执行的一种评价方法。其目的在于：第一，通过业务流程处理的轨迹文件追查某笔业务处理过程，确认对业务流程（包括相关书面记录）的了解是否准确和完整；第二，评价业务流程的控制设计是否能够及时预防或发现并纠正业务开展过程中可能存在的重大错误，通过将运行结果与控制目标进行对比，发现控制设计缺陷；第三，评价业务流程中控制设计是否得到有效执行，通过获取样本业务数据，了解业务的运行情况。

（2）执行测试。执行测试是一种验证内部控制得到有效执行的方法，它强调内部控制能否在评价期间按照既定设计得到一贯执行，一般选择若干时期的相同业务进行检查，测试某一控制点是否一贯或持续发挥作用。执行测试的目的在于：检测业务流程中，关键岗位人员是否执行了控制（谁来执行），控制是否按照既定设计贯穿于整个评价期间（是否一贯执行），控制是否按时执行且涵盖了所有适用的业务（不同时点如何运行），是否按设计目标正常运行（以何种方式运行），确保发现的错误能够被及时发现和纠正，将已识别的风险降低到可接受的水平。

通过执行测试发现的缺陷主要为执行缺陷，即设计有效（健全且合理）的内部控制由于执行（包括执行人、执行方式、执行时点）不当而形成的缺陷。

公立医院应在穿行测试和执行测试的基础上识别本院经济活动内部控制缺陷，包括设计缺陷和执行缺陷，并从问题描述、问题分析、问题影响三个方面进行分析，同时与责任部门进行充分的沟通，确保缺陷编写符合实际、突出重点。此外，还应说明发现问题的渠道（如询问或穿行测试、检查等）、问题的实质等。

针对内控诊断识别出的缺陷，提出解决方案优化内部控制手册。针对缺陷的管理建议可从健全内控制度、明确岗位责任、拿出有效的激励措施、强化监督力度等方面来撰写。在编写内部控制管理建议书时，应首先说明问题、解决的思路，其次，逐条列示具体措施，注重办法的可操作性，问题和建议要做到一一对应。

（八）内部控制信息化落地

内部控制的落地离不开信息系统的支撑。将内部控制嵌入信息系统之中，可以实现内部控制的程序化和常态化，可以改变各项经济活动分块管理、信息分割、信息"孤岛"的局面，可以使领导的管理方式由传统的日常管理向例外管理转变，集中精力处理重大问题，进一步提高管理效率。

1. 内部控制信息化的必要性

内部控制信息化是将内控理念、控制流程、控制方法等要素通过信息化的手段固化到信息系统中，从而实现内部控制体系的系统化与常态化。

（1）内部控制信息化固化了业务流程，减少了人为因素的影响。信息化固化了经济活动业务流程，信息系统自动记录和跟踪业务流程的运行状态，并将不相容岗位相互分离和内部授权审批控制嵌入信息系统，使业务流程和管理制度实现自动流转和主动提示，"自动"实现了内部控制对各项经济业务的约束，任何违背内部控制管理规定的行为都能够得到制止，减少了人为因素对管理制度执行的影响。

（2）内部控制信息化提高了经济活动信息的准确性。公立医院的经济活动通过信息系统流转，提高了系统信息的准确性，降低了日常工作出错的概率，而且可以使管理人员有更多的精力应对重要的或者突发性事项，提高风险管理的针对性和内部控制的有效性。

（3）内部控制信息化提高了经济活动信息的及时性和相关性。信息系统能够及时生成日常管理所需的相关信息，各级管理人员在各自权限范围内，通过可视化界面，得到有关预算执行的各类指标，并动态掌握管理职责范围内的预算安排、可用财力、指标执行等方面的信息，以便作出科学、合理的经济活动决策。

（4）内部控制信息化创造了医院信息交互与共享的平台。内部控制信息化为公立医院创造了信息交互与共享的平台，实现内控信息的程序化、标准化，提高了信息沟通的效率，并减少信息传递过程中人为因素的影响，提高了信息沟通的效果。

2.完善信息系统管理，加强医院信息化建设

（1）通过归口管理，完善医院信息系统。公立医院至少应从信息系统开发、运行维护和安全管理三个方面来完善信息系统管理，同时加强信息系统建设的统筹规划，将信息系统建设作为一把手工程来抓，设置信息系统管理岗位，明确信息系统管理责任，对信息系统实行归口管理，统筹管理信息系统开发、运行和维护等工作。

公立医院应重视信息系统在内部控制中的作用，根据内部控制相关要求，结合组织架构、业务流程、技术能力等因素，制订信息系统建设总体规划，健全医院信息系统管理程序，有序组织信息系统开发、运行维护，防范经济活动中的人为风险，提高医院内部管理水平。

（2）信息化建设路径选择。公立医院要实现内部控制的信息化，可以通过信息系统的自建和外包两种建设方式。

信息系统自建指的是医院利用自身的人力、财力、物力，建设适合自身特点的信息系统。信息系统外包指的是在医院的内部信息资源（信息技术基础设施、信息技术人员等）有限的情况之下，以契约的方式将全部或者部分信息系统业务外包给信息技术供应商，从而完成信息化建设的一种措施。

在这两种建设方式中，信息系统自建对医院自身的技术实力要求较高，后者较低。一般而言，如果市场有较为成熟且能够满足医院特殊需求的系统或者软件，医院应首选外包；如果市场没有符合医院特殊需求的系统或者软件，则可以选择自行开发和外包；如果自身技术力量薄弱或者出于成本效益考虑，不愿意维持庞大的开发队伍，可以采取外包，它能够最大限度地利用信息技术供应商的资金、规模优势、创新能力以及特殊技能，有助于降低医院信息系统的建设费用，提高信息系统的应用水平和质量。需要注意的是，如果涉及某些需要保密的业务，医院要依据相关法律法规，确保系统的保密性、安全性。

此外，外部信息技术供应商可以是专业机构或专业人员，比如，行政事业单位内部控制专业咨询机构、行政事业单位内部控制应用软件开发商、高校专门研究行政事业单位内部控制的教授及研究人员等。

第三章　风险评估

一、公立医院风险评估概述

（一）风险评估的定义

风险评估是公立医院内部控制的要素之一，它是指公立医院全面、系统和客观识别、分析本单位业务开展过程中的经济行为及相应活动存在的风险，确定相应的风险承受度及风险应对策略。

随着我国医药卫生体制改革的逐步深化，公立医院作为医改的核心，其面临的风险范围进一步扩大化，除了诊疗、技术、财务等方面的风险外，服务风险、社会风险也更加凸显。内部控制要想发挥防范风险的作用，应首先做到快速识别风险点、分析风险的成因并精确地评估风险的可能性和影响程度，然后根据风险的优先级顺序采取针对性的控制措施，从而将风险降低到可接受的水平。

根据《行政事业单位内部控制规范（试行）》的规定，公立医院应当建立经济活动风险定期评估机制，对经济活动存在的风险进行全面、系统和客观评估。经济活动风险评估至少每年进行一次，评估期间应与本院经营目标的设定期间相一致；外部环境、经济活动或管理要求等发生重大变化的，应及时对经济活动风险进行重估。公立医院开展经济活动风险评估应当成立风险评估工作小组，由院长担任组长。有条件的医院，可以聘请具有相应资质的第三方机构协助实施。经济活动风险评估结果应当形成书面报告并及时提交医院领导班子，作为完善内部控制的依据。

（二）风险的分类

在市场经济条件下，市场上的任何主体都面临着来自内部和外部的风险，公立医院在经济活动中也会面临着各种各样的内、外部风险，但公立医院本身又具有独特性，所以我们在研究公立医院所面临的主要风险时，首先根据其风险来源将公立医院面临的主要风险分为外部风险和内部风险，然后根据公立医院内部控制要素将内部风险细分为单位层面风险和具体业务层面风险，参见图3-1。

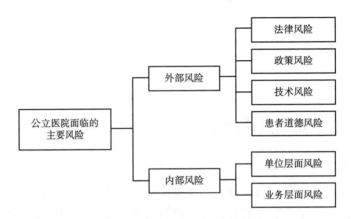

图3-1　公立医院面临的主要风险

1.公立医院外部风险

公立医院外部风险是指由公立医院的外部因素所导致的风险，这些外部风险主要包括：

（1）法律风险。公立医院无论是在行使外部职能还是内部权力都必须遵守相关法律法规，例如，《医疗机构管理条例》《中华人民共和国预算法》《政府会计准则——基本准则》《政府会计制度——行政事业单位会计科目和报表》等。随着我国医疗机构改革的进一步深化，相关法律法规逐渐完善，政府也加大了监督巡查力度，此外社会公众也更加关注公立医院在履行自身职责和提供公共医疗卫生服务的过程中是否合法合规，是否满足各项监管要求。公立医院如果知法违法，将面临极大的法律风险。

（2）政策风险。政策风险是指国家政策的变化给医院带来的各种不确定性影响。最典型的是2009年3月17日中共中央、国务院向社会公布的《关于深化医药卫生体制改革的意见》，提出了"有效减轻居民就医费用负担，切实缓解'看病难、看病贵'"的近期目标，以及"建立健全覆盖城乡居民的基本医疗卫生制度，为群众提供安全、有效、方便、价廉的医疗卫生服务"的长远目标。

随着医药卫生体制改革的推进，这项政策的实施对公立医院的市场竞争和资金收入都产生了一定的影响。一方面，为扩大医疗服务的覆盖范围满足群众的就医需求，新医改政策鼓励更多的社会资本进入医疗市场，出现了不少服务质量好、创新效率高的民营医院。随着医疗市场的多元化发展，公立医院面临的市场竞争日趋激烈。另一方面，新医改方案中明确了探索医药分开的方式，逐步取消药品加成，实施药品零差率销售，这将给医院的正常收入和运营造成影响，面临较大的经济压力。

（3）技术风险。医疗设备在公立医院的资产中占比较大，具有技术含量高但更新换代快的特点，科学技术的快速发展，会给医院的这些高技术资产的价值带来很大的不确定性，设备的先进与否进而会影响到本院医疗服务水平以及在医疗市场中的地位。此外，医务人员在医疗技术方面的开发和创新，也面临市场适应性和技术收益性等方面的不确定性。

（4）患者道德风险。复杂的医患关系一直以来都是医院面临的重要难题，成为社会的一项不和谐因素。而造成医患矛盾的原因，除了院方的医疗水平、服务态度及管理水平等因素外，还包括患者方面的道德问题。例如，医院会面临患者不愿意支付医疗费用带来的资金损失问题，部分患者及家属为获取不正当利益而扩大事态、无中生有，要求医院进行经济赔偿，甚至妨碍医疗秩序，损坏医院的形象。

2.公立医院内部风险

公立医院内部风险是指由公立医院的内部因素所导致的风险，其风险来源来自公立医院内部。这里我们按照管理层级将内部风险细分为单位层面风险和具体业务层面风险。

单位层面的风险如医院组织架构设计不科学、权责分配不合理、运行效率低下、工作机制不健全、关键岗位不明确、关键岗位人员的管理不严格、会计系统力量薄弱以及信息系统缺乏安全性、可靠性等；业务层面的风险则存在于预算、收支、采购、资产管理、合同管理、建设项目以及成本管理等各项业务活动中。具体业务层面的风险将在后续各章详细介绍。

（三）风险评估的方法

风险评估可采用定性与定量相结合的方法。定性方法可用于确定风险因素的优先级，为分析或处理风险提供初步的方向。定量方法可将风险指标量化，进一步确定各类风险发生的可能性或影响程度。可能性与影响程度的度量标准，取决于组织风险偏好，因此，公立医院应当根据自身的风险偏好研究制定本院的风险评估标准。

1.定性方法

（1）问卷调查：指通过问卷的形式收集不同级别人员对风险的态度和认知程度的方法。

（2）个别访谈：指通过梳理医院的组织架构、制度和业务流程，对不同科室或职能部门的相关人员进行访谈，确认前期工作中已识别出的风险，并进一步了解可能存在的其他风险。

（3）德尔菲法：指针对某些风险问题咨询相关领域的多个专家，由专家根据自己的经验进行风险评估，将专家的评估结果进行整理归纳，通过多轮反馈后得到一致的风险评估结论。

（4）标杆比较：指通过将本医院的业务流程、管理模式等与同类医院或行业的最佳实践进行比较，进而寻找差距、发现自身短板的方法。

2.定量方法

（1）概率分析：概率分析是研究众多不确定性因素发生不同变动幅度的概率分布及其对控制目标实现的影响，可参考的指标有概率、期望值、方差等。

（2）敏感性分析：敏感性分析是指从多个不确定性因素中找出对控制目标实现有重要影响的敏感性因素，通过改变这些指标的数值，来分析、测算控制目标的实现受这些因素变动的影响程度大小，还可以进一步判断单位的风险承受能力。

（3）统计推论：统计推论是通过分析数据来预测风险发生的概率和后果的方法，分为前推、后推和旁推三类。前推是根据历史经验和数据，预测未来风险可能发生的概率和后果；后推是将未来风险事件与有数据可查的已知事件相联系，从而判断该风险事件发生的可能性和后果；旁推是通过收集类似事件的历史数据来评估和分析该风险事件的方法。

（4）压力测试：压力测试是对某种极端情况的前瞻性预测，可用于推测内控流程的有效性和风险事件发生的影响程度，从而评估组织的风险承受能力。

（5）蒙特卡罗法：蒙特卡罗法是一种随机抽样和统计试验相结合的方法。利用该方法可以使风险发生的可能性、成因以及风险带来的损失或机会得到量化，通过建立概率模型预测风险的分布，进而评估风险情况。

（6）情景分析法：情景分析法是通过假设未来可能发生的不同情景，识别和分析各种情景之下可能发生的风险事件及其发生方式、可能性和影响程度的方法。

二、公立医院风险评估程序

（一）目标设定

目标设定是风险评估程序的起点，旨在明确医院各项经济活动的控制重点和原则，也是业务风险识别和控制措施设计的主要依据。在目标设定阶段，医院应收集单位层面和具体业务流程层面的各类初始信息，包括预算业务、收支业务、政府采购业务、资产管理、建设项目、合同管理、成本管理等主要业务，涉及计划编制、业务执行过程以及总结评估等方面的资料信息。在初始信息收集的基础上，医院应根据业务实际需要设定经济活动相关目标，明确医院各项业务的控制目标。

（二）风险识别

在风险识别阶段，医院应根据前期内部控制基础性评价与现状调研获得的业务信息建立风险分类框架，通过风险识别矩阵（见图3-2）识别每一经济活动对应的风险事件，对风险事件的类别、成因、影响以及责任部门等进行描述，形成医院风险事件库。在此基础上，根据医院当前经济活动现状编制风险评估问卷，对医院面临的各类风险进行问卷调查，确定医院重大风险排序。

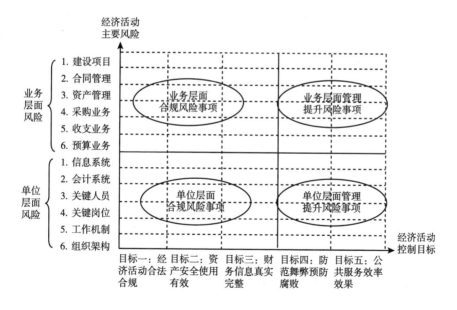

图3-2　公立医院经济活动风险识别矩阵

具体示例见表3-1：

表3-1 公立医院经济活动风险识别矩阵

风险类别	风险名称	主要风险事件 （分别从经济活动合法合规、资产安全使用有效、财务信息真实完整、防范舞弊预防腐败、公共服务效率效果五个目标维度来识别）
单位层面风险	组织架构风险	1.组织架构的设计和运行不合理 2.超出编制限额，或者在编制使用上违反政策规定 3.权责分配不合理 ……
	工作机制风险	1.经济活动的决策、执行和监督未做到有效分离 2.决策机构职责权限不明确，议事决策缺乏科学性 3.议事决策过程缺乏客观记录 ……
	关键岗位风险	1.医院没有明确划分关键岗位 2.对关键岗位缺乏有效考核 3.关键岗位未建立轮岗制度 ……
	关键岗位人员风险	1.选择与关键岗位人员资格不符的人员承担医院关键岗位工作 2.关键岗位人员在经济活动开展过程中产生腐败、舞弊等行为 3.关键岗位人员退出机制不当，可能导致法律诉讼或医院声誉受损 ……
	会计系统风险	1.会计部门和会计人员地位不高，会计工作不受重视 2.单位会计制度不健全，会计科目设置不规范，会计核算规则不明确，可能无法有效规范单位会计行为，影响财务信息的真实性和完整性 3.会计部门和其他业务部门缺乏沟通协调 ……
	信息系统风险	1.信息系统开发缺乏战略规划或规划不合理，可能造成信息孤岛或重复建设，导致医院运营管理效率低下 2.没有建立规范的信息系统日常运行管理规范 3.业务部门信息安全意识薄弱，对系统和信息安全缺乏有效的监管手段 ……
业务层面风险	预算业务风险	1.预算编制责任主体职责不清晰 2.预算目标设定不合理 3.预算审批岗位设置不合理，职责不清晰 ……
	收支业务风险	1.收入相关制度不健全，收入业务相关岗位设置不合理，不相容岗位未实现相互分离，导致错误或舞弊的风险 2.收费未按物价部门的收费许可规定的收费项目和标准收取，存在违规收取的风险 3.支出不符合国家有关财经法规制度，存在虚报支出款项，导致医院资产流失 ……

续表

风险类别	风险名称	主要风险事件 （分别从经济活动合法合规、资产安全使用有效、财务信息真实完整、防范舞弊预防腐败、公共服务效率效果五个目标维度来识别）
业务层面风险	采购业务风险	1.采购业务没有严格按照法律法规执行，致使医院采购存在较大的随意性和不规范性 2.未设置医院采购管理机构或未明确管理机构职能 3.医院采购计划编制不合理，在医院采购行为中不注重前期预算的重要性 ……
	资产管理风险	1.公立医院资产管理制度不健全，管理行为无法可依、无规可循 2.岗位设置不合理，没有实现恰当的岗位分离 3.配置的资产功能和公立医院职能不相匹配，导致资源浪费或闲置 ……
	建设项目风险	1.项目开展前未进行充分、有效的可行性分析研究，可能导致决策不当，难以实现预期效益 2.项目评审流于形式，误导项目决策 3.缺乏专业工程和造价知识，或工程造价信息不对称，编制预算脱离现实，可能导致项目投资成本失控 ……
	合同管理风险	1.医院未合理设置合同业务部门和岗位，职责分工不明确，不相容岗位未实现相互分离、相互制约、相互监督 2.医院未对合同进行分类管理，不同级别的合同的授权审批和审批权限不明确，出现未经授权或越权审批，可能使医院遭受巨大经济损失 3.合同目标与医院战略目标或者业务目标不一致 ……
	成本管理风险	1.成本预测目标在设立时不够科学、不够完整，可能无法发挥成本管理、资源配置在实现发展战略、绩效考核等方面的作用 2.成本决策过程中未考虑医院内部的实际情况和外部所处的环境，导致成本决策可行性差 3.成本计划审核审批程序不合理，没有进行集体决策，可能导致成本计划编制不合理，与医院实际情况脱轨，导致成本控制失效 ……

（三）风险分析

在风险分析阶段，医院应根据风险评估问卷调查结果，对各经济活动风险事件发生的可能性和影响程度进行分析，确定医院经济活动风险管理的优先顺序。医院可综合采用蒙特卡罗分析、压力测试、概率分析、情景分析以及关键风险指标分析等方法，对风险发生的原因、风险发生后可能导致的损失、风险的管理难度以及与其他风险之间的关系进行分析，确定医院经济活动风险等级排序，为医院风险应对奠定基础。

一般来说，公立医院风险分析包括两大核心内容：一是风险事项发生的可能性（频率、概率）；二是风险事项产生的影响。公立医院在具体开展风险分析时，应从医院经济活动具体情况出发，运用适当的风险分析技术，定量或定性地评估相关事项，为风险应对提供依据。

1.风险发生的可能性分析

对风险发生可能性分析可以根据风险的具体情况，采用定性及定量评估方法。定性方法主要对日常管理中可能发生的潜在风险、大型灾难或事故的风险两个层面进行分析并确定不同的可能性尺度；定量方法主要是以通过历史数据统计出一定时期内风险发生的概率作为标准进行评估。按照定性与定量的分析方法将风险发生的可能性划分为五个级别，分别是极低、低、中等、高、极高，依次对应1—5分。具体的划分标准如表3-2所示。

表3-2　　　　　　　　　　　　**风险发生的可能性评估标准**

评估方法	评估标准	极低	低	中等	高	极高
		1	2	3	4	5
定性方法	针对日常运营中可能发生的潜在风险	一般情况下不会发生	极少情况下才发生	某些情况下发生	较多情况下发生	经常发生
	适用于大型灾难或事故	今后10年内发生的可能少于1次	今后5—10年内可能发生1次	今后2—5年内可能发生1次	今后1年内可能发生1次	今后1年内至少发生1次
定量方法	适用于可以通过历史数据统计出一定时期内风险发生概率的风险	发生概率为10%以下	发生概率为10%—30%	发生概率为30%—70%	发生概率为70%—90%	发生概率为90%以上

2.风险的影响程度分析

风险影响程度是指风险事件的发生对医院造成影响的广度与深度，对于风险影响程度也可划分为五个级次，分别为极低、低、中等、高、极高，依次对应1—5分。对风险事件所造成的影响主要从财务收支、日常管理、法律法规的遵循三个方面考虑。考虑财务损失时采用定量的方法，以造成的损失金额大小为参照指标，确定风险影响程度的级别；考虑在日常管理与法律法规遵循时采用定性的方法，确定风险影响程度的级别。具体的划分标准如表3-3所示。

表3-3　　　　　　　　　　　风险影响程度评估标准

评估方法	评估标准	极低	低	中等	高	极高
		1	2	3	4	5
定量方法	财务方面的损失金额	轻微的财务损失，小于1万元	较低的财务损失，1万—5万元	中等的财务损失，5万—10万元	重大的财务损失，损失10万—100万元	极大的财务损失，大于100万元
定性方法	日常管理方面	对医院日常管理或医院的控制目标有轻微影响，情况立刻得到控制	对医院日常管理或医院的控制目标有轻度影响，情况经过内部协调后得到控制	对医院日常管理或医院的控制目标有中度影响，情况需要外部支持才能得到控制	对医院日常管理或医院的控制目标有严重影响，情况失控，但对医院无致命影响	对医院日常管理或医院的控制目标有重大影响，情况失控，给医院带来致命影响
	法律法规的遵循方面	可能存在轻微违反法律法规的问题	违反法律法规，伴随少量的罚款或诉讼的损失	违反法律法规，导致监管部门、司法机构的调查或诉讼；伴随一定的罚款或诉讼的损失	严重违反法律法规，导致监管部门、司法机构的调查和重大诉讼；伴随较大的罚款或诉讼损失	严重违反法律法规，导致监管部门、司法机构的调查和重大诉讼、行政、经济处罚或非常严重的集体诉讼

3.风险坐标图

风险坐标图是把风险发生可能性的高低、风险发生后对控制目标的影响程度作为两个维度绘制在同一个平面上（即绘制成直角坐标系），如图3-3所示。

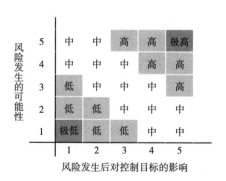

图3-3　风险坐标图

绘制风险坐标图的目的在于对多项风险进行直观比较，从而确定风险管理的优先顺序和策略。

（四）风险应对

在风险应对阶段，医院应根据自身条件和外部环境，围绕经济活动目标、风险偏好和风险可接受程度、风险发生的原因和风险重要性水平，制定风险应对策略和风险解决方案。风险应对的目的在于将剩余风险控制在风险承受度以内。医院可以综合运用风险规避、风险降低、风险转移和风险承受等策略应对经济活动风险。

1.风险规避

风险规避是通过改变相关业务活动的计划来消除特定风险事件威胁的风险应对措施。

2.风险降低

风险降低是通过采取措施来减轻风险事件的不利后果，或将风险事件发生的可能性降低到一个可以接受的范围内。

3.风险转移

风险转移是指通过合同的约定、供应商担保、购买保险或业务外包等方式将风险的后果转移给第三方。

4.风险承受

风险承受是指规避风险、降低风险和转移风险的执行成本超过风险事件损失的情况下，不采取任何措施而准备应对风险事件的策略。

具体来看，针对风险矩阵图中的不同风险，可采取不同的策略。例如：（1）针对极低或低风险区域：承担该区域中的各项风险且不再增加控制措施。（2）针对中风险区域：严格控制该区域中的各项风险且专门补充制定各项控制措施。（3）针对高风险区域：确保规避和转移该区域中的各项风险且优先安排实施各项防范措施。（4）针对极高风险区域：积极规避和转移该风险区域中的各项风险且首要安排实施各项防范措施。

三、公立医院风险评估关注的要点

（一）单位层面风险评估关注要点

对于公立医院而言，在单位层面的风险评估应具体关注以下内容。

1.组织架构：医院组织架构设计是否科学；权责分配是否合理；是否存在机构重叠、职能交叉或缺失、推诿扯皮；部门管理、职责分工、业务流程等方面是否缺乏有效制衡和监督；组织机构能否有效支持医院发展战略的实施并根据环境变化及时作出调整；组织架构的设计与运行能否适应信息沟通的要求等。

2.工作机制：医院经济活动的决策、执行和监督是否做到有效分离；办理经济活动的业务和事项前是否经过适当的授权审批；是否存在"一言堂""一支笔"等现象；议事决策事项范围划分是否明确；"三重一大"业务的界定是否清晰；决策审批权限设置是否恰当；议事决策过程是否得到客观记录；是否建立经济活动决策问责机制等。

3.关键岗位：是否明确划分关键岗位；不相容岗位是否分离；是否存在混岗现象；对关键岗位是否有效考核；是否建立轮岗制度；关键岗位的奖惩机制是否合理等。

4.关键岗位人员：人员选聘是否恰当；关键岗位人员是否具备良好的道德素质；关键岗位人员的入职教育、后续教育、培训方式、培训内容是否到位；关键岗位人员绩效考核制度是否合理；关键岗位人员的奖励能否及时兑现；奖励过程中是否公平、合法、合规；是否为关键岗位人员制定相应的惩罚约束标准和要求；关键岗位人员退出机制是否健全等。

5.会计系统：会计人员的整体业务素质；内部会计管理制度是否明晰；是否建立会计稽核制度和岗位责任制度；会计工作是否规范；会计工作信息化程度如何；会计部门是否注重和其他业务部门的沟通；是否设置总会计师岗位；会计档案保管制度是否健全等。

6.信息系统：信息系统开发规划是否合理；是否将信息化与医院实际业务需求结合；信息系统在开发过程中，需求调研是否充分，文档描述是否准确；后续信息系统的验收工作是否到位；是否建立规范的信息系统日常运行管理规范；是否执行例行检查；医院信息系统数据是否定期备份；医院硬件设备管理是否到位；业务部门是否具备信息安全意识，对系统和信息安全有无监管手段；是否建立对系统程序的缺陷或漏洞的安全防护措施等。

（二）业务层面风险评估关注要点

对于公立医院而言，在业务层面的风险评估应具体关注以下内容。

1.预算业务：预算编制责任主体职责是否清晰；预算目标设定是否合理；预算编制程序是否规范；预算编制过程中各部门间沟通协调是否充分，预算编制与资产配置是否相结合、与具体工作是否相对应；预算内容涵盖项目是否完整；预算数据是否经过科学论证；预算编制方法是否科学；预算编制上报是否及时；专项预算编制是否经过了充分的可行性论证；专项预算绩效目标和指标设置是否合理；专项预算排序是否合理；预算审批岗位设置是否合理；预算审批岗位职责是否清晰；预算下达是否及时；预算指标分解批复下达是否合理；是否按照批复的额度和开支范围执行预算，进度是否合理，是否存在无预算、超预算支出等问题，预算执行是否得到有效监督；预算执行后是否得到及时统计、反馈和报告；预算分析和反馈是否及时；预算分析是否全面和深入；预算调整方案是否合理并得到严格控制；预算调整审批是否规范；预算调整事项论证是否全面；决算编报是否真实、完整、准确、及时；决算内容是否完整、准确；决算形式和程序是否规范；是否重视决算工作及决算数据的分析和运用；决算报表是否有利于决算审计；决算审计内部控制作用是否缺失；预算考核指标体系是否健全；预算考核指标的选择是否合理；预算评价机制是否完善；预算考核监督机制是否健全等。

2.收支业务：收支相关制度是否健全；收支业务相关岗位设置是否合理；包括收入是否实现归口管理，是否按照规定及时提供有关凭据；收费是否符合物价部门的收费许可；收费票据、印章管理是否规范，是否按照规定保管和使用印章和票据等；退费过程中涉及的各个岗位的职责和权限是否明确；收支业务是否得到统一的管理和监控；是否存在私设"小金库"等违规问题；系统内控是否存在安全隐患；是否按规定程序办理退费手续；包生支出事项时是否按照规定审核各类凭据的真实性、合法性，是否存在使用虚假票据套取资金的情形；支出是否符合国家有关财经法规制度，是否存在虚报支出款项；支出是否在预算控制指标范围内；支出范围及开支标准是否符合相关规定；支出事项是否经过适当的事前申请、审核和审批；报销单据审核是否严格；借款支出办理是否规范；大额借款支出是否经过充分论证或者经过集体决策；债务管控是否严格等。

3.采购业务：是否按照《中华人民共和国政府采购法》以及相关法律法规建立健全包括采购预算与计划管理、采购活动管理、验收与合同管理、质疑投诉答复管理和内部监督检查等方面的内部管理制度；是否指定专人负责收集、整理、归档并及时更新与采购业务有关的政策制度文件；是否建立采购业务管理岗位责任制；是否按照预算和计划组织政府采购业务；采购岗位职责分工是否明确并符合牵制和效率的原则；采购计划编制是否合理；采购合同履行过程中，监控是否到位；是否按照规定组织政府采购活动和执行验收程序；是否按照采购项目验收标准进行验收；采购验收的监管是否到位；采购资金支付申请是否合规并经过必要的审核；会计记录未能全面真实反映单位采购过程的资金流和实物流；采购信息公布是否规范，并进行分类统计；医院采购文件是否得到妥善保管，是否按照规定保存政府采购业务相关档案等。

4.资产管理：资产管理制度是否健全；是否实现资产归口管理并明确使用责任；岗位设置是否合理；配置的资产功能和公立医院职能是否匹配，有无资源浪费或闲置的现象；资产信息系统管理是否规范；是否存在非法占有、使用、出租、出借资产的行为；资产处置时是否经过恰当评估，处置方式是否公开透明；资产处置是否得到监督管理，处置国有资产是否经过审批和备案；资产隶属关系是否清晰；资产收益是否按照相关规定进行管理，及时上缴，是否存在隐瞒、截留、坐支和挪用；是否定期对资产进行清查盘点，对账实不符的情况及时处理；是否按照规定处置资产；各部门清查核实职责是否清晰，资产清查程序是否规范，清查内容是否全面，清查报告能否如实反映公立医院资产状况和财务状况；国有资产管理是否建立绩效评价制度，评价指标体系是否科学；资产管理的全过程是否得到有效监管等。

5.建设项目：项目是否经过充分、有效的可行性论证；立项决策程序是否规范；预算编制是否切合实际；预算控制制度是否完善并得到落实；是否建立有效的招投标控制机制；招投标制度是否健全；招投标过程是否存在串通、暗箱炒作或商业贿赂等舞弊行为；是否按照概算投资；是否严格履行审核审批程序；是否存在截留、挤占、挪用、套取建设项目资金的情形；是否存在在未办妥项目报建、报批和证照申领的情况下违法施工的现象；工程监理单位是否具备独立性；监理人员是否认真履职；施工单位有无随意拖沓工期、随意赶工、施工现场控制不到位、缺乏质量检查和检验的现象；建设、施工、监理等单位的安全管理责任划分是否明确；是否按工程进度和合同约定付款；监理人员对于签证变更把关是否严格；竣工验收是否规范；竣工决算报告编制是否准确；是否按照规定保存建设项目相关档案并及时办理移交手续；建设项目档案是否得到统一、有序管理；工程转固定资产是否及时；建设项目的账务处理工作是否到位；对监理机构和外部跟踪审计机构的工作质量能否进行监督和制约等。

6.合同管理：合同业务部门和岗位的设置是否合理，职责分工是否明确，不相容岗位是否相互分离、相互制约、相互监督；是否实现合同归口管理；是否明确应签订合同的经济活动范围和条件；是否对合同进行分类管理，明确不同级别合同的授权审批和审批权限；是否设置相关部门或岗位对合同管理工作进行日常监督和专项监督；合同策划的目标与医院战略目标或者业务目标是否一致；是否明确合同订立的范围和条件；合同订立是否在医院的预算范围内；合同订立前是否进行合同尽职调查，充分了解合同对方的主体资格、信用状况等有关情况，确保对方当事人具备履约能力；合同条款、格式等审核是否严格；合同起草人员和合同审核人员责任划分是否清晰；对技术性强或法律关系复杂的经济事项，是否组织熟悉技术、法律和财会专业知识的人员参与谈判等相关工作；谈判前是否制定有利的谈判策略；合同内容是否违反国家法律法规、卫生经济政策等；合同文本须报经国家有关政府部门审查或备案的，是否履行相应报审或报备手续；合同专用章保管是否妥当；是否存在未经授权或超越权限对外签订的合同；对合同条款未明确约定的事项是否及时补充协议；合同履行能否得到有效监控；合同补充、变更、转让和终止程序是否规范；是否有效监控合同履行情况，建立有效的合同纠纷处理机制；合同收、付款的管理是否严格；合同登记、保管及归档环节是否规范；是否对合同管理的总体情况和重大合同履行的具体情况开展有效的分析评估。

7.成本管理：成本预测责任主体职责是否清晰；成本费用预测目标设定是否合理；成本预测程序是否规范，整体信息沟通是否顺畅；成本预测内容涵盖项目是否完整；成本预测数据是否得到科学论证；成本预测方法是否科学；业务事项的影响因素考虑是否完善；成本决策审核审批是否合理；成本决策过程考虑是否全面；成本决策采用的方法是否恰当；成本计划审核审批程序是否合理；成本计划编制过程是否简单沿用以前年度数据而流于形式；成本计划内容涵盖项目是否完整；成本控制体系是否完善健全；成本控制指标设立是否恰当；成本控制指标下达与分解细化是否明确；成本控制方法是否恰当；成本核算单元设置是否规范；成本数据的采集是否合理、规范；成本项目的归集、分配是否合理，成本核算方法是否合理；成本报告完成后，是否得到深入的分析；成本分析是否深入与临床科室进行有效沟通；业务科室或职能部门是否重视科室层面的成本分析；成本费用考核制度是否健全、标准是否统一，成本费用考核方法是否恰当等。

第四章　公立医院单位层面内部控制建设

　　单位层面内部控制是业务层面内部控制的基础，直接决定了业务层面内部控制的有效实施和运行。从内部控制实践来看，凡是内部控制建立和实施效果较好的公立医院，都离不开医院一把手领导的重视、组织结构的合理配置、完备的制度、规范的流程、完善的决策机制等。由此看出，建立和完善公立医院内部控制，不仅要考虑业务层面的控制问题，更应首先关注单位层面的内部控制，加强单位层面内部控制建设。单位层面内部控制建设管理主要内容是明确单位的决策机制、内部管理机构设置及职责分工，建立医院决策层面和业务执行层面的权力制衡机制，完善内部管理制度，加强关键岗位管理和信息化建设等。其包括以下几个方面的建设内容。

一、组织架构内部控制建设

（一）组织架构内部控制概述

　　根据《行政事业医院内部控制规范》第三章第十三条规定：单位应当单独设置内部控制职能部门或者确定内部控制牵头部门，负责组织协调内部控制工作。同时，应当充分发挥财会、内部审计、纪检监察、政府采购、基建、资产管理等部门或岗位在内部控制中的作用。

1.科学设置公立医院的组织架构的必要性

　　公立医院的组织架构是公立医院明确医院内部各层级机构设置、职责权限配置、人员系统编制、工作程序及其相关要求的组织机构方面的系统安排。它是单位层面内部控制设计的重中之重，也是内部控制的顶层设计因素。一个科学、分工制衡的组织架构，可以使医院自上而下地对风险进行识别和分析，进而采取控制措施予以应对，促进信息在医院内部各层级间得到及时、准确、顺畅的传递，进一步提升日常监督和专项监督的力度和效能。此外，完善的组织架构体系，也可以建立不同的风险防范体系，能有效防范和化解各种舞弊风险。

2.不同医院管理体制下的组织架构

（1）院长负责制。我国公立医院内部权力机构的主要模式有两种：一种是党委领导下的院长负责制；另一种是院长负责制（见表4-1）。

1985年，原卫生部在《关于卫生工作改革若干政策问题的报告》中提出，简政放权，扩大全民所有制卫生机构的自主权，实行院长负责制。

2018年6月25日，中共中央办公厅印发了《关于加强公立医院党的建设工作的意见》，要求充分发挥公立医院党委的领导作用，实行党委领导下的院长负责制，院长是医院的法定代表人。

表4-1　　　　　　　　　　　院长负责制产生的背景及历史沿革

时期	主要特点
1966—1978年	党委"一元化"领导
1978—1982年，党委领导下院长分工负责制	坚持党委领导核心地位，明确院长在业务和医疗行政管理方面的责任
1982—1985年，党委领导下院长负责制	院长接受党委领导，重要问题提交党委讨论决定；党委书记支持院长工作，使院长有职有权
1985—2017年，院长负责制	院长对医院建设发展全面负责，党委发挥政治核心作用，职代会参与民主管理
2018年至今，党委领导下的院长负责制	党委等院级党组织发挥把方向、管大局、作决策、促改革、保落实的领导作用。实行集体领导和个人分工负责相结合的制度，凡属重大问题都要按照集体领导、民主集中、个别酝酿、会议决定的原则，由党委集体讨论、作出决定，并按照分工抓好组织实施，支持院长依法依规独立负责地行使职权。院长在医院党委的领导下，全面负责医院医疗、教学、科研、行政管理工作

（2）法人治理结构。法人治理一词源于医院治理，公立医院的法人治理是指为实现公立医院出资者的目的，平衡所有者、经营者以及利益相关者的若干制度安排。在若干制度中，公立医院的法人治理结构是核心，其所要解决的是所有者和经营者的委托代理关系，是所有者和经营者的权利配置格局，是关于政府、公立医院以及公立医院管理者的职责、权利和义务的制度化的安排。

2010年《关于公立医院改革试点的指导意见》（卫医管发〔2010〕20号）指出，公立医院改革的主要任务之一为：改革公立医院管理体制，探索政事分开、管办分开的有效形式，建立协调、统一、高效的公立医院管理体制，科学界定公立医院所有者和管理者的责权，探索建立医院法人治理结构，推进医院院长职业化、专业化建设。

公立医院的决策机构是类似于理事会、医院管理局这样的办医主体，其是医院法人治理结构的主体，代表政府和社会公共利益，行使医院的重大决策。通过理事会、医院管理局的建立，可以真正实现出资人和经营者之间的两权分离，实现公立医院内部权力机构的分权制衡，提高公立医院的效率和决策的科学性。理事会或医管局是具有完全独立意志、代表医院产权所有人、社会利益的医院理事组成机构。

①理事会或医管局的职能。理事会或医管局为医院决策机构，负责章程的拟订和修订，规划、计划、预算、业务发展等重大事项决策和医院主要负责人的聘任。

②院长的职能。院长是医院运营管理的第一责任人，在医院党委领导下，全面负责医院医疗、教学、科研、行政管理工作，为医院的法定代表人。院长负责医院的日常运行管理，召集和主持院长办公会会议，组织开展医疗、教学和科研等业务工作，落实政府办医目标，不断提高医院为人民群众服务的水平。在医院党委领导下，院长参与制订并负责组织实施医院中长期发展规划、年度工作计划，加强学科建设和人才培养，促进医院科学发展。院长按照相关程序建立健全医院内部管理制度，促使医院高效运营；合理配置和有效利用医院资产，维护资产的安全完整；每年向医院党委会、职工代表大会报告工作，组织处理有关行政工作提案；尊重和维护专业委员会、群团组织的合法权益，支持其履行职权。

3.医院组织架构的主要内容

组织架构的主要内容包括医院机构设置和权责配置，即医院决策机构、执行机构、监督机构的设置以及这三者之间的权责分配。

首先，决策机构是医院的权力中心，其设计是否合理直接决定内部控制的运行效果。一般来讲，目前公立医院决策机构包括医院职工代表大会、党政领导班子联席会议、院领导班子会议、医院战略委员会、预算管理委员会、设备论证委员会、采购管理委员会、资产管理委员会、人才引进工作委员会、内部控制实施领导小组等。

其次，执行机构是决策的具体承办部门，其设计是否合理直接影响内部控制的执行情况。一般来讲，目前公立医院执行机构包括行政管理职能部门（如医院办公室、医务部、护理部、计划财务处、医学工程处等）、党务管理部门（如党委办公室、团委办公室、宣传部等）、临床医技科室（如骨科门诊、眼科病房、检验科等）、医疗辅助科室（如收费处、消毒供应室等）、后勤服务科室（如洗衣房、电工班等）。

最后，监督机构是约束决策机构和执行机构的关键，是医院内部控制得以有效实施的重要保障。一般来讲，目前公立医院监督机构包括纪律检查委员会、审计部、纪检办公室、监察办公室、医患关系办等。

在医院内部，三种机构设置缺一不可，三者之间的权责分配要合理，并且保证监督机构的相对独立性。

4.公立医院组织架构的内部控制体系

公立医院组织架构的内部控制体系主要包括组织架构的设计和运行两个方面。详见图4-1。

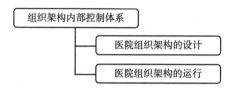

图4-1　医院组织架构内部控制体系

一方面，医院的组织架构的设计是医院明确决策层、执行层、监督权的职责权限、任职条件和工作程序等，确保决策、执行和监督相互分离，形成权力制衡。组织架构的设计对医院内部控制的实施将产生重大影响。

另一方面，组织架构的运行是指医院应当按照法律法规要求、内部管理权限和工作程序，核定、审批组织架构设计、部门设置和人员编制，并采取有效措施监督、检查组织架构的运行情况。

（二）组织架构内部控制目标

第一，组织架构内部控制的设计和建立应该坚持以人民健康为中心，把社会效益放在首位，注重健康公平，满足人民群众多样化、差异化、个性化的健康需求，保证医疗质量和安全，进一步强化引领带动作用。

第二，设计和建立合理的组织架构，优化内部控制环境。公立医院应严格按照三权分离的原则进行组织机构的设置和职责权限的划分，构建一个科学高效、分工制衡的组织架构。

第三，严格按照"定编定岗"相关规定设置部门岗位，确保岗位权责一致，确保不相容岗位相互分离。

第四，确定内部控制牵头部门，充分发挥各职能部门在内部控制建设中的作用，组织协调医院内部控制建设。

第五，内部控制制度得到有效的贯彻和执行。

（三）组织架构内部控制的主要风险点

从医院组织架构来看，其风险点主要体现在：医院组织架构设计不科学、权责分配不合理，可能导致机构重叠、职能交叉或缺失、推诿扯皮、运行效率低下。具体表现为如下几点。

第一，医院组织架构没有体现决策、执行、监督互相分离原则，组织架构模型部分机构缺失，导致医院内部的部门管理、职责分工、业务流程等方面缺乏有效制衡和监督。

第二，组织机构未按要求进行设置。医院内部组织架构未考虑医院现有的管理情况进行设置；同时，医院对组织架构的设置、各职能部门的职责权限、组织的运行流程等没有明确的书面说明和规定，存在关键职能缺位或职能交叉的现象。组织机构未按要求进行调整。医院内部组织机构不能有效支持医院发展战略的实施，并根据环境变化及时作出调整。

第三，组织机构的设计和运行不合理，导致沟通效率低下。医院内部组织架构的设计与运行未能适应信息沟通的要求，不利于信息的上传、下达和传递，不利于为员工提供履行职权所需的信息。

第四，公立医院人员调动比较复杂，一些岗位安排不尽合理，存在一人多岗、不相容岗位兼职的现象，导致权责不一致、权责没有得到很好的履行。

第五，内部控制制度建设滞后，制度流失或形同虚设，没有被认真贯彻执行。

（四）组织架构内部控制建设
1.公立医院组织架构的设计原则

医院在设计组织架构时，必须考虑内部控制的要求，合理确定治理层及内部各部门之间的权力和责任并建立恰当的报告关系。既要能够保证医院高效运营，又要能适应内部控制环境的需要，进行相应的调整和变革。具体而言，至少应当遵循以下原则：一要依据法律法规；二要有助于实现发展战略；三要符合管理控制要求；四要能够适应内外环境变化。

（1）就医院机构设置控制而言，公立医院的内部机构设置要充分体现决策、执行、监督三权分离的原则，实现组织架构的科学分工和有效制衡，公立医院应当单独设置内部控制的牵头部门或者具体职能机构，负责组织协调医院内部控制建设。

（2）就医院权责配置控制而言，公立医院应该合理配置各机构的具体职责，明确其管理权限。特别是要明确财务、审计、纪检监察、设备及物资采购、基建、资产管理等机构的内部控制职责权限，建立起财务、设备及物资采购、基建、资产管理、合同管理等部门的沟通协调机制，充分发挥各部门的作用。

2.公立医院组织架构的设计

（1）全面梳理内部环境和内部机构。医院应当根据组织架构的设计规范，对现有内部环境和内部机构设置进行全面梳理，确保组织架构中决策权、执行权和监督权相互分离、相互制约。在梳理内部环境过程中，要关注领导层和管理层的任职资格和履职情况，以及三权分离的运行效果，如存在问题的，应当采取有效措施加以改进。在梳理内部机构过程中，应当关注内部机构设置的合理性和运行的高效性，如存在职能交叉、运行效率低的，应当及时调整。

（2）完善医院的内外部环境，构建法人治理结构下的组织架构。国务院印发的《卫生事业发展"十二五"规划》（国发〔2012〕57号）要求公立医院完善治理机制，探索建立理事会等多种形式的法人治理结构。但由于公立医院所属行业的特殊性、管理的复杂性，很难有一种治理模式能够完全解决公立医院的所有问题。近年来，部分公立医院进行了股份制、股份合作制的产权制度改革，大部分公立医院不可避免地参与了社会力量，可以采用董事会组织架构下的法人治理机制，建立三权分离制度，确保医院的决策权、执行权和监督相互分离，形成制衡。同时决策层、管理层应当经合法程序产生，其人员构成、知识结构、能力素质应当满足履行职责的要求。条件成熟的，可逐步推行法人治理机制。同时须明确举办主体和医院自身的权限。

第一，明确公立医院举办主体的职责权限。完善法人治理结构和治理机制，合理界定政府、公立医院、社会、患者的责权利关系。实行政事分开，合理界定政府作为出资人的举办监督职责和公立医院作为事业医院的自主运营管理权限。积极探索公立医院管办分开的多种有效实现形式，明确政府及相关部门的管理权力和职责，构建决策、执行、监督相互分工、相互制衡的权力运行机制。政府有关部门、部分人大代表和政协委员，以及其他利益相关方组成的管理委员会，应履行政府办医职能，负责公立医院的发展规划和章程制订、重大项目实施、财政投入、运行监管、绩效考核等，并明确办事机构，承担管理委员会日常工作。

第二，落实公立医院自主决策权。完善公立医院法人治理结构和治理机制，落实公立医院人事管理、内部分配、运营管理等自主权。合理界定政府作为公立医院出资人的举办和监督职责，明确公立医院作为事业单位的自主运营管理权限，同时充分发挥公立医院党委的领导作用。采取有效形式建立公立医院内部决策和制约机制，实行重大决策、重要干部任免、重大项目实施、大额资金使用集体讨论并按规定程序执行，落实院务公开，发挥职工代表大会职能，强化民主管理。健全院长选拔任用制度，鼓励实行院长聘任制，突出专业化管理能力，推进职业化建设。

（3）合理设计内部职能机构。内部机构的设计是组织架构设计的关键环节。首先，医院在设计内部组织框架时，要结合医院的发展战略、文化理念和管理要求，合理设置内部职能机构，明确各机构的职责权限，避免职能交叉、缺失或权责过于集中，形成各司其职、各负其责、相互协调的工作机制。其次，医院应当对各机构的职能进行科学合理的分解，确定具体岗位的名称、职责和工作要求等，在内部职能机构设计时，应当体现出不相容岗位相互分离的原则。

（4）确保不相容职务分离。医院在确定职权和岗位分工过程中，医院应当按照不相容职务相分享的要求，对机构的职能进行合理的分解，确定具体岗位名称、职责和工作要求等，明确各个岗位的权限和相互关系。医院应当建立重要岗位权力制衡制度，明确规定不相容职责的分离，主要包括：授权批准、业务经办、会计记录、财产保管和稽核检查等职责。对内部控制所涉及的关键岗位可设置一岗双人、双职、双责、定期轮岗，形成制约；明确关键岗位的上级部门或人员对其应采取的监督措施和应负的监督责任；将关键岗位作为内部审计的重点等。同时，医院还应当制定组织结构图、业务流程图、岗位说明书和权限指引等内部管理制度，使员工了解和掌握组织架构设计及权责分配情况，正确履行职责。

（5）对"三重一大"的特殊考虑。医院的"三重一大"事项，即重大决策、重大项目安排事项、重要人事任免及大额资金运作等事项。

①医院重大决策事项包括：医院贯彻执行党和国家的路线方针政策、法律法规和上级决定的重大部署；党的建设、意识形态、思想政治建设、党风廉政建设等重要工作；医院重要改革、发展建设和学科建设等规划以及年度工作计划；医院人才工作规划、人才引进方案与政策措施；医院重要规章制度；内部组织机构、人员岗位的设置和重要调整；评优评先及奖励、职工薪酬分配及福利待遇和关系

职工权益的重要事项；医院年度财务预算方案、决算情况的审定和预算执行与决算审计、预算绩效管理情况；医院重要资产处置、重要资源配置；以及其他重大决策事项。

②重大项目安排事项，是指各级各类重点建设项目，国内国（境）外交流与合作重要项目，大型医用设备、大宗医院耗材、器械物资采购和购买服务，基本建设和大额度基建修缮项目，以及其他重大项目安排事项。

③重要人事任免事项，是指医院管理的干部、内部组织机构负责人以及享受相应待遇的非领导职务人员的任免，给予党纪政纪处分，推荐后备干部、党代会代表、人大代表、政协委员等人选，以及其他重要干部人事任免事项。

④医院大额资金运作事项，是指超过医院规定的领导人员有权调动、使用资金的限额，调动和使用资金的事项。大额资金的限额一般会根据医院的实际情况由各医院确定。

医院的"三重一大"事项应当按照规定的权限和程序实行院长办公会等决策机构的集体决策审批或联签制度。并实行院务公开制度，对"三重一大"事项以多种形式向全院通报，接受全院职工监督。任何个人不得单独进行决策或擅自改变集体决策意见。重大决策、重大经济事项、重要人事任免及大额资金支付业务的具体标准由医院自行或结合相关规定后确定。"三重一大"事项通常关系到医院的长远发展且涉及资金量大，一旦出现错误和舞弊，极可能导致医院产生损失。因此，有必要在组织架构设计时对"三重一大"事项进行合理控制。医院对"三重一大"决策事项实行集体决策和联签制度有利于促进医院完善治理结构和健全现代企业制度。

3. 合理设置公立医院组织机构

公立医院应当根据事业发展目标，结合临床业务工作的特性及上下隶属关系，在横向上设置业务科室及职能部门，在纵向上划分管理层次，确定各部门间的分工协作关系，从而构建一套完整合理的组织架构。机构设置除了在事业编制的基础上进行构建外，还可以根据医院决策、执行和监督工作的需要设置内部管理机构或专设岗位。

（1）公立医院内部横向机构设置。一般来说，公立医院内部横向机构设置应包括：临床服务类科室、医技服务类科室、医疗辅助类科室、行政管理类部门及后勤服务类部门，其中临床服务类科室指直接为患者提供临床诊疗服务的机构，包括临床门诊类科室和临床住院类科室，如骨科门诊、消化内科病房等；医技服务类科室指直接为患者提供医技检查治疗服务的机构，如影像科、检验科、病理科等；医疗辅助类科室指为患者或临床医技科室提供辅助类服务的机构，如门诊收费处、住院结账处、药房、消毒供应室等；行政管理类部门指履行医院管理职责的机构，如办公室、财务处、医务处、护理部等；后勤服务类部门指为医院其他部门提供后勤保障服务的机构，如维修队、电工班、水工组等。

（2）公立医院内部纵向机构设置。公立医院内部纵向机构设置应包括：决策机构、执行机构和监督机构。其中，决策机构包括医院职工代表大会、党政领导班子联席会议、院领导班子会议、预算管理委员会、采购管理委员会、资产管理委员会、内部控制实施领导小组等。其中，预算管理委员会通常由医院院领导、财务、审计、纪检监察及相关职能部门的负责人构成，负责对医院预算管理制度颁布、方案制订、编制执行、检查考核等方面重要事项的决策；采购管理委员会通常由医院院领导、财务、审计、纪检监察及相关职能部门的负责人构成，负责医院医疗设备、药品、耗材等物资采购事项的决策；资产管理委员会通常由医院院领导、财务、审计、纪检监察及相关职能部门的负责人构成，负责医院各项资产的清查、调配、考核、处置等重大事项的决策；内部控制实施领导小组通常由医院院领导、财务、审计、纪检监察及相关职能部门的负责人构成，下设实施办公室和评价监督办公室，负责医院内部控制规范实施方案制订、内部控制风险评估机制建立、内部控制岗位设置等内部控制重大事项的决策。执行机构包括医院各级职能部门及业务科室，一般由医院财务部门作为内部控制的牵头部门，负责建立健全医院内部控制制度，指导内部控制实施工作。监督机构包括医院审计、纪检监察等部门，负责医院内部控制制度的评价与监督工作。

4.科学配置内设机构的职责权限

公立医院内设机构的职责分工分为组织层级和业务层级。其中，组织层级职责分工是按照不相容职务相互分离的制衡原则，确定医院领导和分管领导对内设部门和下属医院的管理职权划分。业务层级则是根据医院内设部门和二级医院职能进行划分，或者按照医院业务分类和支出事项的不同特点自主设计职责分工和归口部门。如日常办公用品采购归办公室，而固定资产采购可归属医学工程处或者物流中心等部门。公立医院应建立内部控制责任制度，按照权利、义务和责任相统一的原则，明确规定分管院领导和各有关部门、岗位、人员应负的责任和奖惩制度。

公立医院应注意明确权力和责任的分配方法，增强组织的控制意识，明确划分各岗位、环节的权力和责任，确保职责权限在严格控制下履行。在权力和责任的分配上应考虑医院的员工是否充足、员工能否推动不相容职务的分离政策等。权力和责任的分配应有书面说明，医院将权力和责任分配给有关部门和人员的方式如果存在缺陷，则可能影响内部控制的效果。

5.设立内部控制职能部门或者明确牵头部门

公立医院的内部控制覆盖医院的各个业务领域，涉及医院的各个部门，是一项与医院运行息息相关的工作。没有内部控制的专门机构，仅凭借内部控制的一纸发文进行建设，实效性会比较差。设立内部控制的职能部门或明确牵头部门，使这一部门全面负责内部控制工作，带动其他部门内部控制工作的开展，确保内部控制工作在医院内部得以落实。公立医院应明确财务部门为内部控制的牵头部门，负责组织实施内部控制建设工作。

6.完善和落实医院内部控制制度

完善公立医院内部控制制度，使医院活动能够在制度的框架内进行。内部控制制度应贯穿医院经济活动的决策、执行和监督全过程，实现对经济活动的全面控制。内部控制建设又是一个动态的过程，应当结合国家有关规定和医院的实际情况而开展，并随着内部经济活动的调整和各项管理要求的提高而不断予以完善。

医院内部控制制度是否得到有效执行，还需要接受监督评价，要充分发挥内部审计、纪检监察部门的作用，定期对医院进行各项经济活动的审计、监督，对内部控制的有效性作出评价，及时发现问题并提出改进建议。当遇到内部控制制度得不到执行的情况时，要查清原委、仔细分析，还要向医院主管部门汇报，从而促进医院内控制度的有效执行。还可以通过建立内部控制考核评价制度的方式，将医院的决策机制和各业务部门风险管理执行情况与绩效薪酬挂钩，以促进内控制度的有效执行。

7.及时评估组织架构

组织架构设计后，各医院要及时评估和调整组织架构。组织架构评估是依据组织架构的设计原则和要求，结合目前医院实际情况，评估内部机构设置的合理性和运行的高效性，目的在于及时发现可能存在的组织架构缺陷，及时优化调整，使组织架构始终处于高效状态。在评估过程中，可重点关注内部机构设置是否适应内外部环境的变化、是否满足专业化的分工和协作、是否明确界定各机构和岗位的权利和责任（即不存在权责交叉重叠，不存在只有权利而没有相对应的责任和义务的情况等）、信息在内部机构间的流通是否通畅、是否存在信息阻塞等。

同时，医院的组织架构要坚持动态调整的原则，结合医院实际情况并在听取一定管理人员、员工意见的基础上，按照规定权限和程序进行决策审批。

8.对医院附属医院的监控

对部分医院存在附属医院（如分院、托管医院、研究所、杂志社、三产医院等）的，要一并纳入医院的组织架构设置，充分考虑和评估可能存在的内控风险。建立科学的内部监督及管理制度，通过合法有效的形式履行监管职责。

同时，要重点要关注医院分支机构运行的合法、合规运营及发展战略、年度财务预决算等"三重一大"决策事项。

二、工作机制控制建设

（一）工作机制控制概述

《行政事业医院内部控制规范》第三章第十四条规定：单位经济活动的决策、执行和监督应当相互分离。医院应当建立健全集体研究、专家论证和技术咨询相结合的议事决策机制。重大经济事项的内部决策，应当由医院领导班子集体研究决定。重大经济事项的认定标准应当根据有关规定和本医院实际情况确定，一经确定，不得随意变更。

为有效实行医院内部控制，医院应当设置符合医院实际情况的工作机制，实现权力制衡。从医院层面看，医院应设置以下五个方面的工作机制，即三权分离工作机制、风险评估工作机制、议事决策工作机制、议事决策问责工作机制及相关部门沟通协调工作机制（见图4-2）。

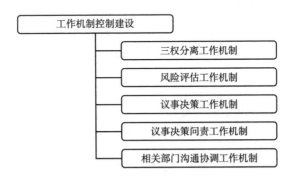

图4-2　医院工作机制控制建设

1.三权分离工作机制即医院的决策权、执行权、监督权相互分离，决策、执行、监督的过程和岗位均相互分离。

2.风险评估工作机制指医院领导应该定期对医院经济活动进行风险评估，明确业务活动的风险点，采取必要措施控制风险，防患于未然。

3.议事决策工作机制指医院应该制定议事决策的工作流程，针对不同级别的决策事项明确审批权限，规定具体的决策原则。

4.议事决策问责工作机制指医院应该适当公布议事决策结果，对议事决策过程进行详细记录，按照"谁决策、谁负责"的原则，实行责任追究机制。

5.相关部门沟通协调工作机制指医院内设部门及下属医院间的衔接和联系，部门间应加强沟通协作，保证内部控制在分权的基础上充分高效的协作。

（二）工作机制控制目标

第一，医院经济活动的决策、执行和监督应相互分离，使权力受到制衡和约束，保障权力在规定的范围内行使。

第二，医院应当建立经济活动风险定期评估机制，对经济活动存在的风险进行全面、系统和客观评估，经济活动风险评估结果应当形成书面报告并及时提交医院领导班子，作为完善内部控制的依据。

第三，医院应当建立健全集体研究、专家论证和技术咨询相结合的议事决策机制，提高议事过程的科学性。医院议事决策的权责划分应科学合理，形成"副职分管、正职监管、集体领导、民主决策"的权力运行机制，确保重大经济活动都经集体决策。

第四，做好议事决策的记录工作，保持记录的客观性和真实性，建立健全议事决策问责机制，将决策责任具体落实到个人，让决策效果与相关责任人的升迁降免和经济奖惩相挂钩，使决策得到严格落实与执行。

第五，医院应建立各部门和岗位之间的沟通协调机制，明确各部门和岗位在内部控制中的作用，全员参与，从思想上重视，从行动上积极配合内部控制职能部门对医院内部控制的建设工作。

（三）工作机制控制的主要风险点

第一，医院经济活动的决策、执行和监督未做到有效分离，医院在办理经济活动的业务和事项前未经过适当的授权审批，决策和监督角色缺失。

第二，开展风险评估时没有明确的经济活动目标以及工作计划，无法通过管理控制措施保证目标的实现；未建立风险识别机制，无法准确识别风险因素；未形成合理的风险分析方法，风险分析不到位，无法真正掌握风险发生的原因和影响；未建立有效的经济活动风险防范机制，不能及时对识别的风险采取适当应对措施。

第三，决策机构职责权限不明确，议事决策缺乏科学性，医院出现"一言堂""一支笔"等现象，重大经济活动事项缺乏集体决策；议事决策事项范围划分不清，没有根据医院实际情况明确划分"三重一大"业务，即使确定了，但是医院随意更改，导致出现管理混乱；医院决策审批权限设置不当，可能导致出现越权决策或未经授权而进行决策，影响经济活动决策的效果。

第四，医院议事决策过程缺乏客观记录，没有如实记录决策过程中每个人的意见，影响医院决策问责，使决策过程流于形式，缺乏权威性；医院没有及时进行决策信息公开，缺乏社会监督；在决策后缺乏对医院决策的追踪问责，影响决策的落实和执行。

第五，未建立经济活动决策问责机制，可能导致医院随意进行经济活动决策，影响医院经济活动的有效开展。

第六，医院各部门、各岗位信息沟通不顺畅，各个业务流程衔接不好，导致内部控制执行过程中效率低下，不利于内部控制制度的有效运行。

（四）工作机制控制建设

1.决策、执行、监督三权分离机制

公立医院除了根据国家有关法律法规和医院规章制度，并结合内外部环境对医院组织架构进行设置外，还应该形成部门间的制衡机制，处理好组织架构中决策权、执行权和监督权的分配，形成三权分离、相互制衡的机制。

要实现三权分离，需要在公立医院内部的部门管理、职责分工、业务流程等方面形成相互制约、相互监督的机制。从横向关系来讲，完成某个环节的工作须由来自彼此独立的两个部门或人员协调运作、相互监督、相互制约、相互证明；从纵向关系来讲，完成某项工作须经过互补隶属的两个或两个以上的岗位和环节，以使下级受上级监督、上级受下级牵制。同时，履行内部控制监督检查职责部门的独立性有利于减少出现凌驾于内部控制之上的特殊权力的可能性。从而依据分事行权、分岗设权、分级授权的原则，建立权责一致、有效制衡的组织架构体系，使决策、执行、监督既相互协调又相互制约。

举例说明，医院年度的预算由预算管理委员会作为决策机构行使审批权；由预算管理办公室作为执行机构将年度预算逐级下达，临床业务科室及预算执行部门作为执行机构执行批复的预算，预算归口管理部门，财务、审计及纪检作为监督部门履行监督管理权。整个预算管理的决策、执行及监督权分别隶属于不同的

部门，确保医院预算决策科学、执行准确及监督到位。

2.风险评估机制

风险评估是识别及分析影响医院控制目标实现因素的过程，是风险管理的基础。在风险评估中，既要识别和分析对实现控制目标具有阻碍作用的风险，也要发现对实现目标具有积极影响的机遇。一般来说，公立医院开展风险评估工作可能面临的主要风险包括：没有明确的经济活动目标以及工作计划，无法通过管理控制措施保证目标的实现，未建立风险识别机制，无法准确识别风险因素，未形成合理的风险分析方法，风险分析不到位，无法真正掌握风险发生的原因和影响，未建立有效的经济活动风险防范机制，不能及时对识别的风险采取适当应对措施等。为防范这些风险，公立医院应从目标设定、风险识别、风险分析及风险应对等方面，明确风险评估的控制目标，设计关键控制措施，确保医院风险评估工作有效开展。对重大风险应进行持续监测，及时发布预警信息，制订应急预案，并根据情况变化调整控制措施。必要的时候可以借助第三方对医院风险进行全方位的梳理和评估。

对公立医院进行风险评估时要充分考虑行业特点，综合考虑医疗质量、医疗安全、服务流程优化、患者人文关怀等风险点。

3.议事决策机制

公立医院领导班子由行政、党委和纪委的主要领导组成，其议事决策的方式方法、决策权的集中度以及是否具有可操作性是影响医院内部控制效果的关键环节，如果医院主要领导的个人权威很高，领导班子的小范围决策容易造成个人说了算、"一支笔"现象。医院应当建立健全集体研究、专家论证和技术咨询相结合的议事决策机制。重大经济事项的内部决策，应当由医院领导班子集体研究决定，提高决策的科学性、降低决策风险。重大经济事项的认定标准应当根据有关规定和本医院实际情况确定，一经确定，不得随意变更。

（1）议事决策的权责划分。科学的议事决策机制需要避免"一支笔"现象，限制党政一把手的个人权力，健全"副职分管、正职监管、集体领导、民主决策"的权力运行机制。在议事决策过程中，应当让医院领导班子成员都能够充分行使职权，通过组织医院职工代表大会、党政联席会议、党委委员会、院领导办公会、专项讨论会等形式的决策会议，决定医院重大经济活动事项。同时，要正确处理好集体决策和个人负责的关系，集体决策不意味着要集体负责，因为集体担责的结果往往往会是无人担责。

一般来说，公立医院的院领导的职能分工要体现决策的权责划分。院领导副职分管医院相关的业务及管理工作，如医疗业务、科研业务、教学业务、信息业务、人事业务、财务业务、采购业务、基建业务等；院领导正职（含书记）负责统筹管理。通过以上的权责划分，体现议事决策机制的合理性。同时，当涉及各项业务及管理事项的重大决策时，需要通过医院的相应委员会等进行集体决策。

（2）议事决策的事项范围和审批权限。议事决策主要是针对公立医院的"三重一大"业务（即重大决策、重大事项、重要人事任免及大额资金支付业务）。这些业务应由医院领导班子集体研究决定，但由于各医院实际情况不同，是否属于"三重一大"业务，医院要根据有关规定和实际情况确定，明确医院议事决策的事项范围，一经确定，不得随意变更。同时，应当按照经济活动类别对经济活动决策事项进行分类，针对不同类别决策事项明确具体的决策机构和决策方式。

此外，公立医院应当根据经济活动决策事项的类别和标准，建立和完善授权审批制度，原则是建立分级授权审批制度，对于物资采购、工程结算、薪酬支付、资金划转等经济事项应明确责任、划分权限实行分档审批。对于重大经济活动决策事项建立审批机制和会签制度。授权审批是对审批权限和级别进行限制，包括分级审批、分额度审批和逐项审批三种方式。分级审批是下级医院发生的经济事项需要按照授权级别的不同，依级次向上报批的控制方式。通常医院根据责权匹配原则设立授权审批权限，权限较低的部门领导具有较低的授权额度，权限较高的部门具有较高的授权额度，依据医院具体情况和权限层级设置阶梯形授权审批权限。授权审批的终极权限在于集体决策，目的是对重大事项防止出现"一支笔"或"一言堂"的决策风险，防范错误决策导致的潜在重大损失。

以医院的设备采购为例。年度预算内的设备采购事项，经分管采购业务的院领导决策审批后办理；超过预算或预算外的设备采购事项，须先报院预算管理委员会调整或追加预算后，按各医院的审批权限确定是否再提交院长办公会等决策机构进行审批后执行；涉及医院战略或单位金额重大的设备采购，还要执行医院的"三重一大"决策审批流程。

（3）议事过程的科学决策。为防止"拍脑袋"的决策缺陷，议事决策过程要建立在调研、论证、咨询、调整、协调、决定的基础上，严格遵守医院议事决策的工作程序，遵循议事决策原则，确保医院议事决策过程符合国家政策法规（见表4-2）。

表4-2 科学的医院议事决策机制

序号	基本步骤	主要内容
1	决策原则	（1）坚持民主集中制原则，实行集体领导和个人分工负责相结合的制度 （2）坚持实事求是原则，深入实际、调查研究，广泛听取意见，掌握第一手资料，防止和避免决策错误 （3）坚持少数服从多数的原则 （4）坚持分工负责的原则，加强班子内部的团结协调，班子成员在形成决定后，要充分发挥积极性和创造性，努力完成组织交办的分管工作任务
2	决策范围	"三重一大"事项：重大决策、重大事项、重要人士任免及大额资金支付业务
3	决策程序	提出预案—确定议题—会议通知（决策事项提前通知所有参与决策人员）—决策人数符合相关规定—充分讨论—逐项表决—作出决策—形成会议纪要
4	参加人员	一般由医院领导班子成员组成，包括正副院长、院党委正副书记、纪委书记、院长助理、关键部门人员等
5	表决程序	表决方式主要采用口头、举手、无记名或记名投票等方式。坚持少数服从多数原则。会议研究多个事项时，应逐项作出决定。会议对决策事项存在严重分歧的，应当延缓作出决定

此外，领导决策要与专家论证、技术咨询和群众意见相结合，建立健全集体研究、专家论证和技术咨询相结合的议事决策机制。在公立医院作出重大决策时，碰到一些专业性比较强的事项，要注意听取专家的意见，必要时可以组织技术咨询，进行专家论证，对于关系到群众切身利益的，要认真听取群众的意见和建议。

4.议事决策的问责机制

为体现决策过程的严肃性和科学性，要详尽记录整个议事过程的参与人员与相关意见。为保证记录的客观性和真实性，如实反映每位成员的决策过程和意见，在认真做好记录的基础之上，要向每位成员核实记录并签字，并及时归档。

医院应该在决策前实现信息公开，不涉及保密事项的决策要做到决策结果的公开性，将决策结果置于社会的监督之下，保证决策结果的公正和公平。

为保证决策效果，在决策后也要实行对效率和效果的跟踪，要建立相关的问责追责机制，让决策效果与相关人的升迁降免和经济奖惩相挂钩，促进决策得以严格落实与执行。

5.相关部门的沟通协调机制

内部控制的建立与实施，要求公立医院应当建立各部门或岗位之间的沟通协调机制。为此，应强化医院负责人在内部控制体系建设中的"第一责任人"意识，只有高层领导充分认识到内部控制的重要性，才能有效调动全员参与建立完善的内部控制体系，各部门积极配合内部控制职能部门对医院业务活动进行的风险评估和流程梳理，主动开展本部门的内部控制建设工作，开展风险评估、接受检查监督、提供必要材料、认真落实医院的内部控制制度、对发现的问题积极进行整改并主动上报，各部门间做到信息流畅、沟通顺利。部门接口人积极履行职责，及时向上级汇报本部门建设情况并及时传达医院内部控制建设信息到本部门，促进内部控制建设工作开展的效率和效果。

三、关键岗位控制建设

（一）关键岗位控制概述

《行政事业医院内部控制规范》第三章第十五条规定：单位应当建立健全内部控制关键岗位责任制，明确岗位职责及分工，确保不相容岗位相互分离、相互制约和相互监督。

医院应当实行内部控制关键岗位工作人员的轮岗制度，明确轮岗周期。不具备轮岗条件的医院应当采取专项审计等控制措施。内部控制关键岗位是指在医院经济业务活动中起重要作用，与医院目标的实现密切相关，承担起重要工作责任，处于关键环节的一系列重要岗位的总和。一般来说，公立医院的关键岗位主要包括预算业务管理、收支业务管理、设备采购管理、物资采购管理、资产管理、建设项目管理、合同管理、信息管理以及内部监督等岗位。

关键岗位与其他岗位相比具有以下几个特征：责任重，工作内容复杂，可支配的资源多，任职资格的要求高、数量少，对医院管理目标实现的贡献率高。关键岗位通过职责直接与实现医院管理目标的一系列活动相联系，并可以与工作成果直接挂钩。这些关键岗位是保障经济活动业务有效实施的关键，没有这些关键岗位，就无法保证医院经济活动的正常开展。

公立医院关键岗位既是医院经济活动有效开展的重要保障，也是医院经济活动中最容易发生舞弊和腐败的关键职位，医院应当加强关键岗位控制，防范出现职务舞弊和腐败现象，提高医院运行效率和效果。

（二）关键岗位控制目标

第一，根据医院的业务特点和实际情况，确定本医院的关键岗位，并建立关键岗位责任制，明确关键岗位的职责权限。

第二，按照权责对等的原则科学设置关键岗位，制定相关制度和文件，明晰关键岗位职责，并且根据岗位职责配备恰当的工作人员，保证才能与岗位相适应；此外，还要对关键岗位进行不相容岗位分离，保证岗位之间相互制约、相互监督。

第三，将绩效考核与岗位责任制相结合，形成关键岗位考核结果与奖惩挂钩的考核机制，确保奖惩措施落到实处，使关键岗位责任制起到鼓励先进、激励后进、提高工作效率的作用。

第四，建立健全关键岗位轮岗制度，尽早发现内部管理中存在的问题和隐患，克服人员管理中的"疲劳效应"，保持关键岗位人员的工作干劲。

第五，充分发挥关键岗位在医院经济活动中的作用，确保提升医院公共服务的效率和效果。

（三）关键岗位控制的主要风险点

第一，医院没有明确划分关键岗位，或者即使明确了本医院的关键岗位，但是关键岗位职责权限划分不清，未严格分离不相容岗位，出现混岗现象，导致岗位之间缺乏制约和监督。同时，对关键岗位的职责认识不足，关键岗位人员配置缺乏相应资质、综合素质不过关。

第二，对关键岗位缺乏有效考核，医院各个部门不明确各自的工作任务，绩效考核松散，绩效考核人员缺乏专业性、管理松散，考核过程对不同人采用双重标准，使考核缺乏客观公正，进而导致关键岗位奖惩不合理，无法起到监督、激励和约束的作用。

第三，关键岗位未建立轮岗制度，个别岗位长期由一个人担任，导致医院无法及时发现内部管理中存在的隐患，同时关键岗位人员出现职业倦怠，缺乏干劲，影响其工作效果和效率。

第四，关键岗位的奖惩机制不合理，影响关键岗位员工的工作积极性，影响医院业务的开展。

（四）关键岗位控制建设

公立医院应当结合本医院性质、业务规模、财务管理模式等特点，明确内部控制关键岗位的职责权限、人员分配，按照规定的工作标准进行考核及奖惩，建立医院关键岗位责任制。

1.识别并确定内部控制关键岗位

医院关键岗位具有目标贡献度、任职条件独特性、岗位工作重要性及岗位工作复杂性的特点。

（1）确定内部控制关键岗位的意义。关键岗位识别指标体系的构建，有利于科学准确地识别医院内部的关键岗位，从而有利于医院明确其内部核心人才，以便于在薪酬、绩效等方面对他们实行差异化管理，进而避免关键岗位的人才流失，留住医院的核心人才。因此，医院应根据自身实际，根据目前先进理论科学构建关键岗位识别指标体系，并让其在指导实践中发挥真正作用，促进医院健康长远发展。

（2）识别内部控制关键岗位的原则。

首先，要遵循战略目标导向原则，要以医院长远发展的战略目标为导向，确定岗位对医院将来发展的重要程度和贡献程度。

其次，要遵循全面性原则，选择的评估因素需要既能够全面反映医院内部所有待评估岗位的共性，又能体现不同岗位之间的个性。

再次，要遵循科学性原则，以先进科学的理论为指导，对评估因素进行准确分析和定义，结合医院实际情况，理论联系实际。

最后，要遵循可操作性原则，指标体系和最后计分方法尽量简化，提高指标体系的可行性。

（3）关键岗位设置。一般而言，公立医院经济活动中的关键岗位主要包括预算业务管理、收支业务管理、设备采购管理、物资采购管理、资产管理、建设项目管理、合同管理、信息管理以及内部监督等岗位。

具体来说，公立医院可以根据岗位权力的集中性、岗位责任的重要性、岗位工作涉外性、任职条件独特性等四个方面来衡量各个岗位的关键程度。其中，岗位权力的集中性是指岗位本身的职责权力相对集中，不受内、外部干扰；岗位责任的重要性是指该岗位所承担的工作责任对组织生存和发展具有的影响程度；岗位工作的涉外性是指岗位工作具有较大概率与医院外部单位（如供应商）产生联系；任职条件独特性，是指岗位工作所需要的关键技能、实践经验和综合文化素质等方面要求很高。具体的关键岗位列举如下。

①预算业务管理关键岗位：预算编制岗位、预算归口管理岗位、预算执行岗位、预算分析岗位、预算评价与考核岗位等。

②收支业务管理关键岗位：门诊及住院收入结算岗位、门诊及住院收入审核岗位、收入记账审核岗、报表岗位、支出审核岗位、出纳岗位、稽核岗位等。

③设备及物资采购管理关键岗位：采购计划编制岗位、采购计划审核岗位、招标采购岗位、实物验收岗位、库存保管岗位等。

④资产管理关键岗位：资产账务管理岗位、资产维修及保养岗位、资产处置

岗位、资产盘点岗位、资产分析岗位等。

⑤建设项目管理关键岗位：工程项目可行性研究岗位、工程项目招投标管理岗位、工程项目核算岗位、工程项目审核岗位等。

⑥合同管理关键岗位：合同拟订岗位、合同内容审核、合同履行与监督岗位、合同归档岗位等。

⑦信息管理关键岗位：信息需求可行性研究岗位、信息开发及实施岗位、信息维护岗位、信息安全控制岗位等。

⑧内部监督关键岗位。

2.设置内部控制关键岗位

（1）明确关键岗位职责。根据实际情况和经济活动的特点，科学设置内部控制关键岗位，并通过文字、经济活动业务流程图、风险控制文档、岗位责任书等多种形式将各相关业务和事项的风险类型、控制目标、关键控制点、控制措施、控制频率加以规定和说明，形成与运营管理制度有机结合的内部控制机制，使岗位人员了解和掌握业务流程、岗位责任和权责分配情况。

关键岗位职责说明书应该包括：岗位信息、工作职责、工作标准、任职要求、岗位考核等。岗位职责说明书格式样式详见表4–3。

表4–3 岗位职责说明书样式

部门名称： 编制日期：

一、基本资料			
岗位名称	会计档案管理岗	所在部门	财务处
直接上级	财务处处长	岗位定员	1
直接下级	无	所辖人数	
二、职责描述			
1.主要职责与工作任务			
职责一	职责表述：	按照《会计法》及《会计档案管理办法》的规定和要求，参与制定会计档案立卷、归档、保管借阅和销毁等管理制度，报经批准后，负责监督执行	
	工作任务	定期整理装订会计凭证、会计账簿、会计报表及其他相关资料	
		对已装订的会计凭证、账簿、报表及有关资料进行立卷和归档，登记会计档案台账	

续表

	职责表述：	
职责二	工作任务	负责会计档案的日常管理，按要求办理会计档案的借阅、归还登记工作
		保管会计档案，协助安全保卫人员做好档案的防水、防火、防盗、保密工作
		定期对超过档案管理期限的会计凭证和有关辅助资料进行清理，并按财务制度规定登记后予以销毁
2.工作协作关系		
内部协调关系		
外部协调关系		
三、任职资格		
教育水平、职称及专业	大学本科及以上学历，财务会计相关专业	
经验	1—3年财务工作经验	
知识	做好档案管理工作	
培训/其他		
四、岗位考核标准		
五、其他事项		
不相容岗位	不得兼任出纳岗位	
工作环境	一般办公环境	
工作时间特征	偶尔加班	
部门审核人：		

关键岗位职责说明书编制完成后，应按照规定程序在医院内部颁布执行，同时每年按照医院实际情况进行更新和调整。

（2）确保不相容岗位相分离。医院应在确定经济活动关键岗位职责分工过程中，重点分析各关键岗位的权限和相互关系，明确医院经济活动中的不相容岗位。

一般情况下，医院的经济业务活动通常可以划分为授权、签发、核准、执行和记录五个步骤。如果上述每一步都有相对独立的人员或部门分别实施或执行，就能够保证不相容职务的分离，从而便于内部控制作用的发挥。概括而言，在医院内部应加以分离的主要不相容职务有如下几点。

①授权审批：授权进行某项经济业务和执行该项业务的职务要分离，如有权决定或审批医用耗材采购的人员不能同时兼任医用耗材采购岗位。

②业务执行：执行某些经济业务和审核这些经济业务的职务要分离，如门诊或住院结算岗人员不能兼任门诊或住院收入审核人员。

③会计记录：执行某项经济业务和记录该项业务的职务要分离，如出纳不能同时兼任会计记账工作。

④财产保管：保管某些财产物资和对其进行记录的职务要分离，如医用设备的库存管理岗位要与医用设备的账务管理岗位相分离，不能兼任。

⑤监督检查：保管某些财产物资和核对实存数与账面数的职务要分离。这五类不相容岗位之间的分离和制约机制如图4-3所示。

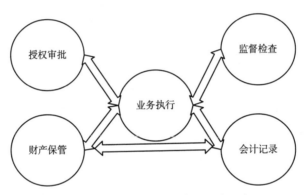

图4-3　医院不相容岗位分离和制约示意图

（3）加强关键岗位的任职控制。医院应在综合分析经济活动规模、复杂程度和管理模式的基础上，明确关键岗位的岗位能力要求，包括岗位专业技能、工作经验、人员素质等。具体来说，医院一方面要按照岗位任职要求把好人员入口关，另一方面应当加强关键岗位人员的培训和继续教育，全面提高关键岗位人员的素质，确保具备关键岗位人员的任职要求。关键岗位人员应当具备与其工作岗位相适应的资格和能力，医院应当为关键岗位人员提供业务培训条件，加强职业素养和职业道德教育，做到人岗相适。

3.设置内部控制关键岗位注意事项

（1）职责与权限统一。公立医院要按照权责对等的原则，根据本医院的实际情况和经济活动特点，科学设置内部控制关键岗位，通过制定组织结构图、岗（职）位责任书和权限指引等内部管理制度或相关文件，使相关工作人员了解和掌握业务流程、岗位责任和权责分配情况，指导相关工作人员正确履行职责。

（2）才能与岗位统一。公立医院应当综合考虑经济活动的规模、复杂程度和管理模式等因素，确保人员具有与其工作岗位相适应的资质和能力。一方面，应当按照岗位任职条件把好人员入口关，为内部控制关键岗位配备能力和资质合格的人员；另一方面，应切实加强工作人员业务培训和职业道德教育，不断提升工作人员的知识技能和综合素质。

4.内部控制关键岗位的管理

（1）考核与奖惩统一。绩效考核是指医院运用特定的标准，采取科学的方法，对承担职责的各级管理人员工作成绩作出价值评价的过程。公立医院绩效考核要与岗位责任制相结合，加强对医院员工的管理与监督、激励与约束。

①公立医院要细化医院绩效考核方案，以完成医院中心工作为立足点，将年度工作任务分解到各个部门和岗位，明确每个部门和每个岗位的工作任务。

②要严格执行绩效考核制度，医院应当成立绩效管理委员会，由医院领导及财务、审计、纪检监察及相关职能部门负责人任委员会成员，共同组织实施绩效考核工作，对医院内部控制建设和财务管理情况，尤其是内部控制薄弱环节进行跟踪检查；考核过程中要秉持客观公正的精神，严格考核；要确保考核不存在双重标准，无论是领导还是普通职工，都要一视同仁、同等对待。

③要将绩效考核结果与物质奖励、职务晋升等结合起来，既要包括表彰奖励、通报批评等精神奖惩，也应包括物质奖励、职务晋升或者罚款、降级等物质奖惩，从而形成关键岗位考核结果与奖惩挂钩的考核机制，确保奖惩措施落到实处，使关键岗位责任制起到鼓励先进、激励后进、提高工作效率的作用。

（2）轮岗制度。实践证明，关键岗位不轮岗，经济活动风险是比较大的。关键岗位定期轮岗，有利于尽早发现内部管理中存在的问题和隐患，也有利于克服人员管理的"疲劳效应"，保持关键岗位工作人员的工作干劲，并促使其牢固树立风险防范意识和拒腐防变的思想道德防线，自觉依法履行职责。

公立医院首先应当在关键岗位管理制度中明确轮岗的方式、周期、条件和要求等内容，使医院关键岗位轮岗制度化、规范化。其次，医院应通过定期开展关键岗位评估工作，监督检查各关键岗位轮岗具体执行情况，确保医院关键岗位轮岗工作执行到位。对于规模小、人员少的公立医院，可能不具备人员轮岗条件，在这种情况下，医院应当采取专项审计、部门互审、强制休假等替代控制措施，确保关键岗位得到有效监控。

四、关键岗位人员控制建设

（一）关键岗位人员控制概述

《行政事业医院内部控制规范》第三章第十六条规定：内部控制关键岗位工作人员应当具备与其工作岗位相适应的资格和能力。单位应当加强内部控制关键岗位工作人员业务培训和职业道德教育，不断提升其业务水平和综合素质。医院应进一步加强医院内部各部门关键岗位人员的管理，促使关键岗位人员提高整体素质，为医院有效的内部控制的建设实施提供保障。

关键岗位人员是指在医院中承担关键岗位工作的员工，涵盖了内部控制关键岗位的关键人员。医院关键岗位人员的管理分别包括人员引进、人员培训、人员奖励以及人员惩罚和退出四个方面。其中，关键岗位人员引进是指根据关键岗位人员的任职条件、工作要求等，通过公开招聘、竞争上岗等多种形式选聘关键岗位优秀人才。关键岗位培训是指对关键岗位人员的长效培训机制，促进关键岗位员工的知识、技能等持续更新，不断提升员工的服务效能。关键岗位人员奖励是指通过建立关键岗位人员的奖励机制，通过设置科学的业绩考核指标体系，对关键岗位人才进行严格考核与评价，以此作为确定员工薪酬、职级等的重要依据，确保关键岗位人才队伍处于持续优化状态。关键岗位人员惩罚和退出是指对不能满足要求的人员，不能让其承担关键岗位工作职责，建立健全关键岗位的惩罚约束及退出（辞职、解决劳动合同、退休等）机制。关键岗位人员内部控制内容详见图4-4。

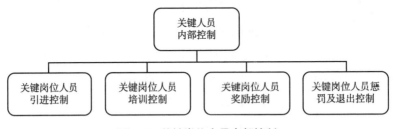

图4-4　关键岗位人员内部控制

（二）关键岗位人员控制目标

医院关键岗位人员内部控制主要包括关键岗位人员引进控制、培训控制、奖励控制以及惩罚和退出控制。关键岗位人员的控制目标在充分发挥职工雇员的积极性时，防止一些不利因素的出现。在人员录用之前，防止招聘一些不合格人员，给医院造成不必要的损失。通过轮换、休假制度，对财务或资金保管人员的工作进行定期复核。具体的内部控制目标包括如下几点。

1.关键岗位人员引进控制目标

关键岗位人员引进控制目标实质是要把好关键岗位人员的招聘关。医院可以对照关键岗位的任职资格选择符合条件的人员担任关键岗位工作，确保关键岗位人员的能力和素质符合岗位要求，可以做到人事匹配、人岗匹配、保障医院经济活动业务的有效开展。

2.关键岗位人员培训控制目标

关键岗位人员培训控制目标是指通过培训（试用期、合同期间内）、交流、参观、专业知识专题培训、职业道德教育等继续教育，帮助关键岗位人员不断补充、拓宽、深化和更新知识。确保关键岗位人员业务能力、综合素质不断提升，保证业务的有效进行。

3.关键岗位人员奖励控制目标

关键岗位人员奖励控制目标就是医院通过建立和完善关键岗位人员的激励约束机制，设置科学的业绩考核指标体系，对关键岗位人员进行严格考核与评价，并制定与业绩考核挂钩的薪酬制度，充分发挥关键岗位人员工作的积极性，降低关键岗位人员的流动率，同时激励关键岗位人员士气及对医院的认可度与忠诚度。

4.关键岗位人员惩罚及退出控制目标

关键岗位人员惩罚及退出控制目标是指通过建立医院的惩罚及退出机制，约束自由散漫、业绩平平至违法的人员，确保关键岗位人员工作合法合规，满足关键岗位任职要求。

（三）关键岗位人员的主要风险点

1.关键岗位人员引进控制风险点

（1）人员选聘不当风险。选择与关键岗位人员资格不符的人员承担医院关键岗位工作，或者在招聘过程中只重视笔视、面视结果，但忽略了背景调查。任用该人员后，可能导致经济效率低下，不能发挥关键岗位应有的效用。

（2）廉政风险。选择综合道德素质不高的人员承担医院关键岗位工作，可能导致关键岗位人员在经济活动开展过程中，经受不住诱惑，容易产生腐败、舞弊等风险。

（3）关键岗位人员选用过程不当。比如，引进方式不当，在关键岗位人员选用过程中违法违规、无法选用符合条件的人员。

2.关键岗位人员培训控制风险点

（1）入职教育不到位。未对新入职员工进行试用期培训，不了解医院文化、医院日常管理运作、岗位工作要求等。

（2）后续教育不到位。未对关键岗位人员进行有计划的后续教育，可能导致关键岗位人员的相关工作技能无法得到有效提升。

（3）培训方式、培训内容不当，导致培训效果不明显，较难满足关键岗位人员的需求。

3.关键岗位人员奖励控制风险点

（1）关键岗位人员绩效考核制度不合理、考核指标设置不完善，可能会导致关键岗位人才流失。

（2）关键岗位人员的奖励未按照规定及时兑现，导致关键岗位人员积极性受挫，效率降低。

（3）奖励过程中存在不公平、不符合法律法规、舞弊等现象。

4.关键岗位人员惩罚及退出控制风险点

（1）未对关键岗位人员制定相应的惩罚约束标准和要求，对关键岗位人员的工作缺乏惩罚或约束；或关键岗位人员的惩罚标准不符合业务实施或未进行及时调整，也存在无法约束关键岗位人员的情况。

（2）关键岗位人员退出机制不当，可能导致法律诉讼或医院声誉受损。这一风险侧重于医院辞退员工、解除员工劳动合同等而引发的劳动纠纷。

（四）关键岗位人员控制建设

《医院内控规范》第十六条规定："内部控制关键岗位工作人员应当具备与其工作岗位相适应的资格和能力。医院应当加强内部控制关键岗位工作人员业务培训和职业道德教育，不断提升其业务水平和综合素质。"为此，公立医院应当从以下几个方面来加强关键人员的内部控制。

1.把好关键人员入口关

预算管理业务、收支管理业务、设备及物资采购业务、资产管理业务、建设项目管理业务、合同管理业务及内部审计等岗位都需要专业人才，公立医院在选拔任用内部控制关键人员时，应将职业道德修养和专业胜任能力作为选拔任用的重要标准，确保选拔任用的人员具备与其工作岗位相适应的资格和能力，包括专业知识、技能、专业背景和从业资格等，切实把好关键人员的入口关。

一般来说，关键人员的选拔任用包括社会公开招录、其他医院调配、内部民主推荐等方式，大多采用专业化考试和综合面试的选用程序，医院要结合关键岗位的业务特点合理选取选用方式，将人员选用程序和标准规范化，客观评价面试人员，保证关键人员的选拔任用遵循"公开、平等、竞争、择优"的原则，确保选择出符合任职条件的关键人员。此外，为了方便医院内部选拔，公立医院应当建立医院人员信息卡或者人员信息档案，统计分析医院人员的基本状况、教育背景、专业技术能力、工作经验等信息，为医院在内部选拔任用人才提供充足的信息。例如，医院财务会计工作人员，必须取得相关专业证书；担任医院财务部门负责人，必须取得会计师以上专业职称资格等。医院任用的关键岗位工作人员必须要经过严格的考核，确保其能够胜任医院的日常工作。具体包括以下三方面。

一是，医院应当根据关键岗位人员总体规划，结合医疗运行的实际需要，制订年度关键岗位人员需求计划。也就是说，关键岗位人员要符合发展战略需要，符合医疗运行对关键岗位人员的需求，尽可能做到"不缺人手，也不养闲人"。

二是，医院应当根据关键岗位人员能力框架要求，明确关键岗位的职责权限、任职条件和工作要求，包括知识、技能、专业背景和从业资格等，通过公开招聘、竞争上岗等多种方式选聘优秀人才。医院要选合适的人，要按公开、严格的程序去选人，防止暗箱操作。

三是，医院确定选聘人员后，应当依法签订劳动合同，建立劳动用工关系；已选聘人员要进行试用和岗前培训，试用期满考核合格后，方可正式上岗。

2.加强关键人员培训

（1）加强专业业务培训。与公立医院经济活动相关的法律法规包括有关预算管理、财务管理、会计管理、设备及物资采购、基建管理、合同管理等方面的法律法规，具有规定多、更新快、要求高的特点。因此，公立医院应当保证医院内部控制关键人员能够及时、全面、准确地掌握国家有关法律法规政策，进而确保医院运行的效率和效果。具体来说，公立医院应当根据医院的培训需求，有针对性地制订具体的培训计划，使其及时了解和认真执行国家有关法律法规政策，督促相关工作人员自觉更新和提升专业技能的业务水平，医院还可以结合职务交流、参观考察以及人员帮带等多种方式来加强医院关键人员的教育辅导，不断提升关键人员的技能水平。

（2）强化职业道德教育。除了重视业务水平和专业技能，公立医院还要重视职业道德教育。医院应通过制定内部控制关键岗位职业道德准则等多种方式，明确什么行为是可接受的、什么行为是不可接受的，当遇到不当行为或存在利益冲突时应采取什么措施。一方面，医院要加强职业道德教育，使工作人员了解和掌握职业道德要求；另一方面，医院要定期检查关键人员对职业道德要求的遵循情况，及时惩戒违反职业道德的行为，整肃道德风气，提高关键人员职业道德素质。

（3）加强医院临床业务及流程培训。针对医疗行业的特殊性，为加强管理人员的综合管理能力，应经常性地对关键岗位人员进行医院临床业务及流程培训，培训内容包括医院的组织架构、医院的科室设置、医院的代表性技术及关键技术、患者就诊流程、临床及医技科室基本业务流程、临床科室的专用耗材及专用设备、医保的结算及管理流程等，以便关键岗位人员更好地服务于临床、提高工作效率。

3.加强关键人员的奖励控制

（1）结合医院实际情况，制定关键岗位人员的奖励体系。可以根据不同的岗位设计不同的奖励方式，可针对不同人员，分别通过综合运用职务晋升、物质奖励、精神奖励、带薪休假等方式，对关键岗位人员进行多种激励，从而有效提升人员的积极性。

（2）完善奖励考核机制，根据医院实际情况，及是完善或调整医院的奖励考核机制，涉及奖励兑现的，要及时兑现。

此外，还要建立良好的人才激励约束机制，争取做到以事业、待遇、情感留人与有效的奖惩机制相结合。

4.加强关键人员的惩罚控制

（1）依照医院实际情况和相关法律法规，建立医院关键岗位人员的惩罚约束的实施细则。对涉及惩罚约束条款的员工按规定进行约束；同时，也可对其他关键岗位人员提出警示，从而促进关键岗位人员工作的开展。

（2）医院应根据发展战略，在遵循国家有关法律法规的基础上，建立健全良好的关键岗位人员退出机制，完善辞退员工、解除员工劳动合同机制，采取渐进措施执行退出计划。在具体执行过程中，要充分体现人性化和柔性化。

五、会计系统控制建设

（一）会计系统控制概述

《行政事业医院内部控制规范》第三章第十七条规定：单位应当根据《中华人民共和国会计法》的规定建立会计机构，配备具有相应资格和能力的会计人员。医院应当根据实际发生的经济业务事项按照国家统一的会计制度及时进行账务处理、编制财务会计报告，确保财务信息真实、完整。医院做好内部会计系统控制能够提高会计信息以及财产本身的安全性和完整性，能够帮助医院做好管理工作，更好地达到其管理目标。

会计系统控制主要是通过对会计主体所发生的各项能用货币计量的经济业务的记录、归集、分类、编报等进行控制。主要内容包括以下几点。

1.依法设置会计机构，配备会计从业人员。

2.建立会计工作的岗位责任制，对会计人员进行科学合理的分工，使之相互监督和制约。

3.按照规定取得和填制原始凭证。

4.设计良好的凭证格式。

5.对凭证进行连续编号。

6.制定合理的凭证传递程序。

7.明确凭证的装订和保管手续。

8.合理设置账户，登记会计账簿，进行复式记账。

9.按照《中华人民共和国会计法》和国家统一的会计准则、会计制度的要求编制、报送及保管财务报告。

长期以来，医院会计管理力量较为薄弱，部分医院领导对会计工作不重视，造成医院在内部会计系统控制方面存在一些问题，比如：会计机构不受重视；财务人员水平参差不齐；会计基础薄弱、内部会计控制制度不健全等问题。必须采取相应的措施加强医院内部会计控制，促使医院各部门及人员履行职责、明确目标，杜绝经济活动中发生违法乱纪行为，防止医院经营决策失误与经济腐败，防止国有资产流失，提高会计信息的真实性和可靠性，保证医院医疗业务活动的正常进行。

会计系统控制在公立医院内部控制中居于核心地位，源于两个原因：一是从内部控制建设工作机制来看，多数公立医院会指定财务部门来牵头组织内部控制建设并负责日常管理；二是由于我们将内部控制的客体范围界定为经济活动，"以预算为主线、以资金为核心"，因此会计系统在内部控制建设中必然起到核心作用。此外，如果医院领导不太支持全医院范围的内部控制建设，按照循序渐进的原则，可以先在会计系统实施。

（二）会计系统控制目标

会计系统内部控制的总目标是提高会计信息质量，保护财产安全完整，保证法律法规及规章制度的贯彻执行等。具体来说，会计系统内部控制的目标包括如下几点。

1.按照相关法律法规设置会计机构，为会计管理工作有序运转提供组织保障，同时配备符合岗位要求的工作人员，建设一支思想素质高、业务水平过硬的财务会计工作队伍，确保公立医院会计系统高效运转。

2.公立医院应按照不相容岗位分离的原则，合理设计会计及相关工作岗位，并实行关键岗位定期轮岗制度，建立层次分明、职责明确的会计人员岗位责任制体系，形成相互分离、相互制约的工作机制。

3.规范会计行为，对公立医院的所有经济业务都要及时、准确、系统、完整地予以反映并进行监督，从而保证财务信息的质量。

4.根据公立医院实际，形成一整套医院会计档案规章制度，使其能够综合反映医院经济活动的会计核算，促进医院管理合理化、现代化。

5.建立财会部门与其他业务部门的沟通协调机制，各相关业务部门形成内部控制合力，充分发挥会计对医院经济活动和财务收支的反映和监督职能，进一步提高医院内部控制效能。

（三）会计系统控制的主要风险点

与企业相比，公立医院会计系统力量比较薄弱，这一方面是因为事业医院业务比较单一，会计核算比较简单，另一方面，也和医院领导对会计工作的重视程度不够有关。当前，公立医院会计系统存在的问题及主要风险点有以下几方面。

1.会计部门地位不高

在我国公立医院，会计部门和会计人员地位不高、会计工作不受重视是普遍现象。虽然2017年5月25日，国家卫生计生委、财政部、国家中医药管理局联合印发了《关于加快推进三级公立医院建立总会计师制度的意见》（国卫财务发〔2017〕31号），区分医院类别，确保重点、分步实施，要求2017年年底时所有县和前四批城市公立医院综合改革试点城市的三级医院必须设置总会计师岗位。2018年年底，全国所有三级公立医院全面落实总会计师制度，鼓励其他有条件的公立医院设置总会计师岗位。但是，现阶段多数三级医院运行态势良好，没有生存危机，医院领导层面没有意识到需要总会计师这个角色来帮助自身增收节支、提高经济管理水平，而且多数院领导都是医学专家，不能深刻地认识到总会计师在医院管理中发挥的作用，导致部分公立医院总会计师名存实亡、形同虚设。已经设置的许多医院的总会计师没有进入单位领导班子，已经进入的还在医院领导班子成员中排在末位。在委派制模式下，总会计师既是医院的管理者，又是外部的监督者，工作的开展容易遇到壁垒，难以得到派驻单位人员的密切配合，无法深入了解医院的经营状况，也形同虚设，不能实现委派的真正目的。

但事实上，随着医疗改革的不断深化，医院面临资金筹集多渠道化、医院管理精细化、经济业务复杂化、内部会计控制要求越来严密的局面，需要总会计师为医院的资本运作、战略决策、运营风险管理、业绩的衡量与控制等重大经营行为提供财务技术支持，否则医院将面临重大经营风险。

2. 会计部门人手不足

公立医院会计部门普遍人手不足，不少医院只有一个会计、一个出纳，个别医院甚至由不具备会计从业资格的人员出任会计、出纳，或者聘用外医院、临时工担任会计、出纳。之所以出现这个问题，往往和会计工作不受重视、财务部门地位不高有关。这样的人员配备状况，会产生两个后果：一是财务部门自身都很难建立内部控制，"一个萝卜一个坑"，部分不相容岗位无法分离，更无法进行轮岗；二是会计人员普遍日常工作繁忙，无法额外再承担内部控制建设和日常管理的任务，使医院的内控建设无人可用、无人负责。

3. 会计人员的整体业务素质不高

同企业相比，公立医院会计人员在学历、职称、专业等方面处于明显劣势。会计人员整体学历偏低，尤其到县、乡一级的医院，不少是初中、高中学历，全日制本科相当少；拥有中级以上职称的会计人员比例偏低；"科班出身"的很少，不少会计人员属于"半路出家"，没有经过专业化的教育培训；年龄偏大，对新知识、新技术（如电脑信息技术）的学习、掌握能力较差；此外，医院财务人员相对发展空间较小，缺乏有针对性的培训，知识更新慢，复合型人才稀缺。这些问题会导致财务部门难以胜任推动内部控制建设的使命。

4. 会计信息质量不佳

公立医院会计信息不能如实反映医院的经济活动，问题的根源体现在：内部会计管理制度不明晰，填制会计凭证时未按规定取得有效的原始凭证，登记会计账簿随意性大；编制财务报告不合法、不真实等；会计工作的交接不规范；会计工作信息化程度低。

5. 会计部门和其他业务部门缺乏沟通协调

一方面，业务部门认为内部控制是财会部门的职责，与自身没有关系；另一方面，会计部门不甚注重和其他业务部门的沟通，长期的业财分离格局，造成对业务流程的了解缺乏深刻的认知，重财务、轻业务的现象比比皆是。

（四）会计系统控制建设

1.依法设置会计机构，配备会计从业人员

国家法律法规对会计工作机构和会计人员的设置与配备作了相应的规定。根据《中华人民共和国会计法》的要求，各医院应当根据会计业务的需要，设置会计机构，或者在有关机构中设置会计人员并指定会计主管人员。担任医院会计机构负责人（会计主管人员）的，应当具备会计师以上专业技术职务资格或者从事会计工作三年以上经历。三级医院须设置总会计师，其他医院可根据实际情况参照设置。为此，公立医院应当严格按照法律规定建立健全会计机构，为会计管理工作有序运转提供组织和人员保障。公立医院应根据医院财务工作需要，配备具有会计从业资格、业务水平过关以及道德素质高的人员。同时，在日常业务中应加强会计人员专业技能的培训，强化会计人员的岗位意识，确保医院会计人员具备相应的岗位胜任能力，真正建设一支思想素质高、业务水平过硬的财务会计工作队伍。

2.落实岗位责任制，确保不相容岗位相互分离

公立医院应按照不相容岗位分离的原则，合理设计会计及相关工作岗位，明确职责权限，形成相互制衡机制。一般来说，会计工作岗位可以一人一岗、一人多岗或一岗多人，但《中华人民共和国会计法》和《会计基础工作规范》都明确规定出纳人员不得兼任稽核、会计档案保管和收入、支出、费用、债权债务账目的登记工作，所以公立医院应当依法合理设置会计工作岗位，为每个岗位编写岗位责任书，明确每个岗位的权利义务，并由相应会计人员签字确认，以责定权、责权分明、严格考核、有奖有惩，切实做到事事有人管、人人有专责、办事有要求、工作有检查，建立层次分明、职责明确的会计人员岗位责任制体系。

此外，医院应当实行会计部门关键岗位定期轮岗制度，有些医院确实无法采取不相容岗位分离和轮岗等制度的，可采取专项审计、强制休假等方式作为替代控制措施，有效防范财务部门人员流动不畅可能引起的舞弊案件。

3.加强会计管理制度建设，提高会计信息质量

医院会计机制要严格按照《会计法》《医院会计制度》《医院财务制度》等政策法规，结合医院实际业务情况，制定医院内部的会计管理制度，建立医院的会计工作规范，确保医院会计工作有章可循、有据可依。

（1）各医院要结合自身的具体情况，明确会计账务处理工作程序，包括会计科目、会计凭证（含原始凭证）、会计账簿、结账与对账的要求进行具体详细的规

定，提高会计信息质量。

（2）建立会计稽核制度，包括对各类会计凭证、会计账簿、财务报告和日常核算业务的稽核工作进行详细规定。

（3）建立会计人员岗位责任制度，加强会计工作的程序化、规范化，更好地发挥会计工作在医院财务管理中的职能作用，同时分工明确，落实责任，提高工作效率和工作质量。另外，要制定岗位工作手册、流程图、作业指导书等，使会计工作标准化、规范化。

（4）建立其他各类会计工作规范：往来款管理、财务报告、财务信息系统管理、内部票据管理、财务印鉴管理、货币资金管理等制度，进一步使会计工作有章可循、有据可依。

除此之外，对医院其他各类管理制度亦要结合自身情况详细制定并执行，让会计工作有法可依。同时，要认真学习各类规章制度，要规定定期报送会计信息，不断提高会计信息质量。

4.建立健全会计档案保管制度

会计档案是医院经济活动在会计核算中的综合反映，是促进医院管理合理化、现代化的重要手段。医院财务部门要结合本医院实际，对医院会计档案的收集、整理、鉴定、编目、查阅、交接、销毁和有效利用等形成一整套的规章制度。医院还要建立严格的凭证制度，建立严格的簿记制度，建立严格的定期核对、复核与盘点制度。凭证是证明业务发生的证据，也是执行业务和记录业务的依据，医院应设计和使用适当的凭证和记录，以确保所有的资产均能得到恰当的控制，以及所有的经济业务均能得以全面、完整和准确地记录。对已经实行电子会计档案保管的医院，要加强对医院电子档案的保管和存储，确保电子会计档案的安全。

5.建立部门沟通协调机制

公立医院的各项经济活动均与会计工作密切相关，会计部门应当与其他业务部门之间加强信息沟通，定期开展必要的信息核对，实现重要经济活动信息的共享。例如，会计部门与资产管理部门定期对账，以确保资产账实相符；会计部门与各业务部门定期核对预算执行情况，提高预算执行的有效性等。只有加强沟通协调，才能使各相关业务部门形成内部控制合力，充分发挥会计对医院经济活动和财务收支的反映和监督职能，进一步提高医院内部控制效能。

6.推行财务综合运营管理信息系统建设，加强会计系统管控

"工欲善其事，必先利其器。"在互联网、大数据时代，如果没有互联互通的数据作支持，财务工作要转型和深化，是非常困难的。尤其是财务要加强对业务数据的管控，也是有一定难度的。有条件的医院建议推行预算、成本、物资、资产、薪酬、合同等一体化的综合运营管理信息系统建设，并与医院的临床业务系统妥善对接，通过系统接口自动获取相应的业务数据，并自动生成会计凭证，从而建立医院业务财务一体化的运营管理平台，实现财务、物资、资产的有效管理，实现资金流、业务流、数据流的同步和信息共享，从而有效解决医院财务系统"信息孤岛"的问题，在实现财务与业务深度融合的同时，进一步加强会计系统管控。

7. 推行医院总会计师制度的改进和完善

近年来，公立医院尤其是三级公立医院业务量不断增长，经济运行日益复杂，收支规模逐年扩大，经济管理任务日益繁重。建立实施公立医院总会计师制度，有利于进一步加强管理、决策、监督，有利于推进医院经济管理向战略规划、财务分析、绩效评价等方面转变，以确保医院运营目标和管理目标的实现。2019年1月16日，国务院办公厅印发了《关于加强三级公立医院绩效考核工作的意见》（国办发〔2019〕4号），要求在运营效率经济管理方面对三级医院规范设立总会计师制度进行定性考核，医院应具有总会计师任命文件、领导班子职责分工以及能够体现总会计师职责的相关规章制度等。完善医院总会计师选拔任用制度，进一步明确总会计师的任免条件、职责、权限，丰富选拔方式，明确人事关系，解决职数问题，确立行政地位。根据文件要求，公立医院应当健全总会计师的薪酬制度和绩效考核办法，合理的薪金报酬和考核标准可以起到激励的作用，充分调动起总会计师工作的积极性，为其建立起职业发展通道、提升职业归属感，提供制度保障。

六、信息系统控制建设

（一）信息系统控制概述

根据《行政事业医院内部控制规范》第三章第十八条规定：单位应当充分运用现代科学技术加强内部控制。对信息系统建设实行归口管理，将经济活动及其内部控制嵌入医院信息系统，减少或消除人为操作因素，保护信息安全。

医院管理信息系统是医院现代化管理的一个重要基础，它是计算机技术、网络通信技术以及软件技术和科学化管理的综合运用。现在，随着科技的进步，医院信息系统已经成为一家现代化医院的基本业务需求，医院信息系统是处理医院的各类数据信息和为医院科学管理层决策提供依据的应用系统，是现代化医院管理的一个重要基础。

公立医院应当充分利用信息化技术加强内部控制建设，将内部控制流程和关键点融入医院信息系统，应包含但不限于预算、收支、库存、采购、资产、建设项目、合同、科研管理等模块；加强信息平台化、集成化建设，实现业务全覆盖、信息互联互通；每年应对内部控制信息化建设情况进行评价，推动信息化建设，减少或消除人为因素，提高工作效率。

由于医院业务比较复杂，医院信息系统也相对繁多，主要包括几个方面。

（1）临床业务系统：包括门急诊、住院管理系统（HIS系统），临床影像管理系统（PACS系统），临床检验管理系统（LIS系统），手术麻醉管理系统，输血管理系统，体检业务管理系统等；

（2）就诊辅助系统：包括预约诊疗系统、排队叫号系统、就诊导航系统、人工智能辅助诊断系统等；

（3）运营管理系统：包括病案管理系统、医疗统计系统、财务管理系统、人力资源管理系统、物流管理系统、固定资产管理系统、无形资产管理系统、合同管理系统、办公自动化系统（OA系统）等。

信息系统的使用可以有效提高医院经济活动的效率，防范经济活动中存在的人为操作风险，但同时信息系统本身已经成为医院经济活动风险的重要组成部分。当前，随着医院信息系统的广泛使用，防范信息系统风险和规范信息系统管理是医院内部控制的一个重要内容。综合起来，信息系统控制具体可包括：信息系统开发控制、信息系统运维控制、信息系统安全控制、信息系统运用控制，详见图4-5。

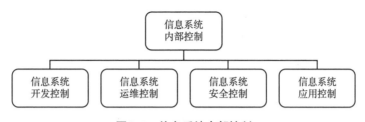

图4-5　信息系统内部控制

从广义上来说，信息系统是物流、资金流、业务流和信息流为服务于同类的控制和管理而形成的信息流网络。它可以是医院的产、供、销、库存、计划、管理、预测、控制的综合系统，也可以是经营管理、战略规划、管理决策、信息服务等的综合系统。信息系统包括信息处理系统和信息传输系统两个方面，其中，信息处理系统对数据进行处理，使它获得新的结构与形态或者产生新的数据；信息传输系统不改变信息本身的内容，作用是把信息从一处传到另一处。从狭义上来说，信息系统是一个以人为主导，利用计算机硬件、计算机软件和数据资源，及时、正确地收集、加工、存储和提供信息，以实现组织中各项活动的管理、调节和控制的人造系统。其中，计算机信息系统硬件是指有形的物理设备，它是计算机信息系统各种装置的总称，主要由中央处理器、存储器、输入/输出设备等组成；软件是用户和硬件之间的接口界面，一般是指计算机系统中的程序及有关文档，可分为系统软件和应用软件两大类。

随着信息技术在医院管理方面的广泛应用，公立医院内部控制的信息化、数字化将成为一种趋势（相关文件见表4-4）。根据2020年全国卫生健康财务工作会议部署，《关于开展"公立医疗机构经济管理年"活动的通知》（国卫财务函〔2020〕262号）要求："推进信息化建设，推进实现单位内部运营管理平台系统与医疗教学科研等业务系统互联互通，数据共享共用。"公立医院应按照国家政务信息化工程建设规划，结合医院自身信息化需求建设医院信息化管理平台。国务院办公厅印发的《深化医药卫生体制改革2020年下半年重点工作任务》（国办发〔2020〕25号）也指出，我国公立医院应"加快"互联网+医疗健康"发展，完善国家级全民健康信息平台，推进新一代信息技术在医药卫生领域的应用，促进医药卫生管理和服务模式的重塑。为此，公立医院应注意对信息系统建设实施归口管控，做好顶层设计，将经济活动及其内部控制流程嵌入医院信息系统，减少或消除人为操纵因素，保护信息安全。按照内部控制信息化的要求，公立医院应当加强内部控制信息化，即内控理念、控制流程、控制方法等要素通过信息化的手段固化到信息系统中，从而实现内部控制体系的系统化与常态化。

表4-4　　　　　　　　　　　卫生健康行业信息化有关文件目录

序号	文件号	文件名
1	国卫规划发〔2020〕16号	《关于加强卫生健康统计工作的指导意见》
2	国卫规划函〔2019〕87号	《全国基层医疗卫生机构信息化建设标准与规范（试行）》
3	国卫办规划函〔2019〕383号	《全国医院上报数据统计分析指标集（试行）》
4	国卫办规划函〔2019〕380号	《全国医院数据上报管理方案（试行）》
5	国卫规划发〔2018〕23号	《国家健康医疗大数据标准、安全和服务管理办法（试行）》

续表

序号	文件号	文件名
6	国卫办规划发〔2018〕13号	《国家卫生健康委委内数据资源管理服务办法（试行）》
7	国卫办规划发〔2018〕4号	《全国医院信息化建设标准与规范（试行）》
8	国办发〔2018〕26号	《关于促进"互联网＋医疗健康"发展的意见》
9	国卫规划发〔2017〕6号	《"十三五"全民健康信息化发展规划》
10	国卫规划发〔2017〕25号	《"十三五"全民健康网络与信息安全规划》
11	国卫办规划函〔2017〕1232号	《医院信息化建设应用技术指引》（2017年版）
12	国卫办规划函〔2016〕1110号	《医院信息平台应用功能指引》
13	国卫办规划函〔2017〕1011号	《网络与信息安全事件应急预案（试行）》
14	国中医药规财发〔2016〕36号	《中医药信息化发展"十三五"规划》
15	国办发〔2016〕47号	《关于促进和规范健康医疗大数据应用发展的指导意见》

除了内部控制信息化外，针对信息系统的内部控制也应该加强。相关的控制可以分为两种类型：一般控制和应用控制。其中，一般控制是确保组织信息正常运行的制度和工作程序，其主要目标是保护数据和应用程序的安全，并且确保在异常中断情况下计算机信息系统能持续运行，一般控制分为信息系统开发、信息系统运营和维护、信息系统安全控制。应用控制是针对信息系统某个具体业务系统的敏感环境和特殊要求，为保证数据处理的完整性、准确性而建立的控制，该控制可以是人工控制，也可以是程序化控制，不过多以程序化控制为主。由于数据处理过程一般由输入、处理和输出三个阶段构成，应用控制又分为输入控制、处理控制和输出控制。

（二）信息系统控制目标

信息系统内部控制的主要对象是信息系统，由计算机硬件、软件、人员、信息流和运行规程等要素组成。信息系统内部控制的目标是促进医院有效实施内部控制，提高医院现代化管理水平，减少人为操纵因素；同时，增强信息系统的安全性、可靠性和合理性以及相关信息的保密性、完整性和可用性，为建立有效的信息与沟通机制提供支持保障。信息系统控制的目标具体可细化以下四个目标。

1.信息系统开发控制目标

一是建立科学的信息系统总体规划，可以有效整合信息系统的各种功能，满足未来对信息系统的需求。二是按规定时间完成信息系统的开发和验收工作。三是制订并执行科学的信息系统实施方案，保证数据的准确、安全。

2.信息系统运维控制目标

信息系统运行维护的目标是保证系统正常运转，主要工作内容包括系统的日常操作、系统的日常巡检和维修、系统运行状态监控、异常事件的报告和处理等，包括硬件、软件和网络的运维控制。

3.信息系统安全控制目标

信息系统安全控制的目标是保障信息系统安全。信息系统安全是指信息系统包含的所有硬件、软件和数据受到保护，不因偶然和恶意的原因而遭到破坏、更改和泄漏，信息系统能够连续正常运行。

4.信息系统应用控制目标

一是指在使用信息系统处理业务过程中，确保输入、处理、输出信息的准确性和完整性。二是明确信息系统的使用权限，确保信息系统使用符合法律法规，防范超越权限使用信息。

（三）信息系统控制的主要风险点

1.信息系统开发控制的主要风险点

第一，缺乏战略规划或规划不合理，可能造成"信息孤岛"或重复建设，导致医院运营管理效率低下。

第二，没有将信息化与医院实际业务需求结合，降低了信息系统的应用价值。"信息孤岛"现象在不少医院信息系统建设中普遍存在，根源在于这些医院往往忽视战略规划的重要性，因战略规划问题或因经费等问题，出现缺乏整体观念和整合意识，常常陷于头痛医头、脚痛医脚；部分医院存在医院信息系统、财务管理信息系统、办公自动化系统等各自为政、孤立存在的现象，削弱了信息系统的协同效用，甚至引发系统冲突，降低效率。

第三，信息系统在开发过程中，需求调研不充分，义档描述不准确，导致信息系统不能完全满足需求。

第四，不重视后续信息系统的验收工作，或者验收不科学，可能无法保证新开发的系统后续不会出现大的问题。

2.信息系统运维控制的主要风险点

信息系统运行维护的环节的主要风险是：第一，没有建立规范的信息系统日常运行管理规范，计算机软硬件的内在隐患易于爆发，可能导致医院信息系统出错。第二，没有执行例行检查，未及时发现问题。第三，对医院信息系统数据未能定期备份，可能导致损坏后无法恢复，从而造成重大损失。

3.信息系统安全控制的主要风险点

信息系统安全控制的主要风险是：第一，医院硬件设备种类多、分布范围广，安全管理难度大，可能导致设备生命周期短。第二，业务部门信息安全意识薄弱，对系统和信息安全缺乏有效的监管手段。第三，对系统程序的缺陷或漏洞安全防护不够，导致遭受黑客攻击、信息泄露。第四，对各种计算机病毒防范清理不力，导致系统运行不稳定甚至瘫痪。第五，缺乏对信息系统操作人员的严密监控，可能导致舞弊和利用计算机犯罪。

4.信息系统应用控制的主要风险点

第一，输入系统数据不准确、不完整，导致输出结果错误，甚至引起相关损失。

第二，未经授权处理相关业务，业务处理不正确，导致业务无法正常运行；或在运行过程中未留下详细轨迹，导致出错时无法追踪。

第三，系统数据的输出被非授权用户获取或篡改，影响医院业务的开展。

（四）信息系统控制建设

1.信息系统的开发控制建设

根据软件开发生命周期，信息系统开发包括系统规划、可行性研究、需求分析、软件获取、设计和编码、测试和安装等阶段。公立医院诊疗业务及管理工作的复杂程度较高，其信息系统具有多样性和复杂性，包括临床业务管理系统、就诊辅助系统及运营管理系统等，因此，公立医院的信息系统开发要具有全局性和前瞻性，在基于医院统一管理的前提下进行统一布局和逐步实施，如统一人员信息、科室信息、资产信息等医院基础信息字典，并搭建各类信息系统一体化管理的平台系统，打通各类信息系统之间的连接点，促进信息系统整合。

在系统规划阶段，医院应该在系统开发之前结合医院年度工作计划制定恰当的系统规划说明书，使医院经济活动与信息系统协调统一。同时，要充分调动和发挥信息系统归口管理部门和业务部门的积极性，促进各部门之间的沟通，以提高战略规划的科学性、前瞻性和适应性。

在可行性研究阶段，医院应分析系统开发工作必须具备的资源和条件是否能够满足系统目标，避免盲目投资，减少不必要的损失。

在需求分析阶段，信息系统归口管理部门应组织医院内部各有关部门提出开发需求，编写业务需求说明书，确保需求文档表述清晰、准确。同时，应建立需求评审和需求变更控制流程，依据需求文档评审其设计可行性，并由需求提出人和编制人签字确认，报经业务部门和信息系统归口管理部门负责人审批。

在软件获取阶段，医院要根据自身实际情况选择合适的信息系统开发方式，包括自行开发、外购调试、业务外包。自行开发是指医院以自身力量完成整个开发过程；外购调试是指医院购买成熟的商品化软件，通过参数配置和二次开发满足医院需求，如可修改型成品软件（MOTS）、开源软件等；业务外包是指医院委托其他医院开发信息系统，由专业医院或科研机构负责开发、安装实施，医院直接使用，例如定制软件、政府成品软件（GOTS）、软件组合等。在这三种方式中，自行开发对医院自身的技术实力要求较高，外购调试其次，业务外包对医院自身的技术实力要求最低。一般而言，如果市场有较为成熟且能够满足医院特殊需求的系统或者软件，医院应该首选外购调试；如果市场没有符合医院特殊需求的系统或者软件，医院可以选择自行开发和业务外包；如果自身技术力量薄弱或者出于成本效益考虑，不愿意维持庞大的开发队伍，可以采取业务外包。需要注意的是，如果涉及某些需要有保密性质的业务，医院要依据相关法律法规，确保系统的保密性、安全性。以下我们以自行开发内部控制建设为例，说明信息系统的一般控制建设，外购调试、业务外包控制与自行开发在部分环节有重叠，而且外购调试、业务外包涉及政府采购等业务，在此不再赘述。

在设计和编码阶段，医院应把业务需求说明书转换为用适当手段表示的软件设计文档，把需求转化为软件系统。信息系统设计应参照《计算机软件产品开发文件编制指南》（GB/T8567—1988）等国家标准和行业标准，确保系统设计说明书的编写质量；在系统编程环节，应建立并执行严格的代码复查评审制度，建立执行统一的编程规范，在标识符命名、程序注释等方面统一风格，使用版本控制软件系统，保证所有开发人员基于相同的组建环境开展项目工作。

在测试阶段，尽管在系统开发各个阶段都采用过了严格的技术审查，但是依旧难免出现差错，因此医院应该建立系统测试工作流程，加强系统测试控制。医院要区分医院测试、组装测试、系统测试、验收测试等不同类型，加强测试分析，将测试的实际结果与预期结果进行对比说明，分析并解决测试中发现的系统问题。

在系统安装阶段，医院应当取得适当的移交文件，检查所有的系统文档，判断其完整性及所有最近测试阶段所作的更新能否反映在文档中，在系统投入正常作业前确认所有数据的转换，保证其准确性和完整性。

2.信息系统的运维控制建设

信息系统运营是指信息系统硬件和软件的日常工作，各组织的系统处理环境依计算机规模和负载量而有所不同，因此，信息系统运营的内容也不尽相同。一般而言，信息系统运营具有计算机操作、技术支持/帮助台、数据输入/输出控制、程序变更控制、质量保证、问题管理程序、监控资源有效运用的程序、实体和逻辑安全的管理、应急管理和业务持续计划等基本功能。

信息系统维护是管理应用系统变更的过程，其目的是保证软件产品源代码和可执行代码的完整性。变更管理是对在最短时间内完成基础架构的任一部分或服务的任一方面的变更进行规划和监督的过程。这种变更有可能是来自外部的变更要求，如客户要求修改工作范围、功能需求、性能需求等；也有可能来源于服务过程内部的变更要求。无论是组织自行开发的软件，还是购买的商品化软件，在使用的过程中都可能对其进行变更，组织必须建立一套可行的方法来评估变更的风险、产生的风险、资源的需求以及变更标准，在变更和变更产生的影响之间进行权衡。一般而言，变更管理的过程主要包括确定变更计划、实施变更计划和评估变更等三个过程。

在确定变更计划阶段，组织或者客户记录变更请求，并对其进行编号，变更管理人员对其进行初步评价，以此来确定是否有不清楚、不合法、不切实际或不必要的变更请求。然后依据变更的必要性及其对业务的影响来决定接受或拒绝变更请求，一旦接受了某个变更要求，接下来就是根据服务台、事故管理和问题管理等对变更进行初步分类，考虑变更的影响和可用资源等方面的情况，最终确定变更的类别。在明确了变更请求的类别和优先级别后，接下来需要根据变更进度安排表来制订变更计划，重要变更需要提交相关部门批准。

在确定了变更计划后，变更管理就可以开始具体实施变更计划，这个过程主要包括构建、测试和实施三个步骤。为了防止变更之后IT组件对服务质量造成不良影响，所有变更在实施之前应该进行全面测试，其目的是确定IT组件的安全性、可维护性、可支持性、可靠性和可用性等方面的性能。在这一过程中，变更管理的任务是确保这些变更的实施按照变更计划进度表的安排进行，并保证变更对IT服务的影响降低到最低程度。

变更实施完毕后，需要对变更情况进行评估，以便确定此次变更是否达到预期效果，如果没有，应当采取行动进行补救。

3.信息系统的安全控制建设

信息系统安全管理是一个复杂的系统工程，它的实现不仅需要技术方面的支持，还需要法律、制度和人的素质因素的配合。公立医院可以从信息系统安全体系、信息安全教育、信息系统安全规划等三个方面加强信息医院安全控制。

首先，医院应该构建信息系统安全体系，该体系主要由技术体系、组织机构体系和管理体制共同构成。其中，技术体系是全面提供信息系统安全保护的技术保障系统，主要分为物理安全技术和系统安全体系；组织机构体系是信息系统的组织保障系统，由机构、岗位和人事三个部分构成；管理体系是信息安全的"灵魂"，由法律管理、制度管理和培训管理组成。

其次，医院应该采取多重形式加强对那些与信息系统安全有关的所有人员的安全教育。教育形式包括普法教育、短期培训、基础教育和网上教育等形式。教育对象主要包括领导与管理人员、计算机工程人员、计算机厂商、一般用户、计算机安全部门的工作人员、法律工作人员和其他有关人员等。教育内容包括法律教育、安全基础知识教育和职业道德教育。其中，法规教育是信息系统安全教育的核心，与信息系统相关的工作人员都要接受信息系统安全法规教育并熟知有关章节的要点，确保医院信息安全管理合法合规；安全基础知识是计算机工作人员应该掌握的基本知识，确保信息系统正常运行，具体包括安全技术教育、安全网络教育、运行安全教育、实体安全教育等；职业道德教育是对法律教育的有力补充，对于一些计算机违法违规行为，法律不是唯一的解决方法，医院应该进一步加强职业道德教育，培养认真、负责的职业作风。

最后，加强内部控制信息系统的安全管理，应当建立用户管理制度、系统数据定期备份制度、信息系统安全保密和泄密责任追究制度等措施，确保重要信息系统安全、可靠，增强信息安全保障能力。医院要从人员安全管理、物理和环境保护、输入/输出控制、制订突发事件的应急计划、应用软件维护控制、数据完整性与有效性控制、文档管理等方面来规划本医院的信息系统安全。

4.信息系统同步及稽核控制建设

公立医院信息系统因其业务及管理特点而具有多样性和复杂性，临床业务系统和行政管理系统间应保持数据接口，相互传递、同步相关数据，并建立定期自动稽核机制，确保数据同源、同步更新、彼此验证、相互复核。医院应当建立信息数据质量管理制度，信息归口管理部门制定统一的数据共享与交互标准，各经济活动信息系统按统一标准建设以实现数据共享与交互，信息系统应能够完整反映预算管理、收支管理、政府采购管理、资产管理、建设项目管理、合同管理、成本管理、科研项目管理等业务制度规定的活动控制流程。

5.信息系统应用控制建设

（1）输入控制。输入控制是指与数据输入相关的控制，其目的主要是保证数据的完整性、准确性、授权性和有效性。根据影响数据的主要原因，我们进一步将输入控制分为数据采集控制和数据输入控制。

数据采集是指原始业务文档的手工准备过程。数据采集控制的目的，在于确保输入数据在合理授权的基础上合法、正确地编制，完整地收集，安全地传送。数据采集控制需要采取下列控制手段和措施：建立明确的凭证编制程序；规定需要使用的凭证、编制凭证的时间、凭证的编制检查和授权输入的负责人员；制定工作手册，详细说明凭证编制时间、各种编码的使用、凭证传送的手续和时间、凭证审核的内容和负责人、凭证的保管制度与职责分工等；合理设置使用控制总数，对成批处理的经济业务凭证，以某种特征为基础（如凭证张数、金额）计算总数并核对每批的总数。

数据采集的下一项工作，是将数据输入计算机信息系统。这一过程中的控制，一是防止输入时的遗漏或重复，二是检查数据中是否仍然存在错误。采用的控制手段有些可由人工完成，有些可由计算机程序实施。

在数据输入控制中应事先设计规定数据格式，实现格式化操作，有利于减少数据输入过程的错误。在设计输入格式时，要尽量减少填写项目，输入画面的设计尽可能与实际凭证相似。建立数据收发记录，计算控制总数。

数据输入后要进行数据核对，核对控制可由操作员与复核员分别进行。常用的核对方法是目视核对，也称静态校验，是指用目测的方法透过屏幕或打印输出的凭证对录入的数据进行校对，一般应对照录入的原始单据进行。操作员与复核员都可采用这种方法对录入的资料加以核对。另一种经常使用的方法是逻辑检验方式，逻辑检验是指将实际准备的数据与某些事先编入程序的规定或标准进行比较，以逻辑判断的形式确定数据的正确性、合理性。由于计算机运行速度快，且有极高的处理一贯性，因此其检验效率远比人工检验高。在有可能的情况下，应尽量通过应用程序对数据处理的全过程进行检验。实际应用中的逻辑检验方法包括编码有效性校验、符号校验、数据类型校验和字度长度校验等。

（2）处理控制。处理控制是指通过计算机程序的控制方法对数据处理过程进行控制，保证应用中的数据处理准确，并且没有数据丢失、增加和修改。处理控制的具体措施主要包括以下几种。

①审核处理输出：数据处理是计算机信息系统的内部功能，人眼不能直接看到。但处理的数据及处理数据有关的程序可以输出，从而为人眼所见。审核输出能发现一些处理和输入数据的错误。

②进行数据有效性检验：可靠和合适的处理要求应用程序所处理的数据是正确的，而处理正确的数据意味着要读出正确的文件和文件中的记录，并且所处理的业务与主文件所包含的业务相配。有效性检验是为了发现用错文件、记录和业务数据的情形，其措施包括文件标签检验、记录标识检测、业务代码检测、业务顺序检验等。

③进行处理有效性检测：处理错误的产生根源与应用程序的逻辑错误，或硬件和系统软件的错误。

④错误纠正控制：处理错误有两类，一类错误是由处理有效性检测发现的错误，可以把这类错误数据写入未决文件，等到更正后，再与同批数据一起进行下一步处理。这类错误也可以这样来加以处置，即将错误数据从同批数据中分出来，待更正后同下一批数据一起进行处理。另一类错误是在处理过程结束后通过人工审核输出数据才发现的，这类错误数据已经影响到主文件的结果，应对它们逐笔加以记录，并且将一笔能抵消错误影响的分录或其他数据写入文件，以得出正确的余额。

⑤保留审计线索：适当的审计线索是对处理过程中发生的事情的反映。因此有必要把反映处理活动、程序逻辑和机器可读文件活动的数据书面化，包括处理活动输出、程序资料和文件活动数据。

⑥断点技术：断点是由一条指令或其他条件所规定的程序中的一个点。在这个点上，程序运行能被外部干预或为监督程序所中断。程序运行中断后，可以进行直观检查：打印输出或其他分析。利用断点技术，在断点可以计算控制数据（主文件金额数、记录计数、前一程序指令的序号）。如果发现处理错误，就能发现错误出在程序运行的哪一个环节。

（3）输出控制。系统不但要定期或不定期地把各种信息输出到存储介质上，而且还要打印输出各种报告、报表或其他有关资料。输出控制的目的就是要保证输出资料的准确、可靠，并能按要求及时送到指定的人手中，而未经批准的人不能接触系统的输出资料。常用的输出控制措施有以下几种。

①控制总数核对：输出控制总数应与输入控制总数、处理控制总数相核对，

以保证处理后数据没有丢失，也没有重复和遗漏，而是正确地输出。如果输入、处理和输出的控制总数平衡了，就能有效地保证输出的准确、完整。此控制主要用于批处理信息系统，当然，对实时处理系统也可以累计一个医院时间（如一天）的控制总数进行核对。控制总数的核对工作可以由计算机完成，也可以由计算机累计输出控制总数，而由人工进行核对。

②勾稽关系检验：报表是计算机信息系统的重要输出资料。各报表的项目之间存在着一定的勾稽关系。为提高报表输出的准确性，在报表输出前，可由计算机检查报表间应有的勾稽关系是否满足。若关系没有满足，计算机将给出错误信息，由操作员进行检查。此措施是报表输出的有效控制。

③对输出资料的核对检查与合理性检验：所谓核对检查就是对打印输出的文件由人工用肉眼进行检查，以发现由于机器的故障或操作的疏忽带来的打印输出的错漏。对于重要的、敏感的输出，要逐一审视，与原始输入文件核对，保证输出的正确。逐一审视核对只能用于特别重要的输出资料。对一般的账页输出，可只作粗略的浏览。对计算机信息系统较敏感的输出，则可通过人工的合理性检验给予控制。人工的合理性检验是指在打印资料使用前，由人工检查输出结果有无不合理的现象，即有无超出正常的范围。合理性检验可发现由于不正确的处理或由于有人篡改了系统的应用程序或数据文件，使系统打印输出了不合理的结果。对一些在处理过程中缺乏合理性检验的系统，此控制更为重要，它是较为有效的输出控制。

④输出文件的保管与分发：医院的许多资料是机密的，重要资料的泄露往往会带来巨大的损失。因此，计算机信息系统的输出，无论是磁性文件还是打印资料，输出后应立即受到严格的控制，未经批准的人不能接触到这些输出文件，以防有人窃取或篡改输出资料。系统输出的磁性文件应由系统的资料保管员负责保管，没有专职资料保管员的，可由兼职的资料保管员或操作员保管。打印输出的资料应在系统的操作日志上有所记录，包括记录输出的日期、文件、页数及负责的操作员姓名。打印输出的资料应及时送到指定的人手中。

第五章　公立医院预算管理控制建设

一、公立医院预算管理概述

采取全面预算管理是保障医院正常运营、合理规划经营策略的重要措施。在新医改背景下，全面预算管理能够促进预算管理从粗放向精细化转变。通过全面化、精细化预算，实现局部到整体统一的经营服务策略，从而协调医院整体运行的连贯性。

（一）医院预算管理和预算内部控制的概念

1.医院预算管理的概念

医院预算是指医院按照国家有关规定，根据事业发展计划和目标编制的年度财务收支计划。其反映了预算年度内医院的财务收支规模、结构和资金使用方向，是计划年度内医院各项事业发展计划和工作任务在财务收支上的具体反映，是医院财务活动的基本依据，为医院开展各项业务活动、实现工作目标提供了财力支持。

《医院财务制度》规定，国家对医院实行"核定收支、定项补助、超支不补、结余按规定使用"的预算管理办法。地方可结合本地实际，对有条件的医院开展"核定收支、以收抵支、超收上缴、差额补助、奖惩分明"等多种管理办法的试点。"核定收支"是指卫生主管部门和财政部门根据医院的特点、事业发展计划、工作任务、财务状况以及财政补助政策，对医院编报的全年收入和支出预算予以核定。"定项补助"是根据区域卫生规划、群众医疗卫生服务需求、收支状况、财政保障能力等情况，按照一定标准对医院的某些支出项目给予的财政补助，主要用于医院基建、设备购置等方面。"超支不补"是指医院的收支预算经财政部门和卫生主管部门核定后，必须按照预算执行，采取措施增收节支，除特殊原因外，对超支部分财政部门和卫生主管部门不再追加补助。"结余按规定使用"是对增收节支形成的结余应按国家规定区别使用，专项补助结余应按规定用途处理；执行"超收上缴"的医院应按规定将超收部分上缴财政，用于支持本地区卫生事业发展；除有限定用途的结余及超收上缴部分外，结余的其他部分可留归医院，按国家有关规定用于事业发展，不得随意调整用途。

全面预算管理是医院在一定的时期内各项业务活动、财务表现等方面的总体预测。全面预算管理是医院内部控制的一种方法，是集控制、激励、评价为一体的综合管理机制。通过合理分配医院的人、财、物等资源，协助医院实现既定的发展目标，并与相应的绩效管理相配合，监控医院发展目标的实施进度，控制费用、预测内外部政策影响与需求，合理调整，有效促进医院发展目标。

2.预算内部控制的概念

根据《预算法》，预算具有法定效力，而且贯穿于单位各项业务活动事前、事中和事后的全过程，在医院的内部管理中发挥着计划、协调、控制、评价等综合管理功能。预算控制不同于预算业务控制。预算控制是一种控制方法，是医院为提高经营效率、充分有效地获得和使用各种资源，达到既定管理目标，而在医院内部实施的各种制约和调节的组织、计划、程序和方法，从而达到有效控制医院经济活动风险的目的。预算业务控制是对预算业务的控制，通过建立健全预算业务内部管理制度、合理设置预算业务管理机构或岗位、建立部门间沟通协调机制和预算执行分析机制、加强内部审核审批等控制方法，对预算编制、预算审批、预算执行、决算和绩效评价等环节实施的有效控制。

预算内部控制是医院内部控制的重要组成部分。狭义来说，预算控制是指利用预算对经营活动过程进行的事中监控行为。广义的预算控制涵盖单位经济活动的全过程，通过预算编制、预算执行监控和预算考评形成一个包括事前、事中和事后全过程的控制系统。

（二）预算管理与内部控制的关系

作为一种管理工具，预算通过预测、决策、计划、预算、执行、控制、评价等基本的管理活动，对医院各项活动施以全方位、全过程的管理，同时具有全面控制的能力。与内部控制一样，预算管理贯穿于医院运营管理的全过程。内部控制为预算管理提供保障，同时预算管理补充了内部控制的实施控制方法和策略。因此，内部控制与预算管理存在着互动关系。

1.预算管理是内部控制的手段

预算管理是保证医院内部控制有效实施的一个有力手段，是一个事前控制、事中控制、事后控制的工具。通过实施预算管理，医院可以分解、落实运营目标，明确各部门的任务、责任和利益，从而更好地实现对各部门的监督、控制和考核。预算管理可以帮助医院识别和预测内部控制中的薄弱环节，对医院风险进行评估并发出预警。医院管理者为了加强内部控制，可以通过预算管理的形式将管理系统整合，实现对医院的全面控制，完成医院的战略目标。

2.预算管理内容是内部控制的对象

医院在实施预算管理的过程中，在预算编制、预算审批与下达、预算执行、预算分析与反馈、预算调整、预算考核等环节，存在管理以及操作方面的风险，医院管理者应针对这些风险点采取相应的控制措施，将风险控制在可接受范围内，并使预算资金得到合理的安排和利用。

3.内部控制是预算管理有效实施的基础

预算管理需要借助于内部控制中的职责分工、授权批准等控制程序，来健全预算管理制度、提高预算的执行力，保证医院预算管理的顺利实施。医院面临来自内部和外部的各种风险，医院需要对这些风险进行分析，以确定某一事件发生的可能性以及如果不发生时产生的潜在影响。一旦那些重大风险被识别出来，就应及时采取措施降低这些风险，为预算管理提供坚实的保障。

（三）预算管理控制的意义

医院预算管理控制是通过构建预算组织构架，制定一系列预算操作、管理、控制、监督控制制度，实现预算管控的过程。医院实行全面预算管理，有利于贯彻执行国家卫生政策；有利于保证收支平衡，防范财务危机；有利于强化政府监管，改进和完善财务管理；有利于强化财务分析，便于绩效考核。完善全面预算管理体系，是医院预算有效执行，从而促进医院达成发展目标的重要保障。

医院全面预算管理是医院管理的重要组成部分，是医院经济管理的主要抓手。构建完善的全面预算内部控制体系具有重要意义，主要体现在以下四个方面。

1.预算管理的全面性控制保证公立医院健康发展

全面性体现在预算管理内容全面，医院预算全面反映整体收支活动情况，不能仅反映部分收支情况；预算管理过程全面，包括预算编制、审批、执行、分析与反馈、调整和考核实施的全过程进行有效监管，发挥预算管理在医院经济运行中的主导作用；预算管理主体全面，医院预算需要医院、主管部门以及财政部门共同参与、各负其责，形成管理合力。此外，通过全面预算管理，依据本年度数据指标，可以估算、预判下一年度的经营状况，有利于及时发现以后经营活动中可能出现的隐患，预先制定并采用有效的措施规避甚至化解风险，从而保证公立医院健康发展。

2.预算的战略性目标明确医院发展方向

实现医院的预算目标，才能实现医院的战略目标。缺少预算目标的战略目标是空洞的，缺少战略目标的预算目标是盲目的。不同阶段时期的预算目标确保医院长期稳定发展。短期预算能促使日常业务活动顺利进行，长期预算能推动组织愿景实现。

3.内控指引下的全面预算管理体系更科学规范

流程梳理、风险监控，有利于保障资金安全，促进医院全面预算的有效执行和管控，提升财务管理效率。预算内控对支出的审批控制有助于医院成本管理，通过目标分解，有效规划利用医院资源。不断完善的全面预算内控体系作为医院综合管理的重要组成部分，借助信息化手段，能够有效提升医院运行效率，对医院整体管理水平的提升将起到关键的作用。

4.全面预算管理有助于开展绩效考评工作

全面预算管理是绩效管理的基础，医院预算目标的完成情况直接影响到各科室和个人的绩效水平。通过设立一定的预算考评指标，定期对各科室预算执行情况进行考评，并以此为依据进行绩效工资的分配，可以激发员工积极性，提高员工工作质量，为公立医院发展贡献价值。

（四）医院预算管理控制的范围和框架

1.医院预算管理控制的范围

医院预算是按公历年度编制财务收支预算，由收入预算和支出预算组成。按照医院财务制度规定，医院所有收支应全部纳入预算管理，体现预算的完整性。收入预算和支出预算是一个有机的预算整体。准确、科学、合理测定收支，不得人为高估或压减，不得编制无依据、无标准、无项目的预算，原则上不得编制赤字预算。

2.医院预算管理控制的框架

预算管理控制是对预算管理流程本身的控制，即对预算管理整体业务各个环节进行的控制。医院预算管理一般包括预算编报、预算批复、预算下达、预算追加调整、预算执行、决算和考评等环节。这些业务环节相互关联、相互作用、相互衔接，周而复始地循环，构成了预算管理系统化体系过程。根据医院预算管理基本业务流程，把医院预算管理控制分为组织管理体系控制、预算编报控制、预算批复控制、预算下达控制、预算执行控制、预算追加调整控制、预算考核控制等方面。

（五）预算编制原则及方法

1.预算编制原则

公立医院预算管理实行"部门预算、核定收支、财政补助、统筹安排、加强监管"的管理原则，在医院预算编制的过程中具体应遵循以下原则。

（1）全面性原则。医院预算编制应涵盖所有运营中的收支业务，考虑医、教、研各方面的发展需求，结合年度发展规划全面考虑。

（2）合法合规性原则。预算收支必须是符合国家法律法规的正当收支，违规收费、超标准支出均不得纳入预算范畴；同时，预算编制还应当遵循党风廉政建设等相关规定，确保预算编制合法有效。

（3）目标导向性原则。医院预算的编制过程是为实现年度发展目标而制订计划、配置资源的过程。预算编制应以实现年度目标为导向，优化资源配置，考虑各类政策性及内外部环境风险，提前规划预测，促进目标实现。

（4）时限性原则。预算编制以医院发展规划为基础，按照年度工作任务安排预算，年度预算编制时应同时考虑预算安排的连贯性和工作衔接，确保各项工作开展的时限性。

（5）收支统管原则。医院的各项日常收入、支出全部纳入预算管理，实行统一核算、统一管理。预算的编制要做到稳妥可靠、量入为出、收支平衡，不得编制赤字预算。

（6）客观性原则。坚持实事求是，各项支出要符合各部门的实际情况，测量时要有可靠的依据，不能凭主观印象或人为提高或降低开支标准编制预算，防止高估或低估预算目标，提高预算执行率和降低预算调整率。

2.预算编制方法

（1）零基预算法。零基预算法是指以零为基础编制的计划和预算。不受前期实际执行结果和以往某些预算框架的约束，可以根据需要对项目进行重新评价，从而避免原来不合理的费用开支对费用预算编制的影响，因而具有能够充分合理有效地配置资源、减少资源浪费的优势，并且有利于把医院的长期、中期和短期目标有机结合。零基预算法主要适用于不经常发生或者预算编制基础变化较大的项目。

（2）固定预算法。固定预算法又称静态预算法，是按照某一固定的业务量编制预算的方法。固定预算法在编制预算过程中，只依据某一业务活动水平确定相关数据，简单易行，工作量少，但存在适应性差、可比性差等缺点。当业务活动在预算期内发生调整和变动，导致实际业务量与预算业务量产生差异，由于业务量基础不同，使得部门预算失去可比性，降低甚至失去预算控制与考核的作用。固定预算法通常适用于固定费用，或者数额比较稳定的预算项目。

（3）弹性预算法。弹性预算法是对固定预算法进行改进的一种方法，在按成本（费用）习性分类的基础上，根据量、本、利之间的依存关系编制预算。由于弹性预算是以预算期间可能发生的多种业务量水平为基础，分别确定与之相应的费用数额而编制的、能适应多种业务量水平的费用预算，可以随着业务量的变化而反映各业务量水平下的支出控制数，具有一定的伸缩性。弹性预算法一般适用于与业务量有关的成本（费用）、收益等预算项目。

（4）滚动预算法。滚动预算法又称连续预算或永续预算，是指在上期预算完成情况的基础上调整和编制下期预算，并将预算期间连续向前滚动推移，使预算期间保持一定的时间跨度。按照滚动的时间单位不同，可以分为逐月滚动、逐季滚动和混合滚动。主要通过逐期调整预算来提供一个更好地反映现实的预算，从而实施预算控制。滚动预算法一般适用于规模较大、时间较长的工程类或信息化建设项目等。

（5）增量预算法。增量预算法是以预算期期初的成本费用为预算基数，将预算期业务量与预算期降低成本量综合考虑，然后调整相关支出费用的预算方法。它具有操作简单、工作难度小的特点，但是受期初数影响较大，即上一期业务活动和本期差别较大时将不利于本期的预算，容易产生偏差较大的结果。

（6）定期预算法。定期预算法是以固定的期间为一个预算期进行预算的预算方法，通常情况下是以一个完整会计年度为一个固定期间。由于预算期与会计期间相同，因此，该方法有利于财务核算和考核，但缺点是存在信息的滞后性和间断性。

（六）预算业务管理机构和岗位设置

1.预算管理组织架构

虽然医院的具体业务活动、收支规模、内外环境等因素各不相同，医院的预算管理组织体系的具体设置也有所不同，但一般情况下都包括预算管理的决策机构、预算管理的工作机构、预算管理的执行部门、预算管理的监督机构等层面，负责预算编制、审批与下达、预算执行、预算分析与反馈、预算调整、决算、预算考核等一系列预算管理活动。它是预算管理有序开展的基础环境，医院预算管理能否正常运行并发挥作用，预算管理组织体系起着关键性的作用（见图5-1）。

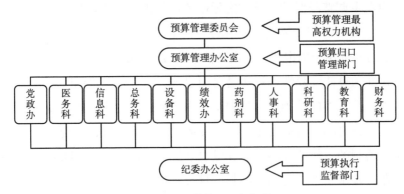

图5-1　预算管理组织架构

2.各机构组成部门及人员

（1）预算管理委员会。预算管理委员会是医院预算管理的决策机构，由医院领导班子成员组成，医院院长任委员会主任，总会计师任常务副主任主管预算管理工作。预算管理委员会在预算管理机构中居于领导核心地位，是整个医院的预算编制、执行和考核等活动的最高权力机构。

（2）预算管理工作机构。预算管理办公室作为预算管理委员会下设的工作机构，通常由医院总会计师领导，由医务、人事、绩效、财务、总务、设备、信息、药剂、科研、教育、党政办等预算管理办公室归口管理部门（以下简称"预算归口部门"）组成，主要负责预算的编制、审查、协调、执行、控制、调整及考评等工作，建立经济管理员队伍，相互协作，共同履行预算目标的分解、细化、执行、监控职能，归口管理部门的审核把关，可以提升医院预算编制的规范性、科学性和预算执行的有效性，保障年度预算有效执行。

（3）预算管理执行机构。预算管理执行机构是医院内部各业务部门，其利用分配到的经济资源开展业务工作，完成工作目标。预算业务管理执行机构应当在预算管理办公室及预算归口管理部门的指导下，组织开展本部门或本岗位的预算编制工作，设置科室经济管理员，并严格执行审批下达的预算。

（4）预算管理监督机构。医院纪委办公室作为监督机构，监督年度预算的执行，有权对预算执行资料及进度进行抽查，对监督结果进行反馈，保障预算健康有效执行。同时，年度预决算事项必须通过医院职工代表大会审议通过。

预算管理体系的运行结构如图5-2所示。

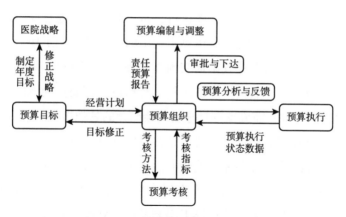

图5-2 预算管理体系的运行结构

（七）岗位职责与职务分离

《行政事业单位内控规范》中规定："单位应当合理设置岗位，明确相关岗位的职责权限，确保预算编制、审批、执行、评价等不相容岗位相互分离。"因此，医院应当在建立健全预算业务管理机构的基础上，进一步细化各岗位在预算管理中的职责、分工和权限，确保不相容岗位相互分离。预算管理工作各环节的不相容岗位一般包括预算编制与预算审批、预算审批与预算执行、预算执行与考核评价等。

1.各机构岗位职责

（1）预算管理委员会职责。预算管理委员会一般为非常设机构，主要通过定期或不定期召开预算工作会议开展工作，其主要职能一般是：批准预算管理办公室组织框架，明确办公室成员及职责；批准全面预算管理的工作机制及相关业务流程；指导和督促预算管理办公室工作的组织和实施；审定全面预算管理的规章制度；审定全面预算编制的方针、程序和要求；审议全面预算管理工作报告；审议总预算草案及预算责任部门归口的预算草案，并提出修改意见；审批预算管理指标的确定及考核执行情况；审批预算调整事项和在必要时对预算执行过程进行干预；审定医院决算和绩效评价报告；审定预算奖惩办法及实施方案；审议预算管理相关的其他重大事项。

（2）预算管理办公室职责。建立经济管理员队伍，指导科室做好预算规划及执行管理；根据战略规划和经营目标，制定年度预算指标；起草全面预算管理的规定制度等；起草全面预算编制的方针、程序和要求；编制总预算草案及预算责任部门归口的预算草案，提交预算管理委员会审议；定期组织开展预算管理工作会议，组织落实年度预算执行，开展执行分析，对预算实施过程中遇到的问题进行讨论，提出解决方案；负责落实预算实施中的内外部协调工作；负责组织开展预算年度考核工作，提出考核方案提交预算管理委员会审议；编制医院决算报告和相关绩效评价报告，开展决算分析工作，经预算管理委员会审定后对外报送上级主管及财政部门审批；完成预算管理委员会交办的其他事项。

（3）预算经济管理员职责。各科室设置兼职预算经济管理员岗位，负责科室预算管理工作。经济管理员参加医院全面预算工作会议，听取上年度预算工作总结和下年度预算工作要求，并在科室会议上传达会议精神；按规定时间和要求，结合科室发展计划，在科主任的指导下编制并提交年度科室预算申请资料，配合完成采购论证；根据归口部门预算批复，执行年度预算，对预算执行中的问题进行反馈，并提出合理建议；配合预算管理办公室做好预算的综合平衡和执行监控，及时按要求解决本部门或本岗位预算执行中存在的问题；执行其他预算管理相关任务。

（4）纪委办公室预算监督职责。医院纪委办公室主要职责是监督预算编制内容是否合法合理、预算编制及申报流程是否合规、预算执行是否执行政府采购制度、预算考核是否合理公正，有权检查或抽查重大项目投资决策和大额资金使用情况，检查是否执行"三重一大"制度。

（5）职代会预算职责。职代会作为对医院预决算院务公开的层面具有一定职责：对医院上年度预算决算情况及下年度预算安排提出意见和建议；了解职工对医院预决算管理工作方面的意见，围绕提高医院经济效益目标等提出合理化意见和建议；表决预决算是否通过职代会审议；检查和督促相关部门贯彻落实职工代表大会有关运营管理方面的提案和决议。

2.不相容职责分离

（1）不相容岗位职责分离原则。不相容职务分离是在界定职权范围的基础上，通过将不相容岗位相互分离，对不相容职务分工，形成相互制约、相互监督的工作机制。其中，界定职权范围是指通过建立合理的组织机构，制定明确的岗位责任制和严谨的工作人员守则等方式，将不同部门、不同岗位、不同人员的权利和义务加以明确。不相容职务分工的基本原则为各职能部门相对独立，根据内部牵制的原则，禁止一人包办经济业务，财、钱、物分管。

（2）不相容岗位描述。

①预算编制与预算审批相分离。预算审批岗位主要是监督和审核预算编制内

容的规范合理性及流程合规性，若预算编制与预算审批岗位由同一人（部门）总揽全过程，那么可能造成预算编制发生错误无法发现或出现舞弊的可能性，存在预算编制不科学、不规范，预算审批失效、形同虚设的预算风险。

②预算调整申请与预算调整审批相分离。经批准的预算是医院全年的预算执行目标，预算调整是考虑政策性变化或者医院运行计划改变，经科学论证后履行的例外调整。预算调整申请一般为预算执行部门，预算审批与预算调整为同一人（部门）将会导致预算审批缺失严谨性，存在预算随意调整的风险，从而导致预算审批不科学，预算批复合理性、科学性缺失。

③预算执行与预算考核相分离。预算执行是预算考核的重要内容，执行进度、执行率、执行规范等都纳入预算考核范畴，预算执行与考核为同一人（部门）将导致执行偏差无法在考核中反馈，使考核流于形式，考核结果无法反映执行情况，存在考核失效的风险。

业务环节	业务职能	预算编制	预算审批	预算调整申请	预算调整审批	预算执行	预算考核
预算编制与审批	预算编制		X				X
	预算审批			X			
预算调整	预算调整申请				X		X
	预算调整审批						
预算执行与考核	预算执行						X
	预算考核						

④决算报告编制与决算报告审核、审议相分离。决算编制审核和审议主要是监督和审核决算编制内容的规范合理性及流程合规性，若决算编制与决算审批岗位由同一人（部门）总揽全过程，那么可能造成决算编制发生错误无法发现或舞弊的可能性，存在决算编制不科学、不规范，审核和审议失效，不能向医院管理层和上级主管部门提供决策有用信息。

业务环节	业务职能	编制决算报告	审核决算报告	审议决算报告
决算编制	编制决算报告		X	X
决算审核	审核决算报告			X
决算审议	审议决算报告			

（八）公立医院预算管理控制的相关法律法规

1.《中华人民共和国预算法》（主席令第12号，2014年修正）。

2.《事业单位财务规则》（财政部令68号）。

3.《国务院关于深化预算管理制度改革的决定》（国发〔2014〕45号）。

4.《财政部关于进一步做好预算执行工作的指导意见》（财预〔2010〕11号）。

5.《关于进一步加强地方财政结余结转资金管理的通知》（财预〔2013〕372号）。

6.《中共中央办公厅 国务院办公厅印发〈关于进一步推进预算公开工作的意见〉的通知》（中办发〔2016〕13号）。

7.《关于印发〈预算绩效管理工作考核办法〉的通知》（财预〔2015〕25号）。

8.《行政事业单位内部控制规范（试行）》（财会〔2012〕21号）。

9.《医院财务制度》（财社〔2010〕306号）。

10.《关于公立医院预决算报告制度暂行规定的通知》（国卫办财务发〔2015〕117号）。

11.《医疗机构财务会计内部控制规定（试行）》（卫规财发〔2016〕227号）。

12.《中华人民共和国预算法实施条例》（国令第729号）。

13.《国家卫生健康委预算单位总会计师培养计划实施方案》（国卫办财务函〔2019〕291号）。

二、公立医院预算管理控制目标

（一）预算管理流程总体描述

预算管理流程构建是指将预算管理制度流程化，以达到预算管控、提升预算执行效率的作用。具体来说就是预算管理组织构架各部门相互协作，通过梳理预算管理各环节点，明确业务执行过程中的责任划分、执行权限、执行要求、时间节点等，将预算控制流程化，辅以内控规范指引，从而形成预算管理规范化、常规化的运作模式。

预算编制流程主要有自上而下式、自下而上式和上下结合式三种模式，一般选择上下结合式的比较多，即上级科室首先下发预算目标给下级科室，下级科室编制好预算后上交给上级科室进行审核，上级科室审核后提供修改意见返回下级科室再次修改预算，如此往复数次，编制成功最终版预算计划。

根据预算管理的步骤，将预算控制过程分为预算编制、预算审批与下达、预算执行、预算分析与反馈，预算调整、决算和预算考核七个业务流程。七个业务流程各自的预算管理步骤不同，又有各自的子业务流程。各业务流程互相衔接、制约，保障医院整体预算管控系统有效运作。

1.预算编制

（1）预算管理办公室召开年度预算编制启动会议，参会对象有分管经济领导、预算管理办公室成员科室主任、全院各部门主任及部门经济管理员，会议明确预算编制目标、要求及时间节点；

（2）各科室结合医院发展规划，根据科室下年度工作计划，编制科室年度预算（包括基本预算及项目预算），阐述预算申请理由，提交相关论证资料；

（3）预算管理办公室牵头科室财务科汇总各部门预算需求，归集后反馈给预算归口部门，预算归口部门根据条线发展规划进行需求科学性、合理性论证，提交归口预算计划及预算报告；

（4）财务科汇总各预算归口部门预算需求，编制医院"一上"预算报告（审议稿），提交预算管理委员会审批；

（5）预算管理委员会审批"一上"预算报告，提出修改意见，预算管理办公室完成修改后，上报"一上"预算；

（6）预算管理办公室根据主管部门预算"一下"批复进行预算调整，提交预算管理委员会审议同意后，提交"二上"报告。

2.预算审批与下达

（1）预算管理委员会重点讨论本年的新增项目和大额资金支出项目，从医院发展战略和"三重一大"角度对所涉及项目进行审核，对不符合上述规定的，预算委员会责成相关职能部门进一步修订、调整；

（2）预算管理办公室根据主管部门预算批复，对年度预算进行分解，按照工作量、均次、支出项目细化到各归口管理部门；

（3）预算归口部门根据分解预算进行部门细化，提交至预算归口分管院长审批后，签订年度预算控制协议书；

（4）根据预算归口分工，完成预算审批授权，签订支出授权协议，明确审批职责及权限。

3.预算执行

（1）医疗、绩效部门根据年度预算批复将业务量，次均费用、药占比，材料占比等业务指标分解至各部门，通过绩效与预算结合的方式，实现业务收入预算执行管控；

（2）预算管理办公室通过支出预算审批系统下达各科目预算控制数，各部门根据实际业务支出执行年度预算，通过审批系统控制支出预算执行管理；

（3）归口预算部门根据系统反馈的归口预算执行情况，了解预算执行进度，对异常情况进行分析，按照预算内支出授权审批执行，预算外支出"一事一议"由院务会审批原则执行年度预算。

4.预算分析与反馈

（1）预算管理办公室定期召开预算管理办公会议，对预算项目执行进度进行分析反馈，讨论存在的问题，提出解决方案；

（2）预算管理办公室月度、季度监控预算指标执行情况，完成预算分析报告，通过多种形式反馈各部门，加强预算管控。

预算分析的方式有三种：其一，对比研究法，为把某个经济指标的具体数据同预算目标当中的指标展开对比，来确认数量差别的方法；其二，比率研究法，为把不同或同一财报当中两项关联数据运算得出的比率，体现医院运作成果以及财务情况的一类研究方式；其三，因素研究法是按照研究指标以及作用要素的关联性，由数量方面确认所有要素变化对指标作用的一类研究方式。

5.预算调整

经上级机关或医院管理层审议通过并下发的预算方案，通常情况下不允许进行调整，但在预算的实际执行过程中，医院面临的内外部环境会有一定的变化，还是需要对预算方案进行一定的调整。但同时要注意的是，预算的调整要符合单位的预算目标，要严格按照单位的预算调整流程进行调整。

（1）因政策性因素影响等原因需要对预算进行调整的，由预算管理办公室根据医院发展实际，编制预算调整报告；

（2）预算管理办公室组织相关部门或专家对预算调整申请进行调研论证后，提交预算管理委员会审议；

（3）预算管理委员会审议调整预算，根据审议决议完成预算调整，并通过上级主管部门审核后报财政部门。

6.决算

（1）财务部门做好年度关账工作；

（2）财务部门参与上级主管部门组织的决算工作会议；

（3）决算编制人员做好年度决算编制工作；

（4）审核人员做好决算编制报表及报告审核工作；

（5）财务部门负责人审核所有上报报表及报告审批工作；

（6）财务部门根据上级单位的会审意见，进行修订（无意见不用修订），修订后正式提交；

（7）财务部门对相关资料进行归档保存；

（8）财务部门做好整改报告，提交第三方审计；

（9）财务部门加强决算数据分析及运用；

（10）预算管理委员会部门分管领导审批；

（11）职代会审核医院预决算报告，监督并提出改进意见；

（12）上级主管部门通知启动决算工作，并组织相关单位召开决算工作会议；

（13）上级主管部门下发财政对账单，并下发决算工作要求；

（14）上级主管部门会审医院决算报表，并给予医院决算报表反馈意见；

（15）第三方审计的会计师事务所对医院进行年度审计并提出整改意见。

7.预算考核

（1）年度预算执行完成后，预算管理办公室汇总执行数据，根据预算考核管理办法就预算考核指标完成考核评分，起草预算考核报告，提交预算管理委员会审议；

（2）根据预算考核审议结果，进行绩效奖惩。建立科学的预算考评与奖罚机制，可以更好地落实全面预算管理责任，保障各项预算目标的有效完成。医院应对各部门在预算编制、执行、调整等环节的准确性、合理性作出全面总结评价，实施绩效考评、落实奖罚，体现预算的刚性和严肃性，从而达到提升医院经营管理的目的。考评结果可以与部门科室下一年度预算安排直接挂钩，进一步强化部门预算管理意识。

（二）预算管理控制目标

预算管理控制是指以预算管理制度为依据，对预算管理流程进行监督、控制，使之符合预算管理目标的一种控制形式。医院通过建立健全预算业务的内部管理制度、合理设置预算业务管理机构（岗位及职责）、加强内部审核审批等控制方法，建立部门间沟通协调机制，对预算管理构架建设、编制、审批与下达、执行、分析与反馈、调整、决算和预算考核几个环节实施有效的控制。

1.预算管理构架建设控制目标

（1）建立符合医院实际且具有可操作性的预算管理制度、预算业务流程，建立预算审批授权制度，确保医院预算管理各个环节有章可循、规范有序。

（2）设置合理的预算管理组织体系，包括预算管理委员会、预算管理办公室、科室经济管理员队伍，明确预算业务各个环节的工作流程、岗位职责、申报内容、审批内容、审批权限、时间要求。

（3）建立合理的组织领导和工作协调机制，确保预算管理运行机制健全有效，保障预算管理工作有效开展。

2.预算编制控制目标

（1）合理设置预算目标，确保预算资源配置符合医院年度目标和工作计划，保障方案科学合理、可操作。

（2）明确预算编制的要求、内容、流程，做到预算编制合法、合规、及时、完整、详细、准确。

（3）细化预算编制工作，合理安排预算编制流程时间节点，合理设计预算确保预算数据计算有据，以提高预算编报的科学性。

（4）确保预算编制过程中医院内部各部门间沟通协调充分，信息传达有效。

3.预算审批与下达控制目标

（1）预算审批依据科学。参考以前年度的预算执行数据、同期预算执行情况对比数据、政策性因素影响分析、本年度业务工作计划及长期规划等，对预算进行科学论证。

（2）预算审批的责任主体明确。预算归口部门根据资源优先配置原则，审批业务部门上交预算；预算管理办公室审核预算归口部门上交预算报告内容的完整性、合规性和准确性；预算管理委员会根据年度业务计划和医院长期业务规划审核预算管理办公室提交的年度预算报告的完整性、合理性和科学性。

（3）预算批复方法合规。按照法定程序审批预算，加强部门沟通协调，保证预算审批符合预算管理制度，不相容岗位职责分离、相互制约。

（4）预算批复细化可控。将按照法定程序审批的预算在单位内部进行指标的层层分解，确保预算指标落实到各预算归口部门，各预算归口部门落实到各业务项目和业务科室。

（5）确保预算下达的时效性。保证预算下达及时，以便确保各业务部门工作的正常进行。

4.预算执行控制目标

（1）预算执行主体明确，责任划分清晰。明确预算项目执行的预算归口部门、预算审批的经济管理员和负责人、预算分管院长、审批权限，确保执行审批权责清晰。

（2）建立预算执行监控机制，确保预算执行过程可控。通过预算信息化系统，自动控制预算执行额度，实时反馈各项目预算总额、在途资金、剩余预算等信息，归口部门随时把控预算执行进度；通过授权审批，明确决策权责。

（3）建立项目资金管控机制，保障专项执行进度。对财政专项资金设置独立审批系统，随时监控资金执行进度及资金垫付情况，督促项目有效执行。

（4）优化预算考核机制。通过重点督查、随机检查等方式，加强预算绩效管理工作，从而为预算源头不出错、执行过程无漏洞、预算结果公开透明提供保障。

5.预算分析与反馈控制目标

（1）确保预算分析内容的真实、完整、准确、及时，预算分析客观反映预算执行现状，揭露执行中存在的问题。

（2）强化指标对比分析，对当年执行率、同期增长率，对执行偏差较大的项目采用因素分析法细化分析。

（3）定期进行预算分析与反馈（月度、季度、年度），结合财务分析、成本分析、绩效分析，共同揭示预算执行中存在的问题。

（4）加强预算分析和结果应用，建立健全预算反馈协调机制，使预算分析和反馈有效衔接、相互映衬，提出改进建议，提高预算管控效率。

6.预算调整控制目标

（1）预算调整理由充分，非政策性或特殊情况预算不予以调整，申请调整预算的项目、金额有据可依、论证充分。

（2）预算调整上报材料真实、完整，符合医院实际现状。

（3）合理设置预算调整审批流程，预算调整申请与审批岗位分离，明确审批责任、权限，确保程序执行有效。

7.决算控制目标

（1）综合反映医院各项资金管理情况、财务状况以及财务管理水平。

（2）为下一年度的经济运营工作安排及决策提供真实的数据和有效的参考信息，解决预算中存在的问题。

（3）提高对预算管理的监督力度和执行力度，为医院加强财务监督和内部控制提供保障。

（4）为上级主管部门提供决策有用的信息。

8.预算考核控制目标

（1）建立预算考核制度，建立健全预算绩效考核机制。做到预算编制有目标、预算审批有责任、预算下达有理有据、预算执行有监控、预算分析与反馈有映衬、预算调整有合理依据有流程、预算考核公正合理科学。

（2）确保预算绩效考核指标覆盖到所有预算业务的关键部位，预算业务得以有效控制，以达到提升预算管理水平的目的。

三、公立医院预算管理流程与关键环节

（一）预算编制

1.基本支出预算编制

（1）业务概述。基本支出是指医院日常运营所必需的支出。编制基本预算必须根据各业务科室实际业务发展需求，尽量运用零基预算法，同时参考历年预算执行数据及支出标准编制而成。基本支出预算编制应遵循"以收定支、收支平衡、统筹兼顾、保证重点，不编制赤字预算"的原则，按照"二上二下"编制程序进行。预算编制控制是对预算编制程序、预算编制要求、预算编制内容、预算信息公开等进行规范化控制，防范预算编制风险。

（2）业务流程描述。

①预算管理办公室年中收集上年度预算执行情况、下年度预算管理要求、下年度医院发展规划等资料，根据年度要求修订预算申报表的格式或内容，做好预算启动会议资料准备。

②预算管理办公室一般在7月召开全面预算启动会议，由所有业务科室经济管理员与预算归口管理职能科室负责人参加，对上年度预算考核情况、本年度预算执行情况进行总结，并布置下年度预算编制要求，正式启动年度预算编制工作。

③业务科室根据科室发展需求，编制基本支出预算，经科主任及分管院长审核确认后提交预算需求。

④预算管理办公室财务科对科室预算需求进行分类汇总，并反馈给预算归口管理部门。

⑤预算归口部门根据各条线发展目标与计划，并综合多方面因素编制预算归口部门预算报告上报预算管理办公室。主要分工如下：人力资源部和绩效管理办公室负责人员经费预算；教育部门负责员工培训预算；党政办公室负责出国及招

待等方面预算；物资管理部门负责一般设备、医疗设备及医疗耗材采购预算；后勤保障部负责能源、物业、工程维修等方面预算；信息部门负责信息化项目预算；科研部负责科研、学科建设和人员培养预算；药剂科负责药品采购预算；医务部负责医疗业务指标预算；财务部门汇总编制总体预算。

⑥预算管理办公室审查和汇总各预算归口部门的预算编制报告，根据预算主管部门和财政部门对预算编报的具体要求、结合医院发展规划核定基本数据、测算各种影响医院收支的因素，形成医院收支预算草案。收入预算包括医疗收入、财政补助收入、科教项目收入和其他收入；支出预算包括医疗成本、管理费用支出、财政项目补助支出、科教项目支出和其他支出。医院收支预算草案报预算管理委员会审批。

⑦预算管理委员会对医院总预算草案审议通过后，预算管理办公室一般在9月通过财政平台上报预算主管部门和财政部门，完成"一上"预算上报。

⑧收到预算主管部门"一下"批复意见后，预算管理办公室根据批复数进行预算调整，参加预算主管部门组织的年度预算专家评审会议评审，根据评审意见编制"二上"预算报告提交预算管理委员会审议。

⑨预算管理委员会审议"二上"预算，预算管理办公室一般在11月通过财政平台上报"二上"预算，完成预算上报。

⑩预算管理办公室根据"二上"预算将预算控制数录入预算信息化系统，次年1月1日正式启用当年预算执行。收到上级主管部门正式预算批复后，根据批复调整系统控制数。

（3）流程图（见图5-3）。

（4）基本支出预算编制流程关键节点简要说明（见表5-1）。

2.专项支出预算编制

（1）业务概述。专项支出是金额在一定范围以上的、独立执行的项目支出。项目支出是对基本支出的补充，是医院发展不可缺少的预算支出。项目支出通常分为房屋修缮项目、大型专用设备、一般专用设备、开办费项目、信息化项目、其他专项等。

基建部门负责新建项目、房屋修缮和开办费项目预算；设备部门负责大型专用设备和一般专用设备采购预算；信息部门负责信息化项目预算；科研部负责学科及人员建设项目。

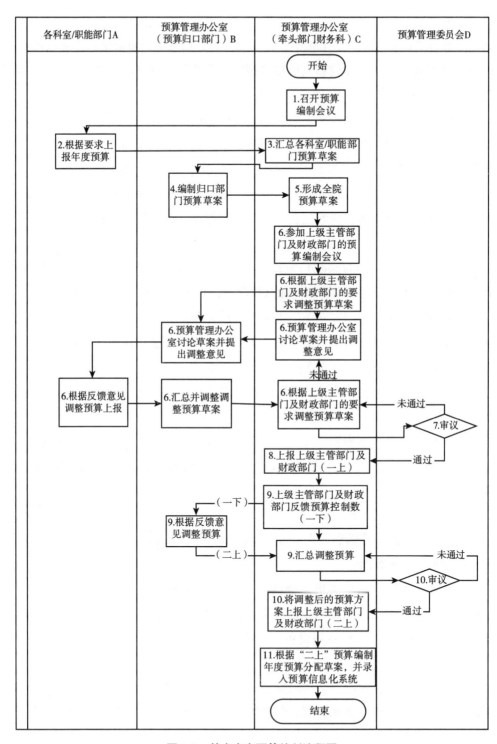

图5-3 基本支出预算编制流程图

表5-1 基本支出预算编制流程关键节点简要说明

关键节点	简要说明
C	（1）财务科召开预算编制会议 （2）财务科汇总各科室/职能部门预算草案 （3）财务科形成全院预算草案 （4）财务科参加上级主管部门及财政部门的预算编制会议，并根据上级主管部门及财政部门的要求调整预算草案 （5）预算草案审议通过后，财务科上报上级主管部门及财政部门 （6）财务科根据上级主管部门及财政部门的反馈预算控制数及反馈意见调整预算编制草案 （7）财务科编制年度预算分配方案草案，并录入预算信息化系统
A	各科室/职能部门根据要求上报年度预算
B	预算归口部门编制归口部门预算草案
D	（1）预算草案经预算管理委员会审议 （2）调整后的预算编制草案经预算管理委员会审议后，财务科上报上级主管部门及财政部门

（2）业务流程描述。

①预算归口部门根据预算主管部门项目预算申报通知，启动项目预算申报，搜集各业务部门专项需求，组织院内项目论证，编制专项预算申请报告，经院务会审议通过后上报业务主管部门。

②业务主管部门统一组织专家论证后，反馈论证意见。各预算归口部门，根据年度专项填报要求及预算主管部门论证意见反馈，填报专项预算，主要内容包括项目概况、申请理由、项目如何支持部门战略发展、保证项目支出的制度和措施、项目实施计划、项目总目标、年度绩效目标及分阶段绩效指标等。预算管理办公室汇总专项预算批复资料，完成"一上"预算申报。

③收到预算主管部门"一下"批复意见后，预算管理办公室根据批复数进行预算调整，并参加预算主管部门组织的年度预算专家评审会议评审，根据评审意见编制"二上"预算报告提交预算管理委员会审议。

④预算管理办公室编制"二上"预算报告提交预算管理委员会审议后，通过财政平台完成"二上"申报。

⑤次年收到正式预算批复后，预算管理办公室根据"二下"预算数将预算控制数录入预算信息化系统，启动项目预算执行。

（3）流程图（见图5-4）。

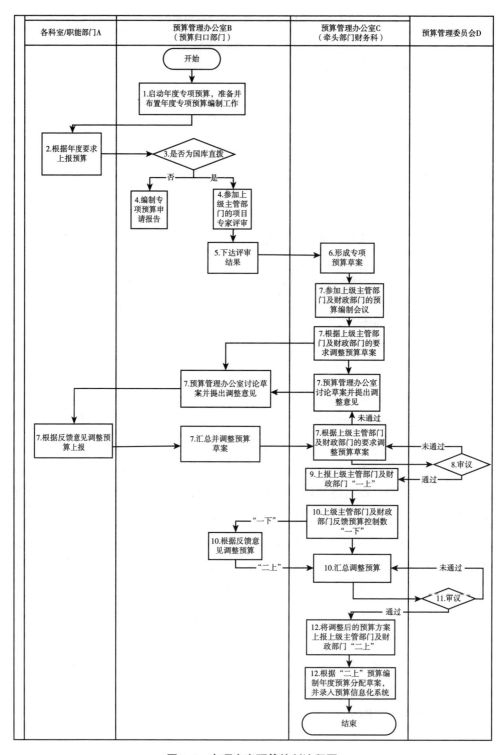

图5-4 专项支出预算编制流程图

（4）专项支出预算编制流程关键节点简要说明（见表5-2）。

表5-2 专项支出预算编制流程关键节点简要说明

关键节点	简要说明
B	（1）启动年度专项预算，准备并布置年度专项预算编制工作 （2）判断是否为国库直拨 （3）是国库直拨，参加上级主管部门的项目专家评审；非国库直拨，编制专项预算申请报告 （4）上级主管部门及财政部门下达评审的结果
A	各科室/职能部门根据要求上报年度预算
C	（1）财务科与各预算归口部门协商并形成专项预算草案 （2）财务科参加上级主管部门及财政部门的预算编制会议，并根据上级主管部门及财政部门的要求调整专项预算草案 （3）预算草案审议通过后，上报上级主管部门及财政部门 （4）财务科根据上级主管部门及财政部门的反馈预算控制数及反馈意见调整预算编制草案 （5）将通过的预算编制草案上报上级主管部门及财政部门 （6）财务科编制年度预算分配方案草案，并录入预算信息化系统
D	（1）预算草案经预算管理委员会审议 （2）调整后的预算编制草案经预算管理委员会审议

（二）预算审批与下达

1.业务概述

预算审批与下达是指医院内部预算编报审批和预算执行分配审批。其中预算编报审批主要审批申报项目的合理性、可行性、效益性；预算执行分配审批主要是将预算指标分解细化给预算归口部门，目的是设定预算执行目标、确保预算执行可控。

2.业务流程描述

（1）预算编报审批流程。

①科室或部门负责人审批本科室或部门申报预算的真实性、理由充分性，是否符合科室业务发展需求；

②业务分管院长审批申报预算是否合理，是否符合条线业务发展规划；

③归口预算部门审批预算是否符合年度预算申报要求，对项目预算科学性论证并根据"轻重缓急的原则"进行排序；

④预算分管院长审批分管条线内整体预算的合理性，是否符合医院年度发展规划；

⑤预算管理办公室审批预算申报程序的完整性、整体预算勾稽关系正确性及

申报材料是否符合编制上报要求；

⑥预算管理委员会审批年度预算是否符合医院发展规划及重点需求，作出决策审批。

（2）预算执行分配审批流程。

①预算管理委员会确认预算批复数据，确认预算下达总体方向及要求；

②预算管理办公室审批预算批复分解指标的正确性及合理性；

③预算分管院长审核下达指标是否符合项目年度工作需求；

④预算归口管理部门审核条线下达指标是否满足年度工作需求，本着提高资金使用效率的原则，确认年度预算指标，最终签订年度预算分配执行协议。

3.流程图（见图5-5）。

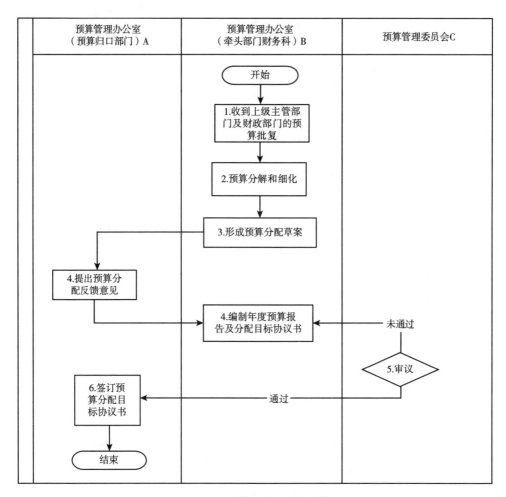

图5-5　预算审批与下达流程

4.预算审批与下达流程关键节点简要说明（见表5-3）。

表5-3　　　　　　　　预算审批与下达流程关键节点简要说明

关键节点	简要说明
B	（1）收到上级主管部门及财政部门的基本及专项预算批复 （2）根据归口预算部门、预算科目、设定的预算指标进行分解及细化预算批复 （3）形成预算分配草案 （4）根据预算归口部门反馈意见，编制年度预算报告及预算分配协议书
A	（1）提出预算分配反馈意见 （2）签订预算分配协议书
C	预算管理委员会审议年度预算报告及年度预算分配目标协议书

（三）预算执行

1.基本支出预算执行

（1）业务概述。基本支出预算执行是指经法定程序审查和批准的预算具体实施过程。医院预算经过指标分解，核准下达至各预算归口部门后，各预算归口部门根据下达的预算安排支出，确保预算有效执行。预算管理办公室通过信息化系统，对各预算科目进行管控，预算归口部门及各审批责任人，通过审批系统对预算支出的合理性、规范性、科学性进行控制。

所有支出预算按照授权审批的原则，实行预算范围内授权审批，预算范围外"一事一议"院务会审批决策的原则，杜绝预算执行过程中违规行为的发生。

（2）业务流程描述。

①年度预算下达后，预算管理办公室负责将预算项目、预算金额、预算归口部门等信息维护进预算管理系统和OA支出审批系统，实施信息化管控。

②支出预算经办人根据年度预算批复情况申请使用，在OA支出审批系统中提出预算资金使用申请后，上传原始凭证，需先经由申请部门负责人、申请部门分管院长审批，再经预算归口部门负责人、财务负责人、预算归口部门分管院长审批（授权决策审批），超出分管院长授权范围的需经总会计师决策审批（授权决策审批），审批完成后经办人将所有材料送达财务稽核人员稽核。

③通过OA支出审批系统，实时反馈预算项目、预算明细、预算金额、在途资金、剩余预算数、本次执行数等信息；财务稽核人员审核线上及线下票据的一致性，复核审批过程是否合规，稽核未通过的退回重审，稽核通过的交予出纳报销或付款。

④办理完毕的报销单信息传输至预算管理系统，并生成预算费用报销单及会计凭证，同时在预算执行分析表中按预算归口分类统计所有预算项目执行金额和执行率。

（3）流程图（见图5-6）。

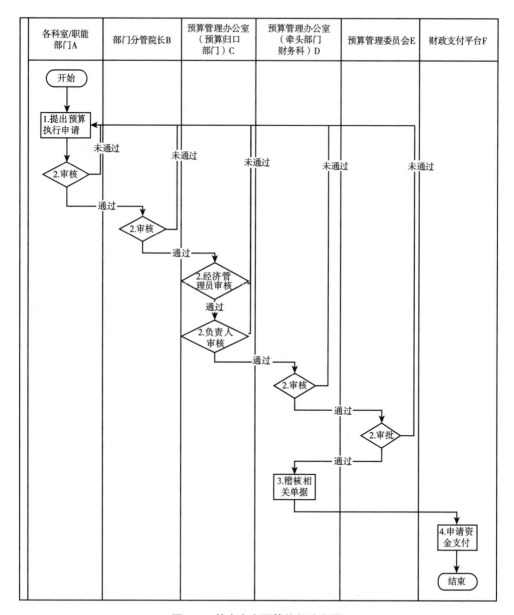

图5-6　基本支出预算执行流程图

（4）基本支出预算流程关键节点简要说明（见表5-4）。

表5-4	基本支出预算流程关键节点简要说明
关键节点	简要说明
A	（1）各科室/职能部门提出预算执行申请 （2）预算执行申请经各科室/职能部门负责人审核
B	部门分管院长审核
C	预算归口部门经济管理员、预算归口部门负责人审核
D	（1）财务科审核确认并上报预算管理委员会审批 （2）预算管理委员会审批通过后，财务科对相关单据进行稽核
E	预算管理委员会审批
F	财务科稽核通过后，在财政支付平台上进行资金支付申请

2.专项支出预算执行

（1）业务概述。专项支出预算执行是指经法定程序审查和批准的专项预算，在预算主管部门规定的程序及医院专项支出执行制度指导下具体实施的过程。专项支出预算执行控制是为维护医院预算管理的严肃性、确保财政资金安全、杜绝预算执行过程中违规行为采取管控措施的过程。

专项预算执行应遵循《政府采购法》《政府采购集中采购目录》《招投标法》以及医院"三重一大"相关制度，医院应加强项目执行进度管理，努力提高项目绩效，提高资产使用效率。

（2）业务流程描述。

①年度预算批复后，预算管理办公室将项目预算编号、项目名称、预算金额、预算归口部门等信息维护进预算管理系统，并通知项目预算归口执行部门，启动项目预算执行。

②项目预算归口执行部门根据项目性质进行分类，属于非政府采购项目的，项目归口执行部门应根据专项批复要求及相关文件，按文件及合同文本履行。属于政府采购项目的，严格根据政府采购相关规定履行政府采购及招标流程，具体注意事项如下：

A. 项目预算执行归口部门对进口设备采购项目，应根据预算主管部门统一安排申请进口论证，上报论证材料，取得同意进口采购意见批复材料；

B. 进口论证完毕项目及不涉及进口采购事项的项目，由预算归口部门在政府采购平台中录入采购信息，申请政府采购编号；

C. 获取政府采购编号后，项目执行部门在主管部门专项管理平台中录入项目信息，进行采购需求申请审批；

D. 获得财政采购批复告知单后，预算归口部门应根据批复单区分线上或线下两种形式执行采购，在政府采购平台中启动项目招标，委托政府采购中心（有资质的中介机构）进行招标，确认中标单位；

E. 根据招标结果，项目执行部门与中标单位签订项目执行合同，严格按照合同约定执行。

③项目支出发生时，预算归口部门根据项目执行进度，在 OA 专项支出审批系统中上传相关原始凭证，提出预算资金执行申请，完成预算专项支出审批交出纳办理付款手续。

④政府采购项目资金支付后，预算归口管理部门应在预算级主管部门专项预算管理模块中上传项目合同文本、招投标材料、付款凭证、原始发票等执行材料，经单位财务部门复核后，提交预算主管部门委托会计师事务所审计，审计通过后拨付医院垫付的项目资金，完成项目执行。

⑤办理完毕的项目预算支出信息由 OA 审批系统传输至预算管理系统专项预算模块后，系统将按预算归口分类统计所有预算项目的执行金额和执行率。

（3）流程图（见图 5-7）。

（4）专项支出预算执行流程关键节点简要说明（见表 5-5）。

（四）预算分析与反馈

1. 业务概述

预算分析和反馈是全面预算管理体系的重要环节，是保障预算有效执行的过程管理，主要是通过对不同期间预算执行偏差数据进行分析，跟踪预算执行效率指标，揭示预算执行中存在的问题及其产生的原因，采取有效措施控制预算执行进度，全面、真实反映医院预算的执行情况，并为实施预算考核和奖惩提供依据。

预算分析与反馈分三个层面：首先，归口预算管理部门通过 OA 支出审批系统，实时了解分管预算科目支出预算执行进度，按照年度计划合理调控；其次，预算管理办公室监控每月执行情况，每季度对整体预算执行率、归口管理部门预算执行率、科目预算执行率等数据进行汇总，与历年数据进行比较，重点分析偏差较大的项目，反馈给归口预算管理部门，并形成书面报告上报预算管理委员会；最后，预算管理委员会对预算执行实施总体管控，指导预算归口部门分析业务情况，对偏离项目及异常情况给出说明，并采取控制改进措施，纠正预算执行偏差。

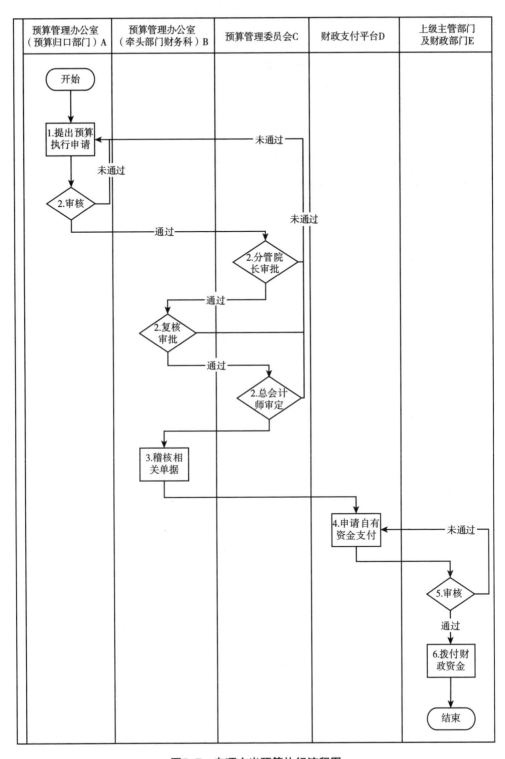

图5-7　专项支出预算执行流程图

表5-5 专项支出预算执行流程关键节点简要说明

关键节点	简要说明
A	（1）预算归口部门提出预算执行申请 （2）预算执行申请经预算责任科室负责人审核确认
C	（1）部门分管院长审核 （2）总会计师进行审定
B	（1）财务科复核审批 （2）总会计师审定通过后，财务科对相关单据进行稽核
D	稽核通过后，在财政支付平台上进行自有资金支付申请
E	（1）上级主管部门及财政部门对自有资金支付申请的合规性进行审核 （2）上级主管部门及财政部门对自有资金支付申请的合规性进行审核

2.业务流程描述

（1）预算归口管理部门内部分析管控。预算支出审批系统在审批流程中能够根据预算管理系统反馈的预算数及执行数据，实时反馈支出科目总预算、已执行预算、在途预算、预算余额等信息，预算归口管理部门在审批过程中实时关注执行进度，严格按照年度计划控制预算执行进度。

（2）预算管理办公室整体预算分析反馈。预算管理系统实时统计OA支出审批系统传输过来的预算执行信息，计算各项目执行率，预算管理办公室应及时关注系统反馈的各类预算执行率指标，了解预算执行进度，月度、季度统计汇总预算项目及预算归口部门预算执行情况，向预算归口部门反馈预算执行中存在的异常情况；调查异常原因并督促归口管理部门采取管控措施。

（3）预算管理委员会分析管控。每季度预算管理会议后，预算管理办公室对预算执行情况形成分析报告，上报预算管理委员会；预算管理委员会对存在的问题进行讨论，指导预算管控措施的落实，预算管理办公室持续监控预算执行状况，在下一季度预算执行汇报中反馈管控效果。

3.流程图（见图5-8）。

4.预算分析与反馈流程关键节点简要说明（见表5-6）。

（五）预算调整

1.业务概述

预算调整是指当政策因素或医院运营环境发生变化，预算出现较大偏差，原有预算不能满足医院发展需求时所进行的预算修改。经过批准的年度预算，原则上不予以调整，确因政策性因素或特殊原因需进行预算调整，应上报预算主管部门审核，经财政部门审批后方可调整。预算调整包括预算追加、预算调减和原预算内部调整。

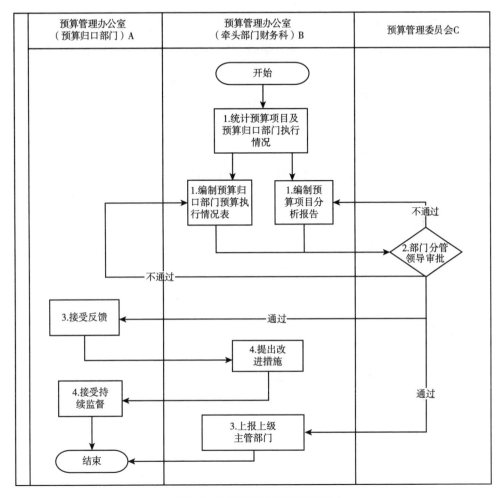

图5-8　预算分析与反馈流程图

表5-6　　　　　　　　　　　　预算分析与反馈流程关键节点简要说明

关键节点	简要说明
B	（1）财务科每季度和年度结完账一个星期内统计预算项目及预算归口部门执行情况，并将结果报条线分管领导 （2）预算归口部门根据预算执行表提出改进措施，并接受持续监督 （3）财务科将预算项目分析报告上报上级主管部门
C	部门分管领导审批预算项目分析报告及预算归口部门预算执行表
A	（1）财务科将预算归口部门预算执行表反馈给各预算归口部门 （2）预算归口部门接受持续监督

2.业务流程描述

（1）预算归口部门提出书面预算调整申请，说明调整理由，提出预算调整的初步方案。

（2）预算管理办公室汇总各预算归口管理部门的调整申请，组织进行论证，根据政策性因素或特殊情况进行预算影响测算，编制医院预算调整报告，提交预算管理委员会审议。

（3）预算管理委员会对预算调整报告进行讨论，并提出审核意见，必要时对调整事项作深入的调查研究和论证。预算管理办公室将审核通过的调整报告上报预算主管部门审批。

（4）收到预算主管部门经财政部门审批同意的预算调整批复后，预算管理办公室根据批复意见，调整年度预算，更新预算管理系统年度预算控制数据，启动调整预算执行。

3.流程图（见图5-9）。

4.预算调整流程关键节点简要说明（见表5-7）。

（六）决算

1.业务概述

财务决算是指年度终了，医院根据财务预算及日常会计核算资料等编制的年度财务决算报表和报告。财务决算可以综合反映医院各项资金管理情况、财务状况以及财务管理水平。只有做好财务决算工作，才能将前一年度经济运营活动进行全面的汇总和反映，从而为下一年度的经济运营工作安排及决策提供真实的数据和有效的参考信息，解决预算中存在的问题，提高对预算管理的监督力度和执行力度，为医院加强财务监督和内部控制提供保障。

2.业务流程描述

（1）做好年度关账和数据统计工作。决算报表中的许多数据都来源于会计信息系统，因此，财务部门首先应在日常会计核算中把好原始凭证的审核关和凭证录入的复核关，做好财务部门与业务部门的每月数据核对工作。在核对无误的情况下做好月度关账工作，并做好单位与上级主管部门每月数据的对账工作，以保障数据的准确及一致。每年第四季度，财务部门应根据年度预算及工作计划，督促相关业务部门做好年度预算执行工作。在月度报表数据的基础上，做好年度关账及数据统计工作。

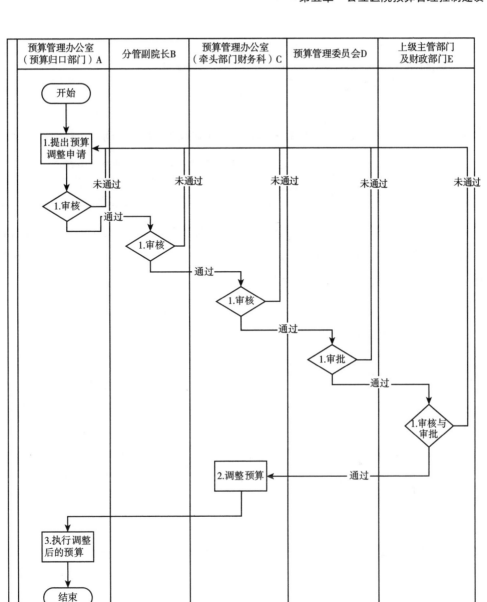

图5-9　预算调整流程图

表5-7　　　　　　　　　　　　预算调整流程关键节点简要说明

关键节点	简要说明
A	（1）预算归口部门提出预算增减调整申请 （2）预算归口部门负责人审核 （3）预算归口部门执行调整后的预算

续表

关键节点	简要说明
B	预算归口部门分管副院长审核
C	（1）财务科审核 （2）上级主管部门及财政部门给予明确批复意见后，财务科调整预算
D	预算管理委员会进行审批，审批后上报上级主管部门审核及财政部门审批
E	上级主管部门审核及财政部门审批

（2）参加决算工作会议。根据上级部门关于启动决算工作的通知，医院财务部门派相关人员参加上级部门组织的决算工作会议，对相关人员进行培训，确保及时了解决算报表的编制要求和全面掌握决算报表编制所需的相关资料。

（3）编制决算工作报表及报告。上级部门下发财政对账单并下发决算工作要求。财务部门决算编制人员下载决算工作软件，并保证软件的可操作性。根据年度关账汇总的当年数据及上级主管部门的决算工作要求，在决算系统内编制各项决算报表，编制人员应当严格按照上级主管部门规定的格式、内容和时限编制决算报表和报告。

主要决算编报体系：①基础数据表，反映医院收支预算执行结果、资产负债、人员机构、资产配置使用以及事业发展成效等信息；②填报说明，对基础数据表编报相关情况的说明，包括医院基本情况、数据审核情况、年度主要收支指标增减变动情况以及重大事项或特殊事项影响决算数据的情况说明等；③分析评价表，通过设定的表样和自动提数功能，对决算主要指标进行分析比较，揭示医院在预算编制、预算执行、会计核算和财务管理等方面的情况和问题；④分析报告，根据分析评价表中反映的问题和收支增减变动情况进行分析，重点分析医院预算执行情况、资金使用情况、财务状况以及医院主要业务和财务工作开展情况等。

除做好决算工作报表外，财务部门还应根据上级主管部门的要求提供其他决算相关报告，如年度财务分析报告、年度成本核算与分析报告等。财务部门还应向医院职代会提供医院预决算报告，接受职工代表监督及意见反馈。

（4）做好对账及决算审核工作。编制人员需将当年收到的财政拨款与财政部门提供的对账单进行核对，如核对一致，在决算报表的财政拨款收入中予以反映。

编制完成后，财务部门应安排专人进行全审，审核人员应当汇总与决算相关的各类资料重点审核：

①决算报表的内容是否完整，有无缺表、少表、漏填指标等问题；

②决算报表数据是否真实、准确，与会计账簿的相关数据是否一致，与上级主管部门的医院内部各部门提供的对账数据是否相符；

③计算是否正确，决算报表数据是否符合报表间、报表内各项目间的逻辑关系，决算报表数据的计算是否正确。

审核工作完成后，审核人员要进行签字确认。针对审核中发现的问题，财务部门要组织进行集中研究，分析查找产生问题的原因，并及时报告预算管理委员会，以便进一步提高决算编报质量和工作。完成全审工作后，编制人员将决算报表报送医院财务负责人、总会计师、单位法人审核，并加盖财务负责人章、法人印章、单位公章。财务部门将审核完成的决算报表及报告提交至上级主管部门。

（5）接受决算会审反馈意见并正式提交决算资料及归档。上级主管部门对决算报表及报告进行会审，医院财务部门根据上级主管部门的会审意见，对决算报表及报告进行修订，修订后正式提交，若无意见则无须修订。编制人员需按医院制度，对年度决算会议培训资料、年度决算会议文件精神、决算编制过程资料、决算全审和会审意见资料、决算报表及报告终稿进行归档保存。

（6）接受审计监督并整改。每年决算结束，接受上级主管部门委派的审计事务所对于医院经济运营数据进行审计，提供所需要的审计材料，对审计中提出的问题进行沟通解答，接受审计提出的整改要求并进行改进。

（7）决算数据分析和运用。医院编制决算的目的不仅在于反映医院的预算执行情况，更重要的是提供可供分析的数据。医院应通过加强决算分析工作，考核内部各部门的预算执行情况、资金和实物资产的使用情况、为履行职能所占用和耗费资源的情况，针对存在的问题提出改进建议，真正建立起决算与预算有效衔接、相互反映、相互促进的机制，从而进一步提升单位的内部管理水平，提高财政资金使用效益。

3.流程图（见图5-10）。

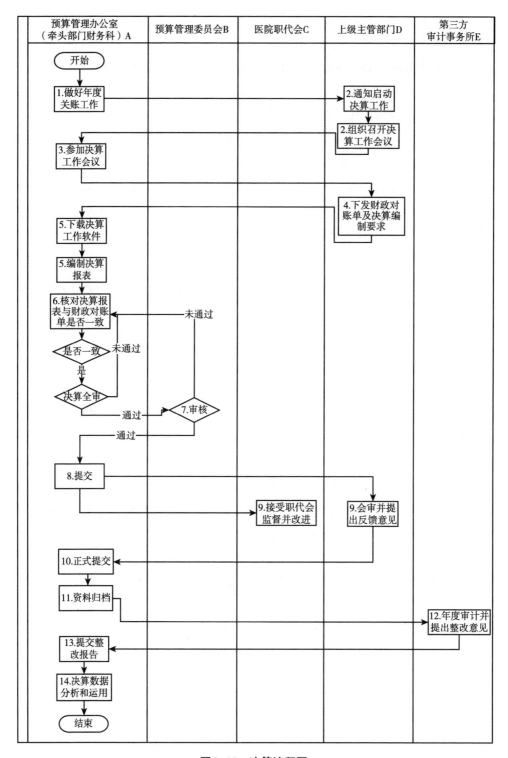

图5-10 决算流程图

4.决算流程关键节点简要说明（见表5-8）。

表5-8　　　　　　　　　　决算流程关键节点简要说明

关键节点	简要说明
A	（1）财务部门做好年度关账工作 （2）参与上级主管部门组织的决算工作会议 （3）决算编制人员做好年度决算编制工作 （4）财务相关人员做好年度预算、财务分析及成本核算工作 （5）审核人员做好决算编制报表及报告审核工作 （6）财务部门负责人审核所有上报报表及报告审批工作 （7）根据上级单位的会审意见，进行修订（无意见不用修订），修订后正式提交 （8）财务部门对相关资料进行归档保存 （9）做好整改报告提交第三方审计 （10）加强决算数据分析及运用
B	预算管理委员会部门分管领导审批
C	职代会审核医院预决算报告，监督并提出改进意见
D	（1）上级主管部门通知启动决算工作，并组织相关单位召开决算工作会议 （2）上级主管部门下发财政对账单，并下发决算工作要求 （3）上级主管部门会审医院决算报表，并给予医院决算报表反馈意见
E	第三方审计事务所对医院进行年度审计并提出整改意见

（七）预算考核

1.业务概述

预算考核是对预算执行情况的考核评价，以预算编制内容为基础，以预算执行者为考核对象，以预算指标为考核标准，通过预算执行结果与预算指标的比较分析，落实责任、评价业绩、实施奖惩。预算考核对于发挥预算约束与激励功能、增强预算刚性、强化预算执行、确保预算目标实现具有重要作用。通过预算目标的细化分解与激励措施的付诸实施，达到提升医院预算管理效率目的。预算考核结果应作为以后年度预算安排以及预算绩效奖惩的重要依据。

2.业务流程描述

（1）预算编制考核。预算管理委员会根据制定的预算编制绩效考评标准对预算编制各环节责任科室及个人进行考评，考核内容包括：预算编制过程中业务部门经济管理员提交预算申报材料的完整性、及时性、合理性；预算归口部门提交的预算编制报告的合理性、完整性、及时性、论证材料的充分性；预算管理办公室预算汇总材料编制的合规性、预算报告的合理性。预算管理办公室根据考评分数，落实绩效奖惩。

（2）季度预算执行考核。预算管理办公室对预算归口部门季度预算执行情况进行统计汇总，将预算执行数与预算指标进行对比分析，根据制定的预算绩效考核评分的定性及定量标准对预算归口部门进行考评，主要考评内容包括预算项目执行率指标、预算管控工作量指标、政府采购完成进度等，考评结果上报医院绩效部门，纳入季度预算考核奖惩。

（3）年度预算执行考核。预算管理办公室对预算归口部门年度预算执行情况进行统计汇总，预算管理委员会根据年度预算绩效考评的定性及定量标准对预算归口部门经济管理员、预算归口部门负责人、预算管理办公室进行业绩评价、落实绩效奖惩。

3.流程图（见图5-11）。

4.预算考核流程关键节点简要说明（见表5-9）。

四、公立医院预算管理主要风险点

（一）预算编制的主要风险点

预算编制环节是医院预算管理体系的起点，是将医院发展规划转化为一个周期内详细、可操作、可量化预算的过程。该环节的风险主要表现在如下几个方面。

1.基本支出预算编制风险

（1）预算编制责任主体职责不清晰。预算编制应全院参与，若以财务部门或某个管理部门为主，可能导致预算管理责、权、利不匹配，预算编制不合理。

（2）预算目标设定不合理。预算目标在设立时不够科学、不够完整，可能无法发挥预算管理、资源配置在实现发展战略、绩效考核等方面的作用。

（3）预算编制程序不够规范，整体信息沟通不畅。可能导致预算缺乏科学论证，资源配置不合理，预算无法达到既定的发展目标。

（4）预算内容涵盖项目不完整。预算编制范围和项目单一，预算项目不够细化，内容不具体，没有充分的研究和论证，可能导致预算不全面，部分必要的项目执行得不到资源支持，影响发展目标的实现。

（5）预算数据缺乏科学论证。预算编制依据不充分、随意性较大，缺乏科学论证，将导致资源浪费。

（6）预算编制方法不科学。预算项目之间通常存在一定的勾稽关系，各预算项目之间缺乏联动，将导致预算编制不合理、与实际脱节、缺乏可行性。

（7）预算编制上报不及时。年度预算都有计划时间，预算上报不及时将导致影响后续论证时间，预算编制效率下降。

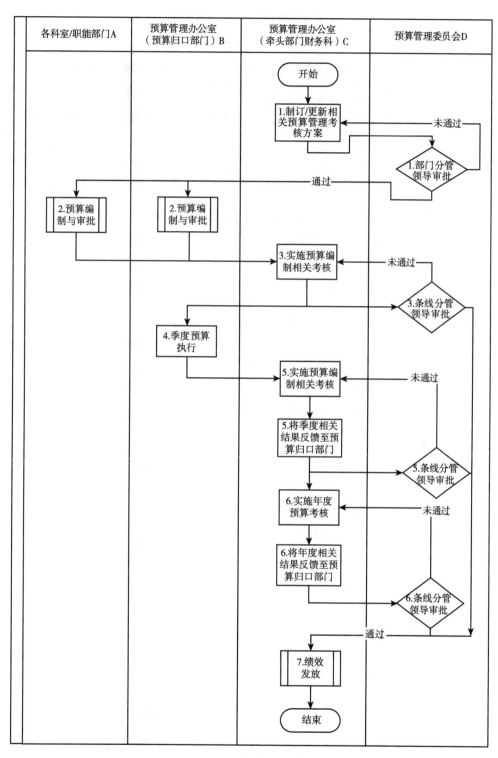

图5-11 预算考核流程图

表5-9 预算考核流程关键节点简要说明

关键节点	简要说明
C	（1）财务科制订/更新各相关组织预算管理考核方案，并报预算管理委员会部门分管领导审批 （2）财务科根据各科室/职能部门、预算归口部门预算编制相关资料进行预算编制程序考核，并将考核结果上报预算管理委员会 （3）财务科每季度对各预算归口管理部门预算执行情况实施考核，并将相关结果与被考核组织进行沟通，沟通完成后，将最终考核结果上报预算管理委员会 （4）财务科对各预算组织执行年度考核，并将相关结果与被考核组织进行沟通，沟通完成后，将最终考核结果上报预算管理委员会 （5）财务科及时将预算编制考核结果、季度考核结果、年度考核结果反馈至绩效管理相关部门
D	（1）预算管理委员会部门分管领导审批 （2）预算管理委员会部门分管领导审批预算编制程序考核结果 （3）预算管理委员会部门分管领导审批季度预算执行情况考核结果 （4）预算管理委员会部门分管领导审批年度预算执行情况考核结果
B	（1）预算归口部门执行预算编制与审批程序 （2）各预算归口部门执行归口预算
A	各科室/职能部门执行预算编制与审批程序

2.专项预算编制风险

除与基本预算编制有相同风险点外，专项预算还有如下风险点。

（1）专项预算编制缺乏充分的可行性论证。预算归口部门对业务部门上报的专项预算，未综合考虑病人需求量、投入产出绩效情况、使用频率与效率等，未充分给予可行性论证时间，从而导致医院专项预算绩效评价不高，可能形成资源浪费。

（2）专项预算绩效目标和指标设置不合理。业务部门、预算归口部门对绩效的知识了解不够，缺乏系统的培训，在填报专项预算绩效目标和指标时，未充分考虑专项预算自身的特点，未充分考虑专项预算申报计划达到的预期，从而导致绩效目标和指标设置不合理，专项预算执行时缺乏科学的考核依据，绩效目标和指标设置形同虚设，项目论证结果产生偏差。

（3）专项预算排序不合理。由于财政资金统筹安排，对于医院来说，项目预算应按照重要性、紧迫性进行排序，并注意倾向于临床项目。排序不合理将导致医院年度重点项目无法及时得到资源支持，影响整体发展规划实现。

（二）预算审批与下达的主要风险点

1.预算审批岗位设置不合理

不相容岗位未分离，各预算编制环节的预算申报与预算审批岗位未分离，从而导致预算审批可能出现批复项目和金额不合理以及舞弊行为的发生。

2.预算审批岗位职责不清晰

预算审批岗位职责不清晰，越权审批、缺项审批造成审批不规范、不完整和不科学，最终降低管理效率，从而可能导致重大差错、舞弊和欺诈行为的出现。

3.预算下达不及时或信息有误

医院预算下达不及时或传递错误的信息等，影响甚至制约预算归口部门下一环节预算工作的顺利施行，或导致预算考核工作无据可查。

4.预算责任体系缺失或不健全

预算责任体系缺失或不健全，可能导致预算责任无法落实，使预算缺乏强制性与严肃性。

5.预算指标分解批复下达不合理

未建立科学的预算指标体系，可能导致预算指标分解不客观、不具体；分配不合理，将导致各预算归口部门资源分配不均，给预算执行科室带来压力，影响工作开展效率，最终导致预算目标难以实现。

（三）预算执行的主要风险点

1.基本支出预算执行风险

（1）授权审批不明确或执行不到位。可能产生越权审批或缺项审批现象，导致预算执行产生随意性，造成资源浪费。

（2）审批的权限和程序混乱。经办人员审批流程烦琐，从而降低预算执行效率。

（3）预算执行信息反馈不畅。预算管理人员无法及时了解执行现状，无法获取执行信息，导致预算执行缓慢或者超预算现象产生。

（4）预算执行缺乏有效监督。超预算事项及预算外事项的发生影响预算执行力，阻碍预算目标顺利实现。

（5）预算执行后没有及时统计、反馈和报告。不能给医院管理层提供明确的信息，预算管理者无法及时分析预算的执行情况，不能有效发挥预算的监控职能。

2.专项支出预算执行风险

（1）政府采购执行不规范，执行效率低。预算经办人员对政府采购相关概念不了解，对执行流程不清楚，往往导致在向预算主管部门申请采购需求时填报的信息不正确，以至退回重新修改，影响专项预算采购进度；采购流程不规范、不符合规定，可能导致采购流程无法正常进行，或项目审计不合格，致使项目资金拨付被拒，造成医院资金及名誉损失。

（2）项目招标执行不规范。专项执行过程中，对于进口论证、采购需求上报、委托招标、合同签订等一系列操作有明确要求，预算经办人员对招标要求及流程不熟悉，可能导致招标过程不合规、应委托招标的项目未履行招标流程、同合同标的补充合同超原合同10%以上等问题，最终导致项目执行不合规，存在舞弊风险。

（3）非政府采购财政专项资金执行监管缺失。非政府采购专项资金往往由项目管理部门自行执行，项目执行制度不健全、监督不到位，将导致项目执行不及时、执行进度缓慢，无法通过审计。

（4）项目绩效跟踪不及时，资金使用效率较低。专项预算在编制时都具有明确的绩效指标，项目执行完成后，绩效追踪不及时，或绩效追踪流于形式，将可能导致项目运行缺乏管理，设备闲置或未有效规范使用，进而导致财政绩效指标不达标、资金使用效率低下，形成资源浪费。

（四）预算分析与反馈的主要风险点

1.预算分析和反馈不够及时

预算归口管理部门及预算管理人员无法及时了解预算执行状况，不能及时发现执行中存在的问题，导致没有及时采取管控措施，存在年度预算执行失控风险。

2.预算分析不够全面和深入

预算分析时未能对项目进行细化拆分、分析到末级科目，导致预算分析较为宽泛，没有发现执行偏差或不能查明预算偏离或异常情况的原因，导致预算归口部门没有及时采取管控措施，存在预算管控失效的风险。

3.未采取有效管控措施

预算归口管理部门是预算最主要的执行和管理部门，由于预算管理人员缺乏经验，未能履行管理职责，不能及时跟进预算执行进度，对预算偏差视而不见或未能及时查明偏差及异常情况的真正原因，或者未能及时采取有效管控措施，将导致预算分析及反馈不能达到预算控制的效果。

（五）预算调整的主要风险点

1.预算调整方案不合理、缺乏严格控制

预算归口管理部门对预算调整管理不严谨，预算调整金额未充分论证，调整理由不充分，从而影响预算约束力，存在预算执行不严谨、随意调整的风险。

2.预算调整审批不规范

预算审批岗位设置不合理，预算调整申请与审核岗位未分离，存在审批舞弊

风险；预算审批职责不明确，存在越权审批或审批不当的风险；审批申报不及时，导致审批事项无法及时得到批复，影响预算项目发展目标的实现。

3.预算调整事项论证不全面

对政策性因素或影响医院运营的特殊因素未能进行充分的论证和分析，影响调查不够全面，导致预算调整金额不能完全满足业务发展需求，将导致预算调整不符合实际情况，调整后的预算执行仍旧不可控。

（六）决算的主要风险点

1.决算内容不完整不准确

决算内容不完整不准确，主要是指稽核人员未按单位制度稽核原始凭证，从而导致出纳或会计人员记录和处理原始凭证不当；出纳管理和记录现金和银行存款不规范，导致提供给会计人员的原始凭证和数据不完整不准确；会计未根据出纳及业务部门流转过来的原始凭证完整和准确地核算医院经济业务；在月度和年度关账时，复核人员和总账人员未完整和准确核对科目之间的关联性，导致漏记或者错记会计科目；成本会计核算成本的方法不科学，导致预算人员管理预算的方向不能完全反映医院的核心业务；预算人员预算管理不当，导致预算安排不合理，导致提供给决算的基础信息不完整不准确，从而导致绩效方案不能有效激励员工实现医院工作计划和预算；预、决算账表不符，为了保持整体收支预算平衡，虚列数据，从而使预算编制结果与实际情况脱节，造成预算与决算情况无法对应，出现决算账表不符的情况；以上所有信息记录不完整不准确，从而导致决算内容无法真实、有效反映医院经济运营状况，医院决算报告不完整不准确。

2.决算形式和程序不规范

决算形式不规范，是指记录决算信息的决算报表及报告不规范，不能完整并直接地提供医院及上级主管部门决策所需的信息。决策程序不规范是指决算报告编制完成后未按审批权限执行审批及审议程序，导致单位决算报告数据不真实；单位决算报告未按上级单位要求的时点上报，导致单位决算程序不规范。

3.不够重视决算工作

我国医院普遍存在"重预算、轻决算"的现象，财务决算工作往往得不到重视，存在着很多不规范和不科学的地方。医院一定要认识到财务决算的重要性，提高财务决算工作的效率。只有做好财务决算工作，才能对前一年度经济运营活动进行全面的汇总和反映。

4.轻视决算数据分析和运用

大多数医院的决算工作还停留在决算数据的填报上，未进一步对决算数据进行分析和有效运用，未真正建立起决算与预算有效衔接、相互反映、相互促进的机制，未对提高医院经济运营状况和医院战略规划提供有利的参考信息。

5.决算报表不利于决算审计

决算报表往往反映的是医院预算总体合并之后的数据，这类数据过于笼统，报表使用人无法通过报表来了解医院的各类实际预算情况和收支情况，缺乏精细化的决算报表，使得报表使用者难以准确把握单位的财务状况。同时，也使得决算审计人员难以通过决算报表来了解被医院的各项资产、收入、支出等财务信息，笼统化的信息对决算审计缺乏有效的参考价值，给决算审计带来诸多不便。

6.决算审计内部控制作用缺失

长期以来，审计所发挥的作用在于事后审查与提出审计整改意见，以事后监督为主。而实际上审计的作用应在于提前控制或规避事业单位中已经存在或可能存在的风险。决算重审计轻事前控制的情况较为常见。决算审计应该从新的视角出发，发挥决算审计加强医院预算控制职能和监督财政资金的作用。

（七）预算考核的主要风险点

1.预算考核指标体系不健全

考核指标的设定不完整，未充分涵盖所有预算管控过程；未充分考虑预算管理过程中所有关键控制点；考核指标设置太多，考核效率较低。

2.预算考核指标的选择缺乏合理性和相关性

考核指标的设定偏离医院业务发展的规律和趋势，考核指标的制定不切合实际，未考虑到考核措施是否能得到有效执行，这些因素都直接影响预算考核效果和预算管理目标的实现。

3.预算考核指标的选择缺乏绩效性

预算考核指标设置要求太高，导致考核人员无法完成，达不到激励效果；或者绩效考核指标设置太宽松，以至于被考核对象能轻易完成绩效指标，预算管控能力很难进一步提升。

4.预算评价机制不完善，缺乏有效奖惩手段

奖惩方式选择不合理，未能有效激励被考核对象，从而被考核对象未能有效执行和落实预算指标，预算管理目标难以实现。

5.缺乏预算考核监督机制

由于预算考核中涉及奖惩措施，缺乏公开透明的监督机制，可能会有不公平、不合理、不公正的现象产生。

五、公立医院预算管理控制措施

（一）预算编制的控制措施

1.基本支出预算编制

（1）建立预算管理体系。建立由预算管理委员会、预算管理办公室、预算监督部门组成的医院三级预算管理体系，明确各层级的预算编制责任、岗位职责，保障预算编制全院参与。

（2）科学设定预算科目、将预算目标合理细化分解。预算管理部门根据医院发展战略和年度工作计划设定预算目标。所有预算资源围绕发展目标实现来统筹规划。预算编制应设定涵盖医院所有支出的预算科目，将发展目标按照条线细化到项目，明确各项目责任部门，并与所有预算执行科室签订预算目标责任书，进而将项目支持需求量化，细化到季度、月度。预算管理办公室要定期对相关报告进行汇总、分析和考核，提供反馈意见指导全院的预算执行工作，保证预算规划方向正确。

（3）制定上下结合、分级编制、逐级汇报的程序编制预算。充分发挥经济管理员的作用，调研科室发展需求，通过规范化的编制程序、合理科学的论证、制定符合医院发展需求的预算。加强各组织层级之间的联系，公立医院进行预算的编制与执行会涉及大量的信息，各个科室与部门应及时提交真实可靠的信息，过程中需要大量的人力、物力，更需要所有科室及职能部门的配合。医院领导应下达管理办法，充分将各个科室之间联系起来，尤其是所有科室均要与财务科保持联系，以便财务科更明晰地了解整个医院的预算管理过程，进而汇总后上报给预算委员会。

（4）加强预算数据论证，强化预算依据和基础控制。预算编制前应充分进行调研，对预算需求进行论证，夯实预算依据。

（5）合理选择预算编制方法。医院应根据不同预算项目的特点和要求，因地制宜地选用不同的预算编制方法，并注意各种预算方法的结合使用，要重视预算项目之间的勾稽关系，应制定所有预算项目勾稽关系的基础文档，确保预算编制有理有据科学合理。

收入预算可以采用增量预算法进行编制，支出预算按照与业务量的关系分为固定类、变动类和酌量类支出，分别采用增量预算法、弹性预算法和零基预算法进行编制。

（6）制订预算编制计划，按计划时间节点完成预算编制。医院应当根据预算主管部门要求及自身情况等制订适宜的预算编制计划，确定合理的预算编制时间节点，按照计划完成预算编制工作。

（7）加强预算编制绩效考核。将预算编制及时性、完整性、科学性等纳入预算考核，激发预算编制人员的工作积极性。

2.专项预算编制

（1）建立专项预算申报可行性论证制度。通过制度明确项目可行性论证的内容、评定方法、评定人员等内容，通过竞争机制，对项目可行性进行院内公开论证，优化医院资源的分配，同时论证方法需根据专项申报要求的转变而实时更新。

（2）建立专项预算绩效考核制度。专项预算考核应包括专项预算编制绩效考核内容，根据专项大类分别给出绩效目标及指标，专项预算申报前对相关人员进行绩效知识培训，从而使得专项预算编制有考核、专项预算绩效目标及指标设置合理科学。

（3）建立专项预算管理制度。该制度应明确专项预算申报、编制及执行过程应遵循的制度、流程，各相关人员应遵循的职责及注意事项，系统性梳理和规范专项预算编制过程。

（4）加强专项预算编制内部审核监督。内部审核监督过程中应对可行性论证资料及论证程序进行复核，督促各项制度有效执行。

（二）预算审批与下达的控制措施

1.按照内控规范指引合理设置审批岗位

明确不相容岗位相分离，预算审批岗位不得与预算编制、预算执行等岗位设置同一人员，保证预算审批的公正性。

2.明确预算审批岗位职责

明确预算审批岗位的岗位职责，包括审批内容、注意事项、审批流程等，加强预算培训，做到审批内容完整，审批过程合理科学，从而保证审批尽职、审批结果有效；审批注意事项包括：注意预算编制假设或编制依据是否与医院发展战略一致、预算编制的内容是否完整、预算指标的计算方法或确定原则是否与医院预算制度规定的原则和方法吻合。

3.制定科学合理的预算分配方法

预算指标分解需考虑医院总体经营目标、上年度预算执行情况、预算归口部门的需求、预算支出标准是否合理等；指标划分应客观、具体，尽量涵盖医院各部门和关键领域；分配预算标准应当是通过努力可以达到的，指标应合理可控；从而做到每一预算金额都得到合理的分配，医院资源得到优化配置。

4.提高预算管理委员会及预算管理办公室的责任意识

全面预算一经审议批准，即应以协议书形式下达各预算归口部门，并监督各预算归口部门与预算分管院长签字确认，确保预算分配的严肃性、准确性和时效性，使其在医院内部拥有强制约束力。

（三）预算执行的控制措施

1.基本支出预算执行

（1）建设信息化预算管理系统。建立预算审批授权制度，并将授权审批制度、审批权限及审批程序流程化、表单化、信息化，同时建设预算项目管理及预算归口部门经济管理员管理模块，及时维护更新后台信息，通过系统信息化控制防止预算执行随意、越权审批、重复审批、审批程序混乱等问题。

（2）严格执行"三重一大"制度。对于大额资金项目、工程项目、对外投融资等重大预算项目，实行"三重一大"管理，实行严格的监控，对超预算或预算外事项建立规范的"一事一议"审议制度和程序。

（3）建立预算执行实时监控与预警机制。在预算管理系统中搭建预算统计及分析模块，及时统计和分析OA系统传输过来的预算执行信息，在预算管理系统中建立预算预警机制，指标要科学，范围要合理，预警要及时，采用信息化技术来控制和监督预算计划的执行，提高执行水平。

（4）建立有效的预算反馈报告体系。预算管理办公室应发挥沟通协调作用，及时掌握预算执行情况，保证预算执行环节中的信息能得到有效沟通，做好季度预算执行分析、向预算归口部门反馈差异和影响、定期向预算管理委员会报告预算进度；预算归口部门根据反馈信息及时纠偏，对于出现偏差较大的项目，及时查明原因，提出改进措施和建议，向预算管理办公室报告；预算管理委员会定期召开预算工作会议，对执行中存在的重大问题或重大项目进行讨论，对预算外或超预算项目进行决策，促进医院全面预算目标的实现。

（5）加强支出审批控制。设置财务稽核岗，在资金支付发生之前，严格审核支出项目审批流程的完整性，审核报销单、原始凭证及审批权限是否符合医院授权审批制度、财务报销制度及相关项目报销标准，制止不符合预算规定的行为发生。

2.专项支出预算执行

（1）建立政府采购管理制度。明确政府采购申请流程、委托招标流程、支付流程和注意事项等，加强业务培训，明确政府采购过程中相关岗位职责及相关审批权限，指导经办人员合法合规地履行政府采购。

（2）建立专项预算管理制度。通过制度明确专项预算批复后，各类项目的采购方式的种类及用途、委托机构的种类及作用、采购过程及相应注意事项、相关人员职责，从而使得预算执行人员全面了解专项预算采购过程，专项预算采购过程合规合法、更有效率。

（3）建设信息化的专项预算管理系统。通过系统固化专项执行程序，对项目预算进行管控，并根据项目执行进度及绩效指标，提升效率执行效率。

（四）预算分析与反馈的控制措施

1.建立预算执行情况分析制度

通过制度建设明确预算执行分析要求，预算管理办公室应及时统计预算执行情况，借助信息化手段，确保预算归口部门多渠道了解预算执行状况，同时确保异常情况及时被管理者了解。督促预算归口部门有效履行预算管控职责，真正发挥预算分析及反馈的作用。

2.规范预算分析流程

预算管理部门应加强预算分析能力培养，明确预算分析对象（预算项目和预算归口部门执行进度），明确分析期间（月度、季度、年度），明确分析方法（对比分析法、差异分析法、定量分析法和定性分析法等）。分析时需要进行重要性甄别，首先选定对预算目标有重要影响的关键驱动因素指标进行分析，界定差异分解程度，充分搜集有关财务、业务、市场、技术、政策、法律等内部和外部的信息资料，为预算差异分析提供依据，保证分析结果客观、合理。

3.针对预算执行差异实施改进措施

针对具体的执行偏差，应有差异化、针对性地解决方案，明确责任部门，具体到责任人；结合奖惩机制，充分发挥医院内部的主观能动性，调动积极性；由于政策性因素或客观不可控因素造成的预算执行偏差，通过预算管理委员会讨论，积极争取各方资源支持。

（五）预算调整的控制措施

1.规范预算调整范围

下达执行的年度财务预算，一般不予以调整。预算调整仅限于医院预算在执行过程中由于市场环境、业务条件、政策法规等发生重大变化，致使财务预算的编制基础不成立，或者将导致财务预算执行结果产生重大偏差的，才允许申请预算调整。

2.规范预算调整材料

预算归口部门应对市场环境、业务条件、政策法规等发生的重大变化进行全面的调研，充实调整理由，对调整项目、调整金额的提供依据，对调整前后的预算数进行对比分析。同时，要防范因为相关责任部门规避考核、奖惩责任而随意要求调整预算的情况出现。

3.规范预算调整审批程序

预算管理办公室应对调整理由进行全面复核，根据医院整体运行情况进行评估，提出调整建议。预算管理委员会应对预算调整方案的事由、项目、金额、对比分析进行审核，同时加强与预算主管部门的汇报沟通，积极争取财政资金支持。若涉及重大的经济事项，需要走"三重一大"程序审批后执行。

（六）决算的控制措施

1.加强会计核算和关账工作

制定会计核算和关账工作制度并建立工作流程图，会计人员和复核人员严格按照工作流程规定进行会计核算和复核会计凭证，总账人员严格按照工作流程规定进行关账工作，核对会计人员记录的会计科目信息、业务部门提供的报表数据、上级部门提供的财务数据，以确保月度和年度关账工作完整和准确，从而保证决算数据的可靠性。

2.细化决算报表，完善报表内容

决算报表的笼统性无法充分发挥报表的作用。因此，建议医院的决算报表设置更加细化和全面，使得预算执行细节、财务收支细节等能够在决算报表中被清晰地反映出来。同时，在决算报表的构成中，还应该涵盖单位的人员结构、人员学历层次、岗位情况、职务与职称及收入等详细信息，以及增加预算与决算差异成因分析项，让报表使用者能够清晰地了解医院的构成情况和财务情况，进而更加准确地把握医院的整体情况和预算执行情况，以便于上级主管部门编制工作计划和制定政策。

3.建立决算编报和审批程序

决算相关人员积极参加上级主管部门安排的决算启动和培训会议，严格按照会议和培训精神，进行年度决算编报工作，以确保上报的决算信息真实可靠。医院应建立决算编报程序，以确保决算人员在编报时，能全面联系总账、相关业务部门、上级主管部门等决算所需信息提供人员，并完整和准确记录决算所需所有信息，以保证决算数据的完整可靠。医院应建立决算报表和报告的审核和审批程序，使得决算信息得到复核和审核，以确保决算的精确可靠、决算程序的规范。

4.提高医院决算的重视度

医院一定要认识到财务决算的重要性，提高财务决算工作的效率。医院一定要认识到只有做好财务决算工作，才能对前一年度经济运营活动进行全面的汇总和反映。医院一定要认识到只有做好决算工作，才能为下一年度经济运营活动安排和战略规划提供有利的数据和信息保障。只有医院提高了对决算的重视度，才能使得决算工作起到决策参考作用。

5.加强决算数据分析和运用

决算数据分析流程一般包括收集数据资料、确定差异、分析原因、提出措施、反馈报告等环节。数据资料包括财务数据和非财务数据，分析方法包括定量分析法和定性分析法。医院通过比较分析法确定当年的预算执行结果与预算目标的差异后，应当采用比率分析法、因素分析法等方法分析预算指标的完成程度和偏离预算的原因，通过定性分析法对差异原因进行深入分析，找出造成预决算差异的关键问题和原因，落实责任部门和责任人，并将分析结果报告给预算管理委员会、反馈费职代会、各预算业务管理执行机构，以便督促各业务部门自觉提高预算执行的规范性、有效性，维护预算的权威性、约束力。同时，还可以运用趋势分析法进行历史数据比对，找出财务收支的变化规律和趋势，重点分析各项支出安排是否合理、项目支出是否达到了既定的效果，为以后年度的预算编制提供重要参考依据。

6.加强内外审计，强化控制职能

应重新定义内部审计职能，将审计的事后评价与提出整改意见职能调整为事前控制与风险规避职能，内部审计人员应该从预算编制环节，全程跟踪预算的全链条程序，并在预算执行过程中合理给予专业性意见，保障预算执行的高效性。应积极引入外部注册会计师审计制度，制定完善的注册会计师审计体系，规定注册会计师进入审计项目的人数、时间和相关职业守则等，确保注册会计师以充分的专业性和独立性保障审计结果的权威性。充分发挥外部审计的监督与控制职能，内外审计的控制情况，均需要权威部门对这些结果的整改情况进行权力约束，监督审计结果被充分运用。

（七）预算考核的控制措施

1.科学设计预算考核指标体系

定性与定量结合，综合考虑预算执行的各个关键环节。注意指标选择应考虑以下几个方面。

（1）全面性：预算考核指标应涵盖所有预算控制过程，涵盖与预算控制过程相关的关键内容。

（2）相关性：预算考核指标应与预算管理目标切实相关。

（3）合理性：指标设置需合理，要充分考虑是否能有效执行和落实。

（4）针对性：预算考核指标设置需符合当年预算管理重点，需对症下药，从而提升预算管控能力。

（5）绩效性：预算考核指标设置应考虑被考核对象的实际能力和情况，不能太难实现，也不能太易实现。

（6）定性定量结合性：在选择预算考核指标时，既要选择定性指标，也要选择定量指标。

2.建立公开透明的奖惩监督机制

为确保预算奖惩措施的公平、公正、合理，医院应当建立公开透明的奖惩监督机制，合理制定奖惩措施，确保奖惩有效。

（八）信息化系统建设

1.传统手工预算管理的缺陷

传统手工预算管理，通常使用Excel电子表格作为预算申报、编制、统计及分析工具，以手工签审作为预算审批方式，操作简单、表格处理和计算能力强，在医院预算编制工作中得到广泛使用。但是，随着预算管理作用不断提升和医院精细化管理要求的不断提高，传统手工预算编制和管理的缺陷越来越突出。

（1）预算管理工作量大、效率低。在预算编制申报过程中，科室预算申报表从科室填写、层层审核，到财务数据统计、分类、汇总、反馈，预算申报过程中需经过多次试算。手工统计管理不仅工作量大、效率低，同时容易因人为因素导致预算统计及分析表格被修改或破坏，最终导致预算数据的逻辑和准确性难以保障。

（2）难以实现各部门的数据共享与实时监控。预算管理需要医院各部门之间的协调和沟通，然而手工的预算管理模式，使得各部门之间缺少一个共享的数据平台，无法及时、准确地获取预算执行数据，从而难以实现预算过程的实时动态监控，无法为医院管理层及时准确地提供预算执行预判信息。同时，由于预算管理过程中，数据获取的滞后性和不可直视性使得各部门缺少预算管理的参与感，不能有效积极地参与预算管理过程。

（3）难以满足预算精细化管理要求。在传统手工预算管理模式下，各部门间通过电子表格、邮件、电话等联系，沟通协调效率不高，更无法实现与其他管理系统的互通。现代医院精细化管理要求医院各系统无缝衔接、数据共享，实现内控指引下的HRP全平台管理，传统预算管理模式的改革势在必行。

2.预算控制信息化建设的意义

（1）实现报销信息化审批，提高工作效率。原有报销审批需多岗位手工签审，效率低下，原始单据容易遗失，通过OA办公平台实现电子信息化审批，经办人只需将财务原始单据拍照上传至OA办公平台，平台可以实时查询该笔报销单流转过程，减少中途往返并节约审批时间，提高工作效率，并留有审批痕迹便于日后查询。

（2）实现管理系统整合，提升医院管理水平。预算控制信息化建设可以帮助医院建立一种新的管理机制，通过梳理原有管理系统，如账务系统、物资管理系统、资产管理系统、HIS业务系统、科研管理平台、OA办公平台等，通过信息软件接口将所有管理系统对接在一起，自动生成相应的会计凭证，确保财务核算信息质量。根据管理需求，可以进一步改进和整合原有工作流程，实现医院内部管理系统的相互改善和促进，提供易于使用的管理模型和分析模块，提升医院管理水平。

（3）实现控制过程监控，加强医院内控管理。预算控制信息化建设可以实时更新预算执行信息，协助预算管理部门实现对预算的实时监控。预算事前控制环节涵盖合同审批、培训审批、资产或物质申购、差旅费标准审核等审批流程；事中报销审批环节可以关联相应事前控制流程，便于实时作出决策；事后控制环节可以通过账务对接直接关联之前的事中审批环节信息，从而做到事前、事中及事后控制相衔接。预算控制的流程化、一体化特点使医院在进行内控体制设计的时候可以进行整体考虑和安排，系统应用提高了控制措施之间的关联性和有效性，提升内控管理效率。

3.预算管控信息化建设前期准备

预算管控信息化建设在设计实施之前，应当充分了解医院现有预算管理体系，包括组织构架、部门职责、支出审批制度、预算管理内控流程、其他相关管理系统信息化建设情况等；此外，还需要调研同行包括跨行业单位预算信息化管控情况，结合医院实际情况，对预算管理流程进行梳理与提炼，建设符合医院自身情况和特点的预算信息化管控体系。

（1）梳理预算管理组织架构。预算管理组织架构清晰、职责明确是预算系统有序运行的基础和保障，预算信息化建设首先是要明确预算管控主体，对医院预算管理决策层、管理层、监督层及各个预算执行业务部门的权责进行梳理，有助于在系统建设过程中识别各类人员的操作管理权限，识别不相容岗位，保障预算内控执行有效。

（2）梳理预算管理内控流程。预算信息化建设主要手段就是将各类预算制度在流程化、表单化的基础上，通过信息管控程序将各类预算表单信息化，通过系统管控，与医院HIS、物流、资产等管理系统融合衔接，实现数据共享，提升数据的准确性和运行管控效率。预算内控流程的梳理是预算系统建设的前提。根据预算性质的不同，预算业务内控流程包括基本预算内控流程和专项预算内控流程。根据资金来源的不同，预算支出内控流程包括行政预算支出内控流程、课题项目支出预算内控流程、借款支出内控流程等。在预算系统建设过程中，设计人员不但需要了解预算编制流转过程中涉及哪些审批人员、流转涉及哪些环节，还需要了解基本预算和专项预算编制、审批及入账有哪些区别（见图5-12至图5-14）。

（3）梳理医院现有相关管理系统。预算信息化系统建设必须融入医院整体信息化体系，才能发挥最大的运行效率，实现资源共享。在系统设计之初，就应梳理医院目前的管理系统之间的衔接关系，包括账务核算系统、成本核算系统、HIS收入核算系统、物资管理系统、资产管理系统、OA廉洁风险防控平台等经济管理系统及科研管理系统等，统筹考虑接口方案，才能最大限度提高系统运行效率（见图5-15）。

执行部门
中心各部门
流程名称
报销工作流程
资金来源
行政预算资金
任务概要
资金报销管理
单位
总会计师（授权）
归口预算分院院长
财务负责人
归口预算部门
经办科室分管院长
支出经办科室
节点
A
B
C
D
E
F
1
2
3
4
5
6
发票
经办人审核
经办部门负责人审核
审批
是
否
财务稽核
出纳复核
付款

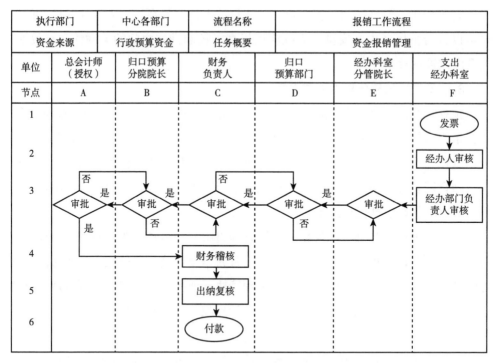

图5-12　行政预算支出审批内控流程

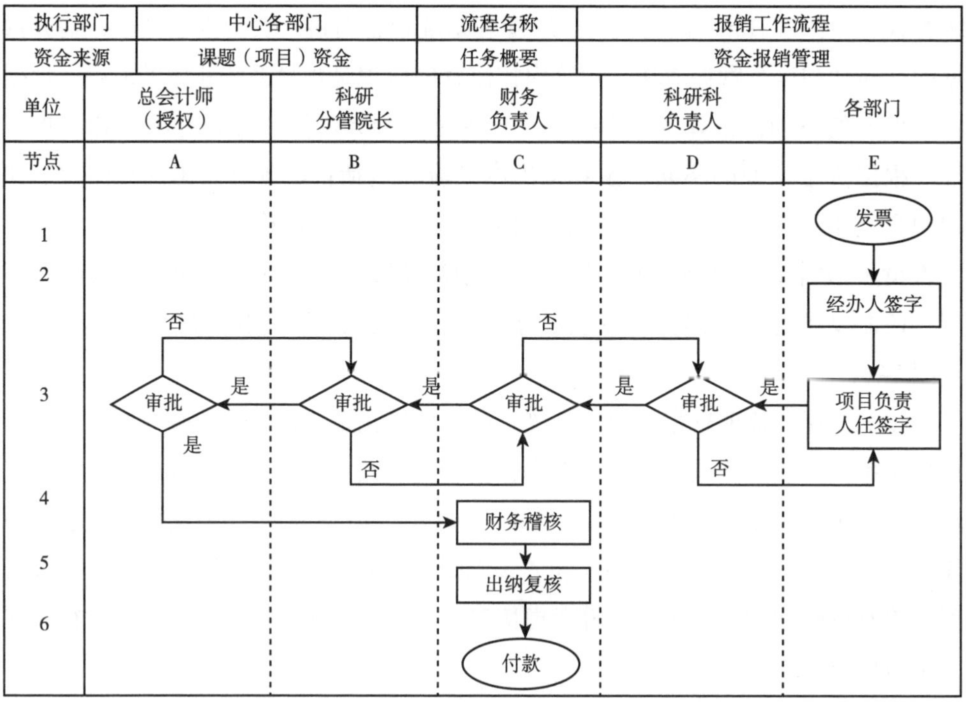

执行部门
中心各部门
流程名称
报销工作流程
资金来源
课题（项目）资金
任务概要
资金报销管理
单位
总会计师（授权）
科研分管院长
财务负责人
科研科负责人
各部门
节点
A
B
C
D
E
1
2
3
4
5
6
发票
经办人签字
项目负责人任签字
审批
是
否
财务稽核
出纳复核
付款

图5-13　课题（项目）支出审批内控流程

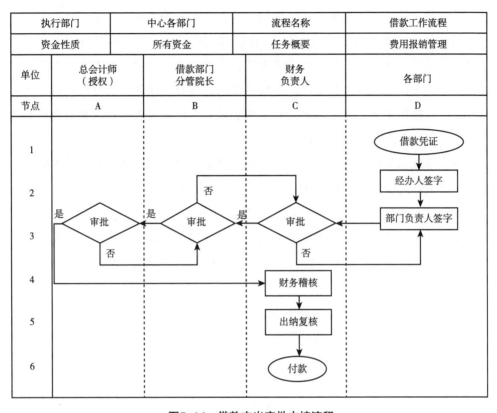

图5-14 借款支出审批内控流程

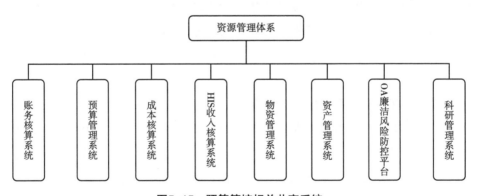

图5-15 预算管控相关共享系统

（4）考察同行信息化系统

①调研目的。了解同行或跨行业单位预算管控信息化体系，借鉴同行成熟运行系统的框架逻辑、支出审批制度和流程、系统管控方式、系统整合方案、运行中存在的问题及弊端等，整合这些信息，结合自身预算管理特点，总结经验，为涉及符合医院特色预算管控信息化系统建设方案提供参考。

②调研方法。采用实地调研法和问卷调查法结合的方式。实地调研是一种比较灵活的非全面调查方法，根据调查目的和任务，通过对调查对象的初步分析，有意识地选出若干有代表性的同类型医院，实地走访，通过与预算管理人员、系统实施人员及预算执行人员访谈，了解系统运行涉及的问题及关键控制点，为实施方案设计提供参考。对于内部预算系统需求，可以通过会议访谈和问卷调查的方式，搜集预算执行者的需求和建议，为完善方案提供思路。

（5）形成信息化建设初步框架。通过预算系统建设调研和访问，预算信息化系统框架主要包括预算事前、事中、事后控制三大模块。

①预算事前控制模块。预算事前控制模块主要负责对预算支出发生前的管控，包括基本预算编制流程、专项预算编制流程、合同审批流程、培训申请流程、各类支出标准审核流程（如差旅费、出国费、汇率换算）、物资（固定资产）申请流程等。

②预算事中控制模块。预算事中控制模块主要负责对预算执行过程的管控，包括支出审批授权系统、人员经费支出审批系统、公用经费支出审批系统、科研（项目）支出审批系统、专项支出审批系统、物资及固定资产采购支出审批系统、药品支出审批系统、其他往来项目支出审批系统。

③预算事后控制模块。预算事后控制系统主要负责对预算执行数据的统计反馈、账务核算系统的对接，主要包括预算分析系统、支出审批项目凭证转化系统。

预算内部控制的目的是"未病先防"，通过制衡机制、流程再造和信息化手段在医院日常预算管控中发挥作用，对预算执行事前、事中、事后共同控制，提升预算管控效率。

4.预算管控信息化系统事前控制模块

（1）基本预算申报模块。基本预算申报模块，主要用于预算申报控制，将基本预算申报审批流程信息化。　方面，可以缩短审批时间，提高审批效率；另一方面，可以保留历史预算申报信息，供预算管理人员执行查阅，在预算执行或调整时，预算管理委员会也可以随时查阅信息作决策参考。

基本预算申报模块主要控制流程为：科室经济管理员填写申报材料——科室负责人审核——分管院长审批——预算管理办公室汇总、分类，反馈预算归口部门——预算归口部门审核、调整填报归口预算申报材料——预算管理办公室汇总形成总体预算报告——预算管理委员会审议——预算管理办公室上报"一上"预算——预算管理办公室根据"一下"批复、调整"二上"预算——预算管理委员会审议——预算管理办公室上报"二上"预算——预算管理办公室根据"二下"批复启动预算执行。

（2）财政专项预算申报模块。财政专项一般由大修项目、设备购置项目、信息化项目及其他项目组成，由于专项执行主体主要是预算归口管理部门，涉及政府采购、公开招标等专业程序，原则上按照医院纳入五年发展规划项目库的项目有序安排资金。为了保障项目执行合规有效，单独开发专项预算申报模块，有利于重大项目管理及执行监控及绩效跟踪分析。

专项预算申报模块主要控制流程为：业务部门申请——归口预算管理部门审核、论证——归口预算管理部门填报相关申报材料——预算管理办公室汇总、审核——预算管理委员会审议——预算管理办公室上报"一上"预算——预算管理办公室根据"一下"批复、调整"二上"预算——预算管理委员会审议——预算管理办公室上报"二上"预算——预算管理办公室根据"二下"批复启动预算执行。

（3）合同签审模块。经济合同审批管理是医院预算事前管控的重要组成部分。一方面，通过经济合同信息化审批，有利于防范相关法律和业务风险；另一方面，经济合同的签订具有法律意义，必然导致预算支出的后续执行，事前的审核对预算管控意义重大。医院经济合同按照性质可分为采购合同、基建合同、科研合同、服务合同及其他合同，根据合同种类及管理部门的不同，应分别设置相应的合同审批流程。

合同签审的主要控制流程为：申请人填写合同信息上传合同文本——科室负责人审核——业务主管部门审核——申请方分管院长审核——经办部门负责人审核——经办方分管院长审核——财务负责人审核——内审负责人审核——总会计师审核——纪委书记审核——法人审批。

（4）培训申请审批模块。培训申请审批是指对培训前培训人员、培训时间、培训内容的审批，是培训经费事前控制的必要手段，经审批纳入年度预算的才能进行事后报销，包括行政资金及科教资金培训审批。

培训申请审批控制流程为：培训人填写培训申请信息——科主任审批——业务分管院长审批——主管部门审批——教育/科研等预算管理部门审批——预算分管院长审批。

（5）支出标准审批流程模块。支出标准审核，主要是对于国家、医院对特定的支出项目有明确支出标准的进行报销前的额度审核，主要包括差旅费、培训费、出国费。在支出审批过程中，对于有支出标准要求的项目，系统可直接关联标准审批流程，能够有效保障预算支出标准在实际执行中有效管控，杜绝超标准支出现象的发生。

标准审批模块控制流程为：申请人填写相关资料上传附件——财务经办人员根据文件核定标准并确认。

（6）物资申购审批流程模块。物资申购审批流程，主要是为了提高物资采购工作效率，为物资预算归口部门安排预算、执行预算、调整预算等提供信息，有助于采购部门进行预算规划和管控。医院物资包括低值耗材、卫生材料、检验试剂、药品、低值仪器设备、专用设备、一般设备等。医院根据物资种类不同，分别设计专用耗材、试剂耗材、危险品、应急及特殊物资、常规药品、应急药品、低值仪器设备、行政经费固定资产、科教项目固定资产申请及报废流程。

非固定资产物资申购审批模块主要控制流程为：申请人填写提交采购申请——科主任审核——业务分管院长审核——采购部门负责人审核——采购部门分管院长审核。

固定资产申购审批模块主要控制流程为：申请人填写提交采购申请——科主任审核——业务分管院长审核——采购部门负责人审核——财务负责人审核——采购部门分管院长审核——总会计师审核（授权范围内）——单位负责人审批。

5.预算管控信息化系统事中控制模块

预算管控事中控制模块，主要是通过预算执行过程审批，对预算支出事项的支出审批进行控制，按照医院支出授权进行系统审批人、审批权限、审批科目的设置，实现对所有行政预算支出、科教经费、往来经费的支出审批。

（1）支出审批授权系统。支出审批授权系统是预算执行过程中预算审批管控的基础，审批权限、审批范围的合理合规设置是整个预算管理合规有效的前提。支出审批授权系统按照医院《支出审批授权制度》，对各个预算支出项目设置不同的审批人、审批额度，并根据授权书中内容的变更在系统中及时更新授权内容。

（2）人员经费支出预算审批流程。人员经费涉及基本工资、薪级工资、岗贴、奖金等80余个预算项目，涉及人力资源部、绩效办等多个预算归口部门，账务处理涉及多贷多借，较一般的审批接口更为复杂，一般作为单独系统进行开发，通过上传工资薪酬报表数据、系统自动读取的形式执行。审批人员读取表内包含人员经费支出预算及相应账务处理所需要的账务处理科目、预算归口部门、摘要、税务处理、预算额度等信息，进行支出审核，财务对原始凭证与信息化平台信息进行稽核。

（3）公用经费预算审批流程。日常公用经费审批流程主要是指除采购部门批量出入库采购的物资外的其他公用经费审批，包括办公、印刷、水电能耗、维修、培训、差旅、出国等支出。支出预算审批流程根据预算归口部门的不同设置相应的科目管理模块，通过与账务系统对接，将与支出审批事项有关的所有科目及预算信息导入数据平台，并在数据平台中维护各科目相对应的预算归口部门、预算分管院长及权限金额，通过数据平台权限设置实现审批管控。

（4）科研（项目）支出审批流程。科研经费也是医院经济管控的重要内容。预算管理系统通过与科管系统的对接，通过科研项目编号将账务核算系统与科管系统匹配对应，从科管系统获取项目预算、负责人等信息，通过设置审批环节，赋予审批权限对科研经费实现预算审批管控。一般经办人发起流程，项目负责人、科研科负责人、财务科负责人、科研分管院长审批，对于需委托采购部门执行的支出，提交物资管理部门及采购业务分管院长审批，最终总会计师根据授权进行决策审批。

（5）财政专项支出审批流程。财政专项作为重点管控的预算执行内容，设置独立的审批模块。预算管理部门根据预算批复，在系统中维护项目编号、预算金额，保证获得批复的项目才能在系统中发起执行审批。一般审批流程由预算归口部门发起，经由预算归口部门负责人、财务负责人、预算分管院长、总会计师审批，保证财政资金合理合规使用。

（6）物资及固定资产采购入库支出审批流程。物资及固定资产作为采购部门批量采购支出事项，考虑与物资管理系统、固定资产管理系统的对接，设置独立的审批流程。从物资及固定资产系统获取采购明细信息（包括供应商、入库类型、入库日期、金额等），一般由预算归口部门发起，经由预算归口部门负责人、财务负责人审核，最终预算分管院长授权决策审批。

（7）药品入库支出审批流程。药品采购事项采购金额大、涉及的供应商较多，考虑与药品管理系统对接，设置独立的审批系统，从药品管理系统中获取当月药品采购信息，包括供应商、入库时间、金额等，由药品采购经办人发起申请，经药剂科主任、财务负责人审核，最终由业务分管院长授权决策审批。

（8）其他往来项目支出审批流程。其他往来支出审批流程主要有职工借款、提取后的福利费支出、其他应付应收款等往来项目支出审批，该模块与账务系统对接，将与支出审批事项有关科目及预算信息导入预算数据平台，并在预算数据平台中维护各科目相对应的预算归口部门、预算分管院长及权限金额、预算归口部门相对应的经济管理员，实现支出审批。

6.预算管控信息化系统事后控制模块

预算事后管控模块功能主要是对预算执行数据进行统计分析，实时反馈预算执行进度，揭示预算执行过程中可能存在的问题，为医院预算管控提供信息；同时，对已执行的预算预财务核算系统进行对接，通过科目设置实现凭证自动转换，通过系统资源共享，提升账务核算效率。

（1）预算分析管控模块。预算分析模块主要是对预算数据进行分析，通过记录预算执行数据，设置各类自定义报表，实时反映医院整体预算执行率、各个支出科目预算执行率以及各归口预算管理部门预算执行率，为预算管控提供信息，同时为预算考核提供数据支持。预算分析模块的建立，不但可以提高预算管理工作效率，而且对预算业务计划、实施、调整等有很大的参考意义。

（2）财务凭证接口模块。预算管理系统与账务核算系统的对接，目的就是实现凭证自动转化，实现系统数据共享，提升工作效率。根据账务入账规则及审批流程的不同，该模块主要分为三种形式：

①系统读取附件信息生成凭证。这种模式主要运用于人员经费，人员经费审批流程经过财务稽核后，由出纳办理人员在审批系统内选择支付银行信息，账务系统读取附件表格中的科目、金额等信息，生成财务凭证信息。

②通过与其他信息系统设置接口生成凭证。这种模式主要运用于门诊收入、住院收入核算（与HIS系统对接）、物资采购入库凭证（与物流系统对接）、固定资产采购入库凭证（与固定资产对接）、药品入库凭证（与药品核算系统对接）。这类凭证按照支出审批系统审批通过的数据，从相应管理系统中调取接口，生成凭证。批量的数据处理，大大减少凭证编制人员工作量，财务人员以审核为主，有效提高工作效率。

③系统读取支出审批流程反馈的数据信息生成凭证。除了以上两种方式以外，系统还可以根据支出审批系统传输的科目、金额、预算归口部门等信息，在财务稽核人员审核通过、出纳人员在审批流程之后选择付款方式，完成凭证生成。

财务凭证接口模块在账务系统中保留所有预算系统推送信息及状态，每一笔凭证都可以在账务系统中追溯审批情况，在提高账务人员工作效率的同时，也提高账务核算的准确性，有助于会计质量的提升。

（九）预算绩效评价

1.预算绩效评价概念

预算绩效管理是指在预算管理中融入绩效理念和要求，将绩效目标管理、绩效跟踪监控管理、绩效评价及结果应用管理纳入预算编制、执行、监督的全过程，以提高财政资金使用效益的一系列管理活动。

绩效评价是全过程预算绩效管理的重要手段。预算绩效管理主体根据设定的绩效目标，运用科学、合理的绩效评价指标、评价标准和评价方法，对财政支出的经济性、效率性和效益性进行客观、公正的评价。

2.预算绩效评价原则

（1）相关性原则。应当与绩效目标有直接的联系，能够恰当反映目标的实现程度。

（2）重要性原则。应当优先使用最具评价对象代表性、最能反映评价要求的核心指标。

（3）可比性原则。对同类评价对象要设定共性的绩效评价指标，以便评价标准的规范和评价结果可相互比较。

（4）系统性原则。应当将定量指标与定性指标相结合，定量指标应量化，定性指标可衡量，系统反映财政支出所产生的社会效益、经济效益、环境效益和可持续影响等。

（5）经济性原则。应当通俗易懂、简便易行，数据的获得应当考虑现实条件和可操作性，符合成本效益原则。

3.预算绩效评价方法

绩效评价方法主要采用成本效益分析法、比较法、因素分析法、最低成本法、公众评判法等。根据评价对象的具体情况，可以采用一种或多种方法进行绩效评价。绩效评价方法主要包括如下几种。

（1）成本效益分析法。是指将一定时期内的支出与效益进行对比分析以评价绩效目标实现程度。它适用于成本、效益都能准确计量的项目绩效评价。

（2）比较法。是指通过对绩效目标与实施效果、历史与当期情况、不同部门和地区同类支出的比较，综合分析绩效目标实现程度。

（3）因素分析法。是指通过综合分析影响绩效目标实现、实施效果的内外因素，评价绩效目标实现程度。

（4）最低成本法。是指对效益确定却不易计量的多个同类对象的实施成本进行比较，评价绩效目标实现程度。

（5）公众评判法。是指通过专家评估、公众问卷及抽样调查等对财政支出效果进行评判，评价绩效目标实现程度。

（6）其他评价方法。是指可以通过其他方法，或者多种方法相结合。

4.预算绩效评价指标

绩效评价指标是依据细化量化的绩效目标而形成的衡量绩效目标实现程度的考核工具。财政部门负责制定《财政项目支出绩效评价共性指标框架》，规范绩效评价指标及分值。评价指标包括项目决策、项目管理和项目绩效三方面。实施评价时，按照定性指标可衡量、定量指标应量化的要求，依据评价项目特点和评价工作需要，在绩效评价三级指标的基础上，对评价指标逐级分解和细化。

预算主管部门负责制定本行业分类项目支出绩效评价指标，以适用于本部门、本行业的项目绩效评价需要。预算主管部门应当通过已实施的绩效目标评审、绩效跟踪和绩效评价情况，分析研究并逐步建立符合本部门、本行业特点的分类项目绩效评价指标体系，经财政部门确认后纳入预算绩效管理信息系统进行管理。

5.预算绩效评价报告

评价方完成绩效评价任务后要撰写《财政项目支出绩效评价报告》，绩效评价报告应当依据充分、真实完整、数据准确、分析透彻、逻辑清晰、客观公正。预算绩效评价报告主要包括以下内容：

（1）项目基本情况，包括：项目名称、项目起止日期、项目主要内容、涉及范围、项目资金投入安排情况。

（2）绩效目标的核对和确定情况，包括：项目绩效目标设定情况、项目绩效目标核对和确定情况。

（3）项目组织实施情况，包括：项目组织情况、项目管理情况、项目组织实施的实际情况与目标的差异情况说明。

（4）项目绩效情况，包括：项目产出目标、效果目标的实现情况；从经济性、效率性、效益性和公正性等方面进行项目绩效情况分析；项目实际绩效与目标的差异情况，以及对差异原因的详细说明。

（5）问题、纠偏措施和建议，包括：主要问题、改进措施、纠偏情况、有关建议。

（6）其他需要说明的问题，绩效评价报告应由评价组织方组织专家进行评审。重点评审报告格式是否规范、绩效评价工作方案确定内容和要求是否得到落实、引用数据是否真实合理、揭示的问题是否客观公正、提出的改进措施是否有针对性和可操作性等。

6.预算绩效评价整改

评价工作完成后，被评价医院应根据评价组织方反馈的评价结果和整改建议，及时研究制定整改措施，积极落实结果应用的各项要求，切实改进预算管理和项目管理，并将整改情况向评价组织方行文报告。

7.预算绩效评价运用

医院应重视预算绩效评价结果运用，将预算绩效评价管理作为全面预算管理体系的重要部分进行管控，绩效评价结果是对医院预算执行效率的重要评估指标，也是预算主管部门对医院预算资金评估安排的重要参考。医院应建立评价结果与预算安排、考核相结合的制度。对预算绩效评价结果优秀的，可给予适当表彰和奖励，在下年度安排预算时优先考虑；对于无正当理由未达到预期绩效目标，以及对绩效评价意见未实施整改的预算归口部门，在安排预算时应从紧考虑，提升预算执行效率。

第六章 公立医院收支管理控制建设

一、公立医院收支管理概述

公立医院的收支管理与货币资金的流转密切相关，作为现代医院运营管理中的核心业务之一，其对医院的发展建设具有重要的意义，也是内部控制的重点。

建立健全公立医院收支内部控制制度，加强对公立医院收支业务的有效控制和监督，可以有效地预防跑冒滴漏、支出失控，使各项收支得以完整的反映；可以有效地防范收入中乱收费、支出随意等行为的发生。这对提高公立医院的社会、经济效益，以及增强医院在医疗市场中的竞争力都有着重要的意义和作用。

（一）公立医院的收入管理

1.收入定义

根据2010年12月31日财政部发布的《医院财务制度》的规定，收入是指医院开展医疗服务及其他活动依法取得的非偿还性资金，以及从财政部门和其他部门取得的经费，包括医疗收入、财政补助收入、科教项目收入和其他收入。

2.收入的构成

（1）收入是医院经济活动的前提，是经济利益的流入。按照医院收入来源及财务会计核算分类，收入可分为如下几种。

①医疗收入，即医院开展医疗服务活动取得的收入，包括门诊收入和住院收入。门诊收入是指为门诊病人提供医疗服务所取得的收入，包括挂号收入、诊察收入、检查收入、化验收入、治疗收入、手术收入、卫生材料收入、药品收入、药事服务费收入、其他门诊收入等。住院收入是指为住院病人提供医疗服务所取得的收入，包括床位收入、诊察收入、检查收入、化验收入、治疗收入、手术收入、护理收入、卫生材料收入、药品收入、药事服务费收入、其他住院收入等。

②财政补助收入，即医院按部门预算隶属关系从同级财政部门取得的各类财政补助收入，包括基本支出补助收入和项目支出补助收入。基本支出补助收入是

指由财政部门拨入的符合国家规定的离退休人员经费、政策性亏损补贴等经常性补助收入，项目支出补助收入是指由财政部门拨入的主要用于基本建设和设备购置、重点学科发展、承担政府指定公共卫生任务等专项补助收入。

③科教项目收入，即医院取得的除财政补助收入外专门用于科研、教学项目的补助收入。

④其他收入，即医院取得的除医疗收入、财政补助收入、科教项目收入以外的其他收入，包括培训收入、食堂收入、银行存款利息收入、租金收入、投资收益、财产物资盘盈收入、捐赠收入、确实无法支付的应付款项等。

3.收入管理重点控制方面

公立医院收入控制是指为了保证收入业务活动的有效进行，保证收入的合法、合理、安全和完整，防止和及时发现并纠正错误与舞弊，确保公立医院收入控制目标的实现，采用一系列具有控制职能的方法、措施和程序，进行有效的组织、制约的关系，并予以系统化、规范化，从而形成的一个严密控制管理体系的管理制度。应重点关注以下几个方面。

（1）收入是否实现归口管理；

（2）收入是否按照权责发生制及时入账；

（3）是否按照规定及时向财务部门提供收入的有关凭证；

（4）是否按照规定保管和使用印章和票据等；

（5）是否执行收入审查核对制度；

（6）是否严格退费管理。

（二）公立医院的支出管理

1.支出定义

公立医院支出是指为开展医疗服务及其他业务活动过程中发生的资产、资金耗费和损失，包括医疗业务成本、财政项目补助支出、科教项目支出、管理费用和其他支出。

支出是公立医院预算执行的重要组成部分，也是政府采购业务、建设项目管理、合同管理的重要环节。

2.支出的构成

医院的支出可分为如下几种。

①医疗业务成本，即医院在开展医疗服务及其辅助活动过程中发生的支出，包括人员经费、耗用的药品及卫生材料支出、计提的固定资产折旧、无形资产摊

销、提取医疗风险基金和其他费用，不包括财政补助收入和科教项目收入形成的固定资产折旧和无形资产摊销。

其中，人员经费包括基本工资、绩效工资（津贴补贴、奖金）、社会保障缴费、住房公积金等。其他费用包括办公费、印刷费、水费、电费、邮电费、取暖费、物业管理费、差旅费、会议费、培训费等。

②财政项目补助支出，即医院利用财政补助收入安排的项目支出。

③科教项目支出，即医院利用科教项目收入开展科研、教学活动发生的支出。

④管理费用，即医院行政及后勤管理部门为组织、管理医疗和科研、教学业务活动所发生的各项费用，包括医院行政及后勤管理部门发生的人员经费、耗用的材料成本、计提的固定资产折旧、无形资产费用，以及医院统一管理的离退休经费、坏账损失、印花税、房产税、车船使用税、利息支出和其他公用经费，不包括计入科教项目、基本建设项目支出的管理费用。

⑤其他支出，即医院上述项目以外的支出，包括出租固定资产的折旧及维修费、食堂支出、罚没支出、捐赠支出、财产物资盘亏和毁损损失等。

3.支出管理重点控制方面

公立医院支出控制是对所有支出的整个活动过程的控制，即有相对独立性，又贯穿于整个医院经济业务活动等控制的全过程之中，并且处于管理控制的重要地位。应重点关注以下几个方面。

（1）是否按照规定审核各类票据的真实性、合法性；

（2）是否存在使用虚假票据套取资金的情形；

（3）是否符合预算，审批手续是否齐全。

（三）公立医院收支管理控制的目的

1.合法性

通过收支业务控制体系的建立，规范收支流程的管控，保证公立医院收支业务活动符合有关法律、政策及规章制度的规定。

2.真实性

健全的收支控制可以保证医院各项收支能够正确地记录、核算，相关财务信息能够真实可靠地披露。

3.完整性

完善的收支控制，可以保证收支及时记录，且均登记入账。登记入账的各项收支确已办理相关手续，做到无隐匿收入、虚增支出等现象。

4.正确性

科学合理的收支控制，可以保证收支核算分类准确，明细账、总账能够正确地反映，防范财务收支舞弊行为，提高财务分析、决策的有用性。

（四）公立医院收支管理控制的主要方法

1.收入管理控制的主要方法

（1）不相容岗位分离控制。科学合理地设置收入业务岗位，明确相关岗位的职责权限，实施相应的分离措施，形成相互制约、监督的工作机制。不相容岗位相互分离是岗位控制的核心内容，医院应当根据各项经济活动的流程和特点，合理设置收入业务内部控制的关键岗位，收入业务发生与收款业务职能、价格管理与价格执行、收入票据使用与审核保管职能、收入票据保管与出纳职能、收入退款与审批等不相容岗位相分离，形成制衡机制。

（2）归口管理控制。归口管理是基于岗位控制和授权审批控制的前提，明确医院收入业务的归口管理部门的控制方法。它是建立在权责对等的基础上的统一管理，通过对分散在各部门的经济活动统一的管理和监控，防止经济资源的流失和财务信息失真的风险。例如，医院财务部门归口管理收入业务，财务部门应及时掌握各项收入的情况，确保各项收费符合有关法律、政策及规章制度的规定，确保各项收入应收尽收、及时入账并进行会计核算，严禁设立账外账。另外，需要说明的是医院各项收入业务归口管理，并不是说医院所有的收入都由财务部门统一收取，而是在权责对等的前提下，由财务部门作为牵头部门对收入业务进行监管。

（3）业务流程控制。医疗收入流程控制的重点内容是门诊收入和住院结算收入的流程控制。控制的关键点包括收入提供、收入确认、价格管理、票据管理、退费管理、报告管理和核对管理等。

（4）会计核算控制。医院所确认的各项业务收支，应当以权责发生制为基础，即凡是应属本期的收入和费用，不管本期是否收到或支付款项，均应作为本期的收入和费用处理；反之，凡不属于本期的收入和费用，即使款项在本期收到或支付，也不应作为本期的收入和费用处理。通过按照权责发生制的基础及遵循收支配比的原则确认收支，保证核算的真实、准确，确定收入统一结账时间，正确确认收入。建立有关收入报告制度，门诊收费处每日编制收入日报表，住院结算处每日编制在院病人医疗款及住院预交金日报表，执行科室每日编制科室收入日报表，财会部门每月每日编制汇总总收入日报表、按月编制收入明细报表。

（5）预算控制。预算是根据医院预定期内的发展规划和经营目标，按一定的程序编制并批准的对财务资源和经营资源运用的年度计划。编制收入预算，确保公立医院一切收入统一纳入预算管理，不得擅自坐收坐支现金，不得私设"小金库"及账外账。

（6）审核控制。门诊收费处和住院结算处现金限制非财务人员接触，印章妥善保管，加强收入票据管理，建立收入票据登记簿，加强对收入票据的审核，审核人员审核收入票据存根与收入报表是否相符，审核收入日报表与计算机数据库数据源是否相符，审核收入日报表与科室核算收入日报表是否相符，审核财务会计记账收入与收入日报表及科室核算收入是否相符，确保收入的安全、完整。

（7）票据控制。医院的收入票据应使用财政部门统一监制和印制的门诊、住院收费票据或税务发票，由医院票据专管员统一向财政部门领用。加强对收入票据的管理控制，保证收入的安全与完整，防止由于因票据管理不善而造成资产流失。收入票据的关键控制点包括：财务或税务部门统一管理收费票据或发票；明确票据管理岗位责任制；明确票据的购买、印制、批准、验收、领取、核销、归档等管理流程。

2.支出管理控制的主要方法

（1）不相容岗位分离控制。合理划分责任单位，确定责任中心，各责任中心在其权责范围内负责相应支出的管理和控制；保证经办支出业务人员与审批人员岗位相分离、经办支出业务人员与付款业务人员岗位相分离、经办支出业务人员与审核人员岗位相分离、支出审核与办理结算岗位相分离。

（2）授权批准控制。实行收支授权审批控制，重要的一点是要明确医院经济活动中各岗位办理业务的权限范围、审批流程及相关责任，并通过明晰的权责规避风险。如通过授权审批控制，明确支出审批授权，一切支出均须事先申请，通过支出审批流程，明确支出审批人员，规定审批权限；对于超越授权范围的审批业务，经办人员有权拒绝办理；一切支出不能由一个人办理业务的全过程。针对医院"三重一大"业务，即与经济活动相关的重大决策、重大事项、重要人士任免及大额资金使用，还应建立集体决策制度，保证决策的科学性。

（3）支出预算控制。公立医院一切支出统一纳入预算管理，全面、细化预测支出，编制支出预算计划，确定支出标准，经审核批准后严格执行。通过编制支出预算，确保医院一切支出统一纳入预算管理，建立一个"预算编制有目标、预算执行有监控、预算完成有评价、评价结果有反馈、反馈结果有应用"的预算绩效管理机制，规范和制约医院的经济行为活动。强化预算控制对医院经济活动的预算约束，使预算管理贯穿于医院经济活动的全过程。

（4）支出核算控制。建立科学的支出核算体系，健全支出业务凭证流转手续，按照医院会计制度正确地进行支出核算，按照医院会计制度进行费用提取和摊销，保证核算的真实性和准确性，准确、及时编制支出财务报告，保证信息的正确披露。

（5）支出审核控制。建立公立医院支出审核制度，加强支出审核控制，一切支出必须经审核无误后，方可办理结算。

（6）支出分析控制。加强经济运行分析是发挥财务工作效能、体现财务价值的重要手段。通过建立定期的支出分析制度，按照归口、分级管理的原则分析、评价支出的执行情况、支出结构、使用效果差异原因等，及时掌握增减原因，并建立财务预警机制和应对预案，寻求降低成本的途径。

（7）成本核算控制。公立医院大部分支出可以归集到相应的成本对象，采取定额成本、标准成本、作业成本、科室责任成本等方法加强核算与管理，加强成本的核算控制，减少收入的流失，降低医疗成本，对于控制支出具有重要的作用和意义，可提高医院在医疗市场的竞争力。

（五）公立医院收支管理控制的相关法律法规

公立医院收支管理控制的法律法规包括如下几种。

（1）《事业单位财务规则》（财政部令第68号）；

（2）《事业单位会计准则》（财政部令第72号）；

（3）《行政事业单位内部控制规范（试行）》（财会〔2012〕21号）；

（4）《财政部国家发展和改革委员会监察部审计署关于加强中央部门和单位行政事业性收费等收入"收支两条线"管理的通知》（教财厅〔2003〕1号）；

（5）《关于印发政府收支分类改革方案的通知》（财预〔2006〕13号）；

（6）《关于深化收支两条线改革进一步加强财政管理意见》（国办发〔2001〕93号）；

（7）《行政事业单位资金往来结算票据使用管理暂行办法》（财综〔2010〕1号）；

（8）《医院财务制度》（财社〔2010〕306号）；

（9）《医院会计制度》（财会〔2010〕27号）；

（10）《医院机构财务会计内部控制规定（试行）》（卫规财发〔2006〕227号）；

（11）《关于公立医院开展网络支付业务的指导意见》（国卫办财务发〔2018〕23号）；

（12）《关于印发医疗机构内部价格行为管理规定的通知》（国卫财务发〔2019〕64号）。

二、公立医院收支管理控制目标

前文对收支管理控制的目的从合法性、真实性、完整性、正确性的角度进行了一个概括，本节内容重点从具体的微观层面对收支管理控制所要实现的目标进行探讨。

内部控制的目标是医院建立和实施内部控制所要达到的目的基础，目的的最终实现有赖于许多隶属的具体行为活动目标的实现，目标的内涵是贯穿于各个具体目标之中的。合理保证经济活动合法合规是公立医院内部控制的基本目标。积极应对公立医院综合改革政策，健全公立医院收入内部控制制度，加强公立医院收入内部控制，促使公立医院积极合理地组织收入，有效预防跑冒滴漏，保证收入、支出的合法合规，确保各项收支全面纳入单位预算，实行统一核算与管理，使各项收支得以全面反映。

公立医院通过制定制度、实施措施和执行程序，合理保证医院的经济活动在法律法规允许的范围内进行，符合有关预算管理、财政国库管理、资产管理、建设项目管理、会计管理等方面的法律法规和相关规定，避免违法违规行为的发生。

（一）收入管理控制目标

1. 保证公立医院医疗收入业务活动符合有关法律、法规及规章制度，严格执行政府价格政策，防止多收、乱收、少收或漏收。建立健全收入、价格、票据、退费、医疗预收款等与收入相关的管理制度；根据不相容岗位相互分离的原则，合理设置岗位；加强收入的归口管理，医院全部收入都要纳入财务部门统一核算和管理。

2. 保证登记入账的医疗收入确已存在或者已经发生，所有收入的确认必须真实，不能提前或推迟确认收入以及任意虚列隐瞒收入，保证医疗收入及时足额收取，并及时记录，且均已登记入账。登记入账的医疗收入确已办理相关手续，无隐匿收入或收入流失现象，特别是针对门诊、住院收入，要加强结算起止时间的控制。保证医疗收入核算分类正确，保证医疗收入正确地记入明细账，并经正确的汇总、核算，并且在会计报表上正确地披露。

3. 保证自助终端设备、微信、支付宝、App 等第三方支付通道数据进行授权加密管理，杜绝各种未经授权而人为修改收费系统数据行为的发生。

4. 严格执行国家物价政策和国家制定的医疗服务项目收费标准，不得对收费项目拆分或张冠李戴乱收费、多收费。

5. 健全票据管理制度，对单位所使用的票据进行全面的梳理、分类，归口管理，明确规定票据领购、保管、使用、销毁和监督责任，保证公立医院对票据、印章的全过程管控，对收费专用章统一备案管理，对使用、交接情况仔细记录，保证票据的管理符合国家票据相关法规。

6.严格退费审批流程管理，各项退费手续做到相互制衡，退费申请部门注明退费事由，退费相关凭证妥善保存并归档；同时，财务部门加强退费单据的审核。保证退费业务真实、准确，确保收入退费按照规定的程序办理，严防不合规退费或借退费之名贪污收入。

7.加强对应收在院病人款、应收医疗款、预收医疗款等科目的会计核算控制，及时与医疗保险机构对账、结算。严格门诊、住院病人欠费管理，努力做好欠费的催缴工作，降低坏账的发生。

（二）支出管理控制目标

公立医院支出控制应实行统一领导、集中管理，分管领导或总会计师负责单位的财务支出控制工作，公立医院法人代表对支出控制的建立和有效实施负责，财会部门具体负责支出控制的落实。公立医院建立健全完善的内部控制体系，并得以良好的执行，不仅会对控制支出、防范风险起到较大的作用，而且也会促使医院整体效益的提高，具体达到以下几个目标。

1.建立健全支出管理制度，根据不相容岗位相互分离的原则，合理设置支出业务相关岗位，做到各岗位相互制约和监督。

2.医院各项支出活动符合国家相关法律法规的要求，严格控制标准和范围，严格按照医院财务会计制度的规定确认、核算，保证登记入账的支出确已存在或者已经发生，所有费用核算正确，支出真实可靠。保证支出及时记录，且均已登记入账，登记入账的支出确已办理相关手续，无虚增支出或转移支出现象。

3.保证各项支出的发生均在预算控制内，支出由各归口管理部门按年度预算严格执行，财务部门核准用款计划。

4.加强对支出审批流程的控制和监督，相关审批人根据授权权限、范围审批各项支出，严禁越权审批或办理未经审批的支出。严格执行重大支出集体决策制度和责任追究制度。

5.加强对支出的审核控制，各项支出凭证必须合法、合规，专项资金拨款必须专款专用，会计核算科目使用规范准确，及时编制支出凭证，保证核算及时性、正确性、真实性、合法性、完整性。

6.科学合理的支出内部控制，可以保证费用核算分类正确、成本核算正确，保证支出正确地记入明细账，正确地汇总、核算，并且在会计报表上正确地披露。

7.降低医院成本费用支出，提高运营效益，为日后进行正确的核算、分析、决策等工作及医院各项支出的精细化管理奠定基础。

三、公立医院收支管理流程与关键环节

（一）收入管理流程

1.门诊收入流程

（1）流程图（见图6-1）。

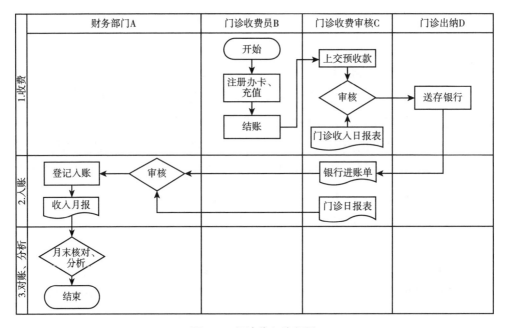

图6-1　门诊收入流程图

（2）业务流程关键节点说明（见表6-1）。

表6-1　　　　　　　门诊收入流程关键节点简要说明

关键节点	简要说明
B1	门诊收费员为病人办理注册、充值手续，并定期办理结账，上交预收款
C1	门诊收费审核人员对上交的预收款进行审核，并编制门诊收入日报表
D1	门诊出纳将审核无误的预收款送存银行
C2	门诊收费审核人员将送存银行的预收款项的银行进账单以及门诊日报表一并报送财务部门
A2	财务部门对银行进账单、门诊日报表进行审核，审核无误后，登记入账，并编制收入月报
A3	财务部门月末对收入进行核对、分析

2.住院收入流程

（1）流程图（见图6-2）。

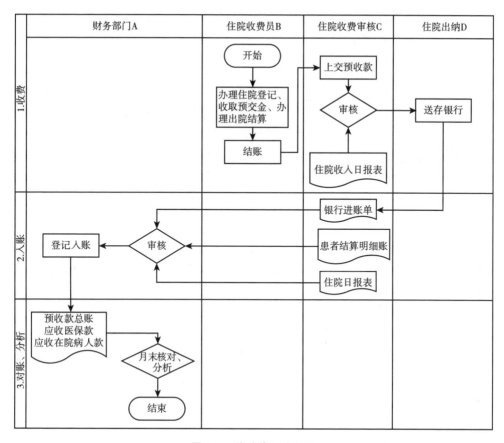

图6-2　住院收入流程图

（2）业务流程关键节点说明（见表6-2）。

表6-2　　　　　　　　　　**住院收入流程关键节点简要说明**

关键节点	简要说明
B1	住院收费员为病人办理住院登记、收取预收款、出院结算手续，并定期办理结账，上交预收款
C1	住院收费审核人员对上交的预收款进行审核，并编制住院收入日报表
D1	住院出纳将审核无误的预收款送存银行
C2	住院收费审核人员将送存银行的预收款项的银行进账单、患者结算明细账以及住院日报表一并报送财务部门
A2	财务部门对银行进账单、患者结算明细账以及住院日报表进行审核，审核无误后，登记入账
A3	财务部门核对预收款总账、应收医保款以及应收在院病人款，并于月末对收入进行核对、分析

3.退费业务流程

（1）流程图（见图6-3）。

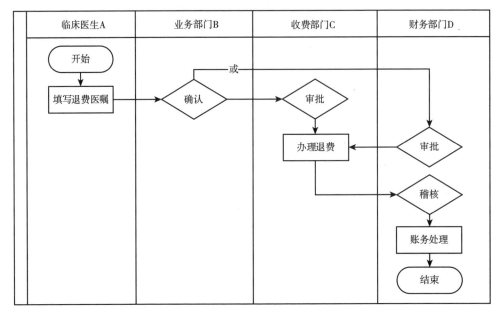

图6-3　退费业务管理流程图

（2）业务流程关键节点说明（见表6-3）。

表6-3　　　　　　　　　退费业务管理流程关键节点简要说明

关键节点	简要说明
A	临床医生填写退费医嘱
B	相关业务部门审核确认临床医生递交的退费医嘱
C	（1）收费部门对退费医嘱进行审批 （2）收费部门根据审批通过的退费医嘱办理退费
D	（1）财务部门对相关业务部门审核确认的临床医生递交的退费医嘱进行审批 （2）财务部门对退费医嘱进行稽核 （3）稽核无误后，进行相应的账务处理

（二）支出管理流程

支出是指医院在经营活动过程中所发生的各项费用，是经济利益的流出，一切支出须按照事前提出申请、逐级审批、财务审核、付款结算流程进行管理。支出总流程包括五个阶段，即事前审核、事前审批、借款管理、费用报销管理、会计核算。

1.支出业务流程

（1）流程图（见图6-4）。

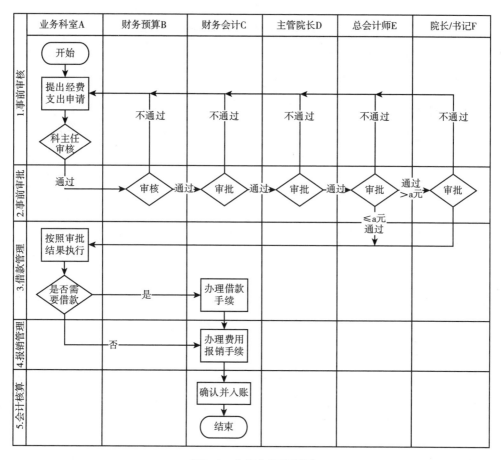

图6-4　支出业务流程图

（2）业务流程关键节点说明（见表6-4）。

表6-4　　　　　　　　　支出业务流程关键节点简要说明

关键节点	简要说明
A1	各个业务科室根据支出计划情况，提出支出申请，业务科室负责人进行审核
B2	财务预算人员审核支出事项是否在预算内
C2	财务会计人员对支出事项进行审批
D2	主管院长对支出事项进行审批
E2	总会计师对≤a元的支出事项进行审批
F2	院长/书记对＞a元的支出事项进行审批

续表

关键节点	简要说明
A3	业务科室按照审批结果执行支出事项
C3	对于需要办理借款的支出事项，财务会计为其办理借款手续
C4	按照费用报销手续执行报销
C5	财务会计需要对实际的支出进行对应的账户处理，登记入账

2.借款管理流程

借款管理阶段包括提出借款申请、借款审批、借款办理、借款支付和备用金管理。

（1）流程图（见图6-5）。

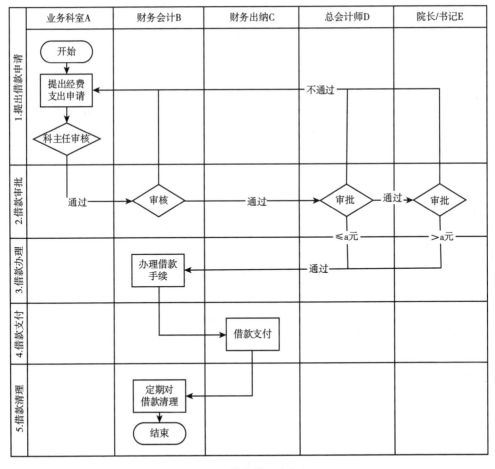

图6-5　借款管理流程图

（2）业务流程关键节点说明（见表6-5）。

表6-5　　　　　　　　　借款管理流程关键节点简要说明

关键节点	简要说明
A1	业务科室需要提出经费支出借款申请，由科室主任审核
B2	财务会计对借款事项进行审核
D2	总会计师对金额≤a元的借款事项进行审核
E2	院长/书籍对金额＞a元的借款事项进行审核
B3	财务会计为申请人办理借款手续
C4	财务出纳支付借款
B5	财务会计定期对借款进行清理核对

3.费用报销流程

费用报销阶段包括费用报销申请、报销审批、办理报销手续和费用支付。

（1）流程图（见图6-6）。

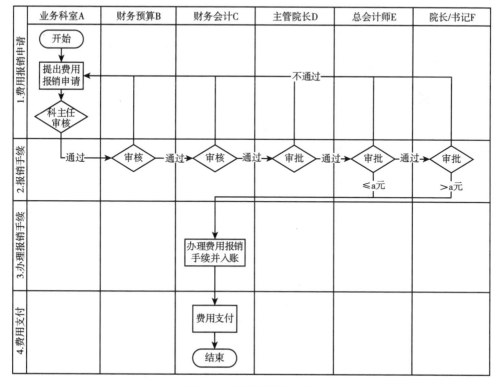

图6-6　费用报销流程图

（2）业务流程关键节点说明（见表6-6）。

表6-6　　　　　　　　　　费用报销流程关键节点简要说明

关键节点	简要说明
A1	业务科室经办人员提出费用报销申请，并由科室主任进行审核
B2	财务预算对报销申请进行审核
C2	财务会计对报销申请进行审核
D2	主管院长对报销申请进行审批
E2	总会计师对金额≤a元的事项进行审批
F2	总会计师对金额＞a元的事项进行审批
C3	财务会计办理费用报销并记账处理
C4	将报销费用支付给申请人

（三）债权管理流程

1.债权业务

（1）流程图（见图6-7）。

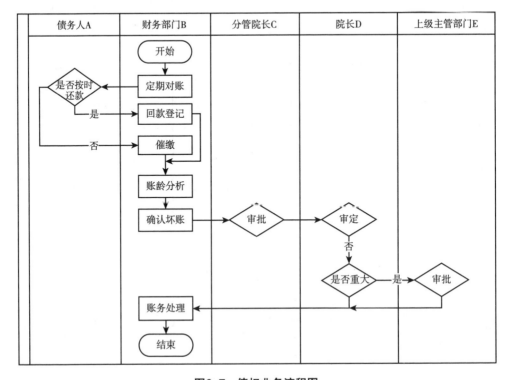

图6-7　债权业务流程图

（2）业务流程关键节点说明（见表6-7）。

表6-7 债权业务流程关键节点简要说明

关键节点	简要说明
B	（1）财务部门定期对账 （2）财务部门对能按时还款的款项进行登记 （3）财务部门应由专人催缴应收款项 （4）财务部门应对应收款项进行账龄分析，并按照一定的比例确认坏账 （5）财务部门按照规定进行账务处理
A	确认债务人是否能够按时还款，若可以，则告知财务部门，由其对应收款项进行登记；若不可以，则由财务部门专人催缴应收款项
C	分管院长对确认的坏账进行审批
D	院长对确认的坏账进行审批，并判定是否为重大事项
E	对于确认的坏账，性质重大的应报送上级主管部门进行审批

（四）债务管理流程

1.债务业务流程图（见图6-8）。

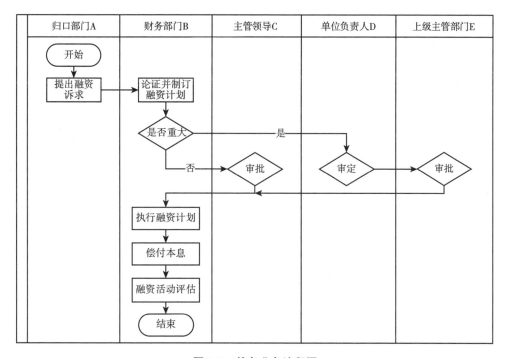

图6-8　债务业务流程图

2.业务流程关键节点说明（见表6-8）。

表6-8　　　　　　　门诊收入流程关键节点简要说明

关键节点	简要说明
A	债务归口管理部门根据实际需求提出融资诉求
B	（1）财务部门讨论并制订融资计划，并判定是否为重大的融资事项 （2）财务部门执行融资计划 （3）财务部门定期偿付本息 （4）财务部门在融资项目结束后，对融资活动进行评估
C	单位负责人对重大的融资事项进行审定
D	主管领导审批非重大的融资事项
E	上级主管部门对重大的融资事项进行审批

四、公立医院收支管理主要风险点

（一）收入管理主要风险点

1.收入相关制度不健全，收入业务相关岗位设置不合理，不相容岗位未实现相互分离，导致错误或舞弊的风险。

2.费用未按物价部门的收费许可规定的收费项目和标准收取，存在违规收取的风险。

3.收费票据、印章管理松散，存在收入资金流失的风险。票据是否做到连号使用，无跳号使用的现象，是否保证领用的票据号码与计算机流水号码一致，票据核销时，作废票据各联是否齐全，是否做到归口管理；印章是否做到分开专人管理并留有使用记录。

4.退费管理没有明确规定退费过程中涉及的各个岗位的职责和权限，导致责任不清、权限含糊，人员舞弊、欺诈或虚报等行为导致虚假退费，造成资产流失，无法做到相互牵制和监督。

5.收入收取业务分散在各个业务科室，不及时结账上缴所收款项而致使大量现金滞留个人手中周转财务部门，缺乏统一的管理和监控，缺乏定期对收款情况进行抽查、对比分析，对收费员结账时间缺乏控制，导致收入金额不实、应收未收的情形时有发生。

6.存在私设"小金库"等违规问题。医院收入由财务部门统一组织收取并入账，严禁和个人违规擅自收费，严禁私设"小金库"和账外账。

7.第三方支付收费系统未经授权可以人为修改数据记录，系统内控不严，存在安全隐患，造成医院损失及财务风险。

8.未按规定程序或未经授权、审批办理退费，造成不合规退费或借退费之名贪污收入，造成收入流失风险。

案例：1996年1月至1999年12月中国医学科学院肿瘤医院石××案

原中国医学科学院肿瘤医院住院部主任石××，利用职权从1996年1月至1999年12月重复冒用曾经在肿瘤医院住院的病人姓名或杜撰病人姓名，虚报冒领病人出院退款1 081笔，侵吞公款920万元人民币。其中：由其一人掌握和支配，擅自将病人住院预交的377万元不入账；经其手的千万元票据都是假单据。

9.信息不对称造成的漏记风险

通常，公立医院后台计价设置在固定时间点，对个别科室的危重症患者，医生随时都会开出转科或出院通知，当护士为患者办理出科和出院、抢救治疗中涉及的检查、检验、治疗等特殊急诊项目，电脑系统都无法自动计算费用，这种情况可能会出现费用漏记情况。再加上计算机系统计价功能存在记录后期不记录初期费用缺陷，长期性医嘱在患者进入科室当日不会自动跳账，所以各个科室当班护士在办理转科和出院时需要从患者计价单据中补充一天的住院诊查费、床位费、护理费、静脉输液费等多个项目费用，但护士因审核缺乏严谨性会出现重复计价操作或因自身疏忽较易导致遗漏现象。

此外，公立医院均运用计算机软件管理住院患者所有费用，医生登录电脑系统下达医嘱后再将其传入护士站电脑系统中，护士经转抄医嘱、校对医嘱、保存等一系列操作后，由医院后台电脑系统自动计算费用。护士在上述操作中除了要审核医生医嘱正确性，还要认真核对检查和药物计价项目与属性是否存在错误，部分医院科室人员少且工作量大，不同班次护士要单独完成医嘱审核，其中工作经验少的护士对账目录入工作还较为生疏，甚至不清楚计价项目或没有及时删除不应计价的项目，以至于出现多计价现象，或未正确导入应计价项目，出现费用漏记现象。

（二）支出管理主要风险点

1.支出相关制度不健全，岗位设置不合理，不相容岗位未实现相互分离，管理混乱、无效配置，导致错误或舞弊的风险。

2.支出不符合国家有关财经法规制度，存在虚报支出款项，导致医院资产流失。

3.支出不在预算控制指标范围内，出现不合理支出，或与预算不符，超预算风险。

4.支出事项未经过适当的事前申请、审核和审批，或未对申请进行有效控制，支出范围及开支标准不符合相关规定，可能导致预算执行不力甚至发生支出业务违法违规的风险，医院的无效支出过多，致使医院将会出现资源浪费的情况。

5.借款支出办理不规范，支出资金使用效率低下，浪费现象严重。

6.报销单据审核不严格，存在使用虚假票据套取资金等风险。

案例：2003年轰动一时的大同市第五人民医院汽车案中，院长的专职司机王某通过不实凭证报销，钻医院财务的空子，短短两年间，一辆主要在本地行驶的轿车支出高达667 666.30元："维修"车辆费496 700元、车辆"燃油"费59 613.3元、餐饮招待费111 353元。

（三）债权管理主要风险点

1.造成坏账的风险

坏账损失风险是公立医院开展医疗服务过程中，由于应收和预付款项管理不善以及对账、催款、结算工作办理不及时等原因，不能收回应收账款、其他应收款和预付款项等而造成的资产流失风险。

2.造成呆账的风险

呆账风险是指公立医院开展医疗服务过程中，形成的债务方已过偿付期限，经催讨尚不能收回，长期处于呆滞状态，未能及时进行清账；或因对方不还而收不回来的财物，有可能成为坏账的应收款项或预付款项等，造成的潜在资产流失的风险。

3.降低资金使用效率的风险

应收和预付款项是公立医院流动资产的重要组成部分，具有较强流动性和变现能力，若因债权控制管理不善，将造成资金往来未能及时结清，影响公立医院资金正常周转或使用效率低下的风险。

（四）债务管理主要风险点

1.未经充分论证或者未经集体决策，擅自对外举借大额债务，可能导致不能按期还本付息、医院利益受损的风险。

2.债务管理和管控不严，债务的具体情况不清，没有做好还本付息的相关安排，可能导致医院利益受损或者财务风险。

3.债务没有按照国家统一的医院会计制度的规定纳入单位的会计核算，形成了账外债务，可能导致医院利益受损或者财务风险。

（五）公立医院内部价格行为管理的主要风险点

1.公立医院缺乏专门的组织机构对其内部价格行为进行管理。

2.公立医院缺乏价格调价、公示等方面的管理制度。

3.公立医院内部价格行为管理信息化不足。

五、公立医院收支管理控制措施

（一）收入管理控制措施

1.建立健全收入管理制度、岗位职责，明确收入岗位权责

建立健全与收入相关的管理制度，建立以不相容岗位分离为原则的岗位责任制，对加强收入各岗位的相互制约和监督，保证收入的合法、安全和完整，具有重要的意义。

（1）建立健全收入管理制度。建立科学、严密的医院财务内部控制制度是安全、有效的财务管理的基础。公立医院应当建立健全收入管理制度，保证收入的合法、安全和完整。公立医院应当梳理单位的各项收入，根据《医院财务制度》《医院会计制度》《医疗机构财务会计内部控制规定（试行）》等国家有关规章制度，结合本院实际，建立健全收入内部管理制度。收入内部管理制度应当包括门诊收入管理制度、住院收入管理制度、财政补助收入管理制度、科教项目收入管理制度、其他收入管理制度、应收医疗款管理制度、医院退费管理制度、价格管理制度、票据管理制度、严禁设立"小金库"管理制度、收入分析管理制度等。制度具体业务内容应涵盖：收入业务的归口管理部门、收入业务的管理岗位及其职责权限、各类收入业务的工作流程、审批权限和责任划分、票据和印章的保管责任与领用程序、与收入业务相关的对账和检查责任等。

（2）合理设置收入业务岗位。公立医院应当合理设置岗位，明确相关岗位的职责权限，健全医院收入岗位责任制度，确保收款、会计核算等不相容岗位相互分离。同时确保提供服务与收取费用；价格管理与价格执行；票据保管与票据使用；办理退费与退费审批；收入稽核与收入经办等不相容岗位相互分离、制约和监督。

医院在设计岗位时，首先应确定哪些岗位是不相容的，要明确规定各个部门

和岗位的职责权限，如出纳人员不得兼管稽核、档案、保管、收入、费用、债务登记等，审批人员不得记账，银行的印鉴不得由一个人保管，等等，使不相容岗位和职务之间能够相互监督、相互制约，形成有效的制衡机制。同时，对重要岗位定期轮换的工作也是十分必要的。岗位轮换的主要作用在于：通过换岗工作的交接暴露工作中存在的问题，加强了监督，促进工作质量提高。

与收入相关岗位有门诊、住院收费岗位，结算岗位，门诊、住院收费汇总复核岗位，收入核算岗位，出纳岗位，欠费催交岗位，价格管理岗位，票据管理岗位，票据复核岗位等。

2.制定收入管理业务流程

公立医院应明确收入、价格、票据、退费管理等环节的控制要求，重点控制门诊收费收入、住院结算收入。加强流程控制，防范收入流失，确保收入的全过程得到有效控制。

（1）门诊收入流程控制。

①加强门诊沉淀资金的控制。全国大多数公立医院的就诊模式是预付制，即来医院就医的病人注册办理医院的就诊卡后，先向就诊卡账户预充值然后再就诊的模式。这种方式会导致医院门诊有大量的沉淀资金，如何加强对沉淀资金的控制、保护病人的就诊账户资金的安全，是门诊收入控制的一项重要内容。

A.明确补办卡流程，凡是因就诊卡遗失、消磁等原因需要补办新的就诊卡时，补卡人必须携带有关证件及复印件到门诊窗口办理，由门诊审核会计每日审核补办卡手续是否规范，避免因工作人员擅自补办他人就诊卡，获取不正当利益的行为。

B.加强退款的控制，退款是指病人就诊完毕后，需要退出就诊卡内资金余额的款项。加强门诊退款流程管理，严禁不按规定程序办理退款，门诊审核会计每日终了要对当日退款票据进行审核。

②门诊预收款及时稽核。严格遵守货币资金管理规定，做到日清日结，当日收款全部交存银行。审核人员依据HIS系统生成的现金收入日报表，核对各收费员上交的预收款金额，核对一致后，每日终了，根据汇总的日报表除备用金外的预收款项交存银行。

预收款除了现金核对外，还应核对支票、POS收入，汇总结账单支票收入合计与支票金额核对，POS机结账单合计与HIS结账单POS收入核对，同时定期与银行POS对账单及时核对。

③加强收费票据的管理。设置专门工作人员加强对收费票据的管理及使用情况的全面管理，保证票据的使用均得到详细记录，建立票据登记簿，详细登记票据的领用、交回、核销情况，审核领用的票据号码与HIS系统流水号码是否一致，是否连号使用，作废票据、冲销票据的手续是否齐全。

④门诊收入及时核算。会计室根据门诊上报的日报表进行验证，验证预交金实际收款（收款减退款）、应收医保款（医保支付）、预交金支付（通过就诊卡进行的医疗扣费即门诊收入）、预交金余额之间的勾稽关系是否正确，验证预交金支付与门诊收入报表收入是否一致，核对无误，及时入账。月底，会计室与门诊收费处负责每月核对月报表，与当月日报表收入总和进行核对。

⑤加强内部监督。财务、审计部门不定期对零钱备用金进行抽查。明确零钱备用金的管理责任，设置现金会计，加强对收费处所涉及的相关现金进行严格管理和控制，保证收费处现金的安全。禁止其他人接触备用金以及收入现金。会计室应设立工作人员实施零钱备用金检查工作。先对收费处现金会计处当日零钱备用金、收入现金进行检查，然后再对当日在岗工作人员的备用金进行检查，最后核对当日收入总额。同时，加强内部审计监督机制的建立。内部审计为内部控制系统中一个存在特殊性的重要组成部分，其对内部控制制动有效性的提升具有重要意义。在医疗机构的内部控制系统中，内部审计主要对医院收费制度、收费流程进行监督，检查医院会计资料的真实性和准确性，评价医院内部控制实施状况，并对其提出合理建议。

（2）住院收入流程控制。

①加强结算日报表的控制。加强对收费员每日结账日报表中预交金（现金、支票、POS刷卡等）的审核控制，每日终了，住院处审核会计将当日各结算员的日报表中收取、出院结算退回的预交金及出院结算费用进行审核，对照HIS系统中预交金明细账、出院结算明细账与汇总表核对无误后，将预交现金上交银行。对以网银转账、支票等缴费方式收取的预交金，审核会计将汇总日报中的网银转账、支票的收入与会计室出纳核对。对以POS方式收取的预交金，核对POS结账单与日报表POS收入是否一致，次日和银行报送的POS对账单明细账进行核对。

②加强对住院预交金、结算发票的管理。根据日报表中预交金票据、发票的使用起止编号，核对其存根联，对作废、退费票据、冲销票据核对手续是否规范，核对无误后，归档上报档案会计。

③加强对住院收入的核算控制。每日终了，住院处会计根据收费员个人日报表，汇总日报表编制住院结算费用勾稽关系表，分别对当日收取的住院预交金、医保统筹、住院结算费用等相互间关系相互验证，建立当日在院病人明细账、当日出院结算病人明细账、预交金明细账、医保统筹明细账，上报财务部门及时核算确认收入。编制欠费监控表，对于欠费病人及时通过各种联系方式进行催缴结算，因医疗纠纷、绿色通道等原因产生的欠费，及时上报财务主管领导。

3.收入业务实施归口管理

公立医院的各项收入应当由财会部门归口管理并进行会计核算，严禁设立"账外账"。业务部门应当在涉及收入的合同协议签订后及时将合同等有关材料提交财会部门作为账务处理依据，确保各项收入应收尽收、及时入账。财会部门应当定期检查收入金额是否与合同约定相符；对应收未收项目应当查明情况，明确责任主体，落实催收责任。主要业务内容包括：

（1）明确收入内部管理制度和流程。

（2）全面掌握本单位各业务科室的收费项目。

（3）要求各业务科室在签订涉及收入的合同协议后及时将合同等有关材料提交财务部门，作为账务处理的依据。

（4）对收入业务进行会计核算，及时、完整地记录、反映单位的收入业务。

（5）加强对收入业务的分析和对账工作，对收入收取情况的合理性进行分析。

（6）加强对收入业务的核查，包括定期检查收入款项是否及时、足额缴存到规定银行账户，收入金额是否与合同约定相符，对应收未收项目应当查明情况，落实催收责任。

4.收入必须符合国家有关法律法规和政策规定

医院取得的各项收入必须符合国家物价政策，并开具统一规定的票据。向患者收取医疗预收款要出具公立医院统一票据，并及时结账。财务部门要加强医疗预收款的审核、对账和监管。医疗预收款结算必须提供相关的原始资料。收据遗失必须提供有关证明，并按审批权限履行报批手续。

（1）严格执行国家收费政策及标准。公立医院的医疗服务价格由政府制定收费标准，单位无权自行定价，医院要严格执行物价的政策和标准，依法组织收入。不得通过项目分解、巧立名目等方式进行违规收费。医院新开展的技术、新增的医疗收费项目，应报单位有关部门进行准入审批，经物价管理岗位审核后，上报上级物价主管部门，经批准后执行。

（2）完善物价公示及查询制度。通过电子触摸屏、电子显示屏、公示栏、价目表、App、网站等公示医疗服务价格、常用药品和主要医用耗材价格。通过自助缴费系统为病人提供费用清单查询服务，价格变动时，应及时变更相应的公示内容。

对住院的患者每日由护士发放住院费用一日清单，患者出院时，医嘱护士要对患者住院期间发生的每一笔费用进行复核，住院费用核实无误后，点击"审核出院"，患者在住院结算处办理费用结算手续时，向患者提供住院总费用清单及发票。

（3）加强价格监督管理工作。医院成立价格监督领导小组，定期或不定期对收费科室进行监督检查，检查是否有对医疗收费自定收费项目、超标准收费、重复收费和漏收费现象，不允许科室以任何形式的分解收费和比照项目等乱收费行为。接受患者价格咨询和费用查询，如实提供价格或费用信息，及时处理患者对违规收费的投诉。

5.加强对票据和印章的管控

医院应当建立健全票据管理和印章管理制度。财政票据、发票等各类票据的申领、启用、核销、销毁均应履行规定手续。应当按照规定设置票据专管员，建立票据台账，做好票据的保管和序时登记工作。票据应当按照顺序号使用，不得拆本使用，做好废旧票据管理。负责保管票据的人员要配备单独的保险柜等保管设备，并做到人走柜锁。医院不得违反规定转让、出借、代开、买卖财政票据、发票等票据，不得擅自扩大票据适用范围。明确印章的使用原则，加强收费印章存放控制和交接管理。

（1）收入票据的归口管理。医院各类收入票据由财务部门统一管理，其他任何部门均无收入票据管理权。医院的票据主要包括：医院内部收款票据（门诊、住院预交金票据等）、门诊结算票据、住院结算票据、行政事业单位资金往来结算票据等。财务部门应设置票据专管员，建立票据台账，做好票据的保管和登记工作。

（2）收入票据的购买、入库、登记、使用管理。医院购买行政事业型票据，须由财务部门专人向财政局票据管理中心领购票据；医院单位内部收款票据，由财务部门根据单位业务需要，提供票据种类、格式、数量等内容的印刷或购买计划，经院领导批准，由相关科室办理。

购置的票据到货后，对票据的种类、质量、数量、编号连续性等进行验收，及时办理验收入库。

根据票据购置日期、类别、规格、数量、起止号等信息，建立登记簿登记入册。

票据管理员按类别设明细账的同时，再根据类别按使用人员设领、销、存分户账，及时记录使用人员所领用收据的种类、数量、号码和领用日期，并由领用人员签名确认；同时，票据管理员按票据的起讫号在HIS系统中办理出库，并保证领用的票据号码与HIS收费系统流水号码一致，以便于检查、监督和管理。

（3）建立票据核销机制，确保票据核销规范有序。票据管理员审核票据的连续性、作废票据各联是否齐全、存根有无缺号、手续是否齐全等内容，将审核无误的收费票据登记核销，在账簿上注明缴销日期和号码，并按分户账的领销存报表与各使用人核对，定期抽查，确保账实相符。

（4）非出纳和收费岗位的收费人员不得领用各类收费票据。各类收费票据仅限出纳和收费人员领用、使用，其他人员无权接触。

（5）加强对带有日期的印章的管理，防止变更开具收据日期，保证收据日期、印章日期与实际收入日期一致。

6.加强对收入的分析

医院应定期组织对收入进行分析，定期不定期分析收入变化情况，通过分析收入的结构变化，与上年同期收入相比增减变动及预算收入执行情况，认真进行因素分析，找出影响收入变动的原因，提出应对措施和建议，充分发挥财务工作效能，体现财务管理价值。

7.严格设账

（1）医院建立住院病人费用分户账制度，设置预收医疗款、住院病人医药费明细账。

（2）预收医疗款明细账按单位或个人设置，定期与总账进行核对。住院病人医药费明细账按在院病人设置，定期与总账进行核对，于病人出院时打印并审核；年度终了，按尚未办理结算的住院病人累计医药费打印，并与信息部门的相关数据核对。

（3）预收医疗款、住院病人医药费管理流程（见图6-9）。

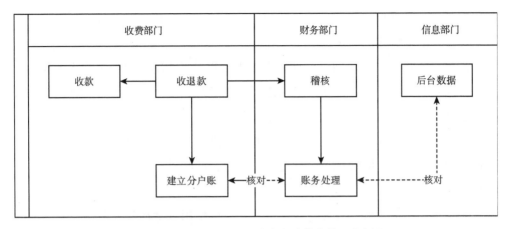

图6-9　预收医疗款、住院病人医药费管理流程图

8.建立健全收入审查核对制度

医院要及时审查核对各项收入与票据存根。医疗收入的审查核对包括门诊、住院医疗收入基础数据真实性、准确性，其中涉及各类报表、票据（含红字冲销、作废、退费的票据）、资金〔包括现金、转账支票、社保卡结算、POS缴费、自助终端设备交费和第三方支付（微信、支付宝、ApplePay、App等）〕等，并重点审查、核对所领用票据款项缴存情况。

严格遵守权责发生制原则，加强结账起止时间控制。统一规定门诊收入、住院收入、科室收入、财务部门入账收入的每日、每月结账起止时间，及时准确核算收入，确保收入的真实、完整。

重点应加强如下内容。

（1）POS刷卡环节控制。

①收费人员：当日收款结束后汇总合计POS单，计算出刷卡总金额并加上所收现金，与医院信息系统结账单应交款核对相符后上交。

②稽核人员：医院财务部门设专人稽核收费员上交的POS刷卡单。稽核人员主要对POS机刷出的消费单与银联提供的商户交易已收清单进行对账，复核POS机刷卡单合计数是否正确，是否有持卡人签名。

③出纳人员：逐日将刷卡银行提供的商户POS转账凭证上的到账金额与医院收费信息系统POS刷卡结算报表的合计数进行核对，同时根据银行提供的商户明细对账单上每笔交易金额与银行POS签购单的银行存根联上的金额逐笔核对，发现不符，及时查明原因。

④收费票据专管人员：逐笔登记、勾销收费员上报的票据存根及票据号码，

核销中如有发现作废、冲销、跳号的门诊、住院收费票据，应及时查明原因，做好记录，并上报财务负责人。

⑤会计核算人员：定期对会计账面的银行POS签购单金额与出纳POS签购单账上金额进行——核对，无误后及时进行账务处理；发现有差错的，应查明原因并做好记录，将差错金额较大的上报财务负责人。

⑥医院系统对账平台：逐日对医院收费信息系统、医院财务系统收款明细账与银行POS商户平台明细记录自动进行一核对，同时进行人工抽查核对，以保证账账相符。

⑦警惕信用卡套现：首先，对持卡人要求刷信用卡金额较大的情况要严加控制，并向持卡人说明POS机刷信用卡财经纪律。其次，对于持卡人刷信用卡金额大于其医药费的部分不能退给其现金（原路返还）。

（2）第三方支付（包括微信、支付宝、健康通等）控制。

①重点加强科室收入核对工作。

A.科室收入与科室工作量统计抽查核对。

B.医嘱、报告单、医学图像与收费清单等核对。

②POS机或自助机刷卡管理流程控制（见图6-10）。

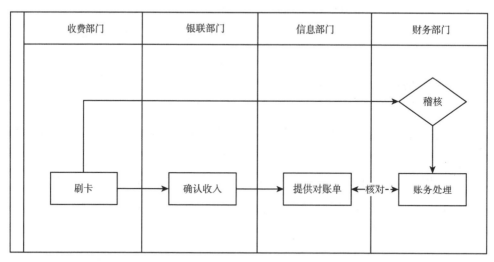

图6-10　POS机或自助机刷卡管理流程图

③医院计算机信息系统或者人工逐一核对医嘱单、检查治疗报告单（图像）和患者费用清单的内容、项目数量和项目金额等。费用总额经核对无误后，由医院收费人员向患者执行微信、支付宝等第三方支付收操作或患者通过医院微信公

众号、医院App、自助终端设备等自行交纳。

④收费人员：每日收表结账结束生成收费现金日报表，汇总合计第三方支付方式计算出第三方支付总金额，并加上当日所收现金与退出现金差额，与医院收费信息系统结算报表应交款项核对一致，并将交现金全额上交银行收款员。

⑤收费审核人员：医院财务部门指定专人为收费审核人员，逐日稽核收费员上交的微信、支付宝等第三方支付的报表金额。审核人员负责核对医院HIS系统的收入结算日报表与第三方平台管理端提供的到账汇总通知金额一致，银行收款回单与医院HIS系统的收入结算日报表一致，第三方支付平台提供的到账通知汇总数与银收款回单金额一致。

⑥收费票据专管人员：逐笔登记、勾销收费员上报的票据存根及票据号，核销门诊、住院收费票据时如有发现作废、冲销、跳号的，应及时查明原因、做好记录，并上报财务负责人。

⑦会计核算人员：定期对会计账面的第三方支付金额与出纳人员第三方支付账上金额进行一一核对，无误后及时进行账务处理，若发现有差错的，应查明原因，做好记录及时处理，金额差错较大的上报财务负责人。

⑧医院第三方支付平台对账系统：逐日对医院收费信息系统、医院财务收款明细账与第三方支付平台管理端口明细记录自动进行一一核对，同时辅以人工手段抽查核对，以保证数据相符，避免异常差错数据。

9.建立退费管理制度

医院要严格退费更正管理，各项退费更正必须提供有效凭证，包括交费凭据、相关科室的退费和更正通知书、审批意见等。核对原始凭证和原始记录，严格审批权限，完备审批手续。对发生减免事项的必须交由被授权部门负责人审核，报医院领导批准后，由财务部门负责办理。具体要求如下：

（1）明确退费手续。规范退费流程，加强退费单据的管理是防范退费漏洞的前提。在退费的过程中，退费单据的审批人及部门间应做到相互监督和岗位分离。如对于药品退费，先由开单医生开出退药处方，门诊药房收到药品，在处方上签字确认药品已经入库，再经由退费审核人（门诊部或医务科）签字后，方可办理；对于检查、化验等退费，相关医技扣费科室经办人签字，科室负责人审核，再经由退费审核人（门诊部或医务科）签字后方可办理退费手续。上述各种退费，金额较大或情况特殊的，需经财务负责人、分管领导审批后方可办理退款手续。凡手续不全者一律不准退费，这样既可规范会计手续，又可增加科室之间的相互监督。

（2）明确授权审批权限。明确相关人员的退费职责及签字权限，各环节经手人要严格审核退费的真实性及合理性，确认无误后签字认可。

（3）加强退费凭证的审查核对、分析。收费处负责人要根据HIS系统退费报表逐日、逐笔审核退费，审核是否存在收费员漏交退费收据情况，每笔退费所附的退费单据是否齐全，相关单据的医生、科室负责人及患者签字是否完整。财务、审计部门不定期进行抽查，通过HIS系统中输入相关收据号，核对收据的日期、金额等是否正确。

相关管理部门应定期对退费金额及退费项目进行统计分析，通过统计分析病人退费的原因，对退费金额和退费频率过高的当事人或科室，应及时反馈给科室，督促科室找出应对措施来减少退费；同时，发现虚假、不合理退费时，应立刻查明原因进行追查，对相关人员追究责任，严肃处理，必要时移交司法机关。

（4）强化信息系统控制。在开展网络支付信息化系统建设时要遵循国家网络安全法和国家卫生健康委有关要求和技术标准，要处理好数据安全、内外系统互联之间的关系，确保医院信息系统与支付平台数据传输安全稳定、内部信息系统与外部网络连接通畅。医院要制定和完善相应的信息化管理制度及具体操作规范，合理设置各岗位操作权限。信息技术人员不得修改原始数据，应确保数据的真实性。医院应当结合实际情况建立网络支付故障应急机制，具备必要的灾难恢复处理能力，保障数据的完整性。

建立健全药品、检查、治疗等各项执行确认系统，保证与医生工作站及收费系统的数据交互使用，使相关检查、治疗执行或取药后电脑自动控制各部门不能随便办理相关退费，减少退费中可能存在的风险。

10.规范费用审核信息录入

公立医院住院收费处应与临床医护、医技检查科室、检验科、药房、计算机信息中心以及其他相关科室等紧密沟通和协调，及时发现费用审核中存在的问题并总结原因，各方协力解决。在此过程中还要及时记录出现的错误和疑问，并定期汇总后将结果反馈到各个科室，最后制定科学合理的解决策略，有效规范费用审核。与此同时，公立医院住院收费处需规范各项工作流程，保证费用信息能及时输入医院系统。护士在医师开具医嘱后就应及时转抄和校对，之后根据医院制定的计价标准计算费用，在工作中发现疑问后要及时询问护士，如果医嘱发生变化则需要认真核查相应的计价项目是否处于停止状态，避免出现持续计价现象。

11.提高相关工作人员综合素质与责任意识

无论公立医院住院收费处还是护士站护士，在工作中需要和患者直接接触，其工作能力和综合水平高低关系到医患和谐程度以及患者对医院的评价。首先，对护士站护士需做好业务培训工作，经验丰富的护士可带领刚入职的护士做好录入工作，尤其随着经济水平大幅度提升，医疗卫生事业在此背景下也实现了蓬勃发展，不断更新的医疗技术和业务也在无形中调整医院住院收费标准和项目，每个病区护士长和主班治疗护士需及时学习和了解全新的规章制度、收费标准以及费用录入要求。定期对刚入职和低年资护士进行培训，并在此基础细化各个计价项目费用流程，严格督促刚入职和低年资护士动手录入操作，最大限度保证患者住院期间各项费用无错误录入。其次，对住院收费处工作人员同样需要定期开展住院收费标准和项目培训，加强对出院费用审核中发现的问题进行定期总结，反馈给相关科室及时纠正；加强对审核过程中相关专业的医护收费标准的系统理论学习，做到细致准确。

（二）支出管理的控制措施

1.建立健全支出管理制度

公立医院应当建立健全支出内部管理制度，确定单位经济活动的各项支出标准，明确支出报销流程，按照规定办理支出事项。同时，建立总的支出业务管理制度和各类支出业务的实施细则，明确支出报销流程，按照规定办理支出事项。

建立健全支出管理制度是落实和贯彻支出内部控制的前提和保证，通过制度去梳理医院支出流程，评估风险点，提出应对措施，保证支出的合法、合规、真实和完整。支出的管理制度应包括支出相关岗位责任制度，支出的预算管理度，支出的申请、审批、审核、核算、结算分析等制度。主要要求有：

（1）理清支出的内容构成、确定归口部门。

（2）明确开支范围、开支标准及所涉及的表单和票据。

（3）理清支出事前申请、审核审批程序、借款和报销业务流程。

（4）明确审核审批权限、程序和责任。

（5）明确与支出业务相关的对账和检查责任。

（6）支出事项的开支标准。

（7）支出业务事项所涉及的表单和票据。

2.合理设置支出岗位

公立医院应当按照支出业务的类型和不相容岗位分离的原则，合理设置支出业务相关岗位及岗位的职责权限，确保支出岗位的相互制约和监督。确保支出申请与审批、付款审批与付款执行、支出审核与付款结算、支出经办与核算等不相容岗位相互分离、制约和监督。实行职能分工控制，所有的支出均纳入预算管理，各岗位根据预算对支出的流程进行审批，每一个环节确保程序规范、制衡，最后对支出形成考核分析，找出不足，完善支出的控制，从而形成一个闭环的管理流程。

3.加强支出的合规、合法性控制

（1）各项支出要符合国家有关财经法规制度。支出标准包括内部标准和外部标准。内部标准是指医院可以在国家或者地方性法规允许的范围内，根据单位实际情况制定标准。外部标准是指单位必须遵照国家或地方性法规规定的标准执行，不得自行调整。公立医院的各项支出要严格执行国家有关财经法规制度，做到各项支出符合国家规定的标准和范围，不得随意扩大开支范围和提高开支标准。同时，医院应根据各项支出事项，梳理各项支出的相关国家法规或地方法规，形成医院各项开支的依据。

（2）严格按照医院财务会计制度确认、核算支出。根据医院会计制度要求，其核算基础是以权责发生制为主，只是涉及财政项目补助支出、科教项目支出所发生的相关业务采用收付实现制核算。在支出确认时还应遵循配比原则，即发生的支出应当与其相关收入相配比，收入的实现是以物资的消耗为代价的。如卫生材料收入实现时，其已被消耗，应当在确认收入当期确认卫生材料支出，保证在某个会计期间确认医疗收入时，应当同时确认与之相关的医疗业务成本。如果一项支出的发生会在未来若干个会计期间带来经济利益，那么支出就应当按合理的分摊方法，分期确认费用，如固定资产、大额设备维修等。

为保证核算的及时性、真实性和完整性，除了及时编制记账凭证外，还应提高对经济业务事项的科学判断能力，划清医疗业务支出与专项支出、医疗支出与经营性支出、当期费用与未来各期费用等界限，提高会计核算的质量，为支出分析奠定基础。

4.健全支出审批流程控制

公立医院应当加强支出审批控制。健全支出的申请、审批、审核、支付等管理制度，明确支出审批人员的权限、责任和相关控制措施。审批人应当在授权范围内审批，不得越权审批，严禁无审批支出；同时，要建立重大经济事项集体决策与责任追究制度，对医院重大经济事项的支出，应组织专家进行可行性论证，并实行集体决策和审批，必要时应召开职工代表大会审议通过。

强化对审批流程的控制和监督，可防止越权审批、防范无审批支出，对支出审批规范化、流程化、标准化具有重要的意义和作用。完善的支出流程在设计时应在谨慎和效率之间寻找平衡，用最合理的流程完成最有效率的管理。

（1）支出的申请。支出的申请是公立医院一切支出的起点，支出预算反映了预算年度内医院的资金支出规模和资金使用方向，预算具有法定效力，贯穿于医院各项业务活动事前、事中和事后的全过程。医院的每一项支出都应有相应预算的支撑，支出预算为支出的内部控制建立起了第一道屏障。在日常的工作中，支出申请科室应根据业务需要结合预算指标，提出支出申请，经审核通过后再去具体开展相关业务。

公立医院应当在发生相关支出之前履行支出事前申请程序，为提高效率，支出事项的申请流程可以嵌入医院办公信息系统，从而实现内部控制的"关口前移"和"信息系统控制"。支出的申请是否经过审核通过决定了此项业务事项是否开展，业务事项发生后或在资金支付时，才会有后面的支出审批、支出审核、付款事项的发生。

（2）支出的审批。为保证支出的合理性、合法性，在支出审批环节应明确支出内部审批权限、审批程序及其职责，审批人必须在授权范围内审批，不得越权审批。

医院具有支出审批权的主要包括部门负责人、分管领导、财务部门负责人、总会计师、院长等。在保证对支出的真实性、完整性、合理性、合法性负责的前提下，各审批相关负责人可以根据内部授权额度进行审批。额度授权审批可以根据医院规模的大小，确定额度权限，目的是在风险可控的情况下，提高办事效率。同时，医院应建立重大支出集体决策制度和责任追究制度，对于超过规定额度的，应集体决策，防止个人独断专行和违法乱纪行为的发生。如单笔支出金额在一定额度（如3 000元）的支出事项，财务负责人审批；单笔支出金额在一定额度（如3 000元—50 000元）的支出事项，分管领导、总会计师审批；单笔支出金额在一定额度（如50 000元—100 000元）的支出事项，分管领导、总会计师出具审核意见，院长审批；单笔支出金额在一定额度（如100 000元）以上的支出事项，由院长办公会审议通过（见图6-11）。

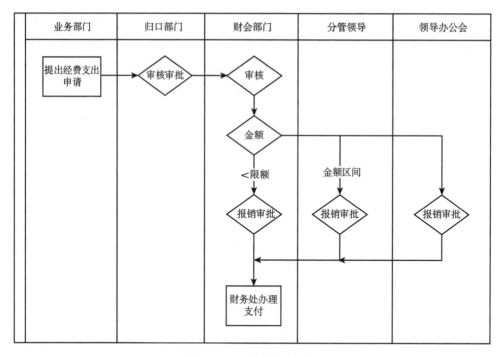

图6-11 业务支出流程图

［案例］

（1）因公临时出国经费报销流程：经办人持经法定代表人批准的出国（境）任务批件或出国学习工作协议书、因公临时出国（境）任务和预算审批意见表、省人民政府外事办公室护照复印件、发票、车票等到财务科填写差旅费报销单，经财务科审核人员审核，交财务科长审核签字，按规定的分级审批权限报分管人事、财务领导审批，经法定代表人批准后，交出纳办理付款手续。

（2）公务接待费报销流程：经办人按规定的接待标准、人数、时间等填写公务接待审批单，经科室负责人签字后报分管副院长、法定代表人审批后方可接待。接待结束一周内，经办人持审批单和票据到财务科填写转账付款凭单（或现金付款凭单），经财务科审核人员审核，交财务科长审核签字，按规定的分级审批权限报分管财务副院长审批，法定代表人批准后，交出纳办理付款手续。

（3）支出的审核。建立支出审核制度，加强医院支出的审核控制，重点审核单据来源是否合法，单据是否齐全，使用是否准确，内容是否真实、完整，是否符合预算，审批流程是否规范，审批手续是否齐全。支出凭证应当附反映支出明细内容的原始单据，并由经办人员签字或盖章，超出规定标准的支出事项应由经办人员说明原因并附审批依据，确保与经济业务事项相符。医院经办部门和人员必须对支出内容的真实性负责。

支出审核应当全面审核与支出业务事项相关的各类单据，包括发票、支出事项申请、表单等。例如，审核报销的发票必须是由税务和财政部门监制的正式发票或收据，发票或收据上项目填写必须齐全、印章规范；工程项目结算付款审核须有工程进度报告、工程项目完工验收单等；设备购置结算付款须有设备验收单、出入库单、合同书等。

5.加强支付控制

公立医院应当加强支付控制。明确报销业务流程，按照规定办理资金支付手续。对签发的支付凭证应当进行登记。使用公务卡结算的，应当按照公务卡使用和管理有关规定办理业务。重点加强控制的有如下三个环节。

（1）借款管理。员工因出差、零星小额采购或者临时接待任务等情况可能需借取现金，在这种情况下，应按照内部管理制度的规定办理借款手续。借款人办理借款要填写借款单据，注明借款事由、借款金额、所对应的预算项目以及预计报账日期等内容，并附上与借款事项相关的事前审批单据，如公务接待审批单、出差审批单等，经本部门负责人审批后，提报给单位财务负责人进行复核，复核通过后，出纳人员办理借款手续。借款应当及时归还，业务事项完成后，应及时取得票据，去财务办理报销手续，因超过约定时间不还者，按挪用公款处理，财务人员应当从借款人工资中扣还。

（2）报销管理。经济业务事项的经办人员办理报销费用时，应当按照要求填写报销申请，确保要素齐全、内容真实完整。由经办人签字后，提交部门负责人确认，经财务部门审核无误后按照支出审批权限进行审批，核算会计对支出事项进行确认、记账，出纳人员按照记账凭证办理支付手续。

（3）资金支付。作为支出付款的最后一个环节，医院应对资金支出严格把关，不得由一人办理资金支付业务的全过程。对一切审批手续不完备的资金使用事项，都有权且必须拒绝办理。

6.加强对支出业务归档控制

公立医院应当加强支出的核算和归档控制。由财务部门根据支出凭证及时准确登记账簿；与支出业务相关的合同等材料应当提交财务部门作为账务处理的依据。公立医院支出业务的文档资料和电子资料等档案，应按会计档案管理规定，及时移交档案管理部门保管。

7.加强对支出业务的分析控制

建立定期分析、考核控制，加强对医院成本费用支出标准及定额和定耗指标执行情况的分析、评价、考核，建立相应的绩效激励体系，将成本控制指标（药占比、每百元医疗收入消耗的卫生材料等）纳入科室绩效考核体系，充分发挥绩效考核的成本控制作用。

公立医院应当定期分析支出情况，通过编制支出业务分析报告为单位领导的管理决策提供信息支持，发现异常情况的应及时采取有效措施。

8.加强项目资金管理控制

公立医院应当按照要求定期向财政部门、主管部门（或举办单位）报送项目资金使用情况，并按规定定期对项目资金进行结余结存清理；项目完成后应报送项目资金支出决算和使用效果的书面报告，接受财政部门、主管部门（或举办单位）的检查验收。

9.加强成本控制

《医院财务制度》第二十七条规定，成本管理的目的是全面、真实、准确地反映医院成本信息，强化成本意识，降低医疗成本，提高医院绩效，增强医院在医疗市场中的竞争力。其意义是通过成本的分析反映医院成本消耗的现状，对成本变动的规律有个全方位的认知以寻求控制成本的途径，为医院的相关决策和经营提供参考。

（1）建立健全成本管理体系，加强成本核算。按照统一领导、分级管理的原则，建立健全由医院负责人、总会计师、财务部门、各职能部门为主体的成本管理组织，明确工作职责，合理划分成本核算单元，按临床、医技、医辅、行政后勤等划分不同种类、不同层次的成本中心，确定及规范业务流程，整合医疗信息系统，确保以医院成本控制为基础的经济与运营管理体系高效运行。

医院应当严格控制运行成本，切实减少单位水电、纸张、耗材、绿化、保洁、运送、维修、运行维护等各方面的支出，并切实加强对会议费、差旅费、培训费、因公临时出国经费、公务接待费、公务用车等经费的管理。

成本核算制度应符合医院会计制度的规定，不得随意改变成本费用的确认标准或计量方法，不得虚列、多列费用。

医院负责人对成本费用核算的合法性、真实性及经营效果负完全责任，同时具有成本核算与管理的最高权力。组织和领导各职能部门和科室建立各级成本管理责任制，督促并检查有关成本指标分解及下达实施管理的工作，定期组织检查成本执行情况，针对薄弱环节，采取有效措施，改进管理。

总会计师协助单位负责人组织领导成本核算管理工作，具有除法人之外的最高领导权。具体组织本单位执行国家有关财经法律、法规，参与医院重要经济项目分析与决策；组织各部门、科室健全成本核算，编制成本计划，控制成本支出，开展预测和分析工作，对医院成本核算管理负直接责任；定期检查成本计划执行情况，组织开展成本分析考核和评价工作，协调各部门、科室在成本管理工作中的关系。

财务部门是医院成本核算管理的执行部门，具体制定医院的成本管理制度。参与制定消耗定额及成本开支标准，参与制定内部价格。汇总医院的成本计划，编制成本预算，并负责将成本费用指标分解落实到各部门、科室。编制成本报表，及时反映经营成果，开展成本分析评价，提出改进成本管理的建议。

各职能部门负责有关科室的成本核算、管理、分析和考核工作，对下达的各项成本计划指标全面负责。做好本部门内部的成本核算管理工作，制定各项成本定额、标准，健全各项成本管理制度，对有关科室和本部门成本控制指标负责。考核评价各科室及本部门成本指标执行情况，分析成本管理环节存在的问题，提出改进意见和措施。

（2）加强成本费用控制。医院应当在保证医疗质量和安全的前提下，按照经济性、因地制宜及全员参与的原则，制定成本费用控制标准，利用有效的管理方法和措施，按预定成本定额、成本计划和成本费用开支标准，对成本形成的全过程进行控制，努力实现成本最优化目标。

成本费用控制的主要方法是标准成本法和定额成本法。通过制定的成本标准，与实际成本进行对比分析，找出差异原因及影响因素；定额成本法是通过制定合理的消耗定额，比较实际成本与定额成本的差异，分析产生差异的原因。具体控制措施包括如下几个方面。

预算控制，医院应当以成本数据为依据，以科室预算为基础，编制和严格执行预算，将全部成本纳入管理范围，对各项经济活动进行统筹安排和全面控制，严格控制成本费用开支的数量、金额、用途。

资源消耗控制，制定成本费用的开支范围、标准和费用支出的申请、审核、审批、支付程序，严格控制各项费用的开支。根据费用预算和经济业务的性质，按照授权审批制度所规定的权限，对支出申请进行审核、审批。

加强耗材成本控制，降低卫生材料成本、药品成本，加强医院卫生材料、药品购进、领用等环节的控制。通过药占比、每百元医疗收入消耗的卫生材料等指标进行控制。对各科室不可扣费材料进行定额管理，对后勤物资、办公等材料实行定额、定量控制。将耗材成本控制指标纳入各科室绩效考核，对于定额管理的耗材超出部分可从绩效奖励金中直接扣除，节约部分按比例奖励，加大绩效考核力度。

（三）债权管理的控制措施

1.加强债权发生范围和额度控制，大额债权必须要有保全措施。

2.建立健全应收款项、预付款项和备用金的催收、清理制度。

公立医院应建立清欠核对报告制度，定期清理债权，并指定专人进行债权账龄分析，采取函证、对账等形式加强催收管理和会计核算，定期将债权情况编制报表向单位领导报告。

3.建立健全病人预交住院金、应收在院病人医药费、医疗欠费管理控制制度。

（1）每日审核住院结算凭证、住院结算日报表，并与住院病人医药费明细账核对。

（2）每日核对门诊和住院病人预交金，做到计算机机内数据与财务部门账面数据相符，并做好核对记录。

（3）加强应收医疗款的控制与管理。健全催收款机制，欠费核销按规定报批。

（4）定期与医保部门对账，确保医院账面数与医保部门账面数据相等。

（四）债务管理的控制措施

根据国家规定，可以举借债务的单位应当建立健全债务内部管理制度，明确债务管理岗位的职责权限，不得由一人办理债务业务的全过程。大额债务的举借和偿还属于重大经济事项，应当进行充分论证，并由单位领导班子集体研究决定。

1.建立健全债务内部管理制度

（1）债务业务的归口管理部门。

（2）债务业务的管理岗位及其职责权限。

（3）债务业务的工作流程、审批权限和责任划分。

（4）债务合同协议的订立、履行、登记等程序。

（5）大额债务的认定标准。

（6）与债务业务相关的对账和检查责任。

2.合理设置债务业务岗位

确保举债申请与审批、债务业务经办与会计核算、债务业务经办与债务对账检查等不相容岗位相互分离，不得由一人办理债务业务全过程。

3.对举借债务进行充分论证

举借债务之前，对债务业务进行评估和论证，恰当选择举债方式，编制债务融资和偿债方案；对于大额债务，还应当由单位领导班子集体研究决定。同时要充分考虑资产总额及构成、还款能力、对公立医院可持续发展的影响等因素，严格控制借债规模。主要措施有：一是进行方案的战略性评估；二是进行方案的经济性评估；三是进行方案的风险评估。

4.加强对债务业务的审批控制

公立医院债务的举借与偿还严格执行审批程序，大额债务的举借和偿还属于重大经济事项，应当在充分论证的基础上，由单位领导班子集体研究决定，按照国家规定需要向上级主管部门和同级财政部门报批的，还应当履行严格的报批程序。同时，债务的发生必须以协议、合同、凭证或有关文件为依据，必须履行审批程序，不经批准，不得办理。及时进行债务清偿，编制债务账龄分析报告。

5.加强债务的日常管理

（1）严格按照规定的用途使用债务资金；

（2）做好债务的会计核算和档案管理工作；

（3）加强对债务的对账和检查控制；

（4）及时评价债务业务活动。

（五）公立医院内部价格行为管理控制

1.组织机构

（1）公立医院应当建立由公立医院分管领导、医务管理部门、价格管理部门、临床科室和医药物资采供等部门组成的公立医院价格管理体系，科学管理、合理监控医疗服务成本，提升价格管理质量。

（2）公立医院应当设立价格管理委员会，委员会成员应当由公立医院分管领导、价格管理部门及财务、医务、护理、医保、信息、药事、物资管理、医技、质控、设备、纪检监察等职能科室负责人组成，负责全院价格管理工作的领导、组织和决策。

公立医院价格管理委员会的主要职能有：一是认真贯彻有关医药价格政策、法规，实现规范化、科学化、制度化管理；二是研究制定公立医院内部的价格管理制度、业务流程、考评指标及奖惩标准，并负责组织实施；三是对公立医院价格的申报、调整、公示、执行、核查、考核、评价等全过程进行组织实施和管理；

四是适时召开价格管理工作会议，根据相关部门工作部署，指导、协调有关工作进展，对公立医院价格管理进行调控。

公立医院价格管理部门（或专职医疗服务价格工作人员）的主要职能（或职责）有：一是树立法治观念，依据《中华人民共和国价格法》及相关法律法规及政策进行价格管理工作，熟练掌握价格管理各项政策，把握标准、严格执行和操作；二是对公立医院价格行为进行内部管理，熟悉各价格项目内涵，组织协调并参与相关部门对医疗服务项目成本进行科学合理测算，提出改进管理、降本增效的建议和措施；三是参与药品、医疗设备、医用耗材的招标采购和价格谈判以及新技术、新疗法在进入公立医院前的收费论证审核；四是参与医保基金支付项目和病种的价格谈判工作；五是对公立医院新增医疗服务价格项目、新增病种（含疾病诊断相关分组，以下简称DRG）等进行成本测算和价格审核，提出价格建议，并按照规定程序报批，对既有项目价格调整进行报批；六是对已立项的实行市场调节价的医疗服务价格项目和公立医院制剂等进行成本测算，提出价格建议，提请价格管理委员会讨论确定后执行并进行监管；七是严格贯彻执行医药价格政策法规，并依据政府医疗服务价格政策变动，及时调整公立医院价格管理系统的价格（含公示价格）标准；八是指导临床、医技科室正确执行医药价格政策；九是定期对门（急）诊、住院患者费用等进行检查，并将检查结果反馈至科室，及时纠正不规范收费行为；十是接待医疗服务价格管理方面的咨询，处理医疗服务价格相关投诉，针对有效投诉撰写投诉分析报告并提出整改意见；十一是定期调研并组织相关业务科室讨论公立医院价格管理存在的实际问题，并提出建议；十二是对兼职医疗服务价格工作人员进行价格政策（业务）指导、培训；十三是配合相关部门开展医疗服务价格检查；十四是完成主管部门交办的各种医疗服务成本及价格相关调查和统计工作，为调整医疗服务价格政策提供真实、可靠的数据；十五是做好其他涉及价格管理的相关事宜。

兼职医疗服务价格工作人员的主要职责有：一是接受医疗服务价格知识培训，熟悉医疗服务价格政策法规，宣传贯彻本机构价格管理制度；二是配合本机构价格管理部门接受相关部门的医疗服务价格检查；三是提出价格管理工作建议，对本科室拟开展的新增医疗服务价格项目和拟淘汰的医疗服务价格项目，向本机构价格管理部门提出申请，并提供基础资料；四是协助本机构价格管理部门，做好本科室医疗服务价格管理、公示及医疗服务价格政策解释工作；五是协助本机构价格管理部门，处理本科室的医疗服务价格咨询与投诉；六是负责本科室内部价格行为的自查自纠工作，及时纠正不规范收费行为，建立内部检查的长效机制；七是接受本机构价格管理部门的定期考核。

专职医疗服务价格工作人员的基本要求有：一是能够正确理解、掌握和执行医疗服务价格政策，并依法开展价格管理工作；二是掌握基本的医疗服务价格管理相关知识，了解卫生、财会、经济、管理等相关业务知识，熟悉业务科室开展的医疗服务价格项目内涵及主要成本构成；三是有良好的沟通和协调能力，能够妥善处理机构内部价格管理方面的咨询与投诉；四是工作中能够坚持原则，按照医疗服务价格管理有关规定，做好价格政策宣传与解释，指导临床、医技科室正确执行医疗服务价格政策，并检查各科室执行情况，对公立医院不规范收费行为予以纠正；五是具备初级及以上职称，并每年接受行业专业化培训。

2.管理制度

（1）公立医院要建立医疗服务成本测算和成本控制管理制度，在不断完善公立医院和科室成本核算的基础上，建立健全医疗服务项目的成本测算制度。公立医院要密切监测医疗服务成本和收入结构变化，主动向相关部门提出调整医疗服务价格的意见建议。

按照医疗服务项目、药品、医用耗材价格管理的有关规定，在确保医疗质量的前提下，构建成本控制的科学管理机制，通过事前控制、现场控制及反馈控制等环节，科学规范收费行为。

（2）公立医院要建立医疗服务价格调价管理制度，确保严格执行医疗服务价格政策，建立顺畅的调价通知流程，及时调整或通知相关部门调整医疗服务价格。

（3）公立医院要建立新增医疗服务价格项目管理制度，按照《医疗技术临床应用管理办法》（国家卫生健康委令第1号）及其他相关管理规范的规定，坚持新增医疗服务价格项目以技术准入（许可）为先的原则，进行新增医疗服务价格项目立项和价格申报。规范新增医疗服务价格项目内部审核流程。新增医疗服务价格项目经公立医院价格管理委员会审核论证，报省级卫生健康行政部门按照医疗服务价格项目技术规范进行规范确认后，方可申报价格。

（4）公立医院要建立价格公示制度。公立医院可采用机构官网、电子触摸屏、电子显示屏、公示栏、公示牌、价目表等方式，在服务场所显著位置公示常用医疗服务项目、药品、医用耗材的价格，保障患者的查询权和知情权；价格发生变动时，要及时调整公示内容。要在服务场所显著位置公布本单位价格咨询、投诉电话。

（5）公立医院应当建立费用清单（含电子清单）制度，以多种形式向患者提供医疗服务、药品、医用耗材等费用清单（病种、DRG除外），并在患者需要时提供打印服务。费用清单主要内容应当包括医疗服务项目、药品、医用耗材的名称和编码、单价、计价单位、使用日期、数量、金额等。

（6）公立医院应当建立医疗服务价格自查制度。价格管理部门每月按照出院、入院人数的一定比例随机抽取在院、出院病历和费用清单进行检查并做好记录。及时纠正不规范收费行为，提出整改建议并向有关科室及人员通报并纳入月（季）绩效考核管理。

（7）公立医院应当建立价格投诉管理制度，实行首问负责制。接待投诉的人员应当记录投诉的内容、办理结果、整改措施及落实情况。对于上级部门转给公立医院的有效投诉信，应当有办结报告和整改措施。

（8）公立医院应当建立价格管理奖惩制度，奖罚分明，并将价格管理工作纳入公立医院年度目标考核，作为科室绩效考核的重要指标。

（9）公立医院应当建立医疗服务价格政策文件档案管理制度，对有关医疗服务价格政策的文件专卷保存。对医疗服务价格管理过程中的基础数据、专家意见、相关建议、内部讨论的会议纪要等基础资料，要做到记录完整、专卷保存。

3.信息化管理

（1）公立医院应当建立健全价格管理信息化制度，明确相关部门和岗位的职责与权限，确保软件系统操作与维护数据的准确性、完整性、规范性与安全性。

（2）公立医院进行医疗服务价格调整时，系统必须有调整记录。要加强对数据处理过程中修改权限与修改痕迹的控制。

（3）公立医院应当加强医疗服务价格电子信息档案管理，包括电子文件的存储、备份及保管。

第七章　公立医院采购管理控制建设

随着医学科学的发展，医疗服务越来越依赖于各种新型设备、药品和材料，近些年来医院采购物料的种类和范围快速增长，任何采购方面的节约或浪费都会对医院总成本产生很大影响。采购的影响绝不仅存在于成本方面，采购与供应的及时可靠，所提供物料的适用性（如质量、规格、型号、保质期等），都对医院整体效率和效益产生极大的影响。采购管理的重点是控制采购成本，协调好各种存货的数量及其资金占有比例的情况，确定经济订购量及合理的存货储备，以最低的存货成本维持正常的医疗运营活动。主要措施有：加强采购内部控制，正确制订和执行采购计划，保持合理储备，减少资金占用；严格控制领料，执行消耗定额，杜绝物资浪费。

一、公立医院采购管理概述

（一）公立医院采购管理

1.采购的概念

采购是指以合同方式有偿取得货物、工程和服务的行为，包括购买、租赁、委托、雇用等。采购是医院开展日常工作的重要业务，既是一个单位"实物流"的重要组成部分，同时又与"资金流"密切相关。根据2002年6月颁布的《中华人民共和国采购法》和2014年12月31日颁布的《中华人民共和国政府采购法实施条例》规定，医院的采购则是指其使用财政性资金采购依法指定的集中采购目录以内的或者采购限额标准以上的货物、工程和服务的行为。

采购业务的内部控制是指根据国家的采购法律、法规、规章、制度的规定，结合采购业务管理的特点和要求而制定的，旨在规范采购管理活动，体现采购"公开、公平、公正、诚信"原则的制度和办法。所以，按照"先预算，后计划，再采购"的工作原则，建设完善的采购业务内控制度，明确各参与部门和人员在采购业务中的责任，是控制采购成本、节约资金、防止舞弊行为、提高采购质量和效益的有效措施。

2.采购供应的外部环境

近年来药价虚高一直是影响民生的一个大问题，其背后隐藏的暗箱操作、行贿受贿等违法违纪问题突出。多年的以药养医机制，使医院、医生、药品企业之间形成了固有的利益链。公立医院医药价格综合改革取消了药品加成，医院与企业间的利润被压缩，让利于患者。但是，医院最终的药品处方权、使用医疗器械的决定权还是在医生手里。由于医患双方在专业知识占有上存在差异，患者往往处于被动，在利益的驱动下，药品、器械回扣现象屡禁不止，已严重影响了医院的声誉，增加了患者的就医负担，降低了患者的就医感受。因此，医院应做好内部监管，通过事前、事中、事后的内部控制来规范医院的采购行为。

在对采购供应作出分析判断前，医疗机构应充分考虑以下因素：

（1）国家和主管部门的调控政策、招投标政策、基本药物政府集中采购政策情况等。

（2）掌握市场信息，对供应商及供应渠道进行分析评价。采购相关人员要熟悉生产厂家和销售模式，通过规范的选择程序和规则，确定一个良好的供应商作为战略合作伙伴，与医院共担风险。

（3）对初进医院的新药品、新器械，了解供应商的推销方式、价格等，必要时对其生产、成本、出厂价格进行调查。

3.加强采购管理内部控制的意义

（1）降低医院财务风险。在市场经济体制中普遍存在着各式各样的风险。在经济活动中，医院作为一个市场主体自始至终都伴随着各式各样的风险。要想在一定程度上规避和防范医院采购过程中的风险，就要对医院的物资采购过程中的每个环节进行严格的把关。通过对物资采购价格货比三家和对大额采购公开招标，可以有效降低医院的财务风险，对于建立规范、有序的供货渠道和合理安排采购的数量和时间非常有益，并且与医院财务资金链中的多个环节有直接关系。加强审计监督医院物资采购的全部过程，可以使医院的运行保证平稳有序，并且对提高物资管理工作的透明度及医院的综合管理水平作用很大。

（2）降低医疗运行成本和运行风险，提高运行效益。通过加强对物资采购程序的管理，可以在保证医院物资质量、满足各方面需求的同时，降低物资的采购价格。由于医院是救死扶伤的地方，因此质量才是重中之重。合理的内部控制可以使医院的医疗运行成本得到控制，可以让患者得到实惠，对提高医院经济效益有重要作用。

（3）维护医院正常运行，提高政府公信力。通过加强对物资采购管理，可以使医院采购流程更加清晰规范、各部门的职责更加明确。完善医院的物资采购制度的同时，可以使采购工作信息变得更加公开透明、评审结果更加公正，减少来自医院上层的压力与干预，使供应商之间的竞争更加公平，也加大了物资采购人员的信心与责任，有利于遏制腐败现象和不正之风在医院物资采购管理中的出现，使物资采购渠道得到净化。由于医院直接对接普通群众，透明的业务流程会提高其对政府的信任。

（4）促进医院审计文化的发展。通过物资采购审计，不仅实现了医院经济环境的净化，树立了审计在各部门中的权威性，使各科室人员主动按内部控制制度办事，且自觉接受审计的意识得到了提高，还提高了医院审计部门的审计能力，对于构建和谐医院环境、增强各科室部门的协作有很强的推动作用。

（二）公立医院采购物资的内容和特点

医院采购的物料主要有：医疗设备、信息设备、药品、试剂、医疗器械与耗材、办公用品等。因医疗设备等资产管理在其他章节有专门讨论，本章所说的采购对象主要是指物资存货。

1.医院存货的内容和分类

医院存货是医院为开展医疗服务活动及辅助活动而储存的物品。

（1）药品。药品作为一种特殊商品，是医院开展诊断、治疗疾病不可缺少的物质基础，它关系到人的生命安全，所以医院药品的流入、流出都应建有比一般商品更加严格的管理控制制度。

（2）卫生耗料。卫生耗材是医院保证医疗需要而储备的医用材料，是指临床和医技科室在业务活动中，一次性消耗的物品。如纱布、药棉、胶布、绷带、X光胶片、显影粉等。具体包括以下四类。

①普通医用耗材，消耗很大，价值相对较低（单价<500元），如一次性使用无菌医用材料、一次性使用护理材料等消耗型医用材料。包括：一次性注射器、医用棉球、医用胶布、纱布块、手术刀片、采血针、缝合线、医用棉签、心电图纸等。

②高值医用耗材是指：对安全性有严格要求、直接作用于人体、严格控制生

产使用的消耗型医用材料和价值相对较高（单价>500元）的消耗型医用材料。包括：植入、介入类材料、内镜下一次性材料、骨科材料、人工器官等。

③诊断试剂耗材是指：体内诊断试剂和体外诊断试剂，除用于诊断皮内用的体内诊断试剂等外，大部分为体外诊断试剂。包括：临床生化试剂、免疫诊断试剂、分子诊断试剂等。

④其他特殊用途耗材：如胶片、氧气罩、头颈网罩等。

卫生材料分为可收费材料和不可收费材料。对特殊医用材料有专门的价格管理办法。特殊医用材料主要是指医院按照规定目录向患者提供使用与其治疗项目相对应的一次性卫生材料、植入介入性材料等，是可以在基本治疗项目价格之外另行收费。

（3）低值易耗品。医院的低值易耗品，是指在医疗服务过程中，经二次以上重复使用仍然保持其实物形态，其单位价值又低于固定资产标准，或使用期限较短且易于损坏的物品。如手术器械、听诊器、血压器、手推运输车等。

（4）其他材料。其他材料是指医院为保证医疗工作的正常进行，而购置库存的除低值易耗品、卫生材料以外的其他需用的物品，一般为办公用品、印刷品、五金电料、燃料、维修材料及其他用品类。

（5）在加工物资。在加工物资是指医院自制或委托外单位加工的各种药品、卫生材料等物资的实际成本。

在医院实际工作中，对药品和卫生材料仅有一级库管理不能满足需要。对于药品，医院要实行分级管理，药事委员会是药品管理的最高决策与监督机构，药学部（药剂科）是药品的实物管理部门，负责药品采购计划、药品验收入库、药品的合理使用及日常管理。下设药库、门诊药房、住院药房等，分别管理所管药品的出入及使用。

对于卫生耗材，由于其种类繁多，库存及使用管理复杂，根据一级库的出库记录，只能反映出临床科室的总消耗，管理者不能对各科室领用、消耗进行全程跟踪和了解，也不能将卫生材料、医用器械等消耗与每位患者使用相对应，可能导致消耗材料被多计费或不计费、被私自带出使用、重新入库等违规事项出现。因此，对卫生耗材需要实施分级管理，即设一级库、二级库，实行动态管理。一级库的功能主要是各种耗材购入、保管、领出管理，即购买的卫生耗材必须办理验收、入库手续，统一存放于此。各临床科室、辅助医疗科室、行政管理科室在医院材料一级库房领用材料后，通过形成的二级库存，控制医疗耗材、试剂的跑、冒、滴、漏现象。

2.采购的特点

（1）品种繁多、数量大、涉及面广，采购物品无规律性。

①后勤物资的采购金额小、需求量大的物资达近千种，质量、价格、数量都很难掌握。临床、非临床科室都会覆盖到，所涉及的物品与内容繁杂琐碎，互相之间的管理协调较为困难。

②涉及的科室较多，包括药剂科、设备科、总务科、医务科、办公室、财务科、检验科、党办、纪检等。需求各有不同，各部门都可以采购。

（2）采购的方式及来源丰富，招标形式多样化，来源渠道复杂。

①《中华人民共和国政府采购法实施条例》规定：政府采购按照可集中性、执行主体、采购方式等分类。按照采购项目的可集中性，政府采购可以分为集中采购和分散采购。按照采购执行主体不同，政府采购可以分为自行采购和代理采购。按照采购方式分类，可分为公开招标、邀请中标、竞争性谈判、单一来源采购和询价、国务院政府采购监督管理部门认定的其他采购方式。

②招标方式上以政府主导的区域性集中采购为主，其次是自行采购。政府采购主要是医疗设备和政府采购目录内规定品种以及采购金额内货物，既有全国全省招标，也有地市招标，又有医院自行招标等。根据政府采购法的规定，有需要执行政府采购政策等特殊情况的，经设区的市级以上人民政府财政部门批准，可以依法采用公开招标以外的采购方式。

③采购实施平台不仅有省级监管平台还有市级监管平台，各地医院在实施政府采购时不仅需要遵从省级采购目录，还要遵从市级采购目录。集中采购目录包括集中采购机构采购项目和部门集中采购项目。技术、服务等标准统一，医院普遍使用的项目，列为集中采购机构采购项目；医院本部门、本系统基于业务需要有特殊要求，可以统一采购的项目，列为部门集中采购项目。

（3）采购时间突发性强、不易确定，临时需要的急用物品较多，临时任务较多，医院物资采购保障的数量、金额与抗击自然灾害、处理突发事件、市场供需矛盾、诊治患者的数量、原材料价格波动等因素息息相关。

（4）医院采购所依据的法律以及规章制度不仅有《中华人民共和国政府采购法》《中华人民共和国政府采购法实施条例》《中华人民共和国招投标法实施条例》等，还有各地出台的机关事业单位采购实施条例，需结合各地方特点和医院工作需要进行有效的实施。

（三）公立医院采购方式

按照《中华人民共和国招标投标法》《政府采购管理暂行办法》等法规文件的规定，采购的主要方式有国际招标、政府采购、部门集中采购和自行采购等方式。具体分类有如下几种。

1.按采购机制分，有集中采购、分散采购、混合采购。

（1）集中采购。集中采购包括集中采购机构采购和部门集中采购：①集中采购机构采购是指各单位将"集采目录"内的项目委托集中采购机构（中央国家机关政府采购中心）代理采购的行为。集中采购机构采购项目，必须委托集中采购机构采购，不得自行采购或委托社会代理机构采购。集中采购机构采购实施形式主要有批量集中采购、协议供货、定点采购等。对纳入批量集中采购范围的品目，各单位应当在"计划管理系统"中填报批量集中采购计划，确保品目名称、配置标准、采购数量、配送地点和最终用户联系方式等内容准确完整。对已纳入批量集中采购范围，但因时间紧急或零星特殊采购不能通过批量集中采购的品目，各单位应当正式行文报送国家卫生健康委员会，经同意后方可通过协议供货方式采购。②部门集中采购是指国家卫生健康委员会组织的本部门列入"集采目录"内的部门集中采购项目的采购活动。部门集中采购管理办法另行制定。

（2）分散采购。分散采购是指各单位将采购限额标准以上的未列入"集采目录"的项目自行采购或者委托采购代理机构（包括社会代理机构和集中采购机构）代理采购的行为。

（3）混合采购。混合采购指部分需求由一个部门统一集中采购，部分采购由需求单位自己进行。严格而言，混合采购并不是一种独立的采购模式，它同时具备集中采购和分散采购的特点。

2.按采购活动分，有招标采购、议价采购、比价采购。

（1）招标采购。招标采购是指公立医院作为招标方，事先提出采购的条件和要求，邀请众多供应商参加投标，然后由公立医院按照规定的程序和标准一次性地从中择优选择交易对象，并与提出最有利条件的投标方签订协议的过程。整个过程要求公开、公正和择优。招标采购是政府采购最通用的方法之一。招标采购可分为竞争性采购和限制性招标采购。它们基本的做法是差不多的，其主要的区别是招标的范围不同，一个是向整个社会公开招标，另一个是在选定的若干个供应商中招标，除此以外，其他在原理上都是相同的。一个完整的竞争性招标采购过程由供应商调查和选择、招标、投标、开标、评标、决标、合同授予等阶段组成。

（2）议价采购。议价采购，是指由买卖双方直接讨价还价实现交易的一种采购行为。议价采购一般不进行开标，仅向固定的供应商直接采购。

（3）比价采购。比价采购是指采购人员请数家厂商提供价格，从中加以比价之后，决定厂商进行采购事项。

3. 在对药品与高值耗材的集中采购中，可采取的采购方式有：

（1）公开招标采购。对于采购目录中有两家及以上企业参与的竞争性产品，采用公开招标方式采购，量价挂钩、招采合一、综合评价，分别进行综合评审和价格谈判。

（2）独家产品采购。对于采购目录中独家参与的药品和高值耗材，需经综合评审后，由主管行政部门组织与通过评审的企业进行价格谈判。

（3）邀请招标和询价采购。对临床急需、采购有困难的药品与高值耗材，可采邀请招标和询价采购方式采购。

（4）备案采购。为了鼓励技术创新和技术进步，促使新技术、新产品尽快应用于临床，对集中采购后新研制的不在采购目录中的植入、置入类高值耗材等，可以进行备案采购。

高值耗材通常是相对普通低值耗材而言，一般指分属专科使用、直接作用于人体、对安全性有严格要求，且价值相对较高不宜存放的医用耗材。该类耗材有相当部分是植入材料，一旦出现质量问题，极易引起医疗纠纷，所以加强对高值耗材采购管理是医院的重要责任。

新医药综合价格综合改革实行以来，国家出台了多项政策意见，加强对药品与高值医用耗材的管理。具体政策有：2015年，国务院出台《关于完善公立医院药品集中采购工作的指导意见》（国办发〔2015〕7号），明确以省（区、市）为单位的网上药品集中采购方向，实行一个平台、上下联动、公开透明、分类采购，采取招生产企业、招采合一、量价挂钩、双信封制、全程监控等措施。分类采购主要针对药品供应采取招标采购、谈判采购、医院直接采购、定点生产、特殊药品采购等不同方式。

《关于加强医疗机构高值医用耗材临床应用管理的意见》明确严格执行高值医用耗材采购管理。公立医疗机构严格执行国家高值医用耗材集中采购有关规定，通过采购平台采购中标的高值医用耗材。医疗机构要根据国家耗材编码规则，逐步建立机构内高值医用耗材统一标识码，加强二级库存管理，完善入库、使用登记，保证高值耗材购置、入库、领用、使用全过程信息的可追溯性。禁止生产企业向临床科室直接配送高值医用耗材。

各级卫生行政部门及其他相关部门通过采购平台提供的网上监管系统，对采购双方的购销行为实行实时监控，对医疗机构采购药品和高值医用耗材的品种、数量、价格、使用和生产经营企业供货、配送情况进行动态监管。定期或不定期现场检查分析医疗机构实际采购、使用和回款情况，并与网上采购情况进行对比分析。

医疗机构通过采购平台采购中标的药品与高值耗材，要与生产经营企业签订"医疗卫生机构医药产品廉洁购销合同"。根据本单位的临床需求制作采购订单，不得采购中标目录外的药品与高值耗材，不得与企业订立背离合同实质性内容的其他协议，牟取不正当利益。

（四）公立医院采购管理控制的相关法律法规

（1）《中华人民共和国政府采购法》（主席令第68号，2002年颁布）。

（2）《中华人民共和国采购法实施条例》（国务院令第658号，2014年颁布）。

（3）《中华人民共和国招投标法实施条例》（国务院令第613号，2011年颁布）。

（4）《政府采购供应商投诉处理办法》（财政部令第20号，2005年颁布）。

（5）《政府采购非招标采购方式管理办法》（财政部令第74号，2014年颁布）。

（6）《政府采购资金财政直接拨付管理暂行办法》（财库〔2001〕21号）。

（7）《集中采购机构监督考核管理办法》（财库〔2003〕120号）。

（8）《政府采购管理暂行办法》（财政部，1999年）。

（9）《关于完善公立医院药品集中采购工作的指导意见》（国办发〔2015〕7号文）。

（10）《政府采购信息公告管理办法》（财政部令第19号，2005年颁布）。

（11）《政府采购货物和服务招标投标管理办法》（财政部令第87号，2017年7月颁布）。

（12）《国家卫生健康委员会政府采购管理暂行办法》（国卫财务发〔2018〕17号）

（13）《国家组织药品集中采购和使用试点方案》（国办发〔2019〕2号）

（14）《关于印发医疗机构医用耗材管理办法（试行）的通知》（国卫医发〔2019〕43号）

二、公立医院采购管理控制目标

（一）医院物资管理原则

药品和医用耗材等物资是医院流动资产的重要组成部分，约占医院流动资金的50%以上，并且是医院开展医疗业务活动、用于治疗疾病的特殊物资，储备成本较高；而药品、卫生材料收支在医院业务收支中占有相当大的比重。对物资的管理就是按照资产属性，从对计划、采购、使用进行全过程管理，应遵循如下管理原则：（1）先批准后采购原则；（2）审批、采购和验收分开的原则；（3）及时供应、效益优先的原则；（4）院内调剂优先，防止重复购置。

做好采购供应工作，是医院正常运行的重要保证，是保证医疗质量的重要环节，是控制成本的重要手段，是医院和资源市场的关系接口，可以促使医院合理使用与配置卫生资源。

1.依法采购原则

医院的采购业务，无论遵从何种采购方式，必须按照政府采购法以及部门采购法的规定进行合法采购。我国对政府采购法业务法律法规建设始于1996年财政部着力探索国内外通行的支出管理制度。2000年1月，中央纪委将政府采购制度列为廉政建设的中央措施之一，标志着我国从制度层面加强对政府采购业务的管理和约束。因此，单位需严格执行政府采购法律、法规及制度，提高采购工作的规范性和科学性。近年来，为规范事业单位、医院等开展采购活动，制定了以下法律法规：

（1）《中华人民共和国政府采购法》；

（2）《中华人民共和国采购法实施条例》；

（3）《政府采购信息公告管理办法》；

（4）《政府采购非招标采购方式管理办法》；

（5）《集中采购机构监督考核管理办法》；

（6）《政府采购进口产品管理办法》；

（7）《医疗卫生机构医学装备管理办法》；

（8）《药品管理法》。

2.价廉物美原则

基于行政事业单位内部控制的采购方式，政府采购法规定采购应遵循低价优先、物美价廉原则，即在满足需求的情况下，加强采购过程中对质量的监督，加强价格评审管理。

为保护消费者的合法权益、促进医院的健康发展，政府以及医院应当在各采购方式中加强对供应商资质的审查，除需审查必要的营业资质外，更应严格审查其药品生产许可证、药品经营许可证、质量标准、检验报告书等文件。

需要采用综合评分法确定最终供应商。医院合理合法选择采购方式的同时，对于采购过程中的报价，需要专业人士进行价格比对，并选取物优价廉的产品。

3.以耗定量原则

由于储存成本直接影响采购成本，尤其特殊药品需要特殊储存条件，储存过程中会增加成本。采购中心或各采购科室在编制采购预算时需要比对上年物资耗用总量，计算每日耗用量，根据资金周转率、储存成本、物料需求计划等综合计算最经济的采购量，同时需合理预计下年使用量及突发状况，从而制订采购计划。

4.成本效益原则

在实行内部控制时要保持适当的比例，在内部控制的综合成本与经济效益之间，以最低的成本取得最好的效果，当所产生的效益小于控制成本时，这个内部控制的成本是得不偿失且不可取的。

（二）采购管理控制目标

采购是经营管理中的薄弱环节，最容易滋生"暗箱操作"、以权谋私、弄虚作假、舍低求贵、以次充好、收受回扣等风险；同时，最易"跑、冒、滴、漏"，积压浪费。因此，通过对采购与付款全过程监控，对促进合理采购、满足医院医疗服务需要、防范采购风险具有重要的意义。

根据医院服务对象的特殊性，对采购业务的控制目标可定为：（1）保证采购业务合规合法。（2）保证采购业务及时、有效、可靠。因为采购的药品、试剂、医疗器械、医用设备等直接用于病人的检查、治疗，质次价高的物资将影响病人的生命安全，加重病人的看病负担。（3）在保证物资质量的前提下，应降低采购成本，防范采购风险，保障医院资金的安全。

1.医院采购管理组织体系控制目标

（1）建立健全医院采购内部管理制度，明确医院采购业务管理机构和相关岗位的设置及其职责权限、医院采购业务的工作流程、与医院采购业务相关的审核责任和审批权限、与医院采购业务相关的检查责任等，确保医院采购管理工作有章可循、有据可依，使医院采购管理规范有序。

（2）合理设置采购业务管理机构，构建合理的医院采购管理组织体系，包括医院采购业务管理部门和医院采购监督机构等，明确各个机构和部门的职能，充分发挥各个部门的作用。

（3）按照牵制和效率的原则合理设置医院采购业务岗位，建立医院采购业务岗位责任制，明确医院采购授权审批权限和岗位职责，确保医院采购需求确定与内部审批、招标文件准备与复核、合同签订与验收、验收与保管等不相容岗位相互分离。

（4）建立部门间沟通协调机制，确保医院采购的信息、采购部门之间沟通协调顺畅，提高医院采购水平，保障医院采购管理工作有效开展。

2.医院采购预算与计划控制目标

（1）明确医院采购预算和计划编制的工作流程和要求，确保医院采购预算和计划编制符合国家相关法律法规。

（2）对医院采购预算和采购计划进行充分审核，确保医院采购预算和计划符合本单位的实际需求，进而保证医院采购预算编制具有科学性、合理性。

3.医院采购实施控制目标

（1）采购需求科学合理。单位对采购标的的市场技术、服务水平等进行详细的市场调查，其价格测算合理，采购需要合法合规，内容完整、明确。

（2）医院采购申请内部审核严格，包括申请部门的内部审核和医院采购部门的审核，能够确保医院采购项目符合采购计划、在预算指标额度之内、价格公允等，实现防范采购舞弊等问题。

（3）根据医院采购需求和市场条件选择合理的采购方式，确保内部没有瞒报、分拆项目，提高采购效率。

（4）规范医院采购代理机构的选用程序，选择了合理的采购代理机构，确保采购代理机构合法合规。

（5）规范医院采购程序，确保整个采购过程中每一个环节（如供应商资格审查、评标过程等）都操作规范，完整执行选择的采购方式，提高采购质量。

4.医院采购招投标控制目标

（1）选择恰当的招标采购方式，规范医院采购招标、投标、开标、评标和中标流程，确保各个流程符合国家法律法规和相关政策，避免医院被提起诉讼或者受到处罚，保证医院正常业务活动的开展。

（2）规范招标采购的实施过程，防止因人为故意导致的招标失败、流标等，规范相关人员的行为，保证招标采购公平、公正，以合理的价格达成交易，防止舞弊和腐败现象。

5.医院采购合同控制目标

（1）医院采购合同签订合法合规、按程序及时备案。

（2）合同履行过程管理严格，合同变更、中止或终止符合相关规定，保证国家利益和社会公共利益不受损害。

6.医院采购验收控制目标

（1）医院采购验收标准明确，采购验收规范，确保采购的物品符合采购需求，医院采购达到预期效用。

（2）严格办理采购验收手续，确保出具的采购验收书真实有效，确保验收书对每一项技术、服务、安全标准的履约情况进行了验证，妥善处理和解决验收中的异常情况，及时解决相关问题，确保医院采购实现预期目标。

（3）加强医院采购货物、工程、服务的财务监督，依据发票原件做好资产登记和会计财务核算，确保国有资产的安全完整，防止资产流失。

7.医院采购资金支付控制目标

（1）资金支付符合相关法律法规的规定，资金支付业务真实、合法。

（2）资金支付申请程序合规、附件齐全，并经过适当的审核和授权批准，提高采购业务的真实性、合法性，防止欺诈和舞弊行为。

（3）采购业务会计处理及时，会计信息登记准确完整。

8.医院采购信息管理控制目标

（1）医院采购信息管理合法合规。按照规定规范医院采购信息公开流程，选择合理的医院采购信息公布媒介和渠道，确保医院采购信息发布的及时、完整、准确，实现医院采购信息的全流程公开透明，确保医院采购信息被公众及时知晓、接受公众监督。

（2）按照国家相关法律法规妥善保管医院采购文件，规范医院采购业务记录的要求，定期对医院采购信息进行统计分析，并在内部进行通报，促进医院采购逐渐完善。

（3）规范医院采购信息的安全保密管理，防止商业秘密外泄，防止相关方利益受到损害。

9.医院采购监督控制目标

（1）由独立的监督主体按规定程序开展医院采购的监督检查，监督检查人员有严格的纪律约束，按照统一标准主动介入全程监督，并对检查结果负责。

（2）规范医院采购过程中的质疑与投诉管理体制，及时处理问题，把监督落实在事前、事中、事后。

（3）定期对采购结果进行评价，以效率、效果、价格等为着力点，进一步健全采购结果绩效评价工作机制，构建可量化的评价指标体系，积极引入第三方评价机构对采购项目进行综合、客观评价，善于发现问题并及时进行整改，确保政府采购活动顺利开展。

三、公立医院采购管理流程与关键环节

（一）采购管理流程现状

当前，医院采购药品、医用耗材采用公开招标的办法，将所需要的药品、材料数量、规格等信息发给各个供应商，供应商可以对每种药品耗材提供厂家的供应价，由医院选择报价最低的厂家进行供应。具体的流程是：院长会同相关采购负责人，根据药品、材料目录和申购单，联系多家供应商洽谈价格、质量等相关事宜，最后选择药品生产厂家相同、质优价廉的供应商供货，或者生产厂家不同，但选择质量可靠、价格较低的供应商供货。同时与供应商签订质量保证协议和药品供应协议，协议要交药剂科、药库和财务科各一份，以便验收和结账时备查。目前，医院药品采购实行责任人负责制，院长为决策人，对采购药品的品种、数量、质量、价格作决策，并全权负责；财务负责人为审核监督人，有权对院长决策实施过程管理监督；药品负责人为药剂科长，耗材负责人为设备科长，按院长作出的决策进行采购，对药品的数量、种类、质量、价格负全部责任；纪检审计部门为采购监督人，随时跟踪抽查采购价格、质量。各职能部门的具体权责分工如下。

1.物资采购部门（药剂科、设备科）：根据我国相关法规政策的规定，负责医院药品和医疗用品的采购、查收、储藏等工作；监管药品采购计划是否符合医院的要求，采购部门负责人对物资采购计划进行初步审核，接着分别由分管副院长和院长审核，最终通过后实施采购，采购计划应参考药库和临床科室的需求量；负责物资整个流转环节的管理和监督，保证药品、医用耗材在医院的良好运作；记录药品、医用耗材流通环节产生的明细报表，负责与财务科进行相关的对账工作；月末做好药品、医用耗材的检查工作，记录各科室药品、医用耗材的使用量，及时向上级反映用量情况，为下阶段的采购做好准备，监督采购人员物资采购行为，防止违规采购。

2.库房（药库）：药品购回后交库管员验收入库，库管员按院长决策的供货商

核对票据，按实收数量填制入库单，尤其要核对供货方、药品规格、生产厂家、药品效期；库管员要验收药品质量与价格，有特殊品种不能确定质量的，可通知相关使用科室人员前来确定，不符质量要求、质次价高的可以不签收；做到物资安全查收，对提供药品、卫生耗材不准时、不安全的厂家及时向医院高层报告，监管厂家的不良行为，保证采购有序地进行；仓库内购买与出库的物资要做到详细无误、按时进入仓库，在物资出库时做好登记，包括来向、去向、数量、保质期、仓储量等与此相关的资料。

3.财务科：其职责内容是药品、卫生耗材采购账目的审核及记录，依据医院的药品、卫生耗材采购目录，对所需采购药品、卫生耗材的数量、品名、价格等进行审核，并根据临床使用购置计划来审核本期入库药品数，最后对合格的财务手续进行整理入账，编制财务报表和采购费用支付计划。

（二）采购管理的流程划分及涉及的会计项目

采购业务主要是医院外购物资并支付款项等相关活动。一般将采购与付款循环按照业务处理流程划分为请购、订购、验收、储存、退货和折让、付款凭单、负债记账、付款等控制环节。涉及的会计报表项目包括应付账款、应付票据、预付账款、其他应付款等。针对每一个控制环节，都要有相应的控制要点，影响的会计科目有"库存物资"科目，按照库存物资的类别，设置"药品""卫生材料""低值易耗品""其他材料"一级明细科目。"药品"一级明细科目下设置"药库""药房"两个二级明细科目，按西药、中成药、中草药设置三级明细科目，进行明细核算。

（三）采购管理流程目录

医院应在梳理采购活动管理制度和业务流程现状的基础上，根据内部控制的要求，编制采购业务流程目录：

一级流程：采购业务

二级流程：（1）购买（2）付款

三级流程：（1）采购需求（1）采购付款

（2）采购计划（2）预付账款

（3）采购请示与审批（3）付款审批

（4）选择供应商（4）会计系统

（5）采购方式

（6）采购价格

（7）采购合同

（8）采购验收

（四）采购管理流程图

1.总体采购业务流程（见图7-1）。

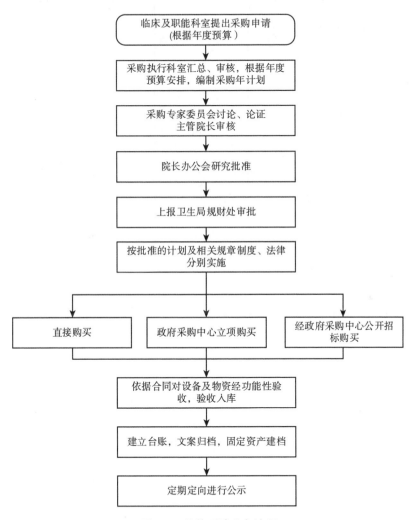

图7-1 总体采购业务流程

2.具体业务流程

（1）请购审批业务流程。

①请购审批业务流程图（见图7-2）。

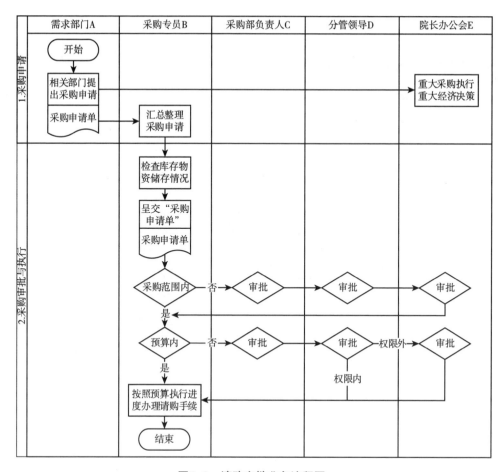

图7-2 请购审批业务流程图

②请购审批业务流程关键节点简要说明（见表7-1）。

表7-1 请购审批业务流程关键节点简要说明

节点	简要说明
A1	各业务部门根据医院相关规定及实际需求提出采购申请。请购人员应根据库存量基准、用料预算及库存情况填写"采购申请单"，需要说明请购物资的名称、数量、需求日期、质量要求以及预算金额等内容
B1	采购专员汇总整理采购申请
B2	（1）采购部核查采购药品及物资的库存情况，检查该项请购是否合理合规 （2）如果采购专员认为采购申请合理，则根据所掌握的市场价格，在"采购申请单"上填写采购金额后呈交相关领导审批 （3）如果采购事项在申请范围之外的，或者采购事项在申请范围之内但实际采购金额超出预算的，按规定先予追加预算；在采购预算之内的，采购部按照预算执行进度办理请购手续 （4）采购专员按照审批后的"采购申请单"进行采购

续表

节点	简要说明
C2	（1）采购部负责人对不属于采购范围内的采购事项进行审批 （2）采购部负责人对超出预算的采购事项进行审批
D2	（1）分管领导对不属于采购范围内的采购事项进行审批 （2）分管领导对超出预算的采购事项根据权限进行审批
E2	（1）院长办公会对不属于采购范围内的采购事项进行审批 （2）院长办公会对超出预算的采购事项进行审批

（2）采购业务招标流程。

①采购业务招标流程图（见图7-3）。

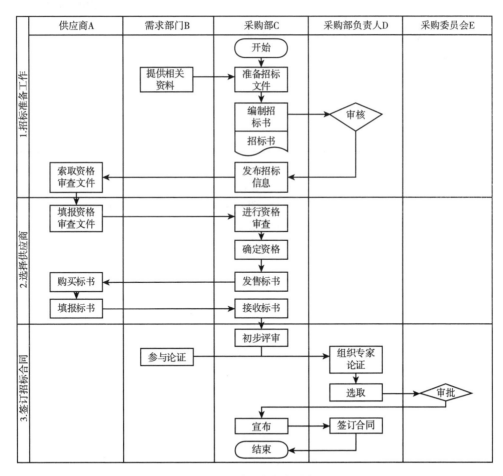

图7-3 采购业务招标流程图

②采购业务招标流程关键节点简要说明（见表7-2）。

表7-2　　　　　　　　　　采购业务招标流程关键节点简要说明

节点	简要说明
C1	（1）对需要进行招标的采购业务，采购部准备采购招标文件，编制"采购招标书"，报采购部负责人审核，重大采购项目按照"重大经济活动"进行可行性研究和论证 （2）采购部发布招标信息，包括招标方式、招标项目（含名称、用途、规格、质量要求及数量或规模）、履行合同期限与地点、投标保证金、投标截止时间及投标书投递地点、开标的时间与地点、对投标单位的资质要求以及其他必要的内容
A1	供应商索取资格审查文件
B2	（1）采购部收到供应商的资格审查文件后，对供应商资质、信誉等方面进行审查 （2）采购部通过审查供应商各方面指标确定合格的供应商 （3）采购部向合格的供应商发售标书，供应商填写完毕后递交到采购部
C3	（1）采购部对供应商的投标书进行初步审核，淘汰明显不符合要求的供应商 （2）最终中标者经采购委员会审核确认后，由采购部相关人员宣布中标单位
D3	（1）采购部负责人按医院规定，从专家库中筛选专家，组成专家组，对筛选通过的投标书进行论证，选出最终的中标者 （2）采购部负责人代表招标方签订"采购合同"
E2	最终中标者经采购委员会审核确认

（3）供应商的评选流程。

①供应商的评选流程图（见图7-4）。

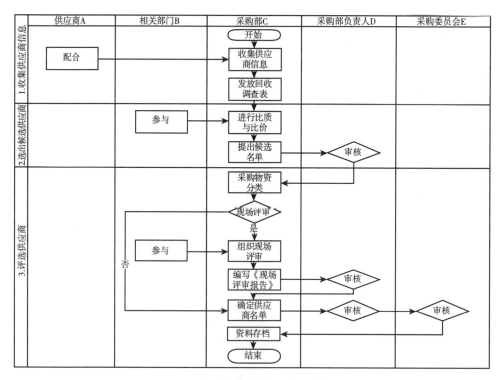

图7-4　供应商的评选流程图

②供应商的评选流程关键节点简要说明（见表7-3）。

表7-3 供应商的评选流程关键节点简要说明

节点	简要说明
C1	采购部通过不同途径，如面谈、调查问卷等收集供应商信息，主要包括供应商信誉、供货能力等方面的信息
A1	供应商配合采购部收集供应商信息
C2	（1）采购部和使用部门依据收集到的供应商信息，参照医院比质、比价采购制度等相关文件，对供应商进行比质与比价 （2）采购部根据比质与比价结果，参照供应商选定标准，提出候选供应商名单，报采购部负责人审核
D2	采购部负责人审核比质与比价结果
C3	（1）采购部通过采购物资的分类，根据实际需要，判断是否需要组织现场评审。需要进行现场评审的，采购部组织现场评审，由专家组进行评选；对无需现场评审的药品采购，按照政府采购规定执行 （2）现场评审后，采购部汇总评价结果，并编写《现场评审报告》 （3）根据专家组评选结果，确定供应商名单，并报采购部负责人审核、采购委员会审批 （4）供应商资料存档
D3	（1）采购部负责人审核《现场评审报告》 （2）采购部负责人审核供应商名单
E3	采购委员会审核供应商名单

（4）外购库存物资验收流程。

①外购库存物资验收流程图（见图7-5）。

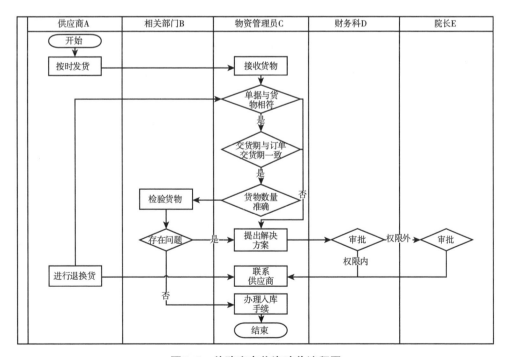

图7-5 外购库存物资验收流程图

②外购库存物资验收流程关键节点简要说明（见表7-4）。

表7-4　　　　　　　　　外购库存物资验收流程关键节点简要说明

节点	简要说明
A	（1）供应商按时发货 （2）供应商进行退换货
B	相关部门根据库存物资验收管理制度，参照货物的实际特点检验货物，并出具《质量检验报告》，如存在问题，及时报给物资管理员；无问题，则办理入库手续
C	（1）物资管理员接到货物后，对照采购订单上的内容一一进行核对，核对完毕后，清点货物的数量，数量无误后通知相关部门进行质量检验 （2）与供应商就具体问题协商后，进行退换货处理 （3）验收合格的货物，直接由物资管理部门办理入库手续
D	财务科根据权限审批货物质量问题解决方案
E	院长根据权限审批货物质量问题解决方案

（5）库存物资存放管理流程。

①库存物资存放管理流程图（见图7-6）。

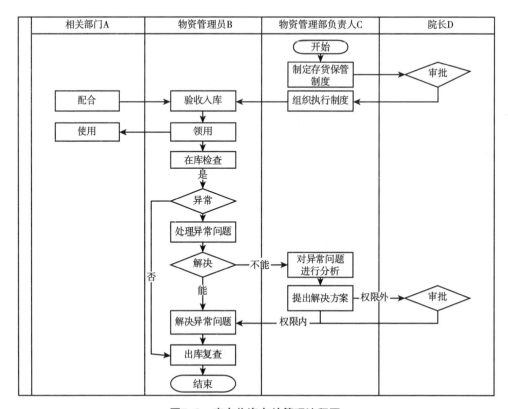

图7-6　库存物资存放管理流程图

②库存物资存放管理流程关键节点简要说明（见表7-5）。

表7-5　　　　　　　　　　库存物资存放管理流程关键节点简要说明

节点	简要说明
C	（1）物资管理部门负责人制定库存物资保管制度，报请院长审批后执行 （2）物资管理部门负责人根据分析结果提出解决方案，在权限范围内的直接交由物资管理员进行处理，需院长审批的方案，经院长审批后交物资管理员处理 （3）根据分析结果，调整库存盈亏处理，填写"库存调整表"交院长审批
D	（1）院长审批库存物资保管制度 （2）院长审批异常问题解决方案
B	（1）物资管理员在相关部门的协助下，对库存物资进行验收入库，根据库存物资的属性、分别存放，建立库存物资明细账，详细登记库存物资类别、编号、名称、规格型号、数量、计量单位等内容，并定期与财务科就库存物资品种、数量、金额等进行核对 （2）建立库存物资领用制度，领用按规定程序审批 （3）物资管理员要定期或不定期做好库存物资的在库检查工作 （4）物资管理员在库存物资在库检查中发现异常情况应及时处理，对不能解决的问题要及时报请物资管理部门负责人进行处理
A	相关部门配合物资管理员办理验收入库

（6）药品采购流程。

①药品采购流程图（见图7-7）。

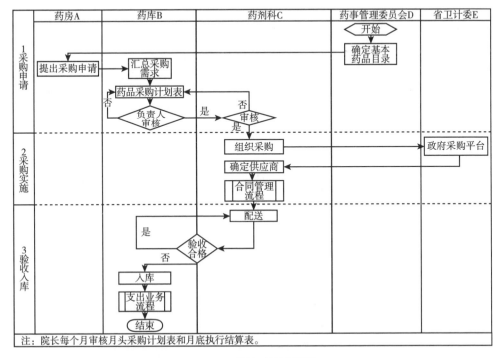

图7-7　药品采购流程图

②药品采购流程关键节点简要说明（见表7-6）。

表7-6　　　　　　　　　　药品采购流程关键节点简要说明

关键节点	简要说明
D1	药事管理委员会根据采购需求编制药品基本采购目录
A1	药库根据药品基本采购目录提出采购申请，交给药库汇总
B1	药库汇总采购需求，编制药品采购计划并交由药库负责人审核，审核通过后交由药剂科审核，否则返回药库重新编写药品采购计划
C1	药剂科对药品采购计划进行审核，审核通过后组织采购，否则返回药库
C2	药剂科根据药品采购计划组织采购
E2	药剂科进入政府采购平台进行采购，确定供应商
C2（2）	药剂科选择政府采购目录内合作的供应商，进入合同管理流程
B3/C3	药剂科督促供应商配送药品并组织验收，药库与药剂科一起验收药品，验收合格的按规定入库，验收不合格的则退回供应商重新配送。将完成采购入库的货物价款报财经部支付，进入支出业务流程

（7）试剂采购流程。

①试剂采购流程图（见图7-8）。

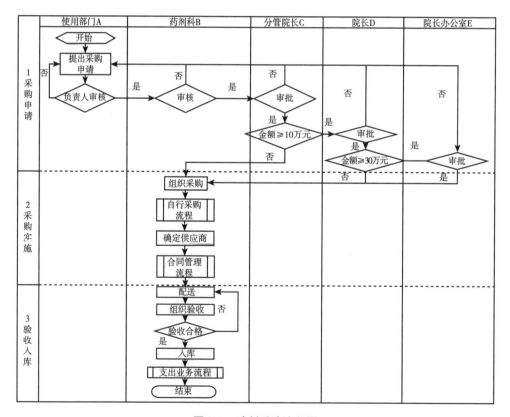

图7-8　试剂采购流程图

②试剂采购流程关键节点简要说明（见表7-7）。

表7-7　　　　　　　　　试剂采购流程关键节点简要说明

节点	简要说明
A1	使用部门根据本院需求向设备科提出采购申请，并交由使用部门负责人审核，审核通过后交由药剂科审核，否则返回使用部门
B1	药剂科对采购申请进行审核，审核通过后交由检验检测试剂工作小组审批，否则返回使用部门
C1	检验检测试剂工作小组对采购申请进行审批，审批通过后由药剂科组织采购，金额≥10万元还需要由院长审批，否则返回使用部门
D1	院长对采购申请进行审批，审批通过后由药剂科组织采购，金额≥30万元还需要由院长办公室审批，否则返回使用部门
E1	院长办公室对采购申请进行审批，审批通过后由药剂科组织采购，否则返回使用部门
B2	药剂科根据采购申请组织采购，进入自行采购流程，确定供应商，进入合同管理流程
B3	药剂科督促供应商配送试剂并组织验收，验收合格的按规定入库，否则退回供应商重新配送。将完成采购入库的货物价款报财经部支付，进入支出业务流程

（8）医用耗材采购流程。

①医用耗材采购流程图（见图7-9）。

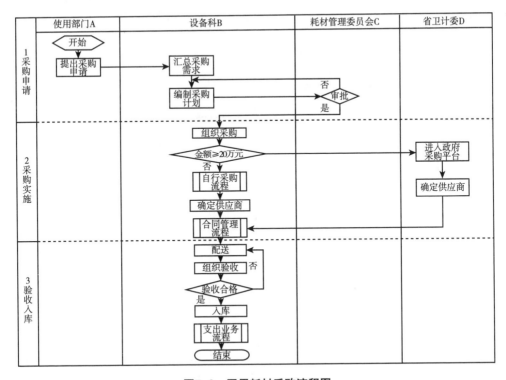

图7-9　医用耗材采购流程图

②医用耗材采购流程关键节点简要说明（见表7-8）。

表7-8　　　　　　　　　医用耗材采购流程关键节点简要说明

节点	简要说明
A1	使用部门根据本院需求向设备科提出采购申请
B1	设备科根据采购申请汇总耗材采购需求并编制采购计划，交由耗材管理委员会审批
C1	耗材管理委员对设备科编制的采购计划进行审批，审批通过则交由设备科组织采购，否则返回设备科
B2	设备科根据审批通过的采购计划组织采购，金额≥20万元的项目进入政府采购平台，进行政府采购，否则进入自行采购流程，确定供应商，进入合同管理流程
D2	设备科进入政府采购平台，确定供应商，进入合同管理流程
B3	设备科督促供应商配送耗材并组织验收，验收合格的按规定入库，否则退回供应商重新配送。将完成采购入库的货物价款报财经部支付，进入支出业务流程

（9）设备/软件采购流程。

①设备/软件采购流程图（见图7-10）。

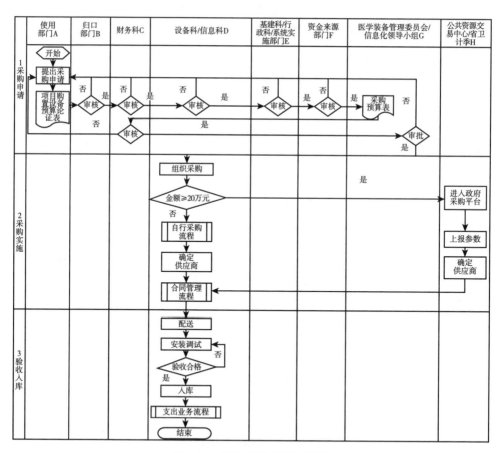

图7-10　设备/软件采购流程图

②设备/软件采购流程关键节点简要说明（见表7-9）。

表7-9   **设备/软件采购流程关键节点简要说明**

节点	简要说明
A1	使用部门根据本院设备使用情况提出采购需求申请，形成项目购置预算论证表
B1	归口部门对项目购置论证表签署审核意见，审核通过后交由财务科审核，否则返回使用部门
C1（1）	财务科对采购项目成本效益进行分析，审核通过交由设备科/信息科审核，否则返回使用部门
D1	设备科/信息科对采购项目的技术可行性进行分析，审核通过交由基建科/行政科/系统实施部门审核，否则返回使用部门
E1	基建科/行政科/系统实施部门对安装条件提出审核意见，审核通过交由资金来源部门审核，否则返回使用部门
F1	资金来源部门对资金来源提出说明并提出审核意见，审核通过交由医学装备委员会/信息化领导小组形成采购预算表，否则返回使用部门
E1（1）	医学装备委员会/信息化领导小组汇总编制年度采购预算表，并交由财务科审核
C1（2）	财务科对采购预算表进行审核，审核通过交由医学装备委员会/信息化领导小组审批，否则返回使用部门
D2	设备科组织采购，对采购金额≥20万元的项目进入政府采购平台进行政府采购，否则进入自行采购流程，确定供应商，进入合同管理流程
H2	设备科进入政府采购平台进行政府采购，上报设备参数，确定供应商，进入合同管理流程
D3	设备科负责督促供应商的设备/软件配送工作，厂方进行设备/软件安装调试，由设备科/信息科进行验收，验收合格的按规定入库或投入使用，进入支出业务流程，否则退回厂方重新配送

（10）后勤物资采购流程。

①后勤物资采购流程图（见图7-11）。

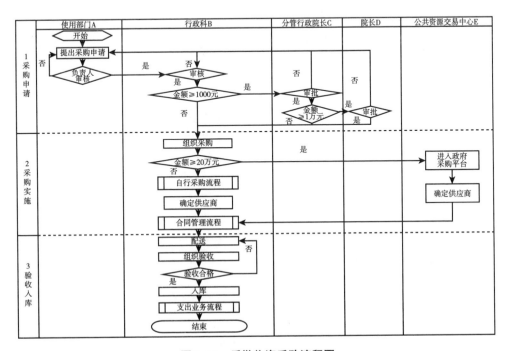

图7-11 后勤物资采购流程图

②后勤物资采购流程关键节点简要说明（见表7-10）。

表7-10 后勤物资采购流程关键节点简要说明

节点	简要说明
A1	使用部门每月提出采购申请并交由使用部门负责人审核，审核通过后交由行政科进行审核，否则返回使用部门
B1	行政科对采购申请进行审核，审核通过后，对于金额≥1000元的项目还需要交由分管院长审批，否则返回使用部门
C1	分管院长对采购申请进行审批，审批通过后，对于金额≥1万元的项目还需要交由院长审批，否则返回使用部门
D1	分管院长对采购申请进行审批，审批通过后交由行政科组织采购，否则返回使用部门
B2	行政科组织后勤物资采购，对于金额≥20万元的项目进入政府采购平台进行政府采购，否则进入自行采购流程，确定供应商，进入合同管理流程
E2	行政科进入政府采购平台进行政府采购，确定供应商，进入合同管理流程
B3	行政科督促供应商配送后勤物资并组织验收，验收合格的按规定入库，否则退回供应商重新配送。将完成采购入库的货物价款报财经部支付，进入支出业务流程

（11）自行采购流程。

①自行采购流程图（见图7-12）。

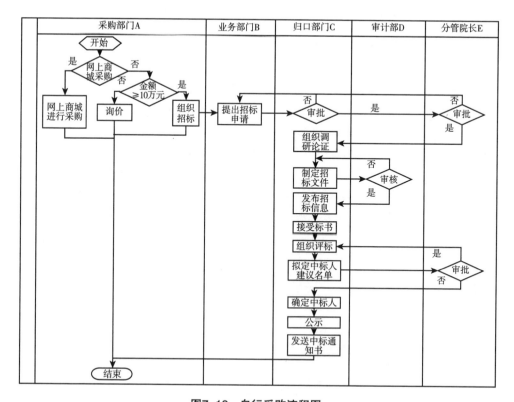

图7-12　自行采购流程图

②自行采购流程关键节点简要说明（见表7-11）。

表7-11　　　　　　　　　　自行采购流程关键节点简要说明

节点	简要说明
A	采购部门对于可以在网上商城采购的项目在网上商城采购，否则对金额进行判定，金额≥10万元组织招标，否则进行询价
B	需要组织招标时，业务部门向归口部门提出招标申请
C（1）	归口部门审批招标申请，审批通过后报分管院长审批，否则退回业务部门
E（1）	分管业务院长对归口部门审批通过的招标申请进行审批，审批通过后由归口部门对招标的基本情况进行调研论证，否则退回业务部门
C（2）	归口部门对招标的基本情况进行调研，并编写调研情况说明并制定招标文件，交由审计部审核
D	审计部对招标文件进行审核，审核通过则由归口部门发布招标信息，否则返回归口部门
C（3）	归口部门发布招标公告，接受标书，组织评标，拟订中标人建议名单
E（2）	分管院长要对归口部门拟订的中标人建议名单进行审批，审批通过则确定了中标人，否则返回归口部门
C（4）	归口部门确定中标人后进行公示，并发送中标通知书

四、公立医院采购管理主要风险点

（一）采购环节风险评估

医院应对采购业务现有流程进行梳理，对可能存在的风险进行评估，并设计采购业务风险评价表，检查如下内容。

1.医院是否按照《中华人民共和国政府采购法》以及相关法律法规的规定，加强对采购业务的控制。是否建立健全包括采购预算与计划管理、采购活动管理、验收与合同管理、质疑投诉答复管理和内部监督检查等方面的内部管理制度。对未纳入《中华人民共和国政府采购法》适用范围的采购业务，医院是否参照政府采购业务制定相应的内部管理制度。

2.医院是否指定专人负责收集、整理、归档并及时更新与采购业务有关的政策制度文件，定期开展培训，确保办理采购业务的人员及时全面掌握相关规定。

3.医院是否建立采购业务管理岗位责任制，明确相关部门和岗位的职责权限，确保采购需求制定与内部审批、询价与确定供应商、招标文件准备与复核、合同签订与验收、采购验收与会计记录、付款审批与付款执行等不相容岗位相互分离。

4.医院是否结合《医疗机构内部控制规范》的要求和实际情况，对采购业务制定管理流程，找出关键点存在的风险，并对风险提出应对措施。

（二）政府采购管理组织体系的主要风险点

1.机构设置风险

（1）医院未根据《中华人民共和国政府采购法》建立内部配套的医院采购规章制度和流程，可能导致采购业务没有严格按照法律法规执行，采购环节有漏洞，致使医院采购存在较大的随意性和不规范性。

（2）未设置医院采购管理机构或未明确管理机构职能，单位领导和工作人员对采购认识肤浅，将医院采购看作单纯的购买活动，没看到规范的医院采购对推动市场竞争、促进企业发展的作用。

2.关键岗位风险

（1）医院采购专业化人才匮乏，没有专门的医院采购岗位设置，或医院采购岗位职责分工不明确，可能导致医院采购活动中产生的问题处理不及时、责任不清晰，影响采购的效果。

（2）未按照牵制和效率的原则合理设置医院采购业务岗位，未明确医院采购授权审批权限和岗位职责，未有效做到医院采购需求制定与内部审批、招标文件准备与复核、合同签订与验收、验收与保管等不相容岗位的相互分离。

（三）政府采购实施的主要风险点

1.采购项目预算、计划及审批风险

（1）医院采购计划编制不合理。在医院采购行为中不注重前期预算的重要性；超出预算范围，将资金尚未落实的医院采购进行计划编制；同一季度内对统一采购品目安排两次或者两次以上的采购计划，蓄意规避公开招标。

（2）采购申请未经授权或超越授权审批，可能导致采购物资不符合单位需求或者超预算采购，采购成本失控，影响医院的正常业务活动开展。

2.供应商选择风险

（1）招标机构人员组成不合理。存在招标代理机构业绩符合要求，但项目小组成员经验不足、专业配备不完整，造成招标周期长、清单及招标文件编制有缺陷等问题，可能导致招标质量不高，影响采购项目管理，甚至造成投资失控。

（2）医院采购招标程序不规范。招标过程中涉及的公告文件（如资格预审公告、招标文件）内容不详细，未能说明招标信息；或者在制定技术规格要求时有针对性、倾向性，在技术规格中规定了某些特定的技术指标，从而排斥了一些潜在投标人，导致招标范围缩小、缺乏竞争力。

（3）供应商资质方面：①忽视对供应商的资格审查，未调查其是否具有主体资格和履约能力；②供应商不具备特定资质；③医院与不具备资质、代理权或越权代理的供应商订合同，导致合同无效或发生潜在风险；④医院对供应商的履约能力评价不当，供应商没有恰当履行合同中约定义务，如交货的物资质量不合格、延期交付等。

供应商为争取中标，采取低价竞标的投标方法，一旦中标后，寄希望于合同变更迫使招标人增加投资；或者在后期合同履行期间偷工减料、粗制滥造，导致医院采购质量低下，甚至需大量善后工作。

3.合同风险

（1）合同签订没有经过适当授权审批，对合同对方主体资格、资信调查、履约能力未进行认真审查，导致合同签订有漏洞，进而可能导致合同纠纷，给医院造成经济损失。

（2）采购合同履行过程中，监控不到位，合同对方可能未能全面、适当地履行合同义务；或者因为中标人未经采购人同意擅自对合同进行分包，履约责任不清晰，可能会给单位带来经济损失。

（3）采购合同履行过程中因情势变更，制式合同的基础丧失或动摇，导致合同需要进行变更或者解除；合同的变更或者解除不符合程序，采购人对供应商的违法行为缺乏了解，没有实施有效监督，导致单位经济利益受损。

（4）合同签订不规范。部分公立医院没有固定的采购合同范本，合同签订把关不严、签订行为不规范、签发制度不健全，容易造成合同金额与招标结果不一致或者大小写不一致，合同金额没有明确是否包含税金、运费、安装费、培训费等问题。

（5）采购合同档案保存不当。部分公立医院对档案不存档容易造成采购合同丢失或相关文件缺失，或者没有按照相关管理规定，设备尚未报废，其采购合同等档案已经先行销毁，给后期设备使用中调用合同造成不必要的麻烦。

（四）政府采购验收的主要风险点

（1）医院采购活动中，存在较明显的重采购阶段、轻合同履行的情况。采购人验收流于形式，没有按照采购项目验收标准进行验收。

（2）验收手续办理不合规。未及时入库，没有对证明文件进行必要的、专业性的检查，采购验收书内容缺失，未及时备案存档。

（3）采购验收问题处理不当。有的供应商合同履行与投标承诺不一致，采购物资存在以次充好、降低标准等问题，采购人或由于专业能力无法发现或为牟取私利默认了该行为，由此可能导致账实不符、采购物资损失，也影响了医院采购的公开、公平和公正。

（4）对采购验收监管不力。医院故意推迟验收时间，和供应商串通牟取不正当利益，如要求供应商提供假发票、减少货物数量或者降低服务标准等。

（五）政府采购资金支付的主要风险点

（1）采购资金支付申请不合规，缺乏必要的审核，存在申请文件不全、发票作假等现象，在不满足支付条件下进行支付，给单位造成资金损失；对于满足支付条件的，资金支付不及时，或者延迟支付，抑或付款方式不恰当，带来资金风险。

（2）缺乏有效的财务控制，会计记录未能全面真实反映单位采购过程的资金流和实物流，会计账面数据与采购合同进度、库存记录不同，可能导致单位采购业务账实不符，单位经济利益遭受损失。

（六）政府采购信息管理的主要风险点

（1）医院信息公布不规范。

①仅公布部分采购项目信息，信息公布主体不明确，信息公告内容不真实、缺乏准确性和可靠性，存在虚假或误导性陈述。

②信息发布渠道不统一。未在政府指定的媒体上公开信息，或者其他政府采购信息未在中国医院采购网上发布，导致发布渠道狭窄单一，不利于采购当事人获取信息。

③医院采购信息公开流程不规范。未在医院采购特定阶段公布相关信息，公布时间滞后，未能使信息公开达到应有的目的。

（2）缺乏对采购信息进行分类统计。未完善采购支出管理报告制度，不能为领导决策提供足够的信息支撑。

（3）未妥善记录和保管医院采购文件。资料存在遗失或泄露，文件未到达保管期限即私自销毁。

（4）工作人员未经许可向无关或相关人员透漏采购消息，导致涉及商业秘密的医院采购信息泄露，使供应商权益受损。

（七）政府采购监管机制的主要风险点

（1）没有设立独立的物资采购监督部门对医院医用物资采购活动进行统一管

理和监督，医院的医用物资采购任务仍主要依靠药剂科、设备科直接完成。

（2）公立医院的纪检监察部门虽然参与医用物资采购的监管工作，但往往只是参加招标会议见证医用物资的招投标过程，而对应该列入招标范围的采购项目是否履行了招标流程、医用物资采购招标后的合同审签以及药品耗材使用动态监控等环节的监督和管理却十分有限。

（3）公立医院的内部审计部门虽然开展了物资采购审计业务，但也仅对采购发票履行签字手续，对采购制度和采购流程的执行情况监管不到位，没有充分发挥其在医用物资采购管理中的监督作用，无法保证医用物资采购内部控制的有效性。

五、公立医院采购管理控制措施

（一）政府采购管理组织体系的控制措施

1.建立健全政府采购内部管理制度

医院采购内部管理制度涉及医院采购预算和计划、医院采购需求确定、招标管理、采购验收管理、质疑处理等方面。应主要明确医院采购业务管理机构和相关岗位的设置及其职责权限、医院采购业务的工作流程、与医院采购业务相关的审核责任和审批权限、与医院采购业务相关的检查责任等。

（1）采购业务控制制度。制度是基础，采购业务内部控制可以从岗位职责、管理制度、业务流程、业务表单、管理方案多维度展开。

采购管理内部控制制度，包括预算、计划、供应商选择、采购、验收、付款等业务环节。

（2）岗位责任分离制度。为确保医院采购的药品、医用耗材等物资能够满足医疗服务和正常运营所需，采购成本合理，物资及时入库、正常出库，所有申请审批、采购、验收、发出、调配和付款等方面必须做到岗位职责明确，并实行严格的分离制度。

（3）授权审批制度。医院应按照自身实际及分工管理要求，明确涉及采购业务的人员权限。只有经过授权的人员才能提出采购申请。采购申请应经过医院各管理层在职权范围内批准，以防止采购部门购进过量或不必要的药品、医用物资。

（4）验收检查制度。由独立于采购人员之外的其他人员对物资请购单、审批单、购货合同、发票、随货同行单进行检查核对，手续齐备后，办理入库手续。确保所购药品医用耗材确为临床所需要。

（5）安全管理制度。针对医院涉及采购业务的合同、会计资料的安全完整，以及实物保管要制定安全管理制度，以防止因实物丢失、资料缺失而无法对舞弊行为进行有效控制。

（6）业务信息化管理制度。信息化管理专业性强，完善制度以消除控制盲点，可提高采购业务的规范性。

2.科学合理设置采购机构

为规避采购业务中的风险，对其实施有效的控制，首先医院要建立健全的采购业务组织架构，同时设置与之相匹配的授权审批程序，授权业务对象与金额要与其自身的权限职责保持一致。

严禁由同一部门或同一人办理药品及库存物资业务的全过程。应当将采购付款过程中的申请、批准、执行、审核、记录等不相容职务相分离，明确相关部门和岗位的职责权限。相互分离的职务主要包括：①采购预算的编制与审批；②采购预算的审批与执行；③请购与审批；④询价与确定供应商；⑤合同签订与审核；⑥采购与验收、保管；⑦采购、验收、保管与会计记账；⑧付款审批、付款执行与会计记录。

一般而言，医院的采购管理组织体系包括医院采购业务管理部门和医院采购监督机构。

（1）医院采购业务管理部门。是指对医院采购业务决策、实施等进行管理的部门。

（2）医院采购监督机构。是指医院中对采购业务进行监督的部门，通常为内部审计部门。按照医院采购决策、执行和监督相互分离的原则，医院内部应当成立采购监督部门。

3.合理安排采购岗位人员

医院内部应当明确相关岗位的职责权限，确保医院采购需求与内部审批、招标文件准备与复核、合同签订与验收、验收与保管等不相容岗位的分离（见表7-12）。需把握两个原则：

（1）牵制原则：确保每项经济业务都要经过两名或两名以上工作人员处理，真正做到相互牵制。

（2）效率原则：分离应体现在不相容岗位之间，而不是所有岗位都分离。如果受到人员编制的限制而无法完全实现不相容岗位相互分离，可以结合本医院实际采取提高透明度、加强检查监督等方法进行替代控制。

表7-12   不相容职责分布表

岗位职责	申请	审批	执行	验收	记录	付款
申请		×	×	×	×	×
审批	×		×	×	×	×
执行	×	×		×	×	×
验收	×	×	×		×	×
记录	×	×	×	×		×
付款	×	×	×	×	×	

注：×表示职责不相容。

医院采购业务涉及的关键岗位主要有采购负责人岗位、采购专员岗位、招标采购岗位、合同管理岗位、会计核算岗位等。各岗位工作人员应具有综合的业务素质。除了加强政策法规和财务管理等知识的学习外，还要掌握一些药学及医学方面的知识，能够主动判断医用耗材的临床适用性，使管理更为规范。针对各岗位管理重点，设计岗位职责如下。

（1）采购负责人岗位职责：

①制定采购部门规章制度和工作流程；

②编制年度采购预算和采购计划；

③参与商定对供应商的付款条件，提出参考意见；

④参与药品、卫生材料、设备等价格分析、市场行情分析；

⑤审核购货合同和采购订单；

⑥在授权范围内签订购货合同；

⑦办理大宗物资及重要物资的采购；

⑧组织进行合格供应商的选择和评审工作；

⑨维护与供应商的关系，争取优势资源。

（2）采购专员岗位职责

①进行市场调查，填写询价比价单；

②负责起草购货合同和填制采购订单；

③分析产品市场，有效寻找订单产品，并及时进行采购；

④提出采购付款申请；

⑤实施采购、办理退还货事宜；

⑥对采购产品进行有效管理，整理供应商信息，逐步形成供应商体系；

⑦建立、更新与维护供应商档案；

⑧参与对供应商质量、交货情况等的评价；

⑨反馈产品和市场信息，协定产品价格。

（3）招标采购岗位职责

①负责医院的招标采购工作；

②认真执行国家有关招标、投标的政策、法规；

③按照医院制定的招标采购管理规定开展招标管理工作；

④履行职责，遵守纪律，严守秘密，廉洁自律；

⑤客观、公开、公正、公平、诚信地参与评审工作；

⑥明确提出个人意见并对所提意见承担责任；

⑦与招标项目或与投标人有利害关系的应主动回避；

⑧利用电子商务手段进行网上招标工作，建立和完善招标档案管理。

（4）合同管理岗位职责

①建立合同管理体系，审核医院合同管理制度及流程；

②负责规范优化合同业务流程，协调处理合同业务事项；

③制定并监督执行合同风险防范措施；

④审核医院的合同台账；

⑤审核医院的合同格式；

⑥审核各部门的合同文本，有效降低合同风险；

⑦参与重大合同谈判及医院招标工作；

⑧审核有关合同纠纷的法律诉讼文件；

⑨监督医院合同的签订及履行情况；

⑩组织合同履行完毕后的总结、评价工作。

由于内部控制是由人来操作，设计再完善的内部控制制度也难以防止串通舞弊或管理人员舞弊。因此，应实施采购人员定期轮换制度，防止采购人员长期处于同一个岗位而滋生舞弊的风险。

（二）政府采购实施的控制措施

1.采购预算、计划与审批控制

采购项目事前要进行可行性论证，按照预算审批管理规定执行，重大采购项目严格按照"重大经济事项决策"的管理规定执行，即严格执行采购"预算"控制及"重大经济事项"控制。

组建医院采购委员会，统一负责重大采购活动的审批，建立专家库，负责采购项目的招标谈判，采取部门推荐与自荐相结合的形式评选专家，每个项目专家组按规定筛选，项目主管职能部门不得参与具体评标谈判议价事宜，实行回避制，如编制技术文件的专家不得参加评标；开标、评标、询价、谈判议价过程要有专职记录员认真做好记录，便于责任追究。

明确政府采购和自主采购的范围，对于政府拨入的专款，按照法律法规的规定，对相关的采购项目必须采用政府集中采购方式或者公开招投标采购方式的，应严格按照政府采购流程执行，药品按有关规定进行集中招标采购，对于医院自筹资金且法律法规未予以明确规定的采购项目，可以按照单位内部采购制度执行。采购纳入政府集中采购目录的采购项目，或采购预算金额达到了政府采购限额标准的项目，必须委托政府采购中心采购。

药库、临床科室提出采购申请，填写"采购申请审批单"，详细描述采购耗材、药品、设备等的名称、数量、规格等内容，相关人员编制采购计划，报送药剂科科长审核，必要时请医学装备管理委员会、药事管理委员会评定。

2.合理选择供应商

各采购科室组织招标小组编制招标文件，分管院长、主管院长对招标文件进行审核（审批）。招标文件中的用户需求描述须准确、规范，合同条款须合法、合理、无漏洞，必须规定并标明实质性要求和条件。监督开标、评标全过程，任何人不得以公开或暗示的方式指定中标方。

严格限定招标人员结构，参与招标的小组成员中除了保证有专业知识外，还应保证人员所属的各个专业齐全、经验丰富、执业操守优良。

标底编制需保密，招标公告必须在指定的报纸杂志、信息网络或者其他媒介上发布。

加强供应过程中跟踪审计，督促供应商履行合同。加强医院内部法律建设，必要时采取法律诉讼手段。合理选择采购代理机构。

3.规范采购合同

（1）规范医院采购合同签订与备案过程，确保采购合同签订合法合规。

（2）加强采购合同履行的过程管理。规范采购合同的变更程序。有过错方需承担赔偿责任，双方都有责任，应当承担相应责任。变更中加强审批程序的执行。

（3）制定规范的采购合同模板。合同模板的制定务必由相关部门共同参与。招标管理部门、财务部门、审计部门、监察部门、医院办公室及主管院领导集思广益，最后由医院法律顾问进行合规审核。最终的合同模板格式应具有通用性，包含当事人的名称和住所（地址），采购项目的名称、品牌、产地、型号、规格、采购数量、采购单价、采购总价（是否含税费、运费等）、详细配置清单、供货期、履行合同的相关要求，付款方式（包含质保金预留情况），售后承诺等合同基本内容；详细的还包含高值备件消耗品（耗材）价格、易损件价格；总体要求条理清晰、条款齐全、语言规范、权责分明、无空白条款、时效上具有可追溯性。

（4）重视采购合同档案管理。采购合同签订完并编号后，由医院办公室负责纸质版合同的归档保存。正式合同应扫描电子存储。此外，当发生合同变更或解除时，相关会签部门应当对此进行审核，所变更合同务必交医院办公室档案管理员统一归档，确保档案一致性。

合同档案应该加强信息化管理，方便使用中查阅。档案还应参照《医疗卫生机构医学装备管理办法》（卫规财发〔2011〕24号）第三十一条"医疗卫生机构应当健全医学装备档案管理制度，按照集中统一管理的原则，做到档案齐全、账目明晰、完整准确。档案保管期限至医学装备报废为止。国家有特殊要求的，从其规定"，《政府采购法》第四十二条"采购人、采购代理机构对政府采购项目每项采购活动的采购文件应当妥善保存，不得伪造、变造、隐匿或者销毁。采购文件的保存期限为从采购结束之日起至少保存15年。采购文件包括采购活动记录、采购预算、招标文件、投标文件、评标标准、评估报告、定标文件同文本、验收证明、质疑答复、投诉处理决定及其他有关文件、资料"的规定保管。

4.进行绩效评价

对公立医院的采购工作也可以进行绩效评价，用以促进采购工作的质量。从采购前期的预算编制到预算审核等所有过程都设置相应的考核标准，并且严格对这些工作进行公平的评价和考核，做到采购工作的全面考核，才可以激发采购人员的工作积极性，也能发现采购工作的不足之处，完善采购工作。

（三）政府采购验收的控制措施

各采购科室牵头，药库、临床科室参与，对供应商履约结果进行验收，设备的验收需要各采购科室、药库（库房）临床科室、供应商四方共同验收，确认货物、服务是否符合合同要求。验收的内容包括品名、产地、厂家、规格型号、参数、数量、单价、质量、有效期等，确保物资入库验收资料齐全，合同约定、随货同行联和实物一致。制定明确的验收标准，加大验收力度。

严格办理采购验收手续，规范出具采购验收书。参与验收工作的人员应于验收工作完成后在验收书上签署验收意见。妥善处理验收中发现的异常情况，及时解决相关问题。如出现问题应在验收时当面提出，要求供货商进行处理。政府采购资金支付控制严格办理采购支付手续，规范采购资金支付相关要求。严格审核申请表权签、采购合同、验收书、发票等真实性。规范采购会计核算要求，加强会计系统控制。

采购货款的支付应由采购部门根据到货验收情况，连同采购发票、随货同行联和采购合同等资料填制付款通知书，经采购部门负责人、审计科以及院领导审核签字后送财务科，财务科再根据医院资金安排、合同约定等办理采购货款的支付手续，确保财务入账手续齐全、兑付依据完备、与合同约定相符。

（四）高值耗材、药品采购的控制措施

对于药品及高值耗材，医疗机构在国家相关集中招标采购的政策要求下，要有针对性地制定内部控制制度与措施。

1.高值耗材的内部控制

（1）高值耗材品种繁多、材质多样、规格型号复杂、专业性强，其中很多耗材只能根据患者手术中的实际情况才可确定材料的型号及规格，具有反向物流的特点。依据其使用特点，实行先使用（零库存或科室二级库存、手术跟台等方式）后入库（临床使用后将发票、领用单送设备科耗材仓库做帐）的管理方式。虽然先使用后入库的反物流方式增加了供货商的送货次数，但可有效发挥资金效能，减轻医院的资金压力和降低库房的管理难度。传统的供应模式是采购—库存—发放，造成大量资金积压，增加了库房的管理难度。

（2）为了保护患者的利益、维护医院的权益、为医患纠纷提供有效的法律依据，医院要求临床填写高值耗材的使用明细清单。清单上须有耗材的名称、使用数量、规格及型号、手术日期、病人姓名、供货商的签名等，同时要求厂（商）提供病人已使用的高值耗材（如封堵器、PS球囊、颅骨锁、漏斗胸矫型系统、钢板、螺钉等）的条形码或序列编号，贴在明细清单上并保存。耗材库管理人员必须凭耗材发票、临床请领单和已用的高值耗材明细清单，方可进行入库、出库。缺少一项或高值耗材明细清单上无签名、未贴条形码或序列编号的应及时采取补救措施纠正，否则不予以付款，并追查当事人的责任。

（3）充分利用信息化手段加强高值医用耗材临床应用管理。信息系统包括高值医用耗院内统一标识码管理；耗材一级库、二级库的出入库和领用登记管理；

医师高值医用耗材领用权限和高值耗材出库人员资格管理；高值医用耗材使用金额、使用率等的统计分析；高值医用耗材临床应用动态监测、评估和预警。

（4）医院成立高值耗材专家委员会，并建立相关专业门类的临床学术专家库，对临床需要使用的高值卫生耗材进行论证评估通过后方可进入采购流程。

高值卫生耗材的引进原则上需通过卫生材料专家委员会成员及临床学术专家库成员集体研究决定。

卫生耗材供应责任部门负责全院高值耗材购入手续、保管、发放等工作。负责查验供货商的各种资质和产品质量；严格执行产品进院的现场验货规定，杜绝不合格产品进入医院；严格执行省定价审核结果。

（5）严格医用高值耗材的申请。根据高值耗材的特点，将医用高值耗材分为通用高值耗材、跟台高值耗材两类；前者如吻合器、人工晶体等；后者如人工关节类材料等根据术中选型确认的高值耗材。

①通用性高值耗材的申请：实行手术室、介入手术室二级库房管理，二级库房预存一定数量，临床科室使用时到手术室、介入手术室请领，手术室、介入手术室根据业务情况批量申请。

②跟台高值耗材的申请：跟台高值耗材的申请可以直接由使用科室申请，一般在手术确定前2—5天申请，急诊可直接实施紧急采购。

（6）高值医用耗材的采购程序

①高值医用耗材的采购须通过政府建立的非营利性集中采购工作平台采购，集中采购入围目录内的高值医用耗材。

②按照《合同法》的规定与医用耗材生产企业或被授权的经营企业签订购销合同，明确品种、规格、数量、价格、回款时间、履约方式、违约责任等。

③医院原则上不得购买集中采购入围品种外的高值医用耗材，有特殊需要的，须经集中采购管理机构审批同意。

（7）医院高值医用耗材的验收和储存制度。

①医院应当建立医用耗材验收制度，由验收人员验收合格后方可入库。

验收人员应当熟练掌握医用耗材验收有关要求，严格进行验收操作，并真实、完整、准确地进行验收记录。

验收人员应当重点对医用耗材是否符合遴选规定、质量情况、效期情况等进行查验，不符合遴选规定以及无质量合格证明、过期、失效或者淘汰的医用耗材不得验收入库。

②使用后的医用耗材进货查验记录应当保存至使用终止后2年。未使用的医用耗材进货查验记录应当保存至规定使用期限结束后2年。植入性医用耗材进货查验记录应当永久保存。购入Ⅲ级医用耗材的原始资料应当妥善保存，确保信息可追溯。

③医院应当设置相对独立的医用耗材储存库房，配备相应的设备设施，制定相应的管理制度，定期对库存医用耗材进行养护与质量检查，确保医用耗材安全有效储存。对库存医用耗材的定期养护与质量检查情况应当做好记录。

④医用耗材需冷链管理的，应当严格落实冷链管理要求，并确定专人负责验收、储存和发放工作，确保各环节温度可追溯。

⑤医院应当建立医用耗材定期盘点制度。由医用耗材管理部门指定专人，定期对库存医用耗材进行盘点，做到账物相符、账账相符。

（8）医院高值医用耗材的控制制度。

①严格执行价格主管部门规定的价格政策，按照有关规定对主要的高值医用耗材的购买价、销售价、生产厂商和经销商等信息进行公示。

②加强内部管理，对高值医用耗材的采购、储存和使用全过程进行规范管理。

③使用植入性耗材的病人，科室要建立真实、完整的使用记录。

④科室使用高值医用耗材应建立详细的使用记录。医生需向病人介绍使用材料的作用、产地、价格等详细资料，由主管医生填写一次性医用材料领用申请单，一式三联，经患者签字确认，科主任同意后交卫生材料管理办公室，按相关程序购入。科室要建立登记本，记录患者姓名、产品名称、规格、型号、使用数量、灭菌批号、产品标识等必要的产品跟踪信息，使产品具有可追溯性。

⑤质量跟踪记录应归入患者病历档案进行管理。

⑥建立不良事件监测和报告制度，定期进行考核评价，发现问题及时整改。

（9）医院高值医用耗材的信息化建设制度。

①医院应当逐步建立医用耗材信息化管理制度和系统。医院耗材管理信息系统应当与医院其他相关信息系统整合，做到信息互联互通。医院耗材管理信息系统应当覆盖医用耗材遴选、采购、验收、入库、储存、盘点、申领、出库、临床使用、质量安全事件报告、不良反应监测、重点监控、超常预警、点评等各环节，实现每一件医用耗材的全生命周期可溯源。

②医用耗材管理部门应当在医用耗材验收入库时，将有关信息录入信息系统。信息内容至少包括医用耗材的级别、风险类别、注册证类别、医用耗材类别、用

途、功能、材质、规格、型号、销售厂商、价格、生产批号、生产日期、消毒灭菌日期等。

（10）医院高值医用耗材的监督管理制度。

①医院医用耗材管理应当严格落实医疗卫生领域行风管理有关规定，做到廉洁购用。不得将医用耗材购用情况作为科室、人员经济分配的依据，不得在医用耗材购用工作中牟取不正当经济利益。

对违反行风规定的医院和相关人员，卫生健康行政部门、中医药主管部门应当根据情节轻重，给予相应处罚和处理。

②医院应当落实院务公开有关规定，将主要医用耗材纳入主动公开范围，公开品牌品规、供应企业以及价格等有关信息。

③医院应当广泛开展行风评议活动，加大对医用耗材管理过程中存在的违反"九不准"规定等行为的查处力度，对问题严重的医院依法追究相关领导责任。

④医院应当按照国家有关规定收取医用耗材使用相关费用，不得违规收取国家规定医用耗材收费项目之外的费用。

⑤医院和相关人员不得接受与采购医用耗材挂钩的资助，不准违规私自使用未经正规采购程序采购的医用耗材。

⑥医院应当加强本单位信息系统中医用耗材相关统计功能管理，严格统计权限和审批程序。严禁开展带有商业目的的医用耗材相关信息统计，或为医用耗材营销人员统计提供便利。

⑦医院应当加强对本机构医用耗材的管理工作，定期检查相关制度的落实情况。

⑧卫生健康行政部门、中医药主管部门的工作人员依法对医院医用耗材管理工作进行监督检查时，应当出示证件。被检查的医院应当予以配合，如实反映情况，提供必要的资料，不得拒绝、阻碍、隐瞒。

2.药品采购内部控制

作为医院特殊商品的药品，医院要在药品的进、销、存等各环节，建立内部控制制度。

（1）正确制订采购计划，合理确定采购批量，要根据临床需要和上月用量合理安排采购计划。确定安全存量，实行储备定额计划控制。加强采购量的控制与监督，确定经济采购量。批量采购由采购部门、归口管理部门、财务部门、审计监督部门、药事委员会和使用部门联合参与，确保采购过程公开透明，降低采购成本。

（2）采购的药品入库，要建立严格的验收入库手续，仓库保管员按照采购计划验收，验收的内容应有供应单位、药品品名、单位、规格、数量、购进价、金额、生产厂家、批号、有效期、发票号等，在"药品验收登记本"上填写，同时填写入库单，入库单一般应一式四联，第一联会计记账，第二联财务结账，第三联财务对账，第四联仓库保管查存。药品出库由药房和使用科室填写请领单，经会计确认记账，凭出库记账领用。药品退库要写明原因并填写退库记录，严格手续。

（3）实施定期盘存制度。实行计算机管理，按数量、金额进行核对。对重点药品包括毒、麻、精神类、贵重药品等应单独建账，加强管理。

（4）加强药品价格管理。严格执行国家物价政策，遇价格调整要及时清点，按实存药品调价。在账物核对无误情况下，进行微机调整，并把盈亏情况表连同调价文件复印件，报送相关领导审批后，再报送财务部门调整账目。

（5）实施定期对账制度。要建立健全定期对账制度。药品会计定期与保管的实物账和财务科的总金额账核对，保证实物与药品明细账及财务总账一致。要建立药房处方销售额与收费处收入核对制度。药房每日按规定的结账时间结账，按现收和记账分别统计药品销售数额，并填制药品销售收入日报表，并与收费处药品收入核对是否相符，如不相符应查明原因。只有加强药房处方金额与收费金额相核对，才能保证药品销售额的准确无误。防止私拿私换药品。

（6）重视药品财务报表分析。对药品的管理，不能只停留在出库、入库等的核算管理，还应对药品报表进行分析，一般有去年同期同比销售增长情况分析、单张处方收入情况分析、每门诊人次分析、每床日药品收费、每出院人次药品收入等。通过指标分析，可及时发现异常变动情况，寻找变动原因，保障资产安全。

（五）政府采购信息管理的控制措施

按规定公开医院采购信息，及时发布医院采购信息公告。规范采购信息的安全保密管理。涉及商业秘密的采购信息不公开。签订保密协议。妥善保管医院采购文件，规范医院采购业务记录的要求。

（六）政府采购监管机制的控制措施

公立医院通过强化内部监督管理机制，可以保证医用物资采购内部控制管理工作的有效实施。内部审计、纪检监察部门作为公立医院医用物资采购的监督管理部门，应全程参与内部控制制度和流程的制定和执行，对医用物资采购活动涉及的各个环节实施全程监督管理，切实发挥其内部监督的职能作用。

1.纪检监察部门应充分发挥纪检监察在物资采购管理中的监督职能，监督医院物资采购部门严格执行招标管理办法，全程参与医用物资采购的监督。在医用物资采购前要检查应列入招标范围的采购项目是否都履行了招标流程；招标文件的制定是否符合招标法的相关要求，是否严格地执行招标程序；专家的抽取是否符合规定的程序，投标的企业是否达到规定的数量；投标文件是否密封，采购合同是否与招标文件的要求相符等。同时，还要对药品和高值医用耗材的使用情况进行动态监控，确保医用物资采购流程执行到位，规范合理使用，有效地遏制医药购销领域的不正之风。

2.内部审计在公立医院内部控制体系中占据着重要的地位，并在医用物资采购管理中起着不可替代的作用。内部审计要重点关注物资采购部门是否有恰当的职责分工，各不相容岗位职责是否分离，是否建立了采购审批制度，制度的执行是否有效，检查纳入招标范围的品种是否严格地执行政府集中招标采购，采购的价格是否与中标目录价格相符；对未纳入招标范围的医用物资采购项目，是否经过询价和议价程序；对批量或大宗的医用物资采购项目是否经过招标程序选择供应商，确定采购价格是否与招标或议价确定的价格一致。同时，内部审计还要加强对采购合同签订和执行过程的审计监督，审查采购合同的条款是否与招标文件一致，是否符合合同法的相关要求，合同金额是否与中标金额一致；建立台账登记采购合同货款的支付情况，监督采购合同的执行。随着骨科、颅脑外科和心脏介入等高值医用耗材在临床的使用，内部审计应将内部控制的触角延伸，对医用物资使用过程进行监控，检查医用耗材计价是否与物价部门核定的加成率相符、使用数量是否与收费数量相符，避免错收和漏收，确保耗材费用真实、合理。

3.公立医院还可以通过问责制的建立，明确医用物资采购部门和人员的管理职责，增强其内部控制意识；建立物资采购管理绩效考核机制，将管理绩效与科室和个人评优、评先以及个人晋升相结合，以此推动公立医院医用物资采购管理内部控制制度的有效执行，提升医用物资采购管理内部控制的有效性。

第八章　公立医院资产管理控制建设

一、公立医院资产管理概述

（一）公立医院资产的概念及特征

1.公立医院资产的概念

公立医院资产是指由公立医院过去的经济业务或者事项形成的，由其控制的，预期能够产生服务潜力或者带来经济利益流入的经济资源[①]。其中，服务潜力是指公立医院利用资产提供公共产品和服务以履行其职能的潜在能力。经济利益流入表现为现金及现金等价物的流入，或者现金及现金等价物流出的减少。

此外，除了符合上述规定的资产定义的经济资源外，同时满足以下两个条件，也可确认为资产。

（1）与该经济资源相关的服务潜力很可能实现或者经济利益很可能流入公立医院。

（2）该经济资源的成本或者价值能够可靠地计量。公立医院资产同时是公立医院占有、使用和控制的，依法确认为国家所有、能以货币计量的各种经济资源的总称，包括公立医院用财政资金形成的资产、科教资金形成的资产、国家调拨给公立医院的资产、公立医院按照国家规定组织收入形成的资产，以及接受捐赠和其他经法律确认为国家所有的资产。

公立医院资产还是公立医院运行并开展医疗业务活动必须具备的物质条件，包括货币资金、房屋及建筑物、医疗设备、药品、卫生材料、办公设备等，还包括不具有物质形态，但有助于医院生存和发展的专利权、土地使用权等无形资产。

2.公立医院资产的特征

（1）公立医院资产是由过去的交易或事项形成的。公立医院资产是指现有的

---

① 2015年10月23日、财政部《政府会计准则——基本准则》。

资产，而不是未来的资产，是由医院通过以前的经济运行所形成，过去的交易或事项所产生的结果，预期未来交易或事项将要产生的结果不能作为公立医院的资产来确认。如医院向病人提供医疗服务而形成的应收医疗款以及医院用自有资金、财政资金或科教资金等购买的医疗设备等，都形成公立医院的资产；而公立医院预算在未来某个时点将要购买的设备等，因其交易或事项尚未发生，不能作为公立医院的资产。

（2）公立医院资产是其占有、使用或控制的。一般情况下，拥有一项资产的所有权作为确认为医院资产的依据。例如，公立医院用自有资金购置的一台CT机，医院有权运用此台设备为病人提供医疗服务，从事医疗活动，对该资产拥有实际经营控制权，享有该设备的占有权和使用权、以及由此带来的经济利益，并承担其相应的风险。而有些情况，医院虽然对某项特殊方式形成的资产不拥有所有权，但实际上能够拥有该使用权或控制权的，也应确认为公立医院的资产，例如公立医院融资租入的固定资产就应确认为公立医院的资产。

（3）公立医院资产能以货币计量。公立医院的各类资产，如房屋、设备、药品、卫生材料等，其实物形态各不相同，其计量方式也多种多样，如数量、容积、重量、剂量等。但为了管理和核算等需要，需要有一种统一的计量方式以满足需求，那就是用货币这个一般等价物来计量各种各类资产的价值。因此，货币计量是会计核算的一个基本前提。如果一项经济资源不能用货币来计量，就不能确认和计量该资产的价值，进而这种经济资源就不能确认为公立医院的资产。

（4）公立医院资产能预期给医院带来社会效益或经济效益。公立医院是不以营利为目的具有公益性的卫生事业单位，此特征决定公立医院的资产更多追求的是社会效益和经济效益的统一；其资产注重对医疗资源的合理配置与有效使用，用较低的医疗费用向社会提供比较优质的医疗服务，以满足人民群众对医疗服务的需求，充分体现社会公益性。

（二）公立医院资产分类及其定义

根据我国现行医院财务制度，公立医院资产按照流动性，分为流动资产和非流动资产。流动资产是指预计在1年内（含1年）耗用或者可以变现的资产，包括货币资金、短期投资、应收及预付款项、存货等。非流动资产是指流动资产以外的资产，包括固定资产、在建工程、无形资产、长期投资、公共基础设施、政府储备资产、文物文化资产、保障性住房和自然资源资产等。具体的公立医院资产形式多样，在医疗活动中发挥的特点也各不相同。

1.按照资产的价值形态分类

按照公立医院资产的价值形态，公立医院资产主要分为流动资产、固定资产、无形资产和对外投资。

（1）流动资产。公立医院流动资产是指可以在1年内（含1年）变现或耗用的资产，包括货币资金、短期投资、应收及预付款项、存货等。其中：货币资金分为库存现金、银行存款、零余额账户用款额度和其他货币资金（银行本票、银行汇票、信用卡存款等）；短期投资指能够随时变现、持有时间不超过一年的有价证券及其他投资，分为债券投资和股权投资；应收及预付款项是指医院在开展业务活动和其他活动过程中形成的各项债权，分为应收医疗款、预付账款、财政应返还额度和其他应收款；存货是指医院为开展医疗服务及其他活动而储存的低值易耗品、卫生材料、药品、其他材料、在加工物资等。

（2）固定资产。现行《医院财务制度》中，公立医院固定资产是指单位价值在1 000元及以上（其中专业设备单位价值在1 500元及以上），使用年限在1年以上（不含1年），在使用过程中基本保持原有物质形态的资产。另外，单位价值未达到规定标准，但耐用时间在1年以上（不含1年）的大批同类物资，也应作为公立医院固定资产管理。

根据《政府会计准则第3号——固定资产》，公立医院固定资产是指公立医院为满足自身开展业务活动或其他活动需要而控制的，使用年限超过1年（不含1年）、单位价值在规定标准以上，并在使用过程中基本保持原有物质形态的资产，一般包括房屋及构筑物、专用设备、通用设备等。单位价值虽未达到规定标准，但是使用年限超过1年（不含1年）的大批同类物资，如图书、家具、用具、装具等，应当确认为固定资产。

公立医院作为社会卫生服务体系的重要组成部分，其自身是一个复杂的运行体系，蕴含着医疗设备的先进性、医疗服务行为的先进性和管理手段的现代化等。公立医院固定资产是医院的一项劳动资料或劳动手段，在医院运营过程中发挥着不可替代的作用，为医院医疗活动提供连续服务，其具有价值较高的特点，一般包括房屋及建筑物、专用设备、一般设备和其他固定资产等。公立医院作为教学、科研、医疗一体的医院，其图书也占有重要的地位，公立医院图书作为其他固定资产，加强实物管理，但不计提折旧。此外，公立医院还拥有着众多应用软件，对于应用软件，如果构成相关硬件不可缺少的组成部分，应将该软件价值包括在所属硬件价值中，一并作为固定资产来核算；如果其不构成相关硬件不可缺少的组成部分，应将该软件作为无形资产核算。

公立医院固定资产种类繁多，根据不同的分类标准，可以分为不同的类别。选择适当的分类标准将固定资产分类以满足经营管理的需要。一般地，公立医院固定资产按以下几种标准分类：

①按使用部门分类。公立医院固定资产按照使用部门分类，分为临床服务用固定资产、医疗技术用固定资产、医疗辅助用固定资产和行政后勤用固定资产。

②按使用情况分类。公立医院固定资产按照使用情况分类，分为在用固定资产、未使用固定资产和不需用固定资产。值得说明的是，公立医院由于季节性或大修理等原因，暂停使用的固定资产仍属于医院在用固定资产；公立医院经营性租赁出租给其他单位使用的固定资产和内部替换使用的固定资产也属于在用固定资产。

公立医院固定资产按照使用情况分类，有利于促使医院的固定资产合理配置、购置决策，可以反映医院固定资产使用情况及其比例关系，便于分析固定资产的使用效率、挖掘其内在使用潜力。

③按自然属性分类。公立医院固定资产按照自然属性分类，分为房屋和建筑物、专用设备、一般设备和其他固定资产。

公立医院固定资产按自然属性分类通俗易懂、一目了然、容易辨别，便于医院全员参与固定资产管理。因此，实际工作中，公立医院固定资产大多采用按自然属性分类为主，其他标准分类相结合的管理方式。

④按资金来源分类。公立医院中尤其是三甲公立医院，大多肩负着医疗、教学、科研等多种社会职能，因此，公立医院资金来源分为财政资金、科教资金、其他资金等，对应地，其固定资产按资金来源分为财政资金形成的固定资金、科教项目形成的固定资产和其他资金形成的资产。

（3）无形资产。根据《政府会计准则第4号——无形资产》，公立医院无形资产是指公立医院控制的没有实物形态的可辨认非货币性资产。资产满足下列条件之一的，符合无形资产定义中的可辨认性标准：①能够从政府会计主体中分离或者划分出来，并能单独或者与相关合同、资产或负债一起，用于出售、转移、授予许可、租赁或者交换。②源自合同性权利或其他法定权利，无论这些权利是否可以从政府会计主体或其他权利和义务中转移或者分离。如专利权、商标权、著作权、土地使用权、非专利技术、商誉等。公立医院作为社会卫生服务体系的重要组成部分，其自身是一个复杂的运行体系，蕴含着医疗设备的先进性、管理手段的现代化、医疗服务行为的先进性等，公立医院的应用软件林立。对于应用软件，如果构成相关硬件不可缺少的组成部分，应将该软件价值包括在所属硬件价值中，一并作为固定资产来核算；如果其不构成相关硬件不可缺少的组成部分，应将该软件作为无形资产核算。

（4）对外投资。根据《政府会计准则第2号——投资》，投资是指公立医院按规定以货币资金、实物资产、无形资产等方式形成的债权或股权投资。投资分为短期投资和长期投资。

①短期投资，是指公立医院取得的持有时间不超过1年（含1年）的投资，医院将暂时闲余不用的资金购买各种能够随时变现、持有时间不超过一年的有价证券。其特点主要有：具备相当高的资金流通性，随时可以变现；一般不超过一个正常营业周期或不超过一年的时间；与长期投资相比，短期投资的收益和风险一般较小。

②长期投资，是指公立医院取得的除短期投资以外的债权和股权性质的投资，医院为获取更大利益，投放时间在1年以上的投资。其特点主要有：流动性和变现能力差；其形式有货币、实物和无形资产；具有经营管理权或一定股份；收益与风险都较大。

根据《事业单位国有资产管理暂行办法》《中央级事业单位国有资产管理暂行办法》《事业单位财务规则》《医院财务制度》《医院会计制度》等相关法律法规，公立医院应在保证正常运转和事业发展的前提下严格控制对外投资，投资范围仅限于医疗服务相关领域。医院不得使用财政拨款、财政拨款结余对外投资，不得从事股票、期货、基金、企业债券等投资。

由于医院是公益性事业单位，对外投资只是其经济活动的辅助内容，因此，制度规定医院原则上不得进行营利性投资，非营利性投资范围也仅限于医疗服务相关领域，主要是购买国家债券及投资医疗相关行业。严禁使用医院的资金以个人名义对外投资。医院对外投资必须经过主管部门或财政部门批准，必须符合国家政策，财政性资金、上级补助维持单位正常运转、完成事业任务的资产禁止对外投资。结合本单位实际情况，在保证正常业务开展的情况下，对投资项目要进行充分地可行性分析论证，领导集体决策。医院以无形资产对外投资的，必须按照国家有关规定进行资产评估，确认其价值。

2.按具体会计科目分类

根据《医院会计制度》（2010），公立医院的资产详细分类如表8-1所示。

表8-1   公立医院资产分类

资产类别		科目编码	科目名称
流动资产	货币资金	1001	库存现金
		1002	银行存款
		1003	零余额账户用款额度
		1004	其他货币资金
		1201	财政应返还额度
	短期投资	1101	短期投资
	应收及预付款项	1211	应收在院病人医疗款
		1212	应收医疗款
		1215	其他应收款
		1221	坏账准备
		1231	预付账款
	存货	1301	库存物资
		1302	在加工物资
	待摊费用	1401	待摊费用
非流动资产	长期投资	1501	长期投资
	固定资产	1601	固定资产
		1602	累计折旧
		1621	固定资产清理
	在建工程	1611	在建工程
	无形资产	1701	无形资产
		1702	累计摊销
	长期待摊费用	1801	长期待摊费用
其他资产		1901	待处理财产损溢

综合《政府会计准则——基本准则》《行政事业单位内部控制规范（试行）》《医院财务会计内部控制规定（试行）》，本书主要从流动资产、固定资产、无形资产和对外投资四个方面来阐述公立医院资产管理内部控制。

（三）公立医院资产管理特点及内容

1.公立医院资产管理特点

由于公立医院行业特殊性，其有医疗、教学、科研等多方面工作任务，公立医院资产是完成公立医院各项工作任务、使医院能够正常运转的物质基础，其管理特点有：

（1）资产种类、品种繁多，数量大，金额高，涉及面广。为了医院医疗业务的正常运行，尤其是满足临床医疗需求，医院需要备有上千种药品、卫生材料，而且有迅速周转、循环的需求，因此，对医院存货的管理提出了高要求，尤其是对存货的内部控制管理要求更高。为了提高医院的医疗诊断水平和竞争力，医院需要购置多种高端医疗设备，不少大型设备需要进口采购，而医疗设备的价值高、金额大、运行成本高。此外，医院运行过程中还需要大量的办公设备、耗材，涉及面广、数量大，在具体使用的过程中存在多个部门协同合作的情况，对于固定资产的使用也会存在一定的交叉

（2）公立医院资产的业务服务对象主要是患者，所使用的药品、卫生材料尤其是高价值耗材等资产质量的好坏、用法用量等都关系到患者的生命安全。

（3）公立医院资产的管理难度大。公立医院固定资产的品类繁多、运营需求量大、金额大，因此占用资金量大、回收周期长、购置风险大，其管理要求高；存货要求周转快、质量好，管理要求也高。

2.公立医院资产管理内容

根据《行政事业单位国有资产管理暂行办法》，行政事业单位国有资产管理的主要内容有资产配置、资产使用、资产处置、资产收益管理、产权登记管理、产权纠纷处理、资产清查核实、资产评估、资产报告、资产信息化管理、绩效评价和监督检查等。公立医院是国家事业单位的重要组成部分，其资产管理的内容大体同上，但因其行业特殊性，其具体的内容又有所不同，其中几项主要的内容描述如下：

（1）资产配置。首先，公立医院资产配置要严格执行法律、法规及有关规定，与医院履行职能相适应。首先，公立医院大型医疗设备必须有相应的配置证才能购买，否则就是违法违规。其次，公立医院资产配置要科学合理、优化资产结构，大型医疗设备购置论证尤为重要，大型医疗设备预期社会效益、经济效益分析也必不可少，但实际工作中，能够做到的甚少，盲目购买问题不容忽视。再次，在公立医院资产调配工作是实现优化资产配置、节约资源的一项重要工作手段和方法。从实际需要出发，从严控制，合理配备是公立医院资产配置的基本原则。

（2）资产使用。公立医院资产品类多，其中存货周转快，固定资产比重大，因此，要建立健全资产使用制度，规范资产使用范围。首先，要定期对资产进行

清查盘点，做到家底清楚，账、卡、实相符，防止国有资产流失和漏洞；其次，卫生材料、药品等存货的质量安全尤为重要，关系到患者的生命安全，加强这些存货的管理，不出差错、纰漏，多环节的核查稽对是必要的程序；再次，医疗设备是医院开展医疗工作的必备工具，其使用中的维护和保养是医疗设备的正常使用和延长寿命的必要手段。总之，在资产使用中，要物尽其用，减少浪费。

（3）资产处置。公立医院资产处置是对其占有、使用的资产，进行产权转让或注销产权的行为。出资方式包括无偿调拨（划转）、对外捐赠、出售、出让、转让、置换、报废报损、货币性资产损失核销等。

公立医院资产处置由其资产管理部门会同财务部门、技术部门审核鉴定，并由有资质的外部机构进行鉴证、评估等，按照规定报送审批；按照公开、公正、公平的原则，通过拍卖、招投标、协议等合法合规的方式进行实物处置；处置的变价收入等，按照"收支两条线"处理。

（四）公立医院资产管理控制框架和原则

1.公立医院资产管理控制框架

根据公立医院资产管理的实际情况和《行政事业单位内部控制规范（试行）》，我们将公立医院资产管理控制分为资产管理体系控制、流动资产控制、固定资产控制、无形资产控制、对外投资控制（见图8-1）。

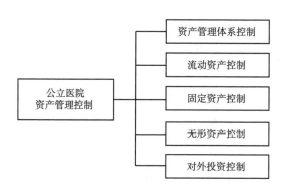

图8-1 公立医院资产管理控制框架

2.公立医院资产管理控制原则

（1）全面性原则。公立医院资产遍布医院的角角落落，是医院医疗、科研、教学、管理等工作开展不可缺少的物质基础。因此，公立医院资产管理要讲求管理和内部控制的全面性，包括全方位、全过程、全员参与。

（2）重要性原则。公立医院资产种类繁多，管理难度大，在讲求全面性原则的基础上，要将资产的重要业务流程和关键控制点作为资产管理和内部控制的重点，做到突出重点，监控一般。

（3）分类管理原则。根据《行政事业单位内部控制规范（试行）》规定，公立医院应当对资产实行分类管理，建立健全资产内部管理制度。

（4）资产管理与医院预算管理、财务管理相结合及实物管理与价值管理相结合的原则。

（5）创新资产管理模式原则。自2009年国家医疗体制改革以来，公立医院改革一直是医疗体制改革的重要内容之一。公立医院改革的主要内容包括：医院管理体制、运行机制和监管机制的改革以及补偿机制改革。创新资产管理模式是实现公立医院现代化管理的重要内容之一。需要说明的是，一方面，信息化是创新资产管理模式的主要手段和基础。另一方面，创新资产管理是一个动态的模式，要与时俱进，紧跟医改的步伐，为公立医院实现现代化管理增砖添瓦。

（五）公立医院资产管理控制的相关法律法规

近年来，我国相继出台了一系列关于公立医院国有资产管理的相关政策法规，各地方政府以及行业主管部门也结合本行业实际出台了各自的资产管理制度。其中，全国性的、比较具有代表性的规章制度主要包括：

1.《政府会计准则——基本准则》（财政部令78号，2015年颁布）。

2.《政府会计准则第1号——存货》《政府会计准则第2号——投资》《政府会计准则第3号——固定资产》和《政府会计准则第4号——无形资产》（财会〔2016〕12号）《政府会计准则第5号——公共基础设施》（财会〔2017〕11号）《政府会计准则第6号——政府储备物资》（财会〔2017〕23号）。

3.《中华人民共和国现金管理暂行条例》（1988年9月8日中华人民共和国国务院令第12号发布，根据2011年1月8日《国务院关于废止和修改部分行政法规的决定》修订）。

4.《现金管理暂行条例实施细则》（1988年颁布）。

5.《事业单位国有资产管理暂行办法》（财政部令第36号，2010年颁布）。

6.《事业单位财务规则》（财政部令第68号，2012年颁布）。

7.《人民币银行结算账户管理办法》（中国人民银行令〔2003〕第5号）。

8.《中央预算单位银行账户管理暂行办法》（财库〔2002〕48号）。

9.《〈中央预算单位银行账户管理暂行办法〉补充规定》（财库〔2006〕96号）。

10.《中央行政事业单位国有资产管理暂行办法》（国管资〔2009〕167号）。

11.《预算外资金管理实施办法》（财综〔1996〕104号）。

12.《行政事业单位国有资产管理信息系统管理规程》（财办〔2013〕51号）。

13.《财政部关于进一步规范和加强行政事业单位国有资产管理的指导意见》（财资〔2015〕90号）。

14.《行政事业单位清查核实管理办法》（财资〔2016〕1号）。

15.《医院财务制度》（财社〔2010〕306号）。

16.《医院会计制度》（财会〔2010〕27号）。

17.《事业单位及事业单位所办企业国有资产产权登记管理办法》（财教〔2012〕242号）。

18.《国有资产评估管理办法》（国务院令第91号）。

19.《关于加强行政事业单位固定资产管理的通知》（财资〔2020〕97号）。

二、公立医院资产管理控制目标

（一）公立医院资产组织管理体系控制目标

1.根据相关法律法规，结合公立医院的实际情况，建立健全资产管理内部制度，使公立医院资产管理有章可循、有据可依。

2.合理设置岗位，明确单位资产管理的岗位职责，确保不相容岗位实现相互分离，落实资产管理主体责任，确保公立医院内部人员各司其职、各负其责。

3.建立公立医院资产信息管理系统，制定资产信息管理系统数据规范，推进各系统之间的对接，逐步实现资产管理事项的网上办理，加强数据分析及其利用，提高公立医院资产管理的信息化，提高资源管理效率。

4.建立公立医院资产配置标准体系，优化新增资产配置管理流程，进一步规范公立医院资产配置，并且加大资产调控力度，建立公立医院超标准配置、低效运转或者长期闲置资产的调剂机制。

5.提高公立医院资产使用管理水平，尤其体现在对外投资管理、资产出租出借、资产共享共用等方面，盘活公立医院资产，提高资产使用效率。

6.完善公立医院资产处置规范。资产评估科学合理，资产处置监督合规，杜绝暗箱操作，防止国有资产流失，确保国有资产安全。

7.规范资产收益管理，确保应缴尽缴，规范使用，防范虚报、截留、坐支和挪用收入。

8.加强资产清查核实。

（1）资产清查核实的各部门职责明确，各司其职，严格履行其职责，确保资产清查核实科学有效。

（2）根据公立医院的组织层级，合理规划资产清查程序，确保资产清查符合公立医院实际情况，资产清查报告真实有效，能够反映公立医院的资产情况。

（3）明确资产清查的具体内容，确保资产清查全面，保证针对资产清查的问题能够及时提出处理建议。

（4）资产核实管理规范，资产程序合法合规，管理权限明晰，确保资产安全和完整。

9.国有资产评级指标体系科学合理，评价结果有效，反映资产管理情况，为公立医院国有资产配置提供重要依据。

10.资产管理实现全过程监管，与各个部门构建联动机制，共同确保资产安全完整，防止公立医院国有资产流失。

（二）公立医院流动资产管理控制目标

公立医院流动资产包括货币资金、短期投资、应收及预付款项、存货等。虽都属于流动资产，但各自的特点及涉及的业务把控重点不同，因此其目标也有所不同，下面就货币资金、应收及预付款、存货等公立医院主要的流动资产业务控制目标分别加以陈述。

1.公立医院货币资金的控制目标

（1）确保货币资金的合法性。公立医院的内部控制系统运行良好，能够保证其货币资金业务符合国家相关法律、法规和规定，能够确保每一笔货币资金的取得、使用及保管严格遵守财经法规、纪律，按照规定进行审批、核对和监督。

（2）确保货币资金的安全性。一般地，由于货币资金自身的特性，是违法犯罪的主要犯罪对象，公立医院的日常业务运转会产生大量的货币资金，因此，保护货币资金的安全成为医院内部控制的重要目标之一。内部控制要确保全部的货币资金的收入、支出能够得到真实完整的记录和核算，财务部门是货币资金的监控部门，要确保货币资金保管的安全、可靠。

（3）确保货币资金业务的真实、完整并核算及时。公立医院货币资金业务涉及公立医院各项业务，因此，财务部门要按照规定做到货币资金的收、付、存数字真实，核算及时，资料完备，在会计账簿和会计报表上反映完整、准确。

2.公立医院应收及预付款的控制目标

（1）确保公立医院应收及预付款业务规模控制在正常范围内，以保证医院资产质量及运营能力。指定专人负责结算和催收工作，预防可能的意外和损失的发生。

（2）确保公立医院应收及预付业务产生的合法和合规性。公立医院应收及预付业务均应产生于医院的正常业务运转过程中，杜绝与医院没有业务往来的单位或个人发生应收及预付业务，禁止公款私借。

（3）确保公立医院应收及预付款项日常管理、定期分析、清理及时。公立医院应建立应收、预付款项明细账或台账，做到逐笔、据实登记，发现明显不能收回款项的迹象，做出预警报告，最大限度避免坏账的发生。

（4）确保坏账准备提取的合理性和坏账损失确认的标准性。

3.公立医院存货的控制目标

（1）药品及库存物资成本低。存货成本控制是公立医院存货管理业务内部控制的重要目标。为确保公立医院业务的正常开展，需要有大量的药品、卫生材料、低值易耗品、在加工物资等存货来支撑。那么，在能够满足临床科室和管理部门运行需要的前提下，实现最低成本下的最佳库存成为存货管理控制的重要方面，包括存货成本最小化和库存物资的品种、数量最佳化，也就是找到存货收益和成本之间的平衡点。

（2）药品及库存物资供应流程顺畅、质量达标，保证临床、医技、医辅科室业务的正常运行。公立医院药品、卫生材料等大多用于病人的治疗过程中，与病人的生命安全息息相关，属特殊的商品，有严格的质量标准和时效特征。因此，严控存货的质量关，医院内部严密、有效的存货供应流程，以确保药品、卫生材料使用的准确性，是存货内部控制的重要目标之一。

（3）药品及库存物资管理制度严格、流程合理、关键岗位人员尽责。设计合理的药品及库存物资管理流程，严格药品及库存物资的管理制度，明确关键岗位人员管理职责，保证药品及库存物资的安全，减少药品及库存物资的不必要浪费。

（三）公立医院固定资产管理控制目标

1.规范实物资产管理

资产管理岗位和归口管理岗位设置合理，岗位职责明确，不相容岗位相互分离，建立实物资产授权审批制度，确保实物资产安全完整。

2.合理配置各种各类固定资产

固定资产在医院资产总额中占有很大的比重，是医院开展业务活动的基础，对单位的经营效率、效果的影响重大。因此，合理的配置医院固定资产，防止盲目、不合规购置，是公立医院固定资产管理内部控制目标之一。

医疗设备是医院固定资产的重要组成部分，它有技术含量高、价值大、使用时间长但更新快的特性，公立医院医疗设备的合理配置，是医院重要经济决策，尤其是价值高、高端医疗设备的购置，要有充分的市场调查，了解区域配置情况，进行充分的可行性论证，开展大型医疗设备预期效益分析等，以实现医院医疗设备的合理配置目标。

公立医院办公设备也是医院固定资产的重要组成部分，它有价值小、数量多，应用广泛、技术含量低等特点。公立医院办公设备要有合理的配置标准，避免超标、超数量配备，注重办公设备共享服务，减少资源浪费。

3.加强实物资产取得和验收管理

拟购置资产与医院的发展需要相适应，从严控制，科学合理，严格执行法律、法规和有关规章制度，及时依法报批；请购申请填写详细，审核程序严格；规范资产验收，确保实物资产数量、质量符合使用要求。

4.加强对实物资产日常使用的监管

（1）实物资产内部领用规范，领用理由充分，用途合理，领用经过相关审核，防止公立医院实物资产随意领用。

（2）提倡实物资产的共享共用。医疗设备有技术含量高、价值大、使用时间长但更新快的特性，实现有关资产的共享共用，可以节约资源、提高使用效率、减少浪费。例如，彩色超声仪、心电图仪等多数临床科室通用的医疗设备，就应实现它的共享共用。

（3）公立医院要建立健全三账一卡制度，实行大型医疗设备责任制，设有专门人员负责固定资产盘点工作。实物资产保管坚持"谁使用谁保管"的原则，确保账实相符。落实保管责任，保障实物资产正常使用；编制实物资产目录，建立实物资产卡片和登记簿，如实反映单位实物资产状况，便于及时调用、查询等，做到账、实、卡相符。

（4）加强实物资产的维修和保养。日常维修和大修流程规范，保障实物资产的正常使用，提高实物资产使用寿命，防止资金管理舞弊和不恰当修理造成固定资产功能损失。

（5）通过出租、出借等，合理配置和有效利用闲置资产，避免实物资产闲置或浪费，促进实物资产使用效率的提高。

5.合理保证资产安全和使用有效。医院应加强固定资产管理，防止丢失、毁损、营私舞弊、公物私用等，确保固定资产的安全、完整。

6.资产处置经过适当审批，资产处置方式合理，处置过程合法合规，处置价格经过恰当评估，防止国有资产流失。

（四）公立医院无形资产管理控制目标

公立医院集医疗、科研、教学于一体，因此，有许多专利权、版权、著作权、非专利技术、应用软件等无形资产，其管理业务的内部控制同样也很重要。

1.规范无形资产管理。资产管理岗位和归口管理岗位设置合理，岗位职责明确，不相容岗位相互分离，建立了无形资产授权审批制度，确保无形资产安全完整。专利权、著作权、非专利技术的应用是受法律保护的，属于公立医院的知识产权别人不能随意使用、单位人员不能泄密等。无形资产带有一定的时效性，如新技术、新疗法的推广应用，应力争在时效期内发挥其最大的作用。

2.无形资产投资项目经过周密系统的分析和研究，编制无形资产投资预算，实现集体决策和审批，确保无形资产投资科学、合理，防止决策失误；选择合理的无形资产取得方式，建立相应的请购和审批制度，规范取得过程；针对不同的取得方式，加强验收管理，确保无形资产符合使用要求。

3.加强无形资产权益保护，规范无形资产日常保全管理，妥善保管相关文件资料，做好保密管理工作，确保无形资产的安全和完整；加强无形资产定期评估和及时更新，合理止损，推动自主创新和技术升级。

4.无形资产处置合法合规，处置方式合理，处置价格经过恰当评估，确保资产处置合规合法，防止国有资产流失。

5.根据无形资产的特性，按照国家相关规定，做好无形资产会计核算工作，正确计算无形资产的成本，合理摊销，保证无形资产账目真实、准确和完整。

（五）公立医院对外投资管理控制目标

1.规范对外投资管理。资产管理岗位和归口管理岗位设置合理，岗位职责明确，不相容岗位相互分离，建立了对外授权审批制度，确保投出资产安全完整。

2.明确对外投资的相关规定，确保单位对外投资活动符合国家有关法律、法规、政策的贯彻落实，降低投资风险。

3.建立投资决策控制机制，明确投资意向提出、可行性研究、集体论证以及投资审批的程序，建立投资决策责任追究制度，确保投资选择科学性、合理性，降低决策失误，提高投资的经济效益。

4.医院的投资项目建议书和可行性研究报告的内容真实可靠，并要及时、合理进行对外投资的相关会计处理，正确确认对外投资的计价、投资收益的确认，保证医院财务信息的真实。

5.加强对外投资项目管理

（1）投资项目的实施应明确责任、严格管理，机构的设置和人员配置应当科学合理。

（2）投资计划详细，严格按照计划确定的项目、进度、时间、金额和方式投出资产；需要签订合同的，确保合同签订合法合规。

（3）对投资项目实施了追踪管理，能够及时、全面、准确地记录对外投资的价值变动和投资收益情况。

（4）加强对外投资文件的管理，健全对外投资的相关权属证明的保管制度，保护对外投资资产的安全和完整。

（5）对外投资账务处理规范，定期对账，确保投资业务记录的正确性，能够反映对外投资的真实价值。

（6）投资处置的方式和程序应当明确规范，与投资处置有关的资料和凭证应当真实完整。

6.建立投资监督评价控制机制，明确单位对外投资检查重点，对对外投资进行总体评价，及时发现缺陷并提出改进建议，确保单位对外投资内部控制进一步完善。

三、公立医院资产管理流程与关键环节

（一）货币资金管理

货币资金是流动资产中最活跃的一部分，包括现金、银行存款、零余额账户用款额度和其他货币资金（银行本票、银行汇票、信用卡存款等）及各种存款。本章货币资金业务流程主要包括货币资金支出业务、公务卡业务、银行账户的开立与变更业务、现金盘点业务、银行对账业务、印章使用业务。

1.货币资金支付业务流程图（见图8-2）。

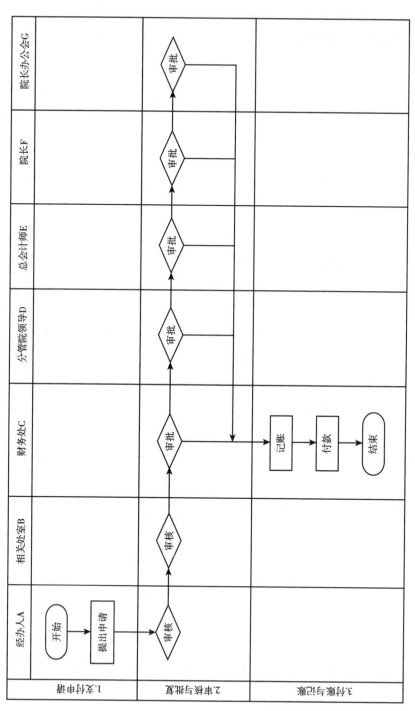

图8-2 货币资金支付业务流程图

（2）货币资金支付业务关键节点说明（见表8-2）。

表8-2　　　　　　　　货币资金支付业务流程关键节点简要说明

关键节点	简要说明
A1	业务处室经办人员填写《支出审批单》，对于符合规定的支付申请提交处室负责人审批。资金支付申请中应当注明款项的用途、金额、预算、限额、支付方式等内容，并附有效合同或相关证明
A2	处室负责人应当根据货币资金授权批准权限的规定审批。对不符合规定的货币资金支付申请，审批人将《支出审批单》返还经办人员
B2	相关处室（课题）负责人审核《支出审批单》，对不符合规定的货币资金支付申请，审批人将《支出审批单》返还经办人员
C2	对资金支付申请应当实行分级授权审批制度； 财务处审核岗应当根据货币资金授权批准权限的规定，对业务处室提交的资金支付申请进行审核。审核内容包括货币资金支付申请的批准程序是否正确、手续及相关单证是否齐备、金额计算是否准确、支付方式是否妥当等。审核通过在上面签字或签章确认，传递给财务负责人审批；不通过则退回给经办人员； 财务负责人对审核岗转来的《支出审批单》进行审批，审批内容包括货币资金支付申请的批准程序是否正确、手续及相关单证是否齐备、金额计算是否准确、支付方式是否妥当等。审批完成后，财务负责人签字或签章确认，提交出纳履行支付手续。超过授权金额的支付申请需要提交单位分管院领导进行审批
D2	单位分管院领导对资金支付申请进行审批。重点审批支付申请的范围、权限、程序是否正确，手续及相关单据是否齐全、金额计算是否准确、支付方式、支付单位是否妥当等。如果通过审批，签字盖章后，将单据交付财务处记账、支付；如果不通过审批，注明原因后将单据交付财务处负责人
E2	总会计师对"三公经费"中的公务接待费支出及规定金额以上的资金支出进行审签
F2	院长按照资金用途和审批权限对资金支付申请进行审批
G2	院长办公会对"三重一大"或者限定金额以上资金支出进行集中决策审批
C3	出纳岗收取已履行各项审批手续的资金支付申请，按规定方式支付资金。开具收据由经办人员签字确认，将收据或银行回单交会计记账，同时登记现金或银行存款日记账

2.印章使用业务流程

（1）印章使用业务流程图（见图8-3）。

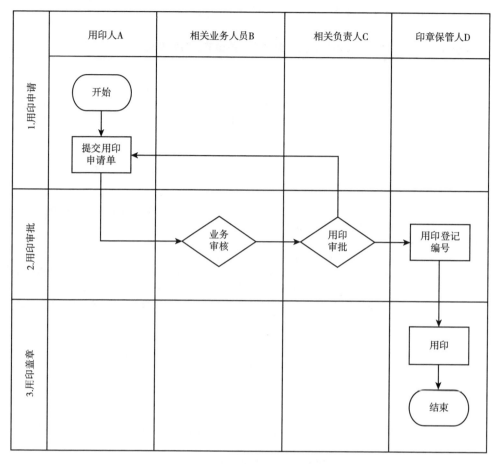

图8-3 印章使用业务流程图

（2）印章使用业务关键节点说明（见表8-3）。

表8-3 印章使用业务关键节点简要说明

关键节点	简要说明
A1	用印个人填写印章使用申请，详细说明使用印章的理由、起止时间、用印个数、印章类型、印章材质、印章枚数、申请人等相关信息
B2	印章使用申请单经有关领导审批后，连同需用印盖章的文件一同交予印章保管人盖章
C2	印章保管人要仔细审核印章使用申请单的事项和相关负责人员的批示，若认为不符合相关规定，可拒绝盖章。印章保管人在使用印章前，应填写印章使用登记薄，说明印章使用事由、使用对象、盖章时间等并由申请人签字确认
C3	印章保管人确认符合用印手续，登记后方可盖章。如确因特殊原因须有其他工作人员代为用章，必须有单位指定人员在场监督。单位财务方面的印章原则上不允许带出，确需带出单位使用，必须填写印章使用申请单说明事由，经单位领导批准后方可带出，由两人共同使用

3.公务卡管理业务流程

（1）公务卡申请业务流程。

①公务卡申请业务流程图（见图8-4）。

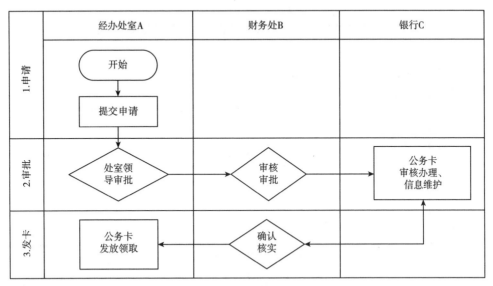

图8-4 公务卡申请业务流程图

②公务卡申请业务关键节点说明（见表8-4）。

表8-4 公务卡申请业务关键节点简要说明

关键节点	简要说明
A1	处室职工因办理公务需要开立公务卡的，由本人提出申请，填写《公务卡申请表》，详细说明开立公务卡的理由，报处室负责人审批后报财务处审批，申请人需配合填写银行相关表格
A2	处室负责人审批处室职工提交的公务卡申请，审批通过提交财务处审批
B2	财务处出纳审核公务卡申请表填写是否准确完整，审核通过后提交财务负责人审批
C2	银行根据出纳提交的公务卡办理申请单办理公务卡的开立事宜。公务卡申办成功后，经财务处确认核实，由发卡行将持卡人姓名、卡号等信息统一录入公务卡支持系统管理，并将相关信息传输至国库集中支付系统，财务处再次确认后，实现国库集中支付系统中相应公务卡信息维护管理
B3	出纳核实银行开立的公务卡开卡人、卡号等信息，确认无误后通知开卡行维护公务卡开立信息并通知申请人领取公务卡
A3	公务卡申请人收到出纳通知后到财务处登记领取公务卡

（2）公务卡支付、报销业务流程。

①公务卡支付、报销业务流程图（见图8-5）。

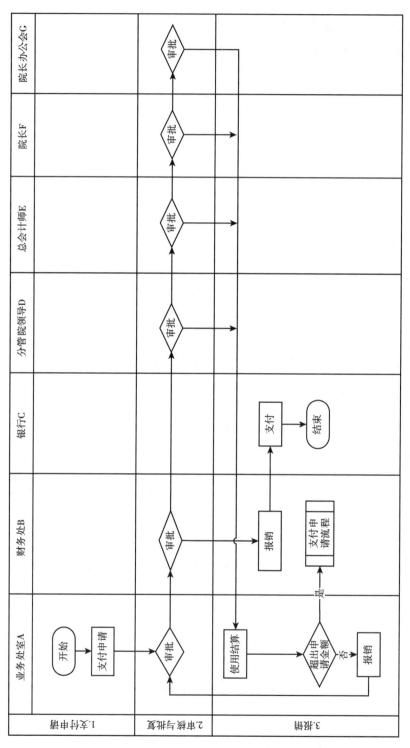

图8-5 公务卡支付、报销业务流程图

②公务卡支付、报销业务关键节点说明（见表8-5）。

表8-5 公务卡支付、报销业务关键节点简要说明

关键节点	简要说明
A1	处室经办人按照本单位行政经费及事业经费支出管理相关规定，使用公务卡支付公务支出资金时，要事先填写资金申请表，提交处室负责人、财务处负责人以及相关权限人审批
A2	处室负责人审批处室经办人提交的公务卡资金支付申请单
B2	①财务处审批资金支付申请，确认从零余额账户列支且取得领导及相关权限人批准后，方可以使用公务卡结算； ②财务处出纳员根据持卡人提供的姓名（卡号）、交易日期和消费金额等信息，登录国库集中支付系统，查询核对持卡人公务消费的真实性，审核确认后提交财务负责人审批
D2、E2、F2、G2	①分管院领导、总会计师、院长、院长办公会根据审批权限审批公务卡资金支付申请； ②分管院领导、总会计师、院长、院长办公会根据审批权限审批公务卡资金报销申请
A3	持卡人办理公务卡消费支出报销业务时，若实际发生金额未超出资金申请表核定的金额，持卡人直接填写《公务卡费用报销单》并经本部门负责人审核签字后，连同《资金申请表》一同上报财务处，若实际发生的支出超过《资金申请表》核定的金额，持卡人必须补办资金申请程序后，方可填写《公务卡费用报销单》履行后续报销程序
B3	经批准符合报销规定的公务卡消费支出，由财务人员按照以下规定办理报销还款手续同时登记账簿： ①通过国库集中支付系统，编制"还款明细表"，生成"还款汇总表"，并以电子文档形式将"还款汇总表"及"还款明细表"分别提交本单位授权支付代理银行和发卡行； ②签发财政授权支付指令，附加盖单位财务公章的"还款汇总表"，通知代理银行向指定的公务卡还款； ③"还款汇总表"电子信息和纸质信息必须确保一致。财务处提交代理银行的"还款汇总表"须从国库集中支付系统直接打印，不得使用另行编辑或下载修改的"还款汇总表"； ④财务人员填写公务卡还款的财政授权支付指令时，财政授权支付指令"收款人"一栏统一填写持卡人所在单位名称，"用途"一栏填写"公务卡还款"，预算科目按功能分类科目填写
C3	银行根据支付指令向指定的公务卡还款

4.银行账户管理业务流程

（1）银行账户开立与变更业务流程。

①银行账户开立与变更业务流程图（见图8-6）。

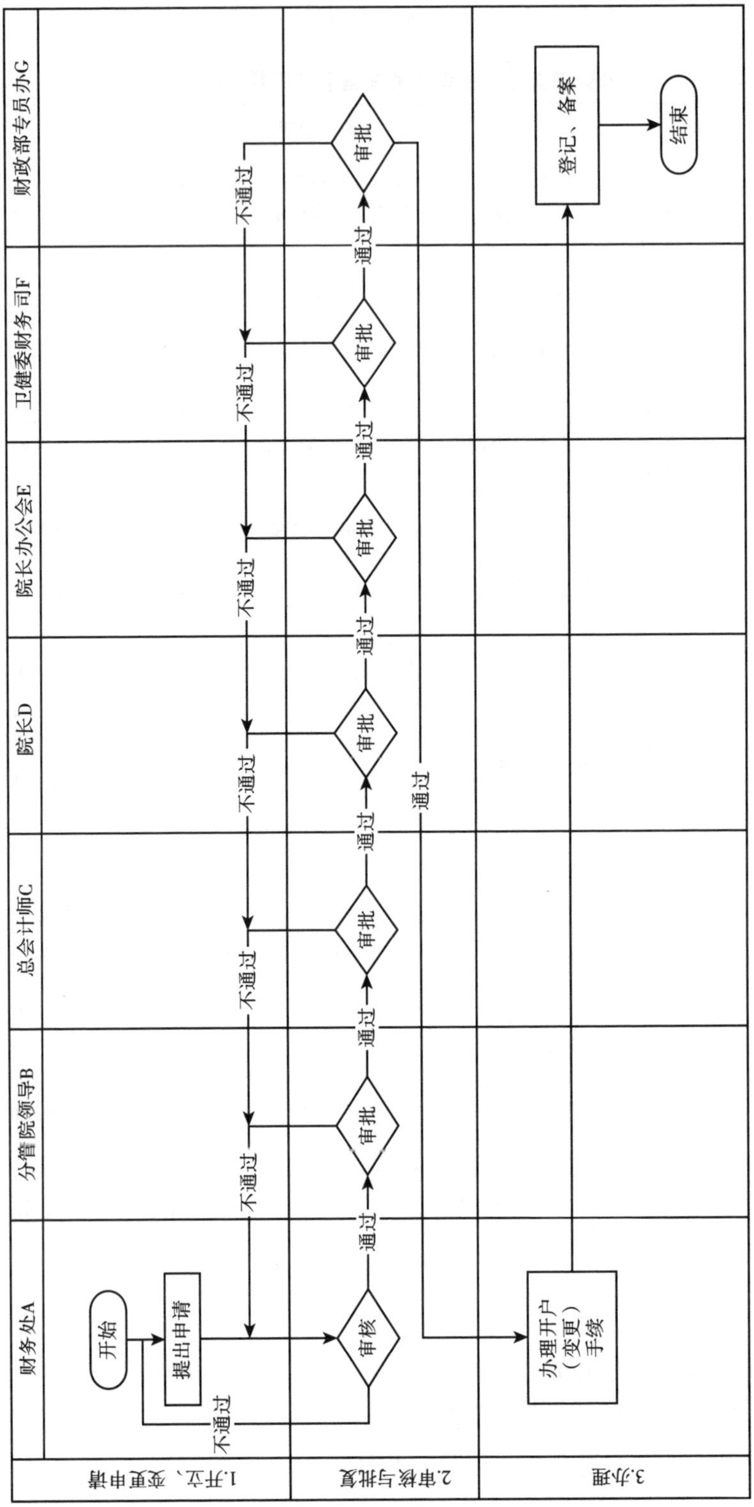

图8-6 银行账户开立与变更业务流程图

②银行账户开立与变更业务关键节点说明（见表8-6）。

表8-6　　　　　　　　　银行账户开立与变更业务关键节点简要说明

关键节点	简要说明
A1	财务处根据工作需要，提出开立（变更）银行账户的书面申请，由财务处负责人审核后，报分管院领导审批
A2	财务处负责人审核处室经办人提交的银行账户开立（变更）申请
B2、C2、D2、E2	分管院领导、总会计师、院长、院长办公会根据"三重一大"审批流程审批银行账户开立（变更）申请
F2	银行账户开立（变更）申请医院审批通过，财务处出纳负责依据经批准的开户（变更）申请填写"行政事业单位银行账户开立（变更）申请表"后报卫健委财务司审批
G2	卫健委财务司审批通过后报财政部专员办审批
A3	医院收到财政部专员办有关开户（变更）的批复文件及"开立（变更）银行账户通知书"后，赴开户银行办理开户（变更）手续
G3	开立（变更）手续办理后，出纳员持开户银行出具的"开立（变更）银行账户回执"到财政部专员办登记，同时办理预留银行印鉴手续

（2）银行账户撤销业务流程。

①银行账户撤销业务流程图（见图8-7）。

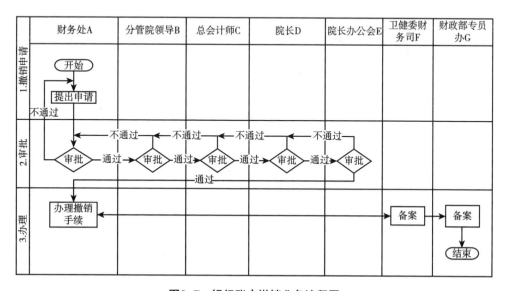

图8-7　银行账户撤销业务流程图

②银行账户撤销业务关键节点说明（见表8-7）。

表8-7   银行账户撤销业务关键节点简要说明

关键节点	简要说明
A1	财务处根据工作需要，提出银行账户撤销的书面申请，提交财务处负责人审批
A2	财务处负责人审批处室经办人提交的银行账户撤销申请
B2、C2、D2、E2	分管院领导、总会计师、院长、院长办公会根据"三重一大"审批流程审批银行账户撤销申请
A3	申请审批通过后，出纳员向开户银行提出销户申请，填写银行统一制发的"撤销银行账户申请表"，凭医院的批准文件履行单位内部签章手续后，提交开户银行办理销户
F3、G3	银行销户手续完成后，出纳员将销户情况报卫健委财务司和财政部专员办备案

（二）应收及预付款项管理

1.公立医院应收及预付款项管理业务流程图（见图8-8）。

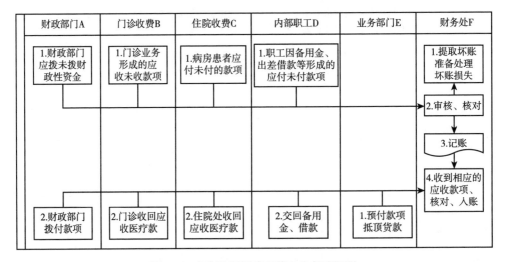

图8-8　应收及预付款项管理业务流程图

2.公立医院应收及预付款项管理业务关键节点说明（见表8-8）。

表8-8   应收及预付款项管理业务关键节点简要说明

关键节点	简要说明
A1、A2	财政部门应拨未拨给医院的财政性资金、收到财政部门应拨未拨给医院的财政性资金
B1、B2	医院门诊业务形成的应收未收医疗款项、收到医院门诊业务形成的应收未收医疗款项
C1、C2	医院住院业务形成的应收未收医疗款项、收到医院住院业务形成的应收未收医疗款项
D1、D2	医院职工因备用金、出差借款等形成的应付医院款项，医院职工归还备用金及出差借款等
E1	业务发生形成医院预付的业务款项，医院收到相应物资或服务冲销预付款；或者用预付款项抵顶货款

续表

关键节点	简要说明
F2	财务处对因上述业务形成的医院各种应收及预付款项进行审核、核对、记账
F3	财务处对因上述业务形成的医院各种应收及预付款项进行记账
F1	财务处根据规定对医院的各种应收款项提取坏账准备、处理坏账损失
F4	财务处根据上述业务收回应收款项及冲销预付款项进行审核、核对、记账

（三）存货管理

1.药品管理业务

药品管理控制将在第十三章专门进行论述，在此不再赘述。

2.卫生材料管理业务流程

（1）卫生材料管理业务流程图（见图8-9）。

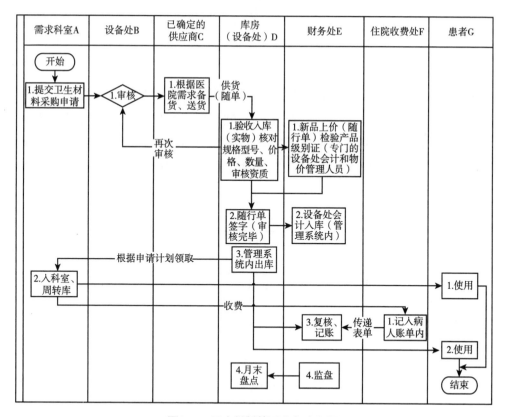

图8-9　卫生材料管理业务流程图

（2）卫生材料管理业务关键节点说明（见表8-9）。

表8-9 　　　　　　　　　　　卫生材料管理业务关键节点简要说明

关键节点	简要说明
A1	使用科室根据需求向设备处提交卫生材料采购计划
B1	设备处专人负责卫生材料采购计划的汇总、审核，按规定签字确认
C1	供货商根据医院需求计划备货、送货
D1、D2	设备处库房对C1、B1进行复核并收集新品上架所需资料
E1、E2	财务处根据D1、D2进行新品上架及物资入库
D3	设备处库房根据使用科室需求负责卫生材料出库
A2、G1	使用科室根据A1领取卫生材料供患者使用
F1	住院收费处对住院患者使用的卫生材料收费
E3	财务处对住院收费处上报的卫生材料收入进行复核、记账
G1	对于住院患者使用的特殊卫生材料由设备处库房直接给患者使用，转F1
D4.E4	月末根据盘点单，设备会计会同设备处库房进行卫生材料盘点

（四）固定资产管理

医院的固定资产是医院赖以生存的主要物质基础，也是医院开展医疗、科研等各项活动的重要资源。公立医院固定资产管理一般包括固定资产取得和配置、固定资产使用维护、固定资产处置三个阶段，具体可以细分为资产预算、请购、采购、验收、领用、维修保养、出售、报废等环节，见图8-10。

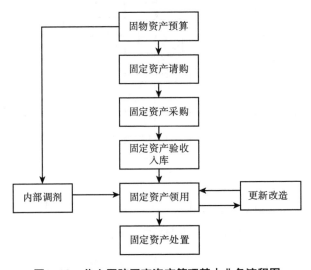

图8-10　公立医院固定资产管理基本业务流程图

1.固定资产预算及请购业务流程

（1）固定资产预算及请购业务流程图（见图8-11）。

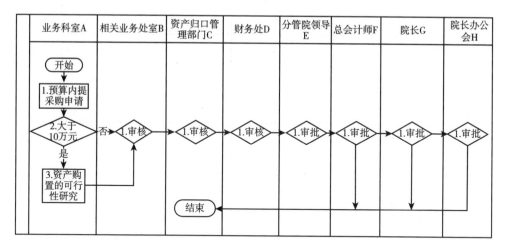

图8-11　固定资产预算及请购业务流程图

（2）固定资产预算及请购业务关键节点说明（见表8-10）。

表8-10　　　　　　　固定资产预算及请购业务关键节点简要说明

关键节点	简要说明
A1	各业务科室根据实际需要在预算内提出资产采购申请，提交给相关业务处室进行业务审批
A2	对于资产采购超过10万元的项目要进行可行性研究和分析论证；论证完成后，业务部门制订资产购建计划、资产购建预算执行申请给分管业务的处室负责人审核
B1	相关处室负责人对资产采购项目进行业务审核。器材处负责医疗器械、设备、卫生材料等的审核；后勤管理处负责房屋及建筑物、办公家具、电器设备、被服装具、交通工具、通信设备、日杂用品、专项物资等的审核；动力和基建处负责在建工程、动力设备等的审核；药学部负责各种医用药品及试剂等的审核
C1	资产归口管理部门对资产采购项目的库存情况进行相关审核
D1	财务处负责人对资产采购项目的预算及资金来源进行相关审核
E1.F1.G1.H1	分管院领导、总会计师、院长、院长办公会在权限内审批经分管业务单位领导、资产归口管理部门、财务处审核的资产购建预算执行申请

2.固定资产采购及验收业务流程

（1）固定资产采购及验收业务流程图（见图8-12）。

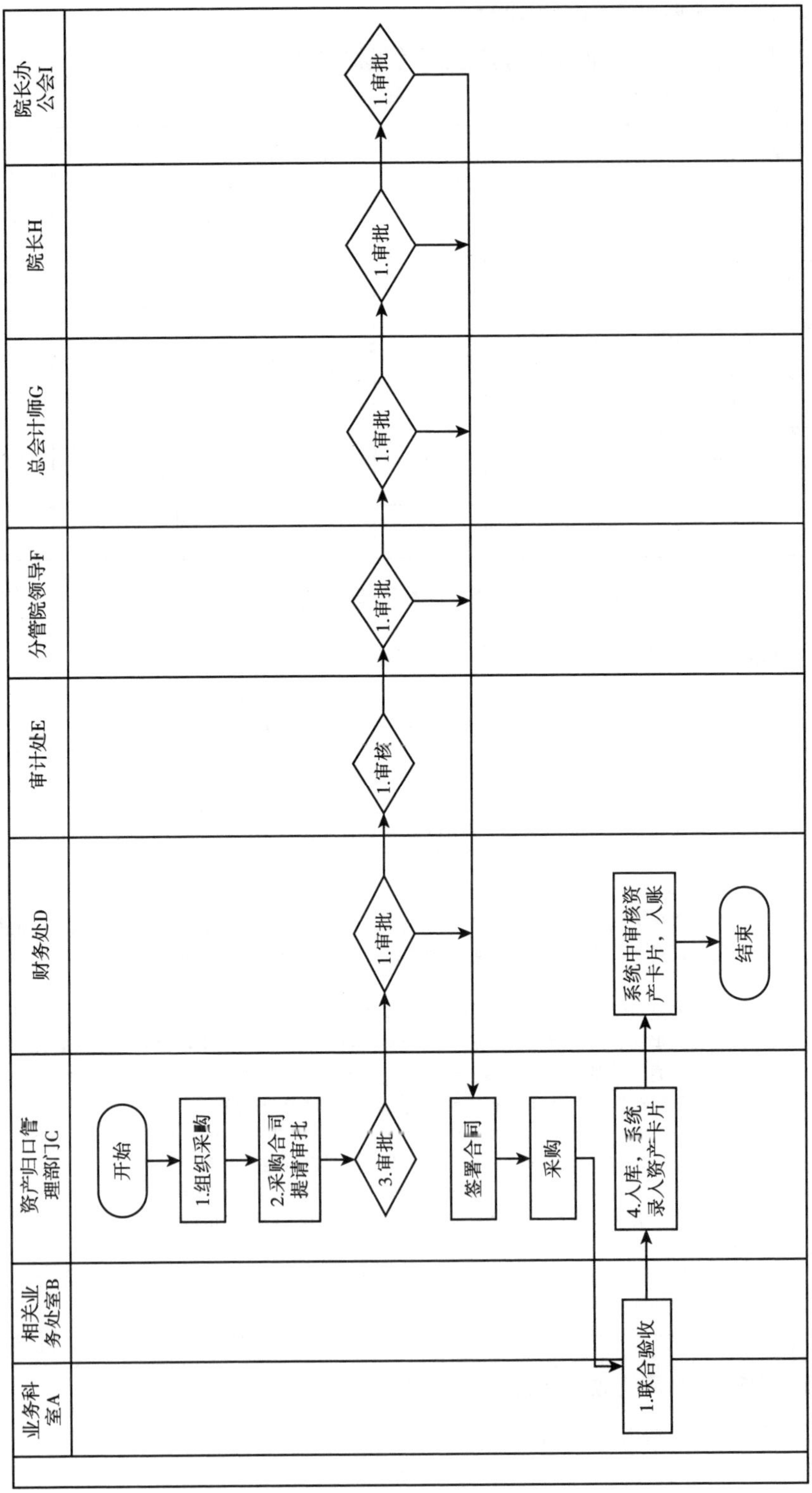

图8-12 固定资产采购及验收业务流程图

（2）固定资产采购及验收业务关键节点说明（见表8-11）。

表8-11　　　　　　　固定资产采购及验收业务关键节点简要说明

关键节点	简要说明
C1.C2	资产归口管理部门根据已批准的采购计划和采购预算执行申请，组织实物资产的采购，与供应商草拟总金额1万元（含）以上的固定资产采购合同并提请部门负责人审批
C3	部门负责人审批5万元以下合同，审批通过后提交财务处审批；合同审批通过后组织采购实施
D1	财务处负责人审批合同金额、付款时间、付款方式等信息
E1	审计处对合同金额5万元（含）以上的合同进行审核
F1	分管院领导审批合同金额5万元（含）以上30万元以下的合同，审核合同金额30万元（含）以上的合同
G1	总会计师对采购合同进行审批
H1	院长审批合同金额30万元（含）以上50万元以下的合同，审核合同金额50万元以上的合同
I1	院长办公会对合同金额50万元（含）以上的合同进行集体审议
A1.B1	固定资产采购申请业务处室和固定资产业务审批处室，联合验收采购到货的固定资产
C4	固定资产通过验收后，资产管理员在系统中生成固定资产卡片提交财务处审核，登记台账，并定期和业务部门核对资产使用情况
D2	资产会计审核资产管理员在系统中生成的固定资产卡片，进行相关会计处理

3.固定资产内部领用业务流程

（1）固定资产内部领用业务流程图（见图8-13）。

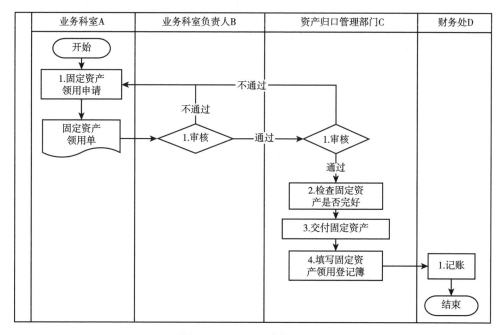

图8-13　固定资产内部领用业务流程图

（2）固定资产领用业务关键节点说明（见表8-12）。

表8-12　　　　　　　　固定资产领用业务关键节点简要说明

关键节点	简要说明
A1	业务科室填写固定资产领用申请单，提交业务科室负责人审核
B1、B2、B3、B4	业务科室负责人审核资产领用申请，审核通过提交资产归口管理部门审核，审核不通过驳回给业务科室申请人
C1	资产归口管理部门审核资产领用申请单，检查固定资产完好，办理领用手续，交付固定资产，填写固定资产领用登记簿报财务处进行会计处理
D1	财务处根据资产归口管理部门提交的固定资产领用登记簿进行会计处理

4.固定资产维修保养流程

（1）固定资产维修保养流程图（见图8-14）。

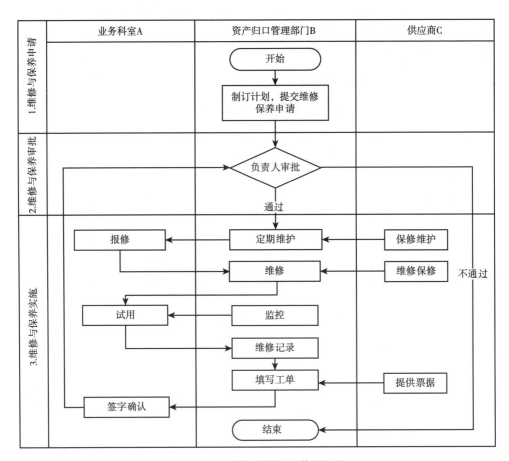

图8-14　固定资产维修保养流程图

（2）固定资产维修保养关键节点说明（见表8-13）。

表8-13　　　　　　　　　固定资产维修保养关键节点说明

关键节点	简要说明
B1	资产归口管理部门资产管理人员根据资产属性制订预维护计划，提交部门负责人审批
B2	资产归口管理部门负责人对维护申请进行审批
B3	资产归口管理部门资产维护接口人根据预先制订的计划对资产进行预维护 接到报修后要及时进行修复工作，有些故障由接口人联系供应商（设备厂家或第三方维修商）进行维修；对购买了保修的设备，接口人要立即通知供应商进行维修 对修复的设备进行记录，归入设备的维修档案 填写工单
A3	使用科室在发现故障后，及时报修，资产维护接口人在维护资产时发现问题后要通知使用科室正式报修 使用科室试用修复后的设备；资产归口管理部门监控设备试用 使用科室负责人在工单上签字确认
C3	供应商按合同规定对设备进行维护 供应商提供维修发票，如供应商有维修记录则一并提供

5.固定资产报废流程

（1）固定资产报废业务流程（见图8-15）。

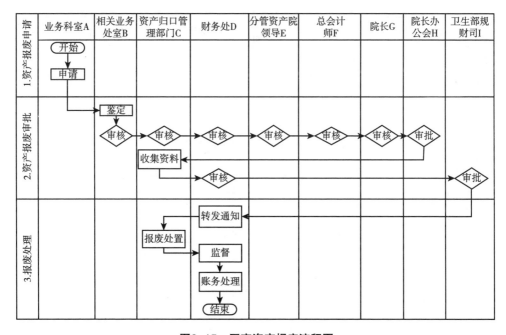

图8-15　固定资产报废流程图

（2）固定资产报废业务关键节点说明（见表8-14）。

表8-14　　　　　　　　　实物资产报废业务关键节点简要说明

关键节点	简要说明
A1	业务科室提出资产报废申请，提交相关业务处理进行技术鉴定
B1	相关业务处室派专业技术人员进行技术鉴定，出具鉴定意见及处置建议
C2	（1）资产归口管理部门负责人审核资产报废的技术处置建议 （2）院长办公会审批通过资产报废申请，资产归口管理部门收集相关资料（审批齐全的资产报废申请、报废清单、固定资产卡片、固定资产原始发票复印件等相关资料）提交财务处审核
D2	（1）财务处负责人审核资产报废的申请 （2）财务处负责人审核资产报废处置相关审批资料，审核无误后上报（50万元以下的固定资产报卫生部规划财务司备案，50万元以上的固定资产报卫生部规财司）审批
E2、F2、G2	分管资产院领导、总会计师、院长审核资产报废的技术处置建议
H2	院长办公会审批资产报废的处置意见
I2	卫生部规财司审批上报的固定资产报废处理意见
C3	资产归口管理部门根据卫生部批复进行固定资产处置
D3	（1）财务处将卫生部规财司批复同意的结果转发给资产归口管理部门 （2）财务处、审计处联合监督固定资产的处置过程 （3）财务处进行相关账务处理

6.固定资产盘点流程

（1）固定资产盘点业务流程图（见图8-16）。

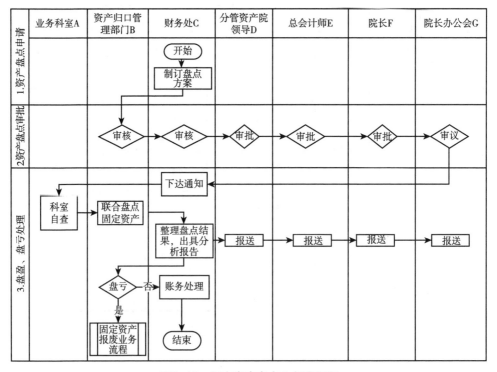

图8-16　固定资产盘点业务流程图

（2）固定资产盘点业务关键节点说明（见表8-15）。

表8-15 固定资产盘点业务关键节点简要说明

关键节点	简要说明
C1	财务处牵头，跟资产归口管理部门沟通制订资产盘点方案
B2、C2	财务处、资产归口管理部门负责人审核资产盘点方案
D2、E2、F2、G2	分管资产院领导、总会计师、院长审批资产盘点方案，院长办公会审议资产盘点方案
C3	（1）财务处下达资产办公会审议通过的资产盘点通知 （2）财务处资产会计根据盘点结果进行相关账务处理
A3	各业务科室收到资产盘点通知后，先进行资产自查。
B3.C3	（1）资产归口管理部门、财务处联合盘点各科室资产 （2）资产归口管理部门、财务处对盘点结果进行整理，出具资产盘点分析报告
B3	如果资产盘亏，则由归口管理部门牵头走资产报废业务流程
D3.E3.F3.G3	资产盘点结果及资产盘点分析报告要及时报送给分管资产院领导、总会计师、院长审批资产盘点方案，院长办公会审阅

7.固定资产清查业务

（1）固定资产清查业务流程图（见图8-17）。

（2）固定资产清查业务关键节点说明（见表8-16）。

表8-16 固定资产清查业务关键节点简要说明

关键节点	简要说明
C1	财务处根据上级工作部署安排资产清查，出具清查方案
E2、F2、G2、H2、I2	（1）分管资产院领导、总会计师、院长审批资产清查方案，院长办公会审议资产清查方案 （2）分管资产院领导、总会计师、院长审批财务处提交的资产清查结果报告，院长办公会审议资产清查结果报告
C3	财务处下达资产清查通知，引入中介机构，准备和发放账页，对资产清查进行相关培训
A3	各业务科室收到资产清查通知后，先进行资产自查
B3、C3、D3	资产归口管理部门、财务处联合盘点各科室资产，会计师事务所进行全程监督
B3、C3	财务处和资产归口管理部门一起对盘点结果进行整理，提交盘点结果给会计师事务所进行鉴定
D3	（1）对资产清查结果进行鉴定 （2）和财务处沟通后，出具专项审计报告和审计鉴证材料
C3	（1）和事务所沟通，组织提交鉴证相关材料 （2）填报资产清查结果，提交相关资料审批 （3）清查资料审批通过后，提交材料给卫健委、财政部审批 （4）收到审批意见后，下达意见给资产归口管理部门
B3	资产归口管理部门根据上级批复意见对资产进行相应处理

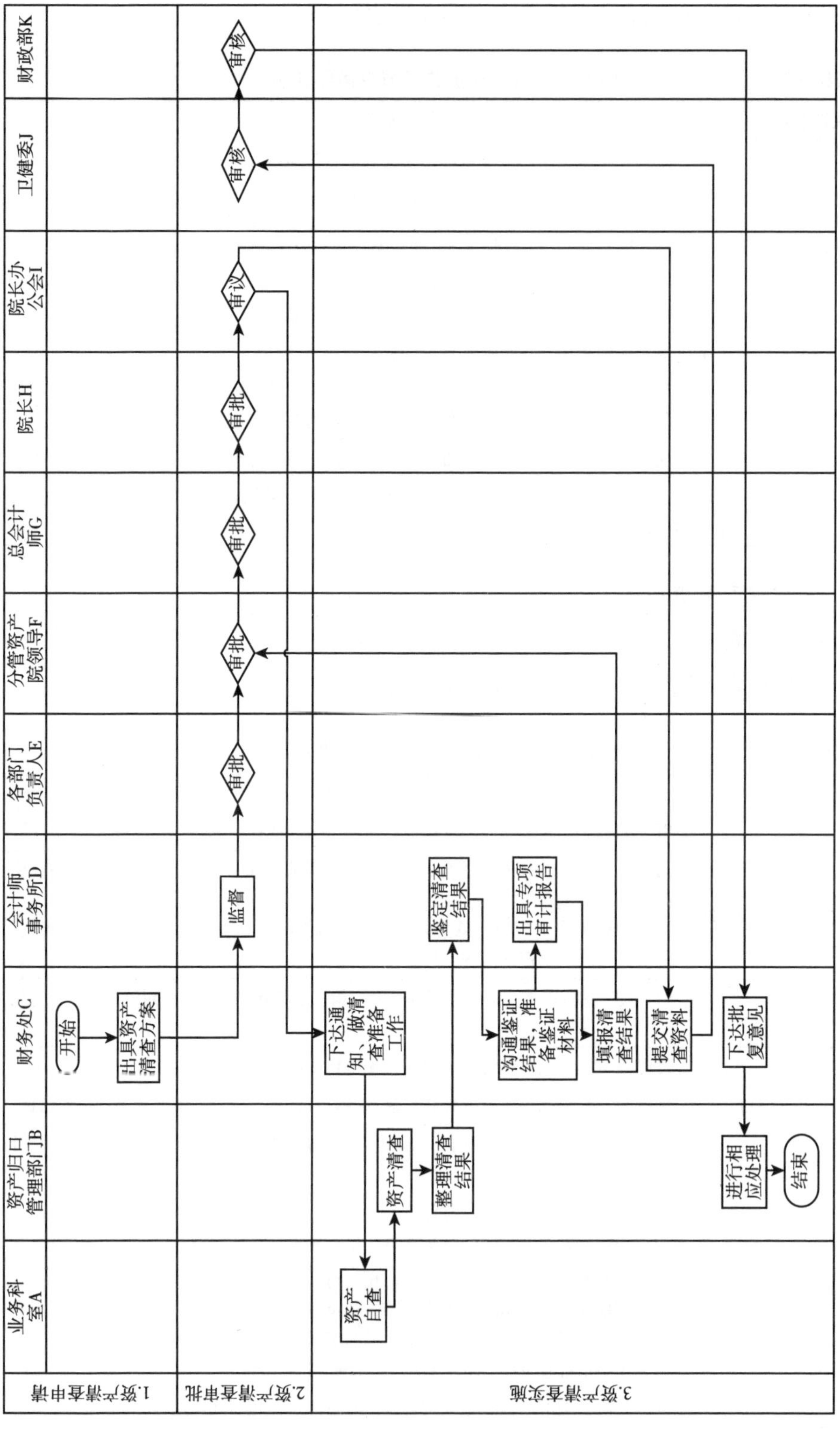

图8-17 固定资产清查业务流程图

（五）无形资产管理

1.无形资产管理业务流程图（见图8-18）。

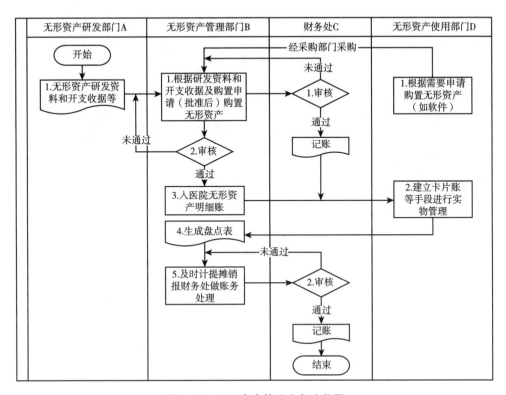

图8-18　无形资产管理业务流程图

2.无形资产管理业务关键节点说明（见表8-17）。

表8-17　　　　　　　　**无形资产管理业务关键节点简要说明**

关键节点	简要说明
A1	无形资产研发部门汇总研发资料、与研发相关开支收据等
D1	相关科室根据需求提出购置无形资产申请
B1	无形资产管理部门根据科室购置申请，购置无形资产
C1	无形资产管理部门将相关购置资料提交财务处审核入账
B2、B3	无形资产管理部门对研发部门提交的研发资料或购置无形资产的资料进行审核，入无形资产明细账
D2	无形资产使用科室建立卡片账，对无形资产进行实物管理
B4	按年生成无形资产盘点表，定期对无形资产进行盘点工作
B5	无形资产管理部门按月计提摊销无形资产，并报财务处进行账务处理
C2	财务处根据无形资产管理部门提交摊销数据做账务处理

（六）对外投资管理

1.对外投资管理业务流程图（见图8–19）。

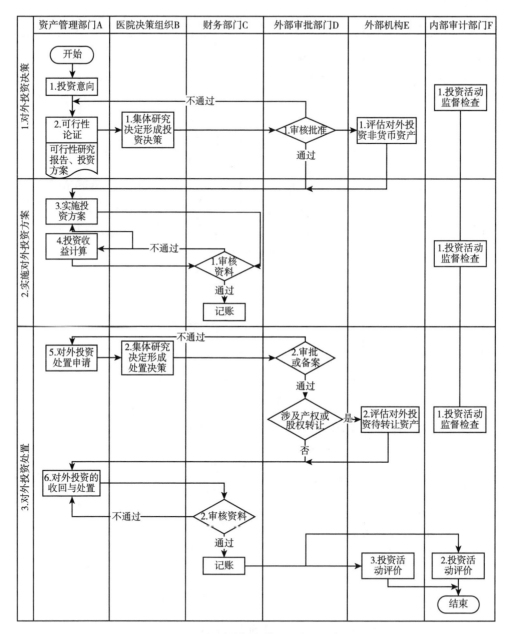

图8-19 对外投资管理业务流程图

2.对外投资管理业务关键节点说明（见表8-18）。

表8-18   **对外投资管理业务关键节点简要说明**

关键节点	简要说明
A1	公立医院资产管理部门要根据国家投资法律法规、国有资产管理的法规、社会需要和医院发展战略等，结合医院实际情况，合理安排资金投放结构，提出对外投资初步意向
A2	公立医院资产管理部门项目可行性研究岗位人员对投资意向或方向进行认真的可行性研究，编制对外投资可行性研究报告，并制定投资方案
B1	由公立医院决策组织集体对投资项目的可行性研究报告和投资方案进行论证，决定投资项目是否应当立项。变更投资方案的，应经过医院领导集体讨论决定
D1	公立医院资产管理部门项目可行性研究岗位人员准备有关材料，按规定程序报经主管部门或政府有关部门对投资项目进行立项审批。如所提供的资料进行审核批准不通过，公立医院应根据审批意见重新进行可行性论证或修改投资方案
E1	以非货币资产方式（如实物资产、无形资产）出资的，应当委托具有资产评估资质的社会中介机构进行评估，公立医院资产管理部门应该如实向上述机构提供有关情况和资料，并对所提供情况的客观性、真实性和合法性负责
F1	监督检查工作贯穿于投资活动的始终，公立医院内部审计部门定期检查对外投资业务的管理情况，明确对外投资业务的管控重点
A3	资产管理部门项目执行岗位人员根据审批通过的投资方案，编制详细的投资计划，落实不同阶段的资金投资数量、投资具体内容及回收情况等，按程序报经有关部门批准执行，并由专门的工作小组和责任人负责执行
A4	公立医院资产管理部门项目执行岗位人员应当按对外投资收益分配方案定期进行投资收益计算，对对外投资增减变动及投资收益的实现情况等进行明细核算，及时足额收取投资收益
C1	财务部门按照会计制度的要求，对已经审批通过的对外投资项目进行账务处理；对投资收益计算资料进行审核并按照规定及时进行会计处理。对外投资获取的利息、股利以及其他收益，均应纳入公立医院统一核算，严禁设置"账外账"
A5	对于对外投资的转让、清算和回收等处置，公立医院资产管理部门项目执行岗位人员应当全面分析投资情况，制定和提出转让、清算或回收方案
B2	公立医院决策组织对提交的投资项目处置方案进行集体论证，决定对外投资项目的最终处置方案
D2	公立医院资产管理部门项目执行岗位人员准备有关材料，按规定程序报经主管部门或政府有关部门对投资项目处置进行报批或备案。如所提供的资料进行审核批准不通过，公立医院应根据审批意见重新修改处置方案
E2	对被投资企业产权或股权的转让，公立医院资产管理部门应当委托具有资产评估资质的评估机构评估
A6	审批通过后，公立医院资产管理部门按照主管部门和财政部门审批意见执行处置方案
C2	公立医院财务部门应当认真审核与对外投资处置有关的审批文件、会议记录、资产清算回收等相关资料，并按照规定及时进行对外投资资产处置的会计处理
E3.F2	对外投资活动完成后，公立医院内部审计部门或聘请中介机构要对投资业务进行总体评价，评价投资对象选择的合理性、技术和经济论证的充分性、出资方式选择的正确性、投资资产价值评估的准确性以及投资管理的及时性等，及时发现问题和缺陷，促进对外投资内部控制的完善

四、公立医院资产管理主要风险点

（一）资产管理体系控制的主要风险点

1.公立医院资产管理制度不健全，管理行为无法可依、无规可循，即使建立了资产管理制度，但是制度不健全，存在制度漏洞，加之监督不力，导致公立医院资产管理效率低下，国有资产流失。

2.岗位设置不合理，没有实现恰当的岗位分离，导致舞弊现象的出现。

3.资产信息系统管理缺乏相关规范，缺乏相关技能或技能水平较低，数据输入、输出和处理容易出现错误，而且缺乏和其他系统的衔接，不注意资产信息分析和利用，导致资产管理系统不能发挥其效用，达不到预期效果。

4.公立医院资产配置超出标准，配置数量过多，价格超出上限，未达到使用年限就另行购置替换，浪费资源；配置的资产功能和公立医院职能不相匹配，导致资源浪费或闲置。

5.公立医院资产使用风险。未按照法律法规利用占有、使用的国有资产进行对外担保，利用财政资金买卖期货、股票等，公器私用，利用国有资产牟取私利；资产出租出借不符合规定，出租出借过程不公开、不透明，并且缺乏监管。

6.公立医院资产处置风险。公立医院资产处置时缺乏恰当评估，处置方式不公开透明，存在暗箱操作，导致国有资产被低估；资产处置缺乏监督管理，公立医院未经审批和备案就自行处置国有资产；在相关改革中资产划转、撤并衔接不紧密、交接不及时，隶属关系不清晰，导致国有资产流失；资产管理卡片中仍然存在一些待清理的闲置资产以及提足折旧却未进行报废的资产，财务部门难以清楚地掌握这些资产的实际状态和具体的去向，资产的账实相符问题仍然存在。

7.公立医院资产收益管理风险。公立医院资产收益未按照相关规定进行管理，未能及时上缴，存在隐瞒、截留、坐支和挪用。

8.公立医院资产清查核实风险

（1）资产清查风险。各部门清查核实职责不清，导致重复清查、浪费国家人力财力；各组织主体的资产清查程序不规范，清查内容不全面，清查具有随意性，专业性不足，清查报告内容不完全，不能如实反映公立医院资产状况和财务状况。

（2）资产核实风险。资产核实程序不规范，各级别单位资产核实管理权限不清、资产核实申报材料不全，导致资产核实达不到预期效果。

9.对国有资产管理缺乏绩效评价，评价指标体系不科学、评级结果不全面，无法为资产配置提供有效参考。

10.缺乏对资产管理的全过程监管。很多医院未设置资产监督部门，个别医院虽设该部门，但认为资产监管是一个部门的责任，缺乏多部门协作，导致国有资产损毁、缺失等。

（二）货币资金管理的主要风险点

1.货币资金支付业务主要风险点

（1）货币资金管理岗位设置不合理，未明确岗位职责和权限，导致权责不清、互相推诿；不相容岗位未实现相互分离，没有形成互相制约和监督。

（2）出纳人员不具备从业资格、专业性不足，经常兼任不相容职务等。

（3）货币资金授权审批不当。审批人对货币资金授权批准的方式、权限、程序和责任及相关控制措施不明确，权力高度集中，存在越权审批。

（4）缺乏对库存现金的清查盘点，或者清查盘点的关注重点不明确，导致库存现金依旧存在账款不符，出现白条抵库、私借挪用公款等现象。

（5）对货币资金疏于管理和监督，管理监督部门和单位职责不清，对银行账户缺乏动态监控，对账户的情况缺乏全面了解，无法及时发现问题并予以纠正。

（6）银行对账走过场，没有如实核对，导致存款账面金额和银行对账单余额调节不符，或者发现不符，但是蓄意隐瞒，没有及时处理、改正等，出纳人员在没有复核和监督的情况下，获取银行对账单、编制余额调节表，容易造成舞弊。

（7）医院退费制度不健全，对退费事项的真实性审核不严。

（8）信息化的软件、硬件建设滞后，货币资金监督困难。

2.印章使用业务主要风险点

（1）印章管理松散，存在私刻印章，委托他人代取、代用的现象。

（2）印章使用不规范，未经专人保管，存在办理货币资金支付业务所需的全部印章交由一人保管的现象。

（3）未经批准私自加盖公章，导致经济纠纷。

3.公务卡管理业务主要风险点

（1）公务卡申领未经单位适当审核，可能造成无关人员持卡，加大单位管理成本。

（2）公务卡的使用与报销程序不严格，可能造成单位资金损失。公务卡的使用范围不明确，存在虚假消费、消费结算不及时、报销没有经过适当的审批等现象。

（3）公务卡使用报销没定期进行检查，公务卡使用信息没有进行全面、有效审核，导致数据使用效率低，缺乏有力监管。

（4）公务卡的使用和运行效率不高。在某些公立医院，只针对少部分人员以及科级以上工作人员开卡，有的工作人员还完全不了解在公务消费中要使用特定的公务卡，有的人员虽然办理了公务卡却没有开通使用，对于那些开通了的公务卡也没有投入到使用之中，这就使得大量公务卡被注销掉，导致了公务卡资源的浪费现象；另外，有一部分人在意识里认同公务卡消费很便捷，却在实际应用中因为繁忙的工作和报销流程的烦琐而放弃使用。

4.银行账户管理业务主要风险点

（1）银行账户设置、开立、变更和撤销随意，未经严格审批，单位大量存在违规账户，可能导致"小金库"滋生。

（2）单位银行账户设置混乱，资金存放混乱，银行账户使用不规范，擅自改变账户用途，导致资金乱存乱放，给货币资金管理和使用造成混乱，甚至导致单位"小金库"滋生。

（3）银行账户开立后未及时到财政部门备案，导致这部分账户信息缺失，加大了财政部门的财务监管难度。

（4）银行账户的年检意见未落实到位。

（三）应收及预付款项管理的主要风险点

1.公立医院应严格控制应收及预付款项的规模，保障医院资产质量和资产运营能力。

2.公立医院应指定专人管理应收及预付款项，做好结算和催收工作，防止意外和损失的发生。对各种应收、预付账款，敦促有关部门和经办人员及时办理结账和报账手续，严禁借款给与医院无结算关系的单位或个人。

3.公立医院对坏账损失的确认应持严谨的态度。预付款项如有确凿证据证明供货单位破产、撤销等无望收到所购货物，按照规定的管理权限报经批准后作为坏账损失。

4.移动支付方式的广泛应用，使游离于医院银行账户外的医院应收账款越来越多，这些资金如果不能与医院、银行准确无缝对接，就不能保证账实相符，增加这部分游离资金被盗用、挪用甚至贪污的风险。

（四）存货管理的主要风险点

1.公立医院药品、卫生材料的合法合规性。

药品是医院开展正常医疗服务活动用于诊断、治疗疾病而储存的特殊商品，是开展医疗服务活动的重要物资保障。对药品的使用与管理严格执行《药品管理法》、有关药品价格政策以及基本医疗保险制度的规定；医院的药品统一按照进价核算，外购药品价格中不应包括采购、运输而支付的各种采购费用。

卫生材料是医院向患者提供医疗服务过程中耗费或植入人体的各种医用材料，卫生材料也是医院开展医疗服务活动的重要物资保障。随着医疗技术的快速发展，应用于临床的卫生材料骤增，在医院医疗服务活动中所用的卫生材料占医院所耗物资的比重越来越大，因此，对卫生材料的全过程管理是医院经济管理的重点内容之一；必须严格执行政府有关规定，执行国家价格政策和基本医疗保险制度的规定；医院的卫生材料统一按照进价核算，外购卫生材料中不应包括采购、运输而支付的各种采购费用。

2.公立医院药品、卫生材料质量保证。药品和卫生材料均是医院为开展正常医疗服务活动所需的特殊商品，其质量的好坏直接关乎患者的健康甚至生命。采购过程中可能存在收受厂家贿赂的风险，没有把好质量关，可能导致采购的药品和卫生材料质量差、价格高而造成医院损失。因此，严把质量关是医院药品、卫生材料管理的重中之重。制定严格的药品和卫生材料准入制度、严密的审核手续等是保证其质量的必备手段。

3.公立医院药品、卫生材料流通过程到使用的稽查核对工作，是保证准确、及时、安全地应用药品、卫生材料的重要手段。药品供应管理可能无适当授权或审批越权，可能会出现重大差错、舞弊、欺诈等行为。药品发出、领用审批不严格，可能导致药品流失。药品出入库、台账记录不规范，可能导致量、账、物不符。各药房药师发放药品未进行仔细核对，导致药品发放错误，从而致使患者用药错误。特殊药品发放管理不规范，发放时未进行严格的处方登记。因此，要关注药品、卫生材料流通过程中关键环节的审查、核对，尤其是应用于患者前的核对工作不容差错。

4.公立医院药品、卫生材料库存量的确定。公立医院存货库存量的大小关系到能否为医院医疗服务提供有力的物质保障，存货库存量的大小也影响着存货成本。存货库存量的合理性是防止库存物资缺货、积压的重要手段，是衡量存货管理的重要指标之一。

5.公立医院药品、卫生材料保管及安全性。药品和卫生材料储存保管不到位，增加其使用风险。药品和卫生材料储存条件、有效期未得到有效监控和管理，导致物品变质。特殊药品及贵重药品盘点不及时或账册管理不规范，可能造成药品流失，给医院造成经济损失和信誉损失。财务未做到有效监盘，盘点报告缺失或缺乏真实性，可能影响医院药品的正常供应和资金安全。

（五）固定资产管理的主要风险点

1.公立医院固定资产购置申请的审批。需求科室申请购置固定资产是否合理，大型医疗设备或金额较大的固定资产购置等是否有可行性论证，重大投资决策是否通过医院领导班子集体讨论决策。

2.公立医院固定资产的购置同医院预算相结合，能够带来社会效益和经济效益。

3.公立医院要重视固定资产的验收环节。固定资产验收时无完整的记录，未对固定资产的名称、规格、附属设备等进行详细的登记，致使固定资产账实不符。设备验收时无专业的验收人员，不能准确判断该项资产的性能，技术参数是否符合合同或招标文件的各项要求，影响了入库资产的真实性和可靠性。

4.公立医院固定资产在使用过程中，要建立其日常保养、维护和维修制度，确保固定资产正常的使用，使其能够发挥最大的效用，做到物尽其用。固定资产定期有效的维护、保养是保证医疗设备正常运转、提高使用效率、减少维修频率、降低大修成本的根本措施。公立医院资产使用科室将固定资产领用后忽略了固定资产的保管及日常维修维护和保养。有些资产因未得到及时的维修、保养甚至影响了医院医疗活动的正常开展。各科室随便交叉使用，未经过调剂随便更换固定资产的使用科室，有可能造成医院资产的流失。有些资产长期闲置却未及时交回，使固定资产未能实现其使用效益。

5.公立医院要严格遵守有关固定资产处置的规定，制定内部处置流程并严格执行。对固定资产报废、调拨、捐赠等应与组织有关部门进行技术鉴定和评估，通过严格的审核和报批手续后方可处置。

6.建立医院固定资产清查盘点制度，做好医院固定资产的清查盘点工作。按照医院制度的规定，医院应当定期对固定资产进行盘点清查，至少每年盘点一次，而医院由于各种原因并未定期对固定资产进行盘点清查，或者虽然进行了盘点清查也是财务上简单的明细账和总账的对照，并未将账卡与实物进行详尽的盘点，使医院资产管理者不能对医院固定资产的情况进行全面掌握，不清楚医院家底。

医院固定资产类别繁多、数量大、管理难度大，加之医院资产报废处置制度的不完善，已过了使用年限且无使用价值及修理价值的固定资产未按照相应的程序申请报废处置，使医院库房中堆积了大量已无使用价值和修理价值的需报废的资产，占用了大量的空间，也增加了对固定资产盘点清查的难度。

（六）无形资产管理的主要风险点

1.无形资产管理体系风险

（1）公立医院无形资产管理岗位设置不合理，职责权限不明确，未实现不相容岗位和职务相互分离，出现同一个人办理资产业务全过程，导致舞弊和贪污腐败发生。

（2）公立医院无形资产管理缺乏充分的授权审批，出现越权审批。

（3）管理机构不统一，制度建设不健全。没有明确、统一的牵头责任部门，易造成管理分散、权责不清、各自为政等情况。无形资产管理不熟练、不专业，对业务流程和控制要求不明确，无法保证无形资产业务的顺利开展。

（4）公立医院几乎未对无形资产信息化管理进行投入，多数医院仍采用手工管理方式，不仅差错率高，而且对无形资产的变动信息无法及时更新，不能满足公立医院精细化管理的要求。

2.无形资产取得风险

公立医院本身具有科研的能力，自行研发无形资产有一定的数量，其计价是难点和风险点。

（1）无形资产投资立项未进行周密系统的分析和研究，预算编制不合理，未经过适当审批或超越权限审批，仓促上马，浪费国有资源。

（2）无形资产外购未严格按照政府采购流程，故意规避公开招标，存在暗箱操作，导致贪污舞弊发生。

（3）无形资产验收不严格，不符合使用要求，未取得相关权利的有效证明文件，导致公立医院权益受损。

（4）无形资产确认应符合下列条件：符合无形资产的定义；产生的经济效益或社会效益可能流入医院；成本能够可靠计量。医院购入的不构成相关硬件不可缺少组成部分的应用软件，应作为无形资产来管理。

3.无形资产使用保全风险

（1）缺乏严格的保密制度，保密工作不到位，可能造成公立医院无形资产被盗用、无形资产中的商业机密泄露。

（2）未及时对无形资产的使用情况进行检查、评估，导致内含的技术未能及时升级换代，公立医院无形资产面临贬值的风险。

4.无形资产处置风险

无形资产处置不规范、处置价格不合理，不符合法律法规，可能导致公立医院资产损失，甚至引起法律纠纷。

5.无形资产会计核算风险

未严格按照国家最新的法律法规进行会计核算，无形资产初始成本确认不合规，摊销年限过长或过短，导致公立医院财务状况异常，不能如实反映公立医院资产状况。

（七）对外投资管理的主要风险点

医院对外投资风险是指医院在进行投资时可能产生的违反有关政策的规定、投资论证不充分、投资决策程序不合理以及监督不力等造成的风险。

1.对外投资管理风险

（1）违反国家法律法规、财政规定、医院财务制度等规定。

（2）投资超出医院相关经营范围。

（3）没有合理设置对外投资管理岗位，与对外投资相关的不相容岗位未实现有效分离，导致舞弊或腐败的风险。

（4）投资业务审批权限不明确，未经授权就办理对外投资业务。

（5）投资业务不熟练、不专业，对投资流程和控制要求不明确，无法保证投资业务顺利开展。

（6）假借投资转移国有资产等，造成不合理、不合规和徇私舞弊现象时有发生，国有资产流失。

2.对外投资决策风险

（1）公立医院没有进行有效的对外投资可行性分析，投资项目通常取决于领导个人意见，不经过集体决策，不能准确把握国家投资政策以及行业发展变化的趋势，最终导致公立医院对外投资项目的利弊权衡缺失，不能作出合理的投资决策，对外投资风险增大，投资回报率不高，资产保值增值能力差。

（2）对外投资项目审批程序不合规、审批不严格，对重点审查内容缺乏审核，未建立相应的责任追究制度，或者责任追究不严格，出了问题互相推诿，导致公立医院重大决策失误频发。

3.对外投资项目的管理风险

（1）投资未按照计划严格执行，提前或延迟投资、变更投资额、改变投资方式、中止投资未经过严格审批，或者对对外投资的价值变动和投资收益情况缺乏了解。

（2）未妥善记录和保管单位对外投资权益证书，使国有资产存在流失的风险。

（3）未按规定的用途使用资金，挪用资金进行投资。

（4）对外投资账务处理按照往来账款科目核算，未设立投资明细登记簿，使公立医院对对外投资资产的价值的变更缺乏了解；未及时对账，存在个人为了私利故意歪曲投资真实价值的现象。

（5）公立医院资产处置方式不恰当，转让、清算和回收过程不规范，无形资产未经过专业评估，处置价格过低，不能有效保障国有资产投资收益。

（6）对外投资管理业务缺乏有力的投资监督评价，使公立医院无法掌握投资业务的管理情况，不能及时作出恰当决策；公立医院对对外投资评价缺乏公正性，对评价结果缺乏重视，不能引以为戒。

五、公立医院资产管理控制措施

（一）资产管理体系管理的控制措施

1.建立健全资产内部管理制度

《单位内部控制规范》第四十条第一款规定："单位应当对资产实行分类管理，建立健全资产内部管理制度。"一般来说，资产内部管理制度主要明确以下几个方面的内容：按照"谁使用、谁保管、谁负责"的原则明确资产的使用和保管责任；明确资产的配置、使用、处置的工作流程；明确对外投资的管理要求；明确对资产动态管理的要求；明确与资产管理相关的检查责任等。

此外，公立医院应当根据财政部门、主管部门的规定，结合本单位的实际情况，对货币资金、实物资产、无形资产、对外投资实行分类管理，按照各类资产的特点、管理中的关键环节和分类点，制定本单位国有资产管理的具体实施办法，并报主管部门备案，建立和完善本单位资产配置、使用、处置、收益、清查核实、绩效评价、监管等具体管理制度。

2.合理设置岗位，加强不相容岗位分离

《单位内部控制规范》第四十条第二款规定："单位应当合理设置岗位，明确相关岗位的职责权限，确保资产安全和有效使用。"

公立医院应当根据本单位的"三定"规定、单位实际情况和《单位内控规范》的要求，合理设置资产管理岗位，确保不相容岗位实现相互分离。与资产管理相关的不相容岗位主要包括：货币资金支付的审批和执行；货币资金的保管和收支账目的会计核算；货币资金的保管和盘点清查；货币资金的会计记录和审计监督；无形资产的研发和管理；资产配置和资产使用；资产使用和资产处置；资产配置、使用和处置的决策、执行和监督等。

3.建立健全资产信息管理系统

《内部控制规范》第四十四条第五款规定："建立资产信息管理系统，做好资产的统计、报告、分析工作，实现对资产的动态管理。"

根据《行政事业单位国有资产管理信息系统管理规程》（财办〔2013〕51号），资产管理信息系统是国有资产管理的信息化管理平台，包括资产卡片管理、资产配置管理、资产使用管理、资产处置管理、产权登记管理、资产评估管理、资产收益管理、资产报表管理和查询分析等功能。

（1）财政部制定统一的资产管理信息系统数据规范，负责资产管理信息系统的建立、推广和升级完善，各级地方财政部门、主管部门可以根据实际情况，组织开发符合本地方、部门、单位特点的个性化功能模块，实现与财政部资产管理信息系统的有效对接。个性化功能模块应当符合财政部制定的数据规范。已建立资产管理信息系统的部门、地方和公立医院，应当按照财政部制定的数据规范，做好已有系统与财政部资产管理信息系统的对接和数据转换工作。

（2）各级财政部门负责研究和推进资产管理信息系统与财务系统、预算系统、决算系统、政府采购系统和非税收入管理系统等的对接。各级公立医院财务管理、预算管理等部门应当对上述系统之间的衔接与核查予以协助。

（3）各级财政部门、主管部门和公立医院应当在梳理预算、决算、政府采购等业务的基础上，完善资产管理工作流程，将管理流程设置在资产管理信息系统中，并按照规定的管理权限和系统中设定的管理流程，逐步实现资产管理事项的网上办理。

（4）各级财政部门、主管部门和公立医院应当建立健全资产管理信息系统内部管理规范和岗位管理制度，落实资产管理信息系统岗位责任制和领导负责制，科学设置资产管理信息系统中经办、审核、审批和系统管理等岗位，合理安排岗位人员，加强保密管理和风险防范，确保资产管理信息系统安全稳定运行。

（5）提高信息化管理水平，堵塞网络漏洞。加强硬件管理，及时更新电脑服务器等硬件设备，防止因设备落后引起的网络卡顿、缴费失败、信息误传等降低统计工作的准确性。不断提升防火墙的防御能力，防止病毒、黑客攻击医院HIS网络，货币资金安全受到威胁。医院局域网内电脑禁止其他U盘插入并设置登录密码，限制未授权操作。建立软件核查系统代替庞大的手工核查工作量，减少财务人力缺乏或手工工作疏忽引起的审核错误。信息人员必须有较强的专业能力、良好的职业道德。

此外，公立医院还应当依托行政事业单位资产管理信息系统，建立健全"全面、准确、细化、动态"的行政事业单位国有资产基础数据库，加强基础数据和业务数据的分析，开展资产数据报告工作，为管理决策和编制部门预算等提供参考依据，提高资源配置的效率。

4.建立健全资产配置管理制度

资产配置是公立医院资产形成的起点，公立医院要切实把好资产"入口关"，以科学、合理地支撑公立医院履行职能为目标，建立健全资产配置标准体系，优化新增资产配置管理流程，逐步扩大新增资产配置预算范围。其中，资产配置标准是科学合理编制资产配置预算的重要依据，公立医院要根据各级财政部门制定的资产配置标准，按照其规定的各类资产的配置数量、价格上限和最低使用年限等，合理地编制资产预算。

一般而言，通用资产配置标准由财政部门组织制定，专用资产配置标准由财政部门会同有关部门制定。对已制定资产配置标准的，应当结合财力情况严格按照标准配置；对没有规定资产配置标准的，应当坚持厉行节约、从严控制的原则，并结合公立医院履职需要、存量资产状况和财力情况等，在充分论证的基础上，采取调剂、租赁、购置等方式进行配置，配置资产应当以公立医院履行职能和促进事业发展需要为基础，以资产功能与公立医院职能相匹配为基本条件，不得配置与公立医院履行职能无关的资产。随着改革的进一步深化，政府不断规范公立医院的资产配置，公立医院要及时关注政策法规，更新资产配置标准，合理编制资产预算。

5.建立健全资产使用管理制度

公立医院要加强资产使用管理，落实公立医院资产管理主体责任制和各项资产使用管理的规章制度，明确资产使用管理的内部流程、岗位职责和内控制度，切实提高国有资产使用效率。

具体来说，公立医院资产使用应该特别注意如下几点。

（1）公立医院对外投资必须严格履行审批程序，加强风险管控等，按照规定严格履行非货币性资产对外投资的资产评估程序。除国家或者法律另有规定外，公立医院不得利用国有资产对外担保，不得以任何形式利用占有、使用的国有资产进行对外投资，不得利用财政资金对外投资，不得买卖期货、股票，不得购买各种企业债券、各类投资基金和其他任何形式的金融衍生品或进行任何形式的金融风险投资，不得在国外贷款债务尚未清偿前利用该贷款形成的资产进行对外投资等。

（2）严格按照规定程序履行资产出租出借报批手续，合理选择招租方式，恰当确定出租价格，确保出租出借过程公开透明，加强各公立医院资产出租出借行为的监管，严格控制出租出借国有资产行为。

（3）探索建立公立医院资产共享共用机制，推进公立医院资产整合。建立资产共享共用与资产绩效、资产配置、单位预算挂钩的联动机制，避免资产重复配置、闲置浪费。鼓励开展"公物仓"管理，对闲置资产、临时机构（大型会议）购置资产在其工作任务完成后实行集中管理、调剂利用。可与其他兄弟医院进行某些医疗设备的资产共享，最大限度地实现固定资产的保值增殖，对于可以调配使用的小型设备，科室之间要互相调配、减少资本性支出，节约医院的资金，完善资产管理体制，加强资产管理监督，推进资产管理信息化建设，提高固定资产的使用效率。

6.建立健全资产处置管理制度

公立医院要秉承公开、公平、公正的原则，严格执行国有资产处置制度，履行审批手续，进一步规范处置行为。

（1）应当按照规定程序进行资产评估，并通过拍卖、招投标等公开进场交易方式处置，资产处置完成后，及时办理产权变动并进行账务处理，在处置过程中杜绝暗箱操作，防止国有资产流失。

（2）建立资产处置监督管理机制，加大对资产处置的监管力度。主管部门根据财政部门授权审批的资产处置事项，应当及时向财政部门备案；由公立医院审批的资产处置事项，应当由主管部门及时汇总并向财政部门备案。由本级人民政府确定的重大资产处置事项，由同级财政部门按照规定程序办理。

（3）切实做好在分类推进事业单位改革、行业协会商会脱钩、培训疗养机构脱钩等重大专项改革中涉及的单位划转、撤并、改变隶属关系的资产处置工作，确保国有资产安全。

7.建立健全资产收益管理制度

国有资产收益是政府非税收收入的重要组成部分，公立医院应该按照相关规定依法上缴该部分收入，确保应缴尽缴和规范使用。各级公立医院出租、出借收入和对外投资收益，应当依据国家和本级财政部门的有关规定加强管理。

8.建立健全资产清查核实制度

资产清查核实是加强公立医院国有资产管理的重要措施，能够真实反映公立医院的资产及财务状况，保障公立医院国有资产的安全完整。

《单位内控规范》第四十四条第四款规定："单位应当定期清查盘点资产，确保账实相符。财会、资产管理、资产使用等部门或岗位应当定期对账，发现不符的，应当及时查明原因，并按照相关规定处理。"

财政部2016年1月印发《行政事业单位清查核实管理办法》（财资〔2016〕1号），各级政府及其财政部门、主管部门和公立医院应该根据专项工作要求或者特定经济行为需要，按照规定的政策、工作程序和方法，对公立医院进行账务清理、财产清查，依法认定各项资产损溢和资金挂账，对公立医院资产清查工作中认定的资产盘盈、资产损失和资金挂账等进行认定批复，并对资产总额进行确认。

（1）资产清查管理。

①资产清查核实职责。在资产清查工作中，财政部门、主管部门和公立医院的具体职责分工各不相同，参见表8-19。

表8-19 资产清查主要职责

资产清查核实部门	主要职责
财政部	（1）制定全国行政事业单位资产清查核实制度，并组织实施和监督检查 （2）负责中央级行政事业单位资产清查立项申请的批复（备案） （3）负责审核中央级行政事业单位资产清查结果，并汇总全国（含本级）行政事业单位资产清查结果 （4）按照规定权限审批中央级行政事业单位资产盘盈、资产损失和资金挂账等事项 （5）指导地方财政部门开展行政事业单位清查核实工作
地方各级财政部门	（1）根据国家及上级财政部门有关行政事业单位资产清查核实的规定和工作需要，制定本地区和本级行政事业单位资产清查核实规章制度，组织开展本地区和本级行政事业单位资产清查核实工作，并负责监督检查 （2）负责本级行政事业单位资产清查立项申请的批复（备案） （3）负责审核本级行政事业单位资产清查结果，并汇总本地区（含本级）行政事业单位资产清查结果，及时向上级财政部门报告工作情况 （4）按照规定权限审批本级行政事业单位资产盘盈、资产损失和资金挂账等事项 （5）指导下级财政部门开展行政事业单位清查核实工作

续表

资产清查核实部门	主要职责
主管部门	（1）负责审批或者提出本部门所属公立医院的资产清查立项申请 （2）负责指导本部门所属公立医院制订资产清查实施方案，并对所属公立医院资产清查工作进行监督检查 （3）按照规定权限审核或者审批本部门所属公立医院资产盘盈、资产损失和资金挂账等事项 （4）负责审核汇总本部门所属公立医院资产清查结果，并向同级财政部门报送资产清查报告 （5）根据有关部门出具的资产核实批复文件，指导和监督本部门所属公立医院调整信息系统相关数据并进行账务处理
公立医院	（1）向主管部门提出资产清查立项申请 （2）负责制订本单位资产清查实施方案，具体组织开展资产清查工作，并向主管部门报送资产清查结果 （3）根据有关部门出具的资产核实批复文件，调整信息系统相关数据，进行账务处理，并报主管部门备案 （4）负责办理相关资产管理手续

②资产清查的程序。组织主体不同，资产清查的程序亦不相同，具体包括如下几个方面。

各级政府及其财政部门组织的资产清查工作。由各级政府及其财政部门统一部署，明确清查范围、基准日等。公立医院在主管部门、同级财政部门的监督指导下明确本单位资产清查工作机构，制订资产清查工作实施方案，根据方案组织清查，必要时可委托社会中介机构对清查结果进行专项审计，并形成资产清查报告，按规定逐级上报。财政部门和主管部门对报送的资产清查结果进行审核确认。

由各主管部门组织开展的资产清查工作。主管部门应当向同级财政部门提出资产清查立项申请，说明资产清查的原因，明确清查范围和基准日等内容，经同级财政部门同意立项后按照规定程序组织实施。

由公立医院组织开展的资产清查工作。公立医院应当向主管部门提出资产清查立项申请，说明资产清查的原因，明确清查范围和基准日等内容，经主管部门同意立项后，在主管部门的监督指导下明确本单位资产清查工作机构，制订实施方案，根据方案组织清查，必要时可委托依法设立的、具备与所承担工作相适应的专业人员和专业胜任能力的会计师事务所等社会中介机构对清查结果进行专项审计，并形成资产清查报告按规定逐级上报至主管部门审核确认。资产清查报告的主要内容参见表8-20。

表8-20　　　　　　　　　　　　资产清查报告主要内容

主要内容	内容详情
工作报告	主要反映本单位的资产清查工作基本情况和结果，应当包括本单位资产清查的基准日、范围、内容、结果，基准日资产及财务状况，对清查中发现的问题的整改措施和实施计划
清查报表	按照规定在信息系统中填报的资产清查报表及相关纸质报表
专项审计报告	社会中介机构对公立医院资产清查结果出具的经注册会计师签字的专项审计报告
证明材料	清查出的资产盘盈、资产损失和资金挂账等的相关凭证资料和具有法律效力的证明材料
其他	其他需要提供的备查材料

此外，资产清查工作专项审计费用，按照"谁委托，谁付费"的原则，由委托方承担。涉密单位资产清查结果可由内审机构开展审计。如确需社会中介机构进行专项审计的，应当按照国家保密管理的规定做好保密工作。

③资产清查的内容。资产清查工作内容主要包括公立医院基本情况清理、账务清理、财产清查和完善制度等。其中，公立医院基本情况清理是指对应当纳入资产清查工作范围的所属单位户数、机构及人员状况等基本情况进行全面清理；账务清理是指对公立医院的各种银行账户、各类库存现金、有价证券、各项资金往来和会计核算科目等基本账务情况进行全面核对和清理；财产清查是指对公立医院的各项资产进行全面的清理、核对和查实；完善制度是指针对资产清查工作中发现的问题，进行全面总结、认真分析，提出相应整改措施和实施计划，建立健全资产管理制度。公立医院对清查出的各种资产盘盈、损失和资金挂账应当按照资产清查要求进行分类，提出相关处理建议。

（2）资产核实管理。

①资产核实的程序。一般而言，资产核实的程序包括如下几点。

第一步：公立医院应当依据资产清查出的资产盘盈、资产损失和资金挂账等事项，搜集整理相关证明材料，提出处理意见并逐级向主管部门提出资产核实的申请报告。各公立医院应当对所报送材料的真实性、合规性和完整性负责。

第二步：主管部门按照规定权限进行合规性和完整性审核（审批）同意后，报同级财政部门审批（备案）。

第三步：财政部门按照规定权限进行审批（备案）。

第四步：公立医院依据有关部门对资产盘盈、资产损失和资金挂账的批复，调整信息系统相关数据并进行账务处理。

第五步：财政部门、主管部门和公立医院结合清查核实中发现的问题，完善相关制度。

②资产核实的管理权限。公立医院级别不同，资产核实的管理权限亦不相同，具体参见表8-21。

表8-21　　　　　　　　　　行政事业单位资产核实管理权限

资产核实主体	管理权限
委属公立医院	（1）资产盘盈。公立医院应当按照财务、会计制度的有关规定确定价值，并在资产清查工作报告中予以说明，报经主管部门批准，并报财政部备案后调整有关账目 （2）资产损失。对货币性资产损失核销、对外投资损失，公立医院应当逐级上报，经财政部批准后调整有关账目。对房屋构筑物、土地和车辆损失，公立医院应当逐级上报，经财政部批准后核销。对其他固定资产、无形资产和存货的损失，按照现行管理制度中规定的资产处置权限进行审批 （3）资金挂账。公立医院应当逐级上报，经财政部批准后调整有关账目
地方各级公立医院	由地方各级财政部门根据实际情况自行确定

③资产核实申报材料。根据《行政事业单位资产清查核实管理办法》（财资〔2016〕1号），公立医院的资产核实申报事项应当提交以下材料：

A.资产损溢、资金挂账核实申请文件；

B.信息系统生成打印的行政事业单位国有资产清查报表；

C.信息系统生成打印的行政事业单位国有资产损溢、资金挂账核实申请表；

D.申报处理资产盘盈、资产损失和资金挂账的专项说明，逐笔写明发生日期、损失原因、政策依据、处理方式，并分类列示；

E.根据申报核实的事项，提供相应的具有法律效力的外部证据、社会中介机构出具的经济鉴证证明、特定事项的公立医院内部证据等证明材料。

9.加强国有资产管理绩效评价

公立医院要对国有资产管理的绩效进行评价，科学设立评级指标体系，对管理机构、人员设置、资产管理事项、资产使用效果、信息系统建设和应用等情况进行考核评价，并将考核评价结果作为国有资产配置的重要依据。

10.建立健全资产管理监督管理制度

各级财政部门、主管部门应当加强对公立医院资产管理全过程的监管，强化内部控制和约束，并积极建立与公安、国土、房产、机构编制、纪检监察和审计等部门的联动机制，共同维护国有资产的安全。各级公立医院应当积极配合财政部门、主管部门的监督检查，并在公立医院内部建立完善国有资产监督管理责任制，将资产监督、管理的责任落实到具体部门和个人。

（二）货币资金管理的控制措施

1.建立健全货币资金管理体系

公立医院货币资金控制主要在财会部门内部进行，涉及出纳、会计、稽核、财会部门负责人、单位分管领导等岗位；此外，货币资金还包括具有收款职能的业务部门。

《单位内控规范》第四十一条规定："单位应当建立健全货币资金管理岗位责任制，合理设置岗位，不得由一人办理货币资金业务的全过程，确保不相容岗位相互分离。（一）出纳不得兼管稽核、会计档案保管和收入、支出、债权、债务账目的登记工作。（二）严禁一人保管收付款项所需的全部印章。财务专用章应当由专人保管，个人名章应当由本人或其授权人员保管。负责保管印章的人员要配置单独的保管设备，并做到人走柜锁。（三）按照规定应当由有关负责人签字或盖章的，应当严格履行签字或盖章手续。"为此，公立医院要结合《单位内控规范》和单位的实际情况，通过以下几个方面建立健全货币资金管理岗位控制机制。

（1）建立健全货币资金管理岗位责任制，明确岗位职责和权限，建立货币资金管理岗位责任制。按照不相容岗位分离原则，确保货币资金支付的审批与执行、货币资金保管与会计核算、货币资金保管与盘点清查、货币资金会计记录与审计监督、银行存款对账及银行存款余额调剂表的编制与银行存款、现金日记账登记、票据购买、保管、填写、印章保管等不相容岗位相互分离、制约和监督。不得由一人办理货币资金业务的全过程，严禁未经授权的部门或人员办理货币资金业务或直接接触货币资金。

（2）加强出纳人员的管理，确保具备会计从业资格的人员担任出纳人员，出纳不得兼管稽核、会计档案保管和收入、支出、费用、债权、债务账目的登记工作。出纳岗位不得由临时人员担任。

（3）加强印章管理。印章是明确责任、表明业务执行及完成情况的标记。公立医院要规范印章刻制程序，严谨私自刻制印章；严格印章使用过程管理，印章启用、封存或者销毁合法合规，印章使用流程规范，不可随便委托他人代取、代用印章；完善印章保管责任机制，严禁一人保管收付款项所需的全部印章，单位财务印章须由会计人员专人保管，未经授权的人员一律不得接触、使用印章，出纳不得管理印章，会计人员不得将印章转借他人，印章保管人员出现下列行为，将视情节严重程度给予行政处分，触犯刑律的将移交司法部门依法处理：①对印章保管不善造成丢失；②把关不严，用印后造成严重错误和损失等不良后果；③私自留存、使用应予销毁或上交的印章；④非法使用印章。

（4）建立货币资金授权审批机制，明确审核人的审核权限、审批人的审批权限、程序、责任和相关控制措施，规定经办人办理货币资金业务的职责范围和工作要求。审核人在授权范围内对货币资金业务进行审核，不得越权审核。重点审核原始单据是否合法、经济业务是否真实、填制是否符合制度规定、经济业务是否在预算范围内等。审批人应在授权范围内对货币资金业务进行审批，不得越权审批，涉及大额资金支付业务应按照规定集体决策审批。会计人员应严守审核审批流程，对越权审批、审核业务可拒绝办理。

（5）责任追究控制。建立重大支出事项报批及责任追究制度，对违反审批规定的审批程序，实行责任追究。

2.建立健全现金管理控制机制

《内控规定》第二十七条、第三十二条都对现金控制作出了相关要求："按照《现金管理暂行条例》的规定办理现金的收支业务。不属于现金开支范围的业务应当通过银行办理转账结算。实行现金库存限额管理，超过限额的部分，必须当日送存银行并及时入账，不得坐支。""加强对现金业务的管理与控制。出纳人员每日要登记日记账、核对库存现金、编制货币资金日报表，做到日清月结。"

（1）关键控制点。所谓关键控制点是指业务处理过程中容易出现漏洞，其一旦存在差错会给单位带来巨大损失的高风险领域。关键岗位是单位内容易实施舞弊的职位，对于关键控制点和关键岗位，单位应花费更大的成本，采取更严格的控制措施，把单位的内部控制风险降到最低。

现金管理控制的关键点包括制度控制、业务流程控制、安全性控制、定额备用金控制、就诊卡控制、预交金控制、更正及退费控制。

①制度控制。公立医院要严格按照《现金管理暂行条例》的规定办理现金的收支业务。实行计算机管理的公立医院要建立计算机操作规程，明确计算机操作权限及规范范围。

②业务流程控制。建立现金内部控制体系，包括审批、审核、收付、复核、记账、核对、清点和清查。其中，审批、核对和清查最为重要。由相关部门和主管领导对原始凭证进行审批，可以保证经济业务的真实性、合理性和合法性，这是控制的首要关；其次由财务部门进行账账核对，可以保证现金收付和会计核算的正确性，也是及时发现错误、保证会计工作质量的主要环节；不定期地由清查

小组对库存现金进行清查，可以保证现金的安全性、完整性。

③安全性控制。建立现金保管安全责任制，包括现金保管地点、现金保险柜管理、现金解缴银行和由银行提款、收费人员交接班、八小时以外和节假日值班、收费环境的安全保障、防盗设施等，确保现金保管的安全。

④定额备用金控制。建立备用金管理制度，根据业务情况分别核定物资采购等各类备用金，根据费用结算情况核定门诊和住院收费备用金，用于办理病人费用结算。

⑤就诊卡控制。对已经执行计算机网络管理并已使用就诊卡的公立医院，要建立就诊卡管理制度，包括就诊卡制作（加密）、专人保管、发行记录的规定，病人就诊卡丢失要先办挂失手续的规定，补卡或换卡要持有效证件并记录在案，同时建立电脑操作的权限控制。

⑥预交金控制。建立住院预交金管理制度，包括对预交金收入、退出、结存全过程的控制。

⑦更正控制。建立错账更正管理制度。错账更正要经科室负责人或指定授权人对电子数据审核、确认及签章后才能执行，应当留有备查资料如错账更正通知书，供稽查人员不定期抽查用。

⑧退费控制。建立退费管理制度，要有交费原始收据、科室核算联，注明退费理由，明确经办人、审批人的责任。退费业务只能由退费人员办理，患者应在退费单据上签字，科室医师或药房人员已在单据上授权退费处理事项。退费人员严格审核退费单据是否齐全、项目记录是否准确、相关科室人员是否已签字确认，及时、准确地记录退费事项及款项金额，定期汇总退费记录，整理归档相关单据，上交财务部；复核信息系统记录的退费事项是否与退费人员上交的退费记录汇总一致。退费人员定期向财务部申请退费款项，每日结账后将余款上交；稽核人员定期核对所领取的退费款项余额记录是否准确。

（2）控制的设计与实施。

①门诊、住院收费的现金控制。

A.制度控制。主要涉及收费处工作制度、收费处各岗位职责、现金盘点及盘点记录制度、差错登记制度、交接班制度、住院预交金管理制度、在院病人应收款管理制度，根据在院病人分户账，对在院病人应收款情况进行随机抽查、动态管理、定期盘点等，保证预交金、在院病人应收款账实相符。

B.岗位控制。应选派有良好职业道德、熟悉财务法规制度及财会专业知识的人员担任收费处负责人，专门负责门诊、住院收费处的管理工作（包括人员考勤、排班、备用金管理、收费员现金盘点的监盘、差错登记、就诊卡控制中补卡或换卡环节的计算机授权等），监督各项规章制度的实施、协调及处理各方面的业务关系，具体落实对现金岗位的控制，以便发现问题，及时杜绝收费环节可能发生的隐患。各财务岗位要有计划地定期轮岗，以加强现金控制并有利于财务人员全面熟悉业务。

C.电子信息化收费系统控制。系统程序设计中对货币资金控制相关问题的处理应与手工管理一致，比如：不相容职务相分离的控制，在程序设计中表现为密码口令的控制；收入日报表、预交金或病人费用分户账的控制等，其基本格式、内容与手工状态也要一致。因而，财会人员要参与门诊、住院收费系统的设计，对不符合规范及内控要求的部分提出修改意见。制定密码口令、操作规程和注意事项以及数据输入、输出、存储、查询、数据使用等应遵守的制度，确保收费系统的安全性。

②出纳岗位的现金控制。

A.库存限额控制。按开户银行批准的库存限额控制库存现金余额，超过库存限额的部分要及时送存银行。节假日特别要加强对库存现金收入的监管，确保现金安全。

B.不得坐支。当天收入当天送存银行，不得以收入抵支出，即不得坐支，不得公款私存。

C.限制接触控制。非授权人员不得办理收付现金业务，业务科室擅自收取现金视同"小金库"处理。

D.收入控制。现金收入必须由财务部门集中管理，出纳人员要根据合法的原始凭证办理现金收入业务，出具由财政或税务部门统一印制的收款票据，保证收入及时、完整入账。

E.开支范围控制。按国务院颁布的《现金管理暂行条例》的规定办理现金支付业务。凡不属于现金开支范围的支出，均应通过银行进行转账结算。

F.日记账控制。出纳人员每天要登记现金日记账、核对库存现金、编制日报表，做到日清月结。

3.建立健全银行存款管理控制机制

《内控规定》第二十八条、第二十九条均对银行存款控制作出了要求："按照《支付结算办法》等有关规定加强银行账户的管理。严格按照规定开立账户、办理存款、取款和结算；定期检查、清理银行账户的开立及使用情况；加强对银行结算凭证的填制、传递及保管等环节的管理与控制。严禁出借银行账户。""加强银行存款对账控制。由出纳人员和编制收付凭证以外的财会人员每月必须核对一次银行账户，并编制银行存款余额调节表，对调节不符、长期未达的账项应及时向有关负责人报告。"

由于银行存款同现金一样能够转换为其他任何类型的资产，具有很强的可接受性和流动性，容易产生挪用、侵占等舞弊行为。例如，制造余额漏洞、私自提现、移"银"接"现"、公款私存、出借账户、出借转账支票、转账套现、涂改银行对账单、支票套物、人银隐现和套取利息等。除银行存款收支业务中常见的漏洞外，还有多种多样的舞弊手段。因此，为了保证公立医院所需资金供给、正确合理地使用银行存款、保证公立医院银行存款的安全性与完整性，公立医院必须建立完善的银行存款内控防范体系，加强公立医院银行存款的管理，将银行存款管理有可能发生的错误或舞弊行为降低到最低限度。

（1）关键控制点。银行存款管理的关键控制点包括制度控制、开立账户控制以及业务流程的控制。

①制度控制。公立医院要严格按照《支付结算办法》等国家有关规定办理银行收付业务。实行计算机管理的公立医院要建立计算机操作规程，明确计算机操作权限及规范。

②开立账户控制。根据银行《支付结算办法》的规定办理存、取款和结算业务，定期检查、清理银行账户的开立及使用情况。每个公立医院只能开立一个基本户，如因业务需要按规定的批准手续开立一般存款户或专用存款户，禁止随意开户、多头开户。

③业务流程的控制。建立银行存款内部控制体系，包括审批、复核、结算环节、记账、对账的控制。其中，审批、对账环节最为重要。由相关部门和主管领导对原始凭证进行审批，可以保证经济业务的真实性、合理性和合法性，这是控制的首要关；利用银行对账单、银行存款日记账和总账进行核对，做到账账核对、账实核对、账表核对，以保证银行存款核算资料准确和会计处理正确，确保银行存款的真实性与完整性。设置专门的对账程序和对账稽核员，由出纳人员和编制收付款凭证以外的财会人员逐笔核对银行存款日记账和银行对账单，并编制银行存款余额调节表，调整未达账项和报告出现的错误，出纳人员要与主管会计核对银行存款和总账金额，并由稽核人员进行复核，可以保证银行存款的安全、完整。

（2）控制的设计与实施。

①银行开户控制。加强银行账户的管理。严格按照《支付结算办法》等国家有关规定开立账户、办理存款、取款和结算；定期检查、清理银行账户的开立及使用情况，如发现问题，及时处理。每个公立医院只能开立一个基本户，如因业务需要按规定的批准手续开立一般存款户或专用存款户，禁止随意开户、多头开户。

根据银行《支付结算办法》的规定，银行存款账户分为基本存款账户、一般存款账户、临时存款账户和专用存款账户。

基本存款账户是办理日常结算和现金支付的账户。一家公立医院只能在一家银行的一个营业部开设一个基本存款账户。

一般存款账户是基本存款账户以外的银行办理转、存业务的账户。可以通过该账户办理转账结算和现金缴存，但不能办理现金支取业务。一家公立医院不能在一个银行的同一网点开设账户。

临时存款账户是因临时财务活动需要开立的账户，可以通过该账户办理转账业务。

专用存款账户是基本建设资金专用存款的账户（包括自筹基本建设资金基本账户）。

②支付审批权限控制。关于支付审批权限，目前有不少公立医院执行一支笔审批制，它强调公立医院货币资金支出必须由专人或其授权、审批方可执行。从实际出发，货币资金支付业务的审批，应采取审批人与复核人（或财会部门的稽核人员）工作相互交叉和相互衔接的方式解决，对于已列入预算（计划）的开支项目明确、数额明确的支付项目，审批人可根据预算和实际支付的单证予以审批，而对于财经政策或国家标准的变动等而导致审批人很难当即审批的事项，则应由财会部门的稽核人员或相关人员先行预审、复核后，再由审核人进行审批，这样的程序和分工协作，或许能使货币资金业务审批（核）更加妥当。

③支付结算控制。严格遵守银行《支付结算办法》，加强对银行结算凭证的填制、传递及保管等环节的管理与控制。不准签发没有资金保证的票据或远期支票，套取银行信用；不准无理拒绝付款，任意占用他人资金；不允许出租、出借账户；妥善保管银行结算凭证，防止丢失、被盗等事故发生。

④日记账与余额调节表控制。对银行存款日记账、银行对账单、银行存款余额调节表进行核对，以确保银行存款真实性与完整性。每月至少核对一次银行账

户，编制银行余额调节表，调整未达账项，保证银行存款的安全和及时结算。对调节不符、长期未达的款项应及时查明原因，并向有关负责人报告。

⑤记账控制。采取复式记账控制。出纳员根据银行存款收付记账凭证登记银行日记账；会计人员根据收付凭证登记相关明细账；总账会计登记总分类账银行存款科目；各记账人员在记账凭证上签章。以保证银行存款收付业务的可查性，防止或发现结算弊端，保证银行存款核算信息的可靠性。

⑥核对控制。对银行存款日记账、相关明细账和总账进行核对，以确保银行存款记录正确可靠。由稽核员每月核对银行日记账、有关明细账、总分类账是否相符，及时发现银行存款核算错误及记账失误，保证账账相符和记录正确。

⑦对账控制。利用银行对账单、银行存款日记账和银行存款余额调节表进行核对，以确保银行存款真实性与完整性。由出纳和编制收付款凭证以外的财会人员或专职稽核人员，每月至少核对一次银行账户，并编制银行存款余额调节表，调整未达账项。核对对账单可以及时发现单位和银行记账差错，防止银行存款被盗用等非法行为的发生，保证银行存款的安全和结算及时。

4.建立健全票据管理控制机制

《内控规定》第三十一条要求："加强与货币资金相关的票据的管理，明确各种票据的购买、保管、领用、背书转让、注销等环节的职责权限和程序，并专设登记簿进行记录，防止空白票据的遗失和被盗用。"

货币资金控制的各环节都涉及票据，不对票据加强管理、实施控制，将会削弱其他相关环节的控制，严重时会使其他相关环节的控制失效。最常见的票据管理漏洞有：票据丢失和被盗、购买、领用；注销手续不严、稽核不严给单位造成资金流失。这方面的案件在全国已屡见不鲜。因此，加强票据管理与控制是至关重要的。

（1）关键控制点。包括各类票据管理制度控制、银行票据的控制、门诊及住院收费票据的控制和其他票据控制。

①建立票据管理制度。根据《内控规定》第三十一条要求，要对银行结算票据、行政事业单位收费票据、门诊及住院收费票据等各类票据的购买、保管、发放、使用、背书转让、注销、遗失处理、归档、到期销毁等环节的控制程序作出详细规定；建立票据管理岗位责任制度，对票据管理岗位的职责、权限作出明确规定。设置票据管理备查登记簿，以反映票据领、用、存及核销等情况；公立医院的票据要由财务部门统一购买、印刷与管理。

②建立票据稽核制度。对各类票据购买、保管、发放、使用、背书转让、注销、遗失处理、归档、到期销毁等环节，进行动态管理和随机抽查，发现问题及时报告。建立票据稽核岗位责任制度，明确职责权限，明确票据稽核的内容、方法及票据传递程序，设置票据稽核备查登记簿，对稽核结果及差错等情况做必要记录。财务部门不但要将票据控制要点纳入财务稽核（票据稽核）范畴，作为稽核的日常工作重点来抓，同时还要作为财务稽核人员与内审人员不定期随机抽查的重要内容。

③银行票据控制。银行票据包括支票、银行本票、银行汇票、商业汇票、托收承付、委托收款、汇兑票据等。银行票据的控制是对其购买、保管、领用、发放、使用、背书转让、注销、遗失处理、归档等全过程控制，采取专门方法、措施、程序等进行控制。

④门诊及住院收费票据控制。门诊及住院收费票据包括门诊及住院医疗收费票据、预交金票据。对门诊及住院收费票据的控制就是对其购买、保管、发放、使用、注销、归档、遗失处理和退费处理等全过程的控制。

⑤其他票据控制。其他票据包括行政事业单位收费票据及根据业务需要从税务部门买的收款票据、未实行电子信息化的公立医院用的内部有价票据等。其他票据的控制同样是对其购买、印刷、保管、发放、使用、注销、归档、遗失处理、退费处理和销毁等全过程的控制。

（2）控制的设计与实施。

①银行票据的控制

A.不相容职务相分离控制。严格执行非财务人员限制接触的规定；银行票据的购买、保管、领用、发放和稽核等环节岗位要相互分离；空白支票与印章保管相分离及有签署权的人员不得保管银行票据的规定。

B.备查账控制。建立银行票据备查登记簿，按票据类别详细记录票据购入日期、起止号码；领用日期、用途、经领人签名；票据注销日期、票面金额等。

C.银行结算控制。公立医院要严格遵守银行结算纪律，按规定要求填制、传递及保管银行票据，每项银行票据的签发都必须经过授权签署者审批并签章。

D.真实性及完整性控制。禁止伪造和变造银行票据。银行票据不得更改，任何有文字或数字更改的银行票据都要作废，加盖"作废"戳记，连同存根一并注销。

E.支出凭据控制。银行票据支出要有经核准的原始凭证作为书面证据。妥善保管银行票据，万一遗失要登报挂失、申明作废。

②门诊及住院收费票据的控制。

A.票据购买或印刷控制。由财务部门统一按照上级主管部门指定的地点购买或印刷，公立医院不得私自购买或印刷收费票据。

B.票据领购明细账控制。设置收费票据购、领账簿，并按收费员姓名建立明细账簿，详细记录每个收费员收费票据领用日期、起止号码及注销情况，也可用电脑程序控制、自动注销，做到便于动态监控、随机抽查。

C.不相容职务相分离控制。票据购买和票据保管岗位相分离，票据保管与票据使用岗位相分离，票据使用与票据稽核岗位相分离。

D.票据领用及注销控制。根据业务量来核定收费员一次领用收费票据的数量。领取——使用——注销必须是同一个主体，不得由他人代办，并严格履行签名手续。按规定的票据使用范围发行及使用票据，即填票内容必须与票据使用范围一致，及时办理已用票据的注销手续。

E.日报表控制。门诊及住院收入日报表要体现已使用票据的起止号码，票据稽核岗位要及时复核已填开票据的起止号码及累计金额与日报表是否相符。如有不符，要查明原因，并做好稽核记录。

F.票据归档、保管控制。及时办理票据归档、交接、到期报批销毁等手续。按会计档案管理规定的年限与要求保管票据。注意票据存放的安全，如通风、防潮、防蛀、防火等。

③其他票据控制。其他票据控制要特别强调的是行政事业性收费票据所开具的内容一定要与财政部门规定的开票范围一致，同时要按财政部门规定的注销时间、地点与要求办理票据注销。向税务部门领用的票据要办理税务登记证和发票领用证，并按规定交税和办理票据注销。其他控制办法等与医疗票据相同。

5.建立健全印章管理控制机制

《内控规定》第三十条要求："加强银行预留印签的管理。公立医院财务专用章必须由专人保管；个人印章要由本人或授权人员保管；因特殊原因需他人暂时保管的必须有登记记录。严禁一人保管支付款项所需的全部印章。"许多不法分子往往是钻了印章管理的空子而贪污大笔钱财。因而，印章管理在内部会计控制中也是重要内容之一。

（1）关键控制点。具体包括印章保管控制、签字或盖章手续控制、交接手续控制、保管安全控制。

（2）控制的设计与实施。

①加强银行预留印签的分离管理控制。严禁一人保管支付款项所需的全部印章。财务专用章应由专人保管，个人印章应由本人或其授权人员保管。

②印章保管存放控制。印章保管存放应体现不相容职务分离的原则。各类印章必须专人保管、分处存放。明确印章保管岗位职责，不得擅自将自己保管的印章交由他人保管，也不得私自接受他人保管使用的印章。

③签字或盖章手续控制。严格履行签字或盖章手续，印章保管人应在监印中严格审查，注意内容是否符合规定的业务范围和批准程序，对大宗款项支付及开具一些财务相关证明需要盖章时要履行登记手续，记录时间、审批人、经办人、款项金额及用途等。

④交接手续控制。严格交接手续，不得随意将印章交由他人保管。印章保管人员因出差、短期出国等而需由他人暂时保管个人印章或财务专用章的，必须予以授权并办移交手续，以备查询。临时保管人员要对经办业务进行逐笔登记。

⑤安全控制。要注意印章存放的安全，做好防盗工作。要特别注意节假日期间、值班期间的印章管理，保证安全。

6.加强货币资金的核查控制

《单位内控规范》第四章第四十三条规定："单位应当加强货币资金的核查控制。指定不办理货币资金业务的会计人员定期和不定期抽查盘点库存现金，核对银行存款余额，抽查银行对账单、银行日记账及银行存款余额调节表，核对是否账实相符、账账相符。对调节不符、可能存在重大问题的未达账项应当及时查明原因，并按照相关规定处理。"具体来说，公立医院应该从以下两个方面来加强货币资金的核查控制。

（1）加强库存现金盘点和督查。出纳人员应每天清点库存现金，登记库存现金日记账，做到日清月结，确保现金账面余额与库存相符。月份终了必须进行账目核对，确保"现金日记账"的余额应与"现金"总账的余额核对相符。

公立医院应建立现金盘点清查制度，定期不定期对库存现金进行清查盘点，重点关注账款是否相符、有无白条抵库、有无私借挪用公款、有无账外资金等。若发现账款不符，应及时查明原因，并做相应处理。若是由一般工作失误造成的，可由公立医院相关负责人按照规定作出处理，若属于违法行为，应依法移交相关部门处理。

（2）加强与银行的对账工作。公立医院应按开户银行和其他金融机构名称和存款种类，分别设置银行存款日记账，由出纳人员根据收付款凭证逐笔按顺序登记，每日终了结出金额。银行存款日记账和银行账户至少每月核对一次，并编制银行存款余额调节表。公立医院会计人员对银行存款余额调节表和账单进行核对，确保银行存款账面金额和银行对账单余额调节相符。

若银行存款账面余额和银行对账单余额调节不符，按以下办法处理：发生记账错误的，应上报财务部门负责人，查明原因后进行处理、改正；因收款结算凭证在单位和银行之间传递需要时间，由此造成的记账时间不同，可通过银行存款余额调节表调节相符。

需要注意的是，公立医院出纳人员不得从事银行对账单获取、银行存款余额调节表的编制等工作，如确需出纳人员办理上述工作的，可指定其他人员定期进行复核和监督。

（三）应收及预付款项管理的控制措施

1.关键控制点

（1）制度控制。建立健全应收在院病人医药费、应收医疗款、其他应收款等管理制度，保障应收款项、预付账款的收回。

（2）风险控制。加强应收医疗款的控制与管理，建立健全催款机制，设置催款岗位，明确岗位职责；预付账款一般金额较大，持续一定时间，医院应采用谨慎、稳健原则，将风险降低到最小限度。

（3）会计核算控制。财务部门应指定专人负责应收及预付款项的核算与管理工作，分户设明细账，利用电子信息化管理，随时掌握应收及预付款项的情况。

（4）定期清理控制。对其他应收款和预付账款建立定期清理制度，每半年清理一次，核对并报告。

（5）内部报告制度。指定工作人员对定期清理结果进行整理，提出合理化建议和有效措施，并以书面报告形式向相关领导请示、汇报。

2.内部控制方法

（1）不相容职务相互分离控制。公立医院不得由一人办理债权业务的全过程。规定不相容职务必须相互分离、相互制约：出纳人员不得兼债权的登记工作，坏账的审批与执行要相互分离、债权预算的编制与审批要相互分离、债权业务批准与执行要相互分离。

（2）授权批准控制。公立医院重大债权债务事项必须经过领导集体研究、责任人审批、任何人无权单独做出重大债权债务事项的决策。对无预算、未经授权或越权行为，无论该行为是否给单位造成损失，都必须进行调查或追究处理。

（3）风险控制。公立医院要树立风险意识，通过建立包括风险评估、风险分析、风险识别、风险预警等内容的风险管理系统，对债权和债务管理中可能出现的风险进行全面防范和控制。

（4）大额债权保全控制。公立医院对大额债权必须有保全措施，以保证医院债权的安全、完整。

（四）存货管理的控制措施

1.建立健全药品及库存物资管理体系

（1）合理设置岗位，明确职责权限。根据《单位内控规范》第四十四条第一款规定："单位应当加强对实物资产和无形资产的管理，明确相关部门和岗位的职责权限，强化对配置、使用和处置等关键环节的管控。"公立医院应合理设置药品及库存物资管理岗位，明确相关部门和岗位的职责权限，确保药品及库存物资业务的不相容岗位和职务相互分离、监督和制约。一般而言，公立医院药品及库存物资业务管理的不相容岗位主要包括：药品及库存物资预算编制与审批，药品及库存物资请购与审批，药品及库存物资采购、验收与款项支付，药品及库存物资投保申请与审批，药品及库存物资处置申请与审批，药品及库存物资取得、保管与处置业务执行等。公立医院不得由同一部门或个人办理药品及库存物资的全过程业务。

（2）对药品及库存物资实施归口管理。公立医院应当根据本单位的"三定"规定和单位的实际情况，设置资产管理部门，对药品及库存物资实施归口管理。一般来说，资产管理部门的职能包括：一是根据国家有关国有资产管理的法律法规和政策规定、单位的实际情况，制定单位资产内部管理制度；二是负责资产的产权登记、资产记录、日常保管、清查盘点、统计分析等工作，协调处理资产权属纠纷；三是提供资产增减变动和存量信息，配合财务部门和政府采购部门开展政府采购预算和计划的编制及审核工作；四是督促业务部门按照资产内部管理制度的规定使用资产，定期检查资产使用情况，确保资产得到有效利用；五是按照国家有关规定办理资产处置工作；六是负责对外投资项目的追踪管理；七是定期与财会部门等相关部门核对资产信息，确保资产安全完整。

根据《单位内控规范》第四十四条第二款规定，在资产实施归口管理中要重点关注如下几点：一是明确资产使用和保管责任人，落实资产使用人在资产管理中的责任，保证资产的安全与完整。二是贵重资产、危险资产、有保密等特殊要求的资产，应当指定专人保管、专人使用，并规定严格的接触限制条件和审批程序。

（3）建立健全授权审批制度。为了确保药品及库存物资业务的授权审批，提高资产的利用效率，公立医院应制定严格的药品及库存物资授权批准制度，明确授权批准的方式、权限、程序、责任和相关控制措施，规定经办人员的职责范围和工作要求。

2.加强岗位控制

《内控规定》第三十四条要求："建立健全药品及库存物资管理制度和岗位责任制。明确岗位职责、权限，确保请购与审批、询价与确定供应商、合同订立与审核、采购与验收、采购验收与会计记录、付款审批与付款执行等不相容职务相互分离，合理设置岗位，加强制约和监督。"对于保证药品及库存物资的合法、安全、完整及有效使用，防止药品和库存物资的违法、违规或被盗、毁损和流失，具有重要的意义和作用。

（1）关键控制点。不相容职务分离控制的关键控制点是明确不相容职务，合理设置岗位，形成业务流程的前后环节相互制约、相互制衡的牵制机制。

（2）控制的设计与实施

①建立健全药品和库存物资管理制度。包括建立健全《药品管理制度》《库存物资管理制度》《药品采购管理制度》《库存物资采购管理制度》《药品清查盘点管理制度》《库存物资清查盘点管理制度》《药品损失报废管理制度》《库存物资损失报废管理制度》等。

②建立岗位责任制。建立药品与库存物资业务的岗位责任制，明确相关部门和岗位的职责、权限，确保对办理药品与库存物资业务岗位的制约和监督。

③不相容职务分离控制。不相容职务相互分离包括：药品及库存物资的请购与审批应实行岗位和职务分离；药品及库存物资的询价与确定供应商应实行岗位分离；药品及库存物资的合同订立与审核应实行岗位分离；药品及库存物资的采购与验收应实行岗位分离；药品及库存物资的采购验收与会计记录应实行岗位分离；药品及库存物资的付款审批与付款执行应实行岗位分离。

④不得由同一部门或个人办理药品和库存物资的全过程业务。如物资的采购和核算应分属单位采购部门和财务部门分环节管理；药品和库存物资采购审核人员不得兼任采购业务；药剂科发药人员不得兼任记账工作；仓库员不得兼任会计记账工作；仓管员不得兼任检查账实是否相符工作。

3.加强业务流程控制

《内控规定》第三十五条要求："制定科学规范的药品及库存物资管理流程。明确计划编制、审批、取得、验收入库、付款、仓储保管、领用发出与处置等环节的控制要求，设置相应凭证，完备请购手续、采购合同、验收证明、入库凭证、发票等文件和凭证的核对工作，确保全过程得到有效控制。"做好业务流程控制，能促使药品及库存物资业务活动符合国家政策及公立医院内部制度的要求，对于保证药品及库存物资的安全、完整及会计信息的质量，具有重要意义和作用。

（1）关键控制点。业务流程的关键控制点包括药品及库存物资的采购计划编制、申请采购、授权批准、验收入库、采购付款、仓储保管、出库、盘点核对、处置等。

（2）控制的设计与实施。业务流程控制应按业务发生的所有过程点或过程段进行控制设计。每一业务的起点应从预算计划开始，然后是采购验收入库，最后是出库领用处置，而将整个业务的过程点或过程段有机连接起来的或贯穿整个业务过程的是授权审批及会计控制等控制环节。药品及库存物资业务流程控制的设计，应根据各公立医院的具体情况进行设计，贴近实际。业务流程控制在实施过程中出现偏差，应进行分析，要么对业务流程的设计进行调整，使控制更完整、更有效，要么对偏差的行为进行纠正。

①计划编制。公立医院应在年度预算范围内编制月份申购计划；采购部门对各部门的申购计划进行汇总，并根据库存情况编制采购计划。

②审批。采购计划报审批人审批，采购部门根据审批的采购计划进行采购。

③取得。主要包括采购方式、采购合同、选择供应商等内容。

④验收入库。验收部门应根据订单及采购合同对采购物资进行验收，做好验收记录，签注验收报告单，验收合格后，方可办理入库手续。

⑤付款。财务部门根据合同、验收报告、发票、入库单等原始凭证办理付款手续。

⑥仓储保管。仓库管理人员应做好库存物资的保管工作，做好库房防火、防水、防盗等工作及日常库房整理工作，仓库管理人员应设立物品数量账，并经常进行日常的账物盘点核对，确保库存物资的安全、完整。

⑦领用发出。仓库管理人员应根据审批的领用单办理出库手续。

⑧盘点核对。公立医院应完善清查盘点制度，定期或不定期对仓库进行盘点。对于高值耗材、贵重药品和毒、麻等特殊药品，库管应每天盘点。建立"进、销、

存"的核对制度明确核对人员的职责和权限。

⑨处置。盘点过程中发现存货的盘盈、盘亏或缺损、失效等情况，要查明原因，分清责任，按规定程序进行处置报批，最后报财务部门进行账务处理。

4.加强药品及库存物资请购审批控制

《内控规定》第三十六条要求："建立药品及库存物资请购审批制度。授予归口管理部门相应的请购权，明确其职责权限及相应的请购审批程序。"

公立医院应明确归口管理部门的请购权，请购权应相对集中，不能每个部门都有请购权，或有请购权的部门过多。建立统一采购机构的公立医院只有一个归口管理部门具有请购权，而按多个归口管理部门建立不同采购机构的授予多个归口管理部门请购权。只有授予采购权的归口管理部门才能进行药品及库存物资的采购，其他任何部门不得私自采购。对具有请购权的归口管理部门进行请购审批控制，明确归口管理部门的权利与责任，对于防范盲目请购、积压药品及库存物资，使请购计划更具合理、科学和实际，具有重要的意义和作用。

（1）关键控制点。请购审批控制的主要内容是，各使用部门在领用药品及库存物资前应向归口管理部门上报申购单，归口管理部门应对所有使用部门的申购单进行汇总，并根据库存情况，填制请购单并报有请购权部门进行审批。关键控制点是申购单控制，通过申购单控制可避免申购后不领用而造成积压浪费情况的发生，又可保证不盲目采购，使申购、采购与领用合理配比，采购活动有序进行。

（2）控制的设计与实施。归口管理部门应以使用部门的申购单为基础，并根据库存情况及实际使用量情况编制请购单，不能凭空编造。各级审批人员在审批药品和库存物资请购之前应论证库存量情况，当低于或接近库存限额时，方可签发审批书。

各公立医院应建立健全公立医院药品及库存物资采购审批制度，明确审批人对药品和库存物资的采购与付款业务的授权批准方式、权限、程序、责任和相关控制措施。明确药品和库存物资采购审批权限，明确各级有权审批机构及审批人员对药品和库存物资审批采购方式、采购数量、品种等的权限和责任。特别是对毒麻、贵重、危险品等限制接触性物资授权审批要根据公立医院实际使用情况，慎重设置授权权限。审批人不得越权审批。公立医院应结合业务开展情况，分别规定归口管理部门和管理人员不同的审批权限，重大或重要采购还应由集体研究决定，不能由一人审批。

5.加强存货采购预算控制

《内控规定》第三十七条要求："加强药品及库存物资采购业务的预算管理。具有请购权的部门按照预算执行进度办理请购手续。"

药品和库存物资采购应按预算（计划）执行，维护预算的严肃性。通过预算（计划）控制，能使采购活动的控制具有可操作性，并保证药品及库存物资有计划、高效地使用和管理。

（1）关键控制点。采购预算（计划）控制的关键点有采购预算（计划）的编制、批准、执行、分析等。其中，采购预算（计划）编制成败关键是各使用部门预算指标的细化。

（2）控制的设计与实施。药品和库存物资采购应按预算（计划）执行。而如何使预算（计划）控制具有可操作性，关键在于采购预算编制的细化工作。细化的预算编制只有贴近实际，由使用部门提出，才具有约束力和可控性。

采购预算控制即日常计划采购控制。计划的节约是最大的节约，计划的浪费是最大的浪费。由此可见采购预算（计划）控制的重要性，且药品和库存物资的采购预算，是医疗活动的预算管理行为之一，是医院内部财务会计控制的关键一环。

采购预算编制过程就是一个资源优化配置的过程，也是一个约束控制的过程，预算编制的准确性决定着预算控制的有效性。一般情况下，没有预算指标就不能采购领用，若确实属于业务开展的需要，应增补编制预算，并经授权批准后，方可办理采购。

采购预算控制应注意的几个内容有：在编制采购预算时应尽量细化，使在执行采购预算时有可操作性；在采购预算执行过程中应严格预算目标，没有预算指标不予采购；对采购执行的实际情况进行分析，若原先编制采购预算的依据发生变化时，应根据实际情况进行适当调整。

对于超计划和计划外采购项目，由具有请购权的部门在对需求部门提出的申请进行审核后办理请购手续。对于新品种采购，应由使用部门提出申请，由归口管理部门集中报本单位药品审批机构审核，按规定程序审批后办理请购手续，重大金额采购或重要采购应经集体决策审批。制定例外紧急需求的特殊采购处理程序。

6.加强存货采购管理控制

《内控规定》第三十八条要求："健全药品及库存物资采购管理制度。药品和库存物资由单位统一采购。对采购方式确定、供应商选择、验收程序等做出明确规定。纳入政府采购和药品集中招标采购范围的，必须按照有关规定执行。"

采购管理控制，就是对采购活动的全过程进行控制，是公立医院的药品及库存物资采购活动是否具有效率性和效益性的关键。

（1）关键控制点。采购管理控制的关键点包括采购方式、供应商选择、供应合同控制、验收程序等内容。

（2）控制的设计与实施。任何采购都应有预算指标、申购计划单，并经有权部门（人员）的审批。药品和库存物资采购由单位指定的采购部门统一采购，其他任何部门不得私自采购。明确相关人员的审批权限及职责范围，采购活动应严格遵守《中华人民共和国政府采购法》和政府采购、部门集中采购的有关规定，采购付款时应当符合《内部会计控制规范——采购与付款（试行）》以及《内部会计控制规范——货币资金（试行）》的有关规定，违反规定的，财务部门不予办理付款手续，并追究相关人员责任。

公立医院应建立健全药品及库存物资采购管理制度，明确采购计划，确定采购方式，确定供应商、采购最优价格，制定例外紧急需求的特殊采购处理程序。明示采购流程，确保采购过程透明公开，防范商业贿赂行为发生。采购过程控制主要包括采购方式控制、选择供应商控制、供应合同控制、验收程序控制等内容。

①采购方式控制。公立医院采购应遵守《中华人民共和国政府采购法》《政府采购法实施细则》，以及各级政府、上级主管部门制定的有关采购管理办法。根据各公立医院药品和库存物资计划采购量大小和市场供应情况，分别制定符合本单位实际的药品和库存物资采购制度。

属于政府采购目录并超过政府采购限额标准的采购要严格执行政府采购，属于药品集中招标采购范围的应执行药品集中招标采购。

目录外的采购，或虽属于政府采购目录但采购金额在政府采购限额标准以下的采购，属于分散采购，公立医院可以自行采购，自主选择采购方式。采购方式有公开招标、邀请招标、竞争性谈判、询价采购、定点采购等。公立医院可以根据管理要求的不同，选择适合单位实际情况的采购方式，使公立医院采购活动做到既符合国家有关法律法规，又以最有利的价格等条件采购到质量合乎要求的药品和库存物资，切实降低采购成本，提高采购效率，保证资金的使用效益（经济效益和社会效益）最大化。

②选择供应商控制。选择诚信可靠的供应商，以最合理的价格购得价格质量

合格的产品。应核实供应商的各种证照等各种资信证明（俗称"三证齐全"），并通过其他单位得到进一步证实确认。应对供应商表现分析，建立健全供应商档案，使采购部门有足够而准确的信息以进行有效的供应商管理，详细记录各供应商的供货品种、产品质量、价格、服务质量等内容。

③供应合同控制。采购供应合同应符合《中华人民共和国合同法》的有关规定，明确有关权利义务，特别要注意质量、价格、售后服务等条款。签订的合同应经单位批准，该合同也是办理财务结算手续时重要的审核依据。所有采购业务都应被准确地记录和核准（审批），任何采购要约的发出，都应经有请购权的部门审批后，按审批权限报有审批权的领导审批后方可发出。

④验收入库程序控制。验收入库是保证存货真实完整的根本保证，其基本流程为：查看采购计划→审批确认书→合同条款→核对实物的品种型号、规格、数量、质量、单价、金额→填制入库验收单→登记保管账。所有的药品及库存物资采购都应办理验收入库手续，杜绝一进一出不见实物的验收行为发生。特殊情况，如放射性物质等，需直接把货送到使用科室的，验收人员应到现场进行验收，办理有关手续。

7.加强存货采购量控制

《内控规定》第三十九条要求："根据药品及库存物资的用量和性质，加强安全库存量与储备定额管理，根据供应情况及业务需求确定批量采购或零星采购。"

采购量控制的重要性体现在，药品及库存物资的采购量要做到既保证业务工作的正常开展，又防止积压占用资金，影响资金使用效益。一般来说，采购量决定库存量，而库存量的多少反过来影响采购量的大小。因此，为做好采购量控制，必须先做好库存量控制，而库存量又涉及安全库存量、经济采购量、储备定额等控制内容。

（1）关键控制点。采购量的关键控制点包括安全库存量控制、经济采购量控制、储备定额控制、批量采购控制、零星采购控制等内容。

（2）控制的设计与实施。库存物资要按照计划采购、定额定量供应的办法进行管理；药品管理应严格执行国家药品管理有关规定，要遵循"计划采购、定额管理、加强周转、保证供应"的原则。使用计算机进行药品管理的，应采用"金额管理、数量核计、实耗实销"的管理办法；没有使用计算机进行药品管理的，采用"金额管理、重点统计、实耗实销"的管理办法。不得以领代报、以存定销。

批量采购由采购部门、归口管理部门、财务部门、审计监督部门、专业委员会及使用部门共同参与，确保采购过程公开透明，切实降低采购成本。

小额零星采购由经授权的部门对价格、质量、供应商等有关内容进行审查、筛选，按规定归口审批采购。

①库存分类管理控制。采购量控制是建立在库存量控制的基础上，有条件的公立医院可以通过ABC库存分类管理和库存量控制方法进行库存控制，使库存管理既有条有理又高效方便。

库存控制的主要办法是A、B、C库存分类管理办法，即把医院的药品、卫生材料、低值易耗品、其他材料等按该种物资占库存物资总数量的百分比和该种物资占库存物资总金额的百分比的大小，划分为A、B、C三类：品种及数量较少、占用资金较多的高值耗材及剧毒、麻醉药品为A类；品种及数量较多、占用资金较重的药品、卫生材料为B类；一些零碎、种类繁多但占用资金较少的物资为C类。

对A类药品及库存物资进行重点控制，要计算每种药品及库存物资的经济订货量和订货点，尽可能增加订货次数，减少库存量。同时为A类药品及库存物资设置永续盘存卡片，进行每日盘点或经常性盘点，以加强日常的控制。

对B类药品及库存物资进行常规管理与一般控制。只要为每类药品及库存物资计算经济订货量和订货点，定期进行盘点。

对C类药品及库存物资采用简单的方法进行管理和控制，由于它们品种繁多、单位价格又低、占用资金也少，因此，可以适当增加订货量、减少订货次数，一般半年盘点一次。

②库存量控制。为了保证公立医院各项业务工作顺利进行，必需储备一定数量的药品及库存物资，这些药品及库存物资占用公立医院大量的资金。因此，库存量控制要做到既保证业务工作的开展，又防止积压、占用大量资金，影响资金使用效益。确定安全库存量，实行储备定额计划控制；加强采购量的控制与监督，确定经济采购量。

A.安全库存量控制。安全库存量控制也称为经济库存量控制，即满足公立医院业务顺利开展的最低物资保证控制。公立医院的安全库存量控制可以通过经济采购量控制、储备定额控制、批量采购控制、零星采购控制等控制手段来实现。

B.储备定额控制。合理确定储备定额，就是合理确定储备资金定额。储备定额控制也就是对最高库存储备定额进行控制，以尽可能减少资金占用。根据各大公立医院的实践经验，储备定额一般控制在一个月至一个半月的正常使用量为宜。

有条件的公立医院可以按以下测算公式进行测算，确定储备定额标准：

储备资金定额＝平均每日物资需要量 × 单价 × 储备天数

储备天数＝间隔天数 × 间隔系数＋保险天数＋准备天数＋在途天数

间隔天数＝各种物资每日平均的资金占用额 ÷ 各种物资最高的资金占用额 × 100%

C.实时库存量控制。有条件的公立医院应开展财产计算机管理软件开发建设，使管理决策部门能实时掌握库存动态。如药品管理系统，可实时显示药品库房库存情况、门诊药房库存情况、住院药房库存情况。这样，一方面，管理人员发现库存不足，可以及时办理采购业务手续，或发现药房库存不足，可以及时使药品在库房与药房间流动；另一方面，诊疗医生在开处方时，避免开出无库存药的处方。

8.加强存货验收入库控制

《内控规定》第四十条要求："加强药品及库存物资验收入库管理。根据验收入库制度和经批准的合同等采购文件，组织验收人员对品种、规格、数量、质量和其他相关内容进行验收并及时入库；所有药品及库存物资必须经过验收入库才能领用；不经验收入库，一律不准办理资金结算。"

验收入库控制是保证采购活动完成与否的重要控制点，也是保证库存药品及库存物资真实完整的根本保证，具有承上启下的重要作用。采购的东西只有经过验收，对数量、品种、规格、型号、单价、金额等进行认真核对，符合合同规定、质量合格才能入库。未办理入库手续的药品及库存物资不得办理出库领用，以保证领用品的质量，确保医疗安全。

（1）关键控制点。验收入库的关键控制点有验收制度、验收入库程序、验收核对等内容。

（2）控制的设计与实施。

①建立健全药品和库存物资验收制度。根据制度规定验收人员应根据采购计划、合同约定，对所购药品和库存物资的品种、型号、规格、数量、质量、单价、金额等进行认真的核对，然后办理验收入库手续，填制入库单。药品和库存物资验收入库制度是药品和库存物资内部控制系统的一个重要环节和关键控制点。验收入库单一式三联，由验收保管员负责填写，加盖有关人员的戳记。第一联由仓管员凭以登记保管账；第二联连同发票及有关原始单据递交财会部门，凭以作账务处理；第三联交药品、物资会计登记明细分类账。

②组建验收机构。建立、实行验收与入库责任追究制度，严肃验收纪律。对验收过程中发现的异常情况，应查明原因，及时处理。

③验收控制。验收的依据应包括有关采购订单（合同）、发票及各有关质量技术要求。对无合同（订单）的采购不予验收，对验收情况应详细记录。

任何药品和库存物资采购，都应进行严格的验收入库控制。目的是仓库只接受订购（有合同等）并符合质量要求的货物，并准确记录收到的货物品名、规格、型号、数量。

④验收核对控制。所有发票应与实物、入库单相匹配，验收人员应认真审核入库单与发票上的品名、型号、规格、数量、单位、金额、批号、采购方式等内容是否完全一致。

⑤领用、退货、结算控制。未办理验收入库手续的物品不得办理出库领用手续；所有退货都应被准确记录并受到监控，应注明退货品名、型号、规格、数量、退货原因，并经有审批权限领导的审批；未办理验收入库手续的物品不得办理结算手续。

9.加强存货限制接触控制

《内控规定》第四十二条要求："药品及库存物资的储存与保管要实行限制接触控制。指定专人负责领用，制定领用限额或定额；建立高值耗材的领、用、存辅助账。"

限制接触控制的重要性主要体现在保证国有资产的安全、完整上。公立医院只有通过落实各种限制接触控制的手段，才能保证国有资产的安全、完整。

（1）关键控制点。药品及库存物资限制接触控制的关键点包括仓储保管制度、独立封闭的库房、专职的仓储管理人员、相对固定的领用人员、领用范围、领用的物资专人保管等内容。

（2）控制的设计与实施。公立医院应建立药品及库存物资限制接触管理制度，加强对药品及库存物资的日常管理、严格限制未经授权的人员接触药品及库存物资，特别是对于贵重特殊药品和库存物资应当采取额外控制措施。

药品及库存物资限制接触控制主要是针对仓储保管环节和领用环节，为了达到限制接触控制的目标，可通过物理限制接触和制度限制接触来实现。

物理限制接触措施主要是为药品及库存物资设置专用的库房，库房必须牢固、独立，具有防盗功能。

制度限制接触控制主要有仓储保管制度、专职的仓储管理人员、专门的领用人员、领用限额或定额、领用范围控制、领用的物资专人保管、高值耗材辅助账管理等控制内容。

①仓储保管制度控制。制度中至少应包含以下限制接触内容：仓库重点，禁止无关人员进入；即使是领用人员，非请也不得进入；上班中间若暂时离开仓库，应关好库房大门；仓储保管人员每天下班时，应巡视仓库，关好门窗。

②专人领用管理控制。领用科室应指定专人领用、专人管理，非指定领用人员不得领用。使用科室应指定专人管理领用物品，并建立辅助账，记录领、用、存情况。这样便于分清责任，便于管理。仓库保管部门应建立领用人、领用科室、审批人的笔迹卡、印鉴卡档案，以便领用时认真核对。

③领用限额或定额控制。耗材定额原则上一年一定，即根据上一年度耗材某一项目指标的平均使用量，核定某一品种耗材的领用定额。如办公用品适宜执行"人头定额"、卫生材料执行"床日定额"更切合实际。通过定额使用量控制，厉行节约，努力控制耗材成本。定额的制定是建立在比较完善的成本核算基础上，定额标准根据实际情况适当调整，并应有奖惩制度相配套。

④领用范围控制。任何科室只能领用与本科室所开展业务有关的物资，特殊情况，应说明原因，经单位分管领导审批后方可领用；对医疗保险病人应尽量使用医疗保险目录内的药品，若确实是治疗需要，需领用医疗保险目录外的药品，应经患者签字同意后方可使用；有条件的公立医院还可以细化管理，分别对低值易耗品、卫生材料、其他材料等库存物资，建立各科室的具体领用目录。

⑤辅助账控制。财产会计及使用部门的财产管理人员应分别对高值耗材、贵重药品、毒麻等特殊药品进行备查账管理，定期核对领、用、存情况。对有收费项目的高值耗材执行"以销定领"的核销办法。具体办法是，核定科室某高值耗材备用量，并根据该科室病人收费清单进行核销。对无收费项目的高值耗材纳入耗材定额管理。

10.加强存货盘点核对控制

《内控规定》第四十一条要求："加强药品及库存物资核对管理。财务部门要根据审核无误的验收入库手续、批准的计划、合同协议、发票等相关证明及时记账；每月与归口管理部门核对账目，保证账账、账实相符。"

《内控规定》第四十三条要求健全药品及库存物资缺损、报废、失效的控制制度和责任追究制度。完善盘点制度，库房每年盘点不得少于一次。药品及库存物资盘点时，财务、审计等相关部门要派员监盘。

公立医院最经济、最有效的资产保全措施是定期或不定期对资产进行盘点核对。现场实物清查盘点是资产真实性和完整性的根本保证。

（1）关键控制点。盘点核对控制的关键点有设立盘点机构、制定盘点核对制度、盘点核对结果分析、核对办法、奖惩措施等。

（2）控制的设计与实施。建立健全药品和库存物资的盘点核对制度，健全药品及库存物资缺损、报废、失效的控制制度和责任追究制度，健全定期总账和明细账核对制度、明细账和库存实物核对制度。定期或不定期对药品和库存物资实行实地清查和盘点，如发生盘点差异，应查明原因、分清责任，并及时报告有关部门。

①清查盘点控制。

A.设立清查盘点组织。清查的组织由主管领导、财务部门、审计部门、归口管理部门等人员组成。

B.清查盘点的主要形式。根据工作要求可以分为全面清查盘点和局部清查盘点、定期清查盘点和不定期清查盘点。

C.清查盘点的方法。一是仓管员、资产会计应在清查盘点前先做好结账、登账等工作。二是药品和库存物资的清查盘点一般实行实地盘点法。盘点前，仓管员应将药品和库存物资分类整理、顺序摆放，并按货架顺序，在空白盘点表上预先填写品名、规格、型号等内容，以便实地盘点时及时发现遗漏种类，提高工作效率。

D.清查盘点时间。库房每年盘点不得少于一次。对药品及库存物资仓库，有条件的公立医院可半年盘点一次或每季度盘点一次。库房应对高值耗材、贵重药品和毒、麻等特殊药品，每天进行盘点。

②核对控制。建立药品和库存物资"进、销、存"的核对制度，明确核对人员职责和权限。

验收人员和仓库管理员应按发票和已审批的采购订单（合同）核对入库的药品和库存物资的品种、规格、数量、质量等。对已核对无误的入库单签注姓名。

仓库管理员在办理发料（药）手续时，应认真核对发出的品种、规格、数量、质量等，避免差错发生。

资产会计与仓库管理员应及时记账，日清月结，并且资产会计与仓库管理员应定期对药品和库存物资的数量进行核对，不符时，应查明原因，保证账账相符。

11.会计系统控制和表单控制

本身会计系统就有相互制约、相互监督的功能，存货管理过程同会计系统相互交叉、相互支撑又相互制约，存货的购买付款和存货的使用收款都离不开会计系统，而存货管理过程中表单之间的传递，又为会计系统提供依据，因此，会计系统控制和表单控制是对存货管理有效的、低成本的控制方法。

12.电子信息化控制

随着信息化技术在公立医院管理的广泛应用，单位内部控制信息化势在必行，信息技术控制是由信息、IT资源和过程所构成的动态控制系统，通过平和信息技术与过程的风险来为内部控制目标的实现提供合理保证。存货管理系统的应用需要由电子信息化控制来实现其目标，将内部控制固化在信息系统中，可以消除人为因素，可以使内部控制程序化、常态化。

（五）固定资产管理的控制措施

1.建立健全固定资产管理体系

（1）合理设置岗位，明确职责权限。根据《单位内控规范》第四十四条第一款规定："单位应当加强对实物资产和无形资产的管理，明确相关部门和岗位的职责权限，强化对配置、使用和处置等关键环节的管控。"公立医院应合理设置固定资产管理岗位，明确相关部门和岗位的职责权限，确保固定资产业务的不相容岗位和职务相互分离、监督和制约。一般而言，公立医院固定资产业务管理的不相容岗位主要包括固定资产预算编制与审批，固定资产请购与审批，固定资产采购、验收与款项支付，固定资产投保申请与审批，固定资产处置申请与审批，固定资产取得、保管与处置业务执行等。公立医院不得由同一部门或个人办理固定资产的全过程业务。

（2）对固定资产实施归口管理。公立医院应当根据本单位的"三定"规定和单位的实际情况，设置资产管理部门，对固定资产实施归口管理。一般来说，资产管理部门的职能包括：一是根据国家有关国有资产管理的法律法规和政策规定、单位的实际情况，制定单位资产内部管理制度；二是负责资产的产权登记、资产记录、日常保管、清查盘点、统计分析等工作，协调处理资产权属纠纷；三是提供资产增减变动和存量信息，配合财务部门和政府采购部门开展政府采购预算和计划的编制及审核工作；四是督促业务部门按照资产内部管理制度的规定使用资产，定期检查资产使用情况，确保资产得到有效利用；五是按照国家有关规定办理资产处置工作；六是负责对外投资项目的追踪管理；七是定期与财务部门等相关部门核对资产信息，确保资产安全完整。

根据《单位内控规范》第四十四条第二款规定，在资产实施归口管理中要重点关注：一是明确资产使用和保管责任人，落实资产使用人在资产管理中的责任，保证资产的安全与完整。二是贵重资产、危险资产、有保密等特殊要求的资产，应当指定专人保管、专人使用，并规定严格的接触限制条件和审批程序。

公立医院应当建立"统一领导，归口管理，分级负责，责任到人"的国有资产管理制度。公立医院应成立固定资产管理办公室，主要负责拟订医院固定资产管理制度，审核批准固定资产采购计划、组织各个部门和人员进行盘点清查、审核大宗资产的报废处置并向上级固定资产管理部门呈送报批手续。药械科、总务科和信息科为归口管理部门分别负责医疗设备、房屋、构筑物、车辆、家具、用具、电气设备和信息设备计划的采购审批、验收、二级明细账的登记、医疗设备的领出、报废鉴定、内部调剂使用、大型精密设备的操作规程的制定、盘点清查及使用科室各类资产日常工作的监督评价等工作。使用科室负责人为本科室固定资产管理的第一责任人，由其指定的科室的固定资产管理责任人负责本科室固定资产的日常跟踪管理工作。固定资产各个管理科室之间应加强沟通，出现存在交叉管理或无人管理的资产时应及时协商确定其归口管理科室和使用科室，实现资产的全面、全过程监督管理。固定资产管理工作应落实到人，人员离职时应及时办理资产的交接手续，确保固定资产的安全完整，防止固定资产的流失。

（3）建立健全授权审批制度。为了确保固定资产业务的授权审批、提高资产的利用效率，公立医院应制定严格的固定资产授权批准制度，明确授权批准的方式、权限、程序、责任和相关控制措施，规定经办人员的职责范围和工作要求。

2.加强岗位控制

《内控规定》第四十四条要求："建立健全固定资产管理制度和岗位责任制。明确相关部门和岗位的职责、权限，确保购建计划编制与审批、验收取得与款项支付、处置的申请与审批、审批与执行、执行与相关会计记录等不相容职务相互分离，合理设置岗位，加强制约与监督。"为了保证固定资产的安全和完整、减少和消除人为操纵因素、防止错误与舞弊，公立医院要做好不相容职务相互分离控制。

（1）关键控制点。岗位控制的控制点包括建立健全固定资产管理制度和岗位责任制，明确相关部门和岗位的职责、权限，确保固定资产业务不相容职务相互分离。

（2）控制的设计与实施。

①建立健全固定资产管理制度和岗位责任制。公立医院要建立健全固定资产管理制度，包括《固定资产采购管理制度》《固定资产清查盘点管理制度》《固定资产维修保养制度》《固定资产处置管理制度》和《固定资产损失报废管理制度》等。根据《事业单位国有资产管理暂行办法》及其他有关规定，公立医院要制定国有资产管理的具体办法并组织实施。

公立医院要建立健全岗位责任制，明确相关部门和岗位的职责、权限，严格按各自的权限办理固定资产业务。公立医院应当配备合格的人员办理固定资产业务。办理固定资产业务的人员应具备良好的职业道德和业务素质。

②固定资产业务的不相容职务相互分离。明确各岗位的职责范围，不相容职务权限应予以分离，形成相互牵制、相互监督的制衡机制。应予以分离、不相容的职务主要包括购建计划编制与审批、验收取得与款项支付、处置的申请与审批、审批与执行、执行与相关会计记录、固定资产的保管与清查、固定资产业务的审批、执行与相关会计记录等。

公立医院不得由同一部门或一人办理固定资产业务的全过程。

3.加强业务流程控制

《内控规定》第四十五条要求："制定固定资产管理业务流程。明确取得、验收、使用、保管、处置等环节的控制要求，设置相应账卡，如实记录。"

公立医院固定资产管理业务的开展必须按照一定的程序办理，控制业务的各个流程，才能保证固定资产业务的顺利开展、提高工作效率、发挥投资资金的效益（见图8-25）。

（1）关键控制点。固定资产管理业务的关键控制点包括固定资产预算、取得、验收、使用、保管、变动及处置、计价、修购基金提取、维修保养、盘点核对、会计记录等。

（2）控制的设计与实施。

①预算控制。先由使用部门根据需要制订计划并提出申请，重大项目要根据单位的总体规划，需与单位的资本预算相匹配，进行可行性考察论证后，经单位集体决策部门批准。任何人和部门不得不经预算和不经审批盲目购置、购建固定资产。

②取得控制。固定资产的购置预算批准后，使用部门制订计划并提出申请，交由对口管理部门经审核同意后执行。单位的固定资产购置和使用部门须同时建

立和登记固定资产卡片，如实记录。购置金额或项目应严格控制在审批预算之内，对超出预算的要查明原因，及时处理。接受捐赠取得的固定资产要按规定办理入库，如实记录。

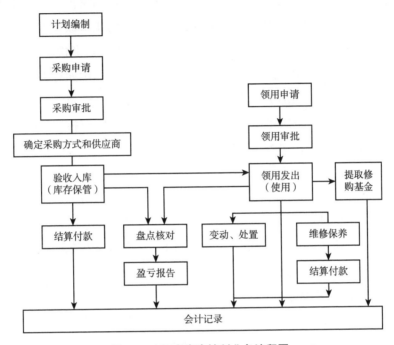

图8-20 固定资产控制业务流程图

③验收控制。购置的固定资产到货后，由验收部门检验并签章，再由仓储、保管部门按验收单办理入库手续。验收时需要对固定资产的性能、技术参数等信息与招标文件或合同进行详细的核对，经各方确认符合各项要求的对固定资产名称、规格型号、附属设备等信息进行详细的登记并签字验收。对需要安装的固定资产，安装完毕后应组织鉴定和验收，并办理安装设备移交单。单位财务部门根据验收单据办理财务入账手续，增加固定资产。经验收不合格的按相关程序办理退回手续。保证公立医院入库资产的真实性和可靠性。

④使用和保管控制。公立医院固定资产的使用包括单位自用和对外投资、出租、出借、担保等方式。根据《事业单位国有资产管理暂行办法》的规定，公立医院要建立健全固定资产使用管理制度。公立医院的设备只能在规定的工作场所、工作范围和工作时间内使用。要制定专门的操作规程，严格按照操作规程使用。特别对大型仪器设备应规定专人操作，其他人员未经许可不得操作使用，并且每次开机检查治疗都有详细记录。

每一件固定资产都应有它的保管责任人，通过明确责任人，使每一件固定资产有负责人负责其安全、完整。

固定资产使用科室应经常开展固定资产的检修、保养、维护等工作。对各类资产进行跟踪管理、对大型医疗设备指定专人管理，对精密仪器要定期检测、校验，使用人应按操作规程操作使用，确保性能完好，防止事故发生。对一般的固定资产应定期进行抽样调查。对房屋、构筑物、车辆等应定期检修保证安全使用，以充分发挥固定资产的使用效益。各科室在资产使用过程中如有丢失的要及时报案并做好记录，损毁、无使用价值及修理价值的固定资产应及时登记上报，科室闲置的资产应填写资产内部调动申请表，经归口管理科室审核调整后重新粘贴固定资产标识卡，相关部门进行审核、调账处理。

⑤变动及处置控制

A.变动控制。公立医院固定资产在单位内部流动，应由使用部门提出申请，经调出、调入主管部门、主管领导签字同意后，财务部门办理调拨手续；对固定资产对外调拨，应由归口管理部门、财务部门、分管领导签字审批后，方可办理调拨手续，若对外调拨的固定资产价值超过规定标准，还要经上级主管机构批准。

B.处置控制。各单位在处理、报废闲置或损毁的固定资产时，应先由资产归口管理部门提出申请，经主管领导审核后报单位负责人批准。防止随意处置、报废固定资产的行为。单位价值或者批量价值在规定限额以上报废固定资产的残值收入要实行"收支两条线"，及时足额记入单位财务账。

⑥计价控制。单位取得的固定资产，应按照取得时发生的实际成本计价。

购入固定资产的计价。购入固定资产，按购入价格加上支付的运输费、保险费、包装费、安装成本和缴纳的税金确定。国外进口设备的原价，还应包括按规定支付的进口税金及代理手续费等。

新建房屋建筑物的计价。按交付使用前发生的实际支出计价。

在原有基础上进行翻建、扩建、改建完成的固定资产的计价。按其原来的固定资产价值加上翻建、扩建、改建过程中所发生的全部费用支出，减去由于翻建、扩建、改建而发生的变价收入和拆除部分的价值，作为原始价值。

自制的固定资产的计价。自制的固定资产按制造过程中发生的实际成本计价。

接受捐赠固定资产的计价。接受捐赠的固定资产，按照发票所列金额加上医院负担的运输费、保险费、安装调试费等确定；无所附单据的，按同类设备的市场价加上医院负担的费用计价。

无偿调拨或由于医院撤并转入的固定资产，按原单位账面原值计价。

融资租入的固定资产，按租赁协议或合同确定的价款加运输费、保险费、安装调试费等确定。

盘盈的固定资产，按重置完全价值计价。

对贷款购建的固定资产，安装完毕交付使用前发生的贷款利息也应计入固定资产原值。

⑦折旧提取控制。折旧提取控制主要包括使用年限和提取方法控制、成本核算控制、效益评价控制等内容。

A.折旧计提控制。公立医院原则上应当根据固定资产性质，在预计使用年限内，按照《医院财务制度》对公立医院固定资产折旧年限所做的规定，采用平均年限法或工作量法计提折旧。计提固定资产折旧不考虑残值。当月增加的固定资产，当月不计提折旧，从下月起计提折旧；当月减少的固定资产，当月仍计提折旧，从下月起不提折旧；已提足折旧仍继续使用的固定资产，不再计提折旧。

B.成本核算控制。提高固定资产的使用效率，努力控制成本，避免盲目购置设备。每月提取的折旧摊入科室的成本，并与科室绩效进行适当的挂钩，同时有效阻止盲目攀比添置固定资产现象的发生。

⑧维修保养控制。公立医院固定资产的修理，尤其是大修理，必须经过检验、确认、审批手续；实行提请修理部门或个人与实施修理部门或个人相互分离；修理完工应办理验收交接手续；修理费用应严格控制在预算之内，对明显超出预算的不合理支出，由单位审计部门予以审查、核实。

⑨盘点核对控制。建立健全固定资产的清查盘点制度，明确固定资产清查的范围、期限和组织程序。健全固定资产损坏、报废、流失的控制制度和责任追究制度，健全核算总账、分类账和明细账三级账务核算体系。定期或不定期对固定资产实行实地清查和盘点，如发生盘点差异，应查明原因、分清责任，并及时报告。

公立医院应当定期或不定期地对固定资产进行盘点清查，每年度至少一次。固定资产盘点清查工作由医院资产管理办公室牵头负责组织。财务部门、归口管理科室、资产使用科室共同参与。归口管理科室与资产使用科室负责将各科室的固定资产明细账与固定资产实物进行逐一的核对并初步签字确认。财务部门与归口管理科室进行总账与明细账的核对。核对无误后由资产管理办公室、财务部门、归口管理办公室、资产使用科室共同进行实物盘点清查并再次签字确认。对盘点清查中发现的问题应当详细记录、查明原因，提出处理意见并及时按程序进行审批，调整相关账表，保证账账、账卡、账实相符。

⑩会计记录控制。会计记录是指通过取得或审核有关合同、发票等单证进行正确记录、准确付款和规范建账等会计处理技术，确保固定资产的合法、安全、完整。原始凭证包括请购部门填写的请购单、单位与供应商签订的采购合同、验收部门签发的验收单或退货单、供应商开具的销售发票、单位编制的付款审批单、出纳开具的现金付款凭证或银行存款转账凭证等。

按照财政部制定的《会计基础工作规范》的要求，财务部门要认真核对取得或者自制的原始凭证，然后根据审核无误的原始凭证填制记账凭证，并按规定设置总分类账和明细分类账。仓库保管部门应设置实物数量账。定期核对相关的总分类账、明细分类账和实物数量账，做到账账相符、账证相符、账实相符。如有不符，应查明原因，及时处理。

4.加强固定资产购建控制

《内控规定》第四十六条要求："建立固定资产购建论证制度。按照规模适度、科学决策的原则，加强立项、预算、调整、审批、执行等环节的控制。大型医用设备配置按照准入规定履行报批手续。"

《内控规定》第四十七条要求："加强固定资产购建控制。固定资产购建应由归口管理部门、使用部门、财务部门、审计监督部门及专业人员等共同参与，确保购建过程公开透明，降低构建成本。"

加强固定资产购建控制，对于保证投资资金的充分发挥和利用、降低购建成本、避免盲目投资造成的损失、提高经济效益具有重要意义。

（1）关键控制点。固定资产购建的关键控制点包括购建论证控制、立项控制、可行性论证控制、预算控制、调整控制、审批控制、合同控制等。

（2）控制的设计与实施。

①建立固定资产购建论证制度。公立医院增加固定资产的主要方式有购买、自建、改扩建和接受捐赠等。公立医院要经过立项申请或可行性论证审批后方可进行固定资产的购建。

②立项控制。对符合政府发展改革部门立项要求的固定资产购建，应事先进行立项申请，只有立项申请审批后，方可购建。

③可行性论证控制。为了预防盲目购建和决策失误所造成的损失，对固定资产建设和改造应进行可行性研究，对临床医技使用固定资产部门提出的购置申请，

特别是大型、专用的设备仪器购置和房屋的购建应进行可行性论证。单位必须成立可行性论证小组，小组成员由分管领导及使用、归口管理、财务、审计、纪检监察等部门人员组成，必要时可外聘专家参加。可行性论证一般应从可行性、必要性、科学性、实用性四个方面进行论证。

A.可行性。公立医院是否有足够的资金、技术人员是否配套、是否符合预算。

B.必要性。根据《事业单位国有资产管理暂行办法》的规定，公立医院固定资产的配置标准是当现有资产无法满足单位履行职能的需要时方可购建。国有资产配置应当符合规定的配置标准；没有规定配置标准的，应当从严控制、合理配置。应控制购建的固定资产是否符合医疗卫生保健发展的要求，以及与公立医院所担负的医疗、教学、科研的关联密切程度等情况。

C.科学性。购建的固定资产是否具有经济价值，能否为公立医院带来经济效益和社会效益。

D.实用性。购建的固定资产是否具备比较高的经济效益、规模适度、成本回收快、社会评价好、群众易于接受等特点。

④预算控制。为了使医院有限的资源得到合理配置，编制、调整、审批固定资产投资的预算的程序，应当符合《内控规定》中预算控制的要求。公立医院应根据经批准的投资规划对申请增加的固定资产通过论证后编制预算，杜绝盲目购置。

⑤调整控制。有些原先预算（计划）要购置的固定资产，由于某种原因不购置，或原先没有预算（计划），而根据业务发展的需要需购置，应通过一定的申请批准手续，实事求是地进行调整。

⑥审批控制。公立医院应当严格办理固定资产业务的授权批准制度，明确相关人员的审批权限及职责范围，各管理部门及经办人员应在被授权范围内行使职权，承担责任，不得越权审批。采购活动应严格遵守《中华人民共和国政府采购法》以及政府采购、部门集中采购的有关规定。在政府采购招标活动中，招标采购单位要认真做好与供应商有利益关系的回避工作，应向参加投标的供应商申明回避制度。

应当符合《内控规定》中预算控制、货币资金控制的有关规定，单位自行建造固定资产还应遵守工程项目控制的有关规定。固定资产采购由单位指定的采购部门统一采购，其他任何部门不得私自采购。任何采购都应有预算指标和申购计划单，并经被授权部门（人员）的审批后方能采购。

⑦采购执行控制

A.健全固定资产采购过程管理制度，明确采购计划、采购方式，经过比质比价和规定的授权批准程序确定供应商，制定特殊紧急需求下的固定资产采购程序，明示采购流程，确保采购过程透明公开。公立医院要设立包括归口管理部门、财务部门、审计监督部门等在内的采购机构对采购执行进行严格控制。

B.采购申请控制。购置固定资产必须先由临床医技等使用科室根据自身开展业务需求制订添置计划、提出申请，经归口管理职能部门集中审核、论证、报批同意后办理有关请购手续。

C.采购方式控制。购置属于纳入政府采购范围的固定资产，应当经过审批后方可执行。要按照国家有关政府采购的规定，根据固定资产计划采购数量和市场供应情况，遵守固定资产采购管理制度，明确采购方式（如集中招标、公开招标、邀请招标、竞争性谈判、询价等），真正做到以最合乎要求的质量和最有利的价格等条件采购固定资产。不属于政府采购目录内的或者在目录内限额以下的固定资产可委托中介机构或由采购机构执行采购。公立医院要切实降低采购成本，防范规避招标采购的行为，保证资金使用效益（经济效益和社会效益）的最大化。

D.供应商控制。主要包括资质控制、合同控制、采购订单控制、付款控制、会计记录控制、准入控制等。

a.资质控制。核实供应商的各种资信证明，主要包括生产许可证、卫生许可证、医疗器械注册证、工商营业执照、税务登记证、银行存款余额证明、委托书等。选择诚信可靠的供应商，以最合理的价格购得价格质量合格的产品，并通过其他单位得到进一步证实确认。

b.合同控制。合同条款应包括当事人的名称或者姓名和住所、标的、数量、质量、价款或者报酬、履行期限、地点和方式、违约责任、解决争议的办法；签订的合同应符合《合同法》以及国家有关法规制度规定，确保合同的条款有效；对需要安装调试的设备，应予明确；在大型仪器设备的合同书上应详细注明各技术参数指标等有关内容，签订的合同应由固定资产归口管理部门、财务和审计部门参与，并经授权人签字等。

c.采购订单控制。为了保证所有采购业务能被准确地记录和核准（审批），任何采购要约的发出，都应由有请购权的部门上报，按审批权限报有审批权的领导审批后方可发出。批量采购由采购部门、归口管理部门、财务部门、审计监督部门、使用部门等组成医院采购委员会按规定程序执行，确保采购过程公开透明。

采购结果应进行公示,接受职工的监督。小额零星采购由被授权的部门对价格、质量、供应商等有关内容进行审查、筛选,按规定审批。

d.付款控制。付款凭证应齐全,付款凭证后面一般应随附立项批文、可行性论证报告、采购申请单、采购合同、发票、验收报告、入库单、付款审批单等原始凭证;特别应注意对合同中付款条款的核对工作,有保质期的,应留足质量保证金。

e.会计记录控制。固定资产应及时入账,由于发票未收到等原因,合同有明确金额的按合同规定的金额入账,合同没明确金额的应暂估入账,以保证固定资产的真实性与完整性。

f.准入控制。购建大型医疗仪器设备还应遵守国家发布的《大型医用设备配置与使用管理办法》及《全国乙类大型医用设备配置规划指导意见》;对大型医用设备实行配置证管理,只有取得"乙类大型医用设备配置许可证"或"大型医用设备临配置许可证",方可配置。

5.加强固定资产验收控制

《内控规定》第四十八条要求:"加强固定资产验收控制。取得固定资产要组织有关部门或人员严格验收,验收合格后方可交付使用,并及时办理结算,登记固定资产账卡。"为保证固定资产的真实性和完整性,保证所采购的固定资产的质量达到预期的目的,必须加强验收控制。

(1)控制的内容和关键控制点。固定资产验收的关键控制点主要有设立独立的验收机构(人员)、会计记录控制、付款控制、建立验收规范等。

(2)控制的设计与实施。建立固定资产验收制度,由固定资产管理部门、使用部门和财务部门等参与固定资产验收工作。

公立医院归口管理部门只接受符合质量要求的货物,准确记录实际收到的货物。单位购置的设备等固定资产应由验收部门检验签章,并由仓储保管部门办理入库;对需要安装的固定资产,在安装完毕后,要组织专家进行鉴定和验收,并办理安装设备移交单。单位财务部门应根据有关验收单据办理固定资产增加手续和付款手续,验收过程中若发现固定资产与采购合同有出入、不符,应及时告知财务部门,以便拒付货款。

①验收入库控制。批准购置的固定资产到货时,应由验收部门根据有关合同协议进行检查,确认并签注意见,再由仓储保管人员接收、办理、填制有关凭证,办理入库手续。对需要安装调试专用设备,待安装完毕、请专业人员检验技术参

数合格后，办理验收入库有关手续。

②会计记录控制。对验收合格的固定资产，填制固定资产交接单，登记固定资产账簿。租入、借用、代管的固定资产应设立备查登记簿专门登记。

③付款控制。财务部门应根据有关验收单据办理固定资产增加手续和付款手续，所有发票应与采购入库单相符，否则应拒付货款。支付外购、自行建造的固定资产款项，应符合《内控规定》中预算控制、工程项目控制、货币资金控制等内部会计控制的有关规定。

④专人控制。公立医院应设置专门管理组织或专人，使用部门应指定人员对固定资产实施管理，并建立健全各项管理制度。

⑤建立健全三账一卡制度。财务部门负责总账和一级明细分类账，财产管理部门负责二级明细分类账，使用部门负责建卡（台账），大型贵重设备实行责任制，指定专人管理，制定操作规程，建立设备技术档案和使用情况报告制度。

6.加强固定资产维修保养控制

《内控规定》第四十九条要求："建立固定资产维修保养制度。归口管理部门应当对固定资产进行定期检查、维修和保养，并作好详细记录。严格控制固定资产维修保养费用。"

维修保养控制有利于提高固定资产的使用效率、降低医疗成本，使固定资产更有效地投入医疗服务。

（1）关键控制点。固定资产维修保养的关键控制点主要有建立维修保养制度、维修预算控制、检验论证控制、记录控制、审批控制等。

（2）控制的设计与实施。

①建立健全固定资产维修保养制度。建立健全固定资产维修保养制度。归口管理部门应当对固定资产进行定期检查、维修和保养，并做好详细记录。严格控制固定资产维修保养费用。

②维修费用预算控制。核定固定资产维修费用，每年应对固定资产维修费用进行预算，对大型医疗设备、医疗办公用房、汽车等应制定单项维修预算，以控制维修费用不正常增长。

③检验论证控制。大型医疗设备、汽车等进行维修前，应由公立医院内部专业检验人员进行检测，自己的技术人员能维修的，不得请外来人员进行维修。公立医院内部专业检验人员无法进行检测的，应由社会上的专业检测机构进行检验论证。

④记录控制。设备归口管理部门应建立大型设备的维修记录档案。对固定资产进行定期检查、维修和保养，并作好详细记录，包括维修时间、维修部件、维修金额、维修后保修等情况。

⑤审批控制。每一笔维修业务都应经检验论证、报审批人员审批后，方可进行维修及办理报销手续。建立固定资产维修保养制度。归口管理部门应当严格控制固定资产维修保养费用。

固定资产维修、特别是大型维修必须经过检验、论证、审批后，提交维修保养部门经办，批准实施单位和经办应相互分离，或有第三方监督。维修完工应办理有关确认手续。维修费用应严格控制，特别对保修项目不能重复计量、计价。明确保修的范围和标准，严格按规定程序办理保修手续。严格监督保修期间维保次数和维修质量。

7.加强固定资产变动与处置控制

《内控规定》第五十条要求："加强固定资产使用变动控制。固定资产的对外投资、出租、出借必须按照国有资产的有关规定进行可行性论证，按照管理权限逐级审批后执行。"

《内控规定》第五十一条要求："加强固定资产处置管理制度。明确固定资产处置（包括出售、出让、转让、对外捐赠、报损、报废等）的标准和程序，按照管理权限逐级审核报批后执行。"

加强固定资产变动与处置控制，对于提高固定资产的利用率、增强固定资产的使用效益、提高管理水平、防止国有资产的流失，具有重要意义。

（1）关键控制点。固定资产变动与处置的关键控制点主要有对外投资、出租、出借控制、内部调拨控制，以及处置的制度控制、申请控制、评估鉴定控制、审批控制、废品管理控制等。

（2）控制的设计与实施。固定资产的处置，是指公立医院对其占有、使用的固定资产进行产权转让或者注销产权的行为。处置的方式包括出售、出让、转让、对外捐赠、报废、报损等。变动的方式包括对外投资、出租、出借、调拨等。

①变动控制。建立固定资产归口分级管理制度，明确固定资产管理部门、使用部门和财务部门的职责权限。健全"购建入库""启用出库""盈亏调整"的审批报告制度。对于启封使用固定资产或将固定资产由使用状态转入封存状态，以及对外投资、出租、出借、调拨的固定资产要严格审批手续。

对外投资、出租、出借控制。对于固定资产的对外投资、出租、出借必须按照国有资产管理的有关规定进行可行性论证、风险评估，并按照管理权限逐级报批后执行。经审批用于对外投资、出租、出借的固定资产实行专项管理，并在单位财务会计报告中对相关信息进行充分披露。固定资产对外投资收益和利用固定资产出租、出借和担保等取得的收入应当纳入单位预算，统一核算、统一管理。

调拨控制。加强固定资产内部调拨管理制度。公立医院对内部调拨的固定资产，要明确办理固定资产交接的手续，固定资产使用部门或存放地点需要变动，应按审批程序进行逐级报批，由归口管理部门及时填制变动通知单，并注明变动原因；对调拨给外单位的固定资产，要按照管理权限逐级报批。

②处置控制。固定资产处置控制主要包括制度控制、申请控制、评估鉴定控制、审批控制、报废管理控制五个方面的内容。固定资产处置应遵循公开、公正、公平的原则。特别对出售、出让、转让、变卖资产数量较多或者价值较高的固定资产，应当通过拍卖等市场竞价方式公开处置。

A.制度控制。应建立固定资产处置控制制度，明确固定资产处置的范围、标准、程序、审批权限和责任。根据固定资产的实际使用情况和不同类别，区分使用期满正常报废固定资产、未使用、不需用固定资产及拟出售或投资转出固定资产等，采取相应的处置控制程序和措施。处置固定资产，应当严格履行审批手续，未经批准不得自行处置。

B.申请控制。固定资产处置应由使用部门提出申请，注明处置理由并经部门负责人签字后报归口管理部门。

C.评估鉴定控制。公立医院要成立固定资产处置小组，处置小组由使用部门、归口管理部门、财务部门、审计纪检部门、专业技术专家等成员组成。固定资产处置小组应及时对拟处置的固定资产进行技术鉴定。鉴定时应核对拟处置设备的名称、品牌、型号规格、购置使用日期等内容，对折旧期未满的或未提足修购基金的，应查明原因。应组织相关部门或专业技术人员对固定资产的处置进行技术鉴定，认真审查处置依据、处置方式、处置价格等。公立医院分管领导、上级主管部门应认真审查固定资产处置理由是否充分、鉴定意见是否真实可靠、是否按管理权限逐级审批、审批手续是否齐全、是否存在擅自处理违规行为。财务部门核对处置价值是否准确核算。公立医院不得越权处置和越权审批，确保固定资产处置的合规性和合法性。经有权机关批准后需要让售的固定资产，首先要经具有资质的资产评估机构对其价值进行评估，并按规定进行公开拍卖。

D.审批控制。公立医院处置国有资产，应当严格履行审批手续。公立医院审批人应对处置原因、技术鉴定进行确认，并签注意见。重大固定资产处置，实行集体审议联签，并按规定经上级部门审批通过后方可进行处置。上级部门对公立医院固定资产处置事项的批复是上级部门重新安排公立医院有关资产配置预算项目的参考依据，是公立医院调整相关会计账目的凭证。未履行报批手续、未按规定审批权限或未按批复意见的，公立医院不得擅自对固定资产进行处置。

公立医院占有、使用的房屋建筑物、土地和车辆的处置，以及单位价值或者批量价值在规定限额以上的资产的处置，经主管部门审核后报同级财政部门审批；规定限额以下的固定资产的处置报主管部门审批。

E.报废管理控制。固定资产报废后所形成的废品应集中管理，具有放射性的废品，应由专门的机构回收处理；具有回收价值的废品，应收回残值。处置固定资产的收入应及时上交财政，确认财政是否能够返回相应的款项等。

8.加强固定资产盘点核对控制

《内控规定》第五十二条要求："建立固定资产清查盘点制度。明确清查盘点的范围、组织程序和期限，年度终了前，需进行一次全面清查盘点，保证账、卡、物相符加强盘点核对控制，有利于确保固定资产的安全、完整，保证账账、账物、账卡相符，防止资产的流失。"

（1）关键控制点。固定资产盘点核对的关键控制点主要有设立清查盘点组织机构、选择盘点方法、确定盘点时间、落实奖惩措施等。关键控制点是抽查核对和落实奖惩措施。

（2）控制的设计与实施。

①建立健全固定资产的清查盘点制度。建立固定资产的清查盘点制度。明确固定资产清查的范围、期限和组织程序；健全固定资产损坏、报废、流失的控制制度和责任追究制度；健全核算总账和明细账核算制度。

②设立清查盘点组织。清查盘点组织机构由使用部门、归口管理部门、财务部门、审计、工会职代会等部门人员组成。

③确立清查盘点的方法。根据工作要求，可以采取全面清查盘点和专项清查盘点、定期清查盘点和不定期清查盘点相结合的方式。

④确定盘点时间。清查盘点组织机构定期或不定期实地清查盘点与核对。

⑤抽查核对控制。清查盘点组织机构要定期对在库和在用固定资产进行清点、核实，并与财务部门核对，做到账账相符、账卡相符、账实相符。年度终了前应当进行一次全面清查盘点。如发生盘点差异，应查明原因、分清责任，并及时报

告上级有关部门，经批准后按规定进行账务处理。

⑥奖惩控制。对固定资产盘点核对控制进行评价，对执行情况较好的部门、个人给予适当奖励，对控制不严的部门、个人要及时提出整改要求，并追究相关责任人责任。

9.信息化系统控制

随着信息化技术在公立医院管理的广泛应用，单位内部控制信息化势在必行，信息技术控制是由信息、IT资源和过程所构成的动态控制系统，通过平和信息技术与过程的风险来为内部控制目标的实现提供合理保证。医院固定资产管理系统的应用需要由电子信息化控制来实现其目标，将内部控制固化在信息系统中，可以消除人为因素，可以使内部控制程序化、常态化。

可以考虑依托当前先进的信息共享技术、大数据技术和"互联网+"技术，搭建资产管理的信息化平台，并按照人机交互层、功能层和数据层进行各项资产管理功能的设计与分配，在此基础上，将该平台与医院的财务核算系统进行数据端口连接，以实现两者在资产的采购、使用、处置和盘点清查等环节的自动比对功能和动态监督，从而有效规避公立医院在资产管理过程中存在的一些常见问题。值得注意的是，在搭建资产管理信息化平台的过程中，可以考虑将无线射频技术和物联网技术应用于人机交互层，其中无线射频技术利用无线电信号不仅可以实现不经过接触即可进行数据读写的功能，同时还能够利用定位技术实现对资产的定位查找，能够大幅提升医院资产管理信息收集录入环节的工作效率，而物联网技术则可以实现对资产的使用状况等信息进行精准追踪，可以帮助医院及时盘活闲置率较高的资产、提升资产使用效率。

（六）无形资产管理的控制措施

1.建立健全无形资产管理体系

（1）建立无形资产管理制度。公立医院根据国家有关规定，制定医院无形资产管理的规章制度，使具体无形资产管理工作有理可依、有章可循，是医院无形资产管理规范化、实现无形资产管理的目标。

（2）合理设置岗位，明确职责权限。公立医院应合理设置无形资产管理岗位，明确相关部门和岗位的职责权限，建立无形资产业务的不相容岗位相互分离机制。一般而言，无形资产的不相容岗位至少应该包括：无形资产投资预算的编制与审批；无形资产投资预算的审批与执行；无形资产的取得、验收与款项支付；无形资产处置的审批与执行；无形资产取得与处置业务的执行与相关会计记录；无形资产的使用、保管与会计处理。单位不得由同一部门或个人办理无形资产的全过程业务。

（3）建立健全授权审批制度。公立医院应当对无形资产业务建立严格的授权审批制度，明确授权批准的方式、权限、程序和相关控制措施，规定经办人的职责范围和工作要求，严禁未经授权的部门或人员办理无形资产业务。

（4）制定无形资产业务流程，明确无形资产业务流程，明确无形资产投资预算编制、自行开发无形资产预算编制、取得与验收、使用与保管、处置和转移等环节的控制要求，并设置相应的记录或凭证，如实记录各环节业务开展情况，及时传递相关信息，确保无形资产业务全过程得到有效控制。

（5）医院无形资产管理信息化。医院无形资产管理信息化平台是医院顺应现代化社会发展的必然趋势，也是医院实现无形资产管理网络化、信息化的必然要求。与医院自身经济实力以及运营管理水平相结合，将现代互联网的共享性充分利用，确保所建立起的无形资产信息库的合理性以及可行性有坚实的保障。建立其制度化、流程化的运行管理工作模式，清晰、明确地将各项数据进行保存，才能够将医院医疗技术与医院知名度进行提升，使医院无形资产相应的知识产权得到真正的维护，是医院得到高效、健康发展的动力。

2.加强无形资产取得环节的控制

公立医院应根据工作需要拟订无形资产投资项目，综合考虑无形资产投资方向、规模、资金成本等因素，对项目的可行性进行周密系统的分析和研究，编制无形资产投资预算，并按规定进行审批，确保无形资产投资科学、合理。对于重大的无形资产投资项目，公立医院应考虑聘请独立的中介机构或专业人士进行可行性研究和评价，并由公立医院进行集体决策和审批，防止出现决策失误而造成严重损失。

对于预算内无形资产投资项目，有关部门应严格按照预算执行进度办理相关手续；对于超预算或预算外无形资产投资项目，应由相关责任部门提出申请，经审批后再办理相关手续。

对于无形资产外购，公立医院应建立请购和审批制度，明确请购部门和审批部门的职责权限和相应的请购和审批程序。无形资产采购过程应该规范、透明，一般无形资产采购应由采购部门充分了解和掌握产品及供应商情况，采取比质比价的办法确定供应商；重大无形资产采购，应采取招标方式进行，非专有技术等具有非公开性无形资产，应注意采购过程中的保密保全措施。无形资产采购合同协议的签署应遵循公立医院合同管理内部控制的相关规定。

对于自行开发的无形资产，应凭借科学的计算方法和有力的依据，组成专家团队确定合理的计价。医院自行开发并按照法律程序申请取得的无形资产，按依法取得时发生的注册费、聘请律师费等费用，作为无形资产的实际成本。依法取得前，在研究与开发过程中发生的材料费用、直接参与开发人员的工资及福利费、开发过程中发生的租金、借款费用等直接计入当期费用。

公立医院应建立严格的无形资产交付使用验收制度，确保无形资产符合使用要求。对于外购的无形资产，公立医院必须及时取得无形资产所有权的有效证明文件，仔细审核有关合同协议等法律文件，必要时听取专业人员或法律顾问的意见。对于自行研发的无形资产，应由研发部门、资产部门、使用部门共同填制无形资产移交使用验收单，移交使用部门使用。对于购入或者以支付土地出让金方式取得的土地使用权，必须取得土地使用权的有效证明文件；对于投资者投入、接受捐赠、债务重组、政府补助、合同、非货币性资产交换、其他单位无偿划拨转入以及其他方式取得的无形资产，均应办理相应的验收手续。对于需要办理产权登记手续的无形资产，公立医院要及时到相关部门办理。

3.加强无形资产使用保全环节的控制

公立医院要加强无形资产的日常管理工作，授权具体部门或人员负责无形资产的日常使用和保全管理，确保无形资产的安全和完整。一方面，公立医院应按照无形资产的性质确定无形资产保全范围和政策，保全范围和政策应当足以应对无形资产因各种原因发生损失的风险。未经授权，公立医院人员不得直接解除技术资料等无形资产，对技术资料等无形资产的保管和接触应保有记录，对重要的无形资产及时申请保护。另一方面，公立医院应对无形资产各种文件资料（尤其是资产、财务、会计等资料）妥善保管，避免记录受损、被盗、被毁的可能，对某些重要资料应该留有后备记录，以便在遭受意外损失或损毁时重新恢复，尤其是在计算机条件下。

此外，公立医院还应注意定期评估和及时更新，如果无形资产存在可能发生减值迹象的，应当计算其可收回金额；可收回金额低于账面价值的，应该按照政府会计具体准则的规定计提减值准备、确认减值损失。同时，公立医院也要注意淘汰落后技术，加大研发投资推动自主创新和技术升级，确保技术处于领先地位。

4.加强无形资产处置环节的控制

公立医院应明确无形资产处置的程序和审批权限，并严格按照处置程序进行无形资产处置业务。无形资产的处置应由独立于无形资产管理部门和使用部门的其他部门或人员办理，重大无形资产的处置，要委托具有资质的中介机构进行资产评估，实行集体研究、专家论证和技术咨询相结合的议事决策机制，并建立集体审批记录机制。

一般来说，首先由公立医院无形资产使用部门根据需要提出处置申请书，并列明处置原因，然后由资产管理部门组织人员进行经济和技术鉴定，确定合理的处置价格，出具处置呈批单，最后由公立医院负责人对无形资产处置申请进行审批。资产管理部门根据批准的处置呈批单处置无形资产，编制注销凭证，使用部门注销无形资产保护卡等相关处理。

对于经批准的无形资产转让、调出和捐赠，公立医院应由资产管理部门会同财务部门予以办理，并签订合同协议，就转让的维护保全、商业秘密保护等内容进行约定。对拟出售或投资转出的无形资产，应由有关部门或人员提出处置申请，列明该项无形资产的原价、预计出售价格或转让价格等，报公立医院授权部门或人员审核，相关单位审批后，予以出售或转让。公立医院在无形资产处置过程中涉及产权变更的，应及时办理产权变更手续。

5.加强无形资产的会计核算

公立医院应该加强无形资产会计核算，设置无形资产和累计摊销会计科目。在无形资产取得时，公立医院应该按照其成本进行初始计量。一般来说，公立医院无形资产的取得方式可分为外购、自行开发、置换、捐赠、无偿调入等方式。取得方式不同，成本计算也不相同，参见表8-22。

表8-22　　　　　　　　　　　无形资产成本计算

取得方式	成本计算
外购	购买价款、相关税费以及可归属于该项资产达到预定用途前所发生的其他支出。委托软件医院开发的软件，视同外购无形资产确定其成本
自行开发	自该项目进入开发阶段后至达到预定用途前所发生的支出总额
置换	按照换出资产的评估价值加上支付的补价或减去收到的补价，加上换入无形资产发生的其他相关支出确定
接受捐赠	按照有关凭据注明的金额加上相关税费确定；没有相关凭据可供取得，但按规定经过资产评估的，其成本按照评估价值加上相关税费确定；没有相关凭据可供取得，也未经资产评估的，其成本比照同类或类似资产的市场价格加上相关税费确定；没有相关凭据且未经资产评估、同类或类似资产的市场价格也无法可靠取得的，按照名义金额入账，相关税费计入当期费用。 确定接受捐赠无形资产的初始入账成本时，应当考虑该项资产尚可为政府会计主体带来服务潜力或经济利益的能力
无偿调入	按照调出方账面价值加上相关税费确定

公立医院要按照年限平均法或者工作量法按月对使用年限有限的无形资产进行合理摊销，并根据用途计入当期费用或者相关资产成本。对于使用年限有限的无形资产，政府会计主体应当按照一定的原则确定无形资产的摊销年限（参见表8-23），因发生后续支出而增加无形资产成本的，对于使用年限有限的无形资产，应当按照重新确定的无形资产成本以及重新确定的摊销年限计算摊销额。使用年限不确定的无形资产不应摊销。

表8-23 无形资产的摊销年限

无形资产类别	摊销年限
法律规定了有效年限的	按照法律规定的有效年限作为摊销年限
法律没有规定有效年限的	按照相关合同或单位申请书中的受益年限作为摊销年限
法律没有规定有效年限、相关合同或单位申请书也没有规定受益年限的	根据无形资产为政府会计主体带来服务潜力或经济利益的实际情况，预计其使用年限
非大批量购入、单价小于1000元的	可以于购买的当期，将其成本一次性全部转销

6.信息管理系统控制

公立医院应运用信息化管理系统对无形资产进行管理，包括建立无形资产台账、定期清查盘点等，财务部门、资产管理部门、使用部门要定期核对账目，做到账账、账实相符。医院无形资产管理系统的应用需要由电子信息化控制来实现其目标，将内部控制固化在信息系统中，可以消除人为因素，可以使内部控制程序化、常态化。

（七）对外投资管理的控制措施

对外投资控制是指医院为了保证对外投资业务活动的规范进行，保护对外投资资产的安全、完整，防止、发现、纠正错误与舞弊，确保对外投资控制目标的实现，对涉及对外投资的各个工作岗位在分工负责的前提下，采用一系列具有控制职能的方法、措施和程序，从而实现对其业务活动进行有效的组织、制约、考核和调节，以明确其职责和权限，使之保持相互联系、相互制约的关系，并予以系统化、规范化，从而形成一个严密控制管理体系的管理制度。加强医院对外投资的内部控制，有利于贯彻和落实国家有关法律、法规和制度，有利于提高投资效益、有效防范投资风险，有利于防范对外投资中不规范行为。

1.建立健全对外投资管理体系

（1）根据《单位内控规范》第四十五条第二款规定，公立医院应结合业务需要合理设置对外投资业务相关岗位，明确岗位的职责权限，确保不相容岗位相互分离、相互监督和相互制约。一般而言，对外投资的不相容岗位主要包括对外投资的可行性研究与评估、对外投资决策与执行、对外投资处置的审批与执行、对外投资执行与会计核算、对外投资执行与监督等。

（2）公立医院应该制定对外投资业务的审核审批权限，明确审批人的授权批准方式、权限、程序、责任及相关控制措施，规定经办人的职责范围和工作，确保未经授权的部门或工作人员不得办理对外投资业务。

（3）一般来说，公立医院对外投资的流程包括投资意向、可行性研究、集体论证、审批、实施等流程，公立医院要明确投资业务流程，规范公立医院对外投资，确保对外投资各业务环节正常开展。

2.确保公立医院对外投资的合法合规性

《单位内控规范》第四十五条第一款规定："单位应当根据国家有关规定加强对对外投资的管理。"公立医院应当明确行政事业单位对外投资相关规定，确保单位对外投资的合法合规性。

财政部在《事业单位国有资产管理暂行办法》《中央级事业单位国有资产管理暂行办法》和《事业单位财务规则》中对事业单位的对外投资做了明确的规定。《事业单位国有资产管理暂行办法》第二十一条规定："事业单位利用国有资产对外投资、出租、出借和担保等应当进行必要的可行性论证，并提出申请，经主管部门审核同意后，报同级财政部门审批。"《中央级事业单位国有资产管理暂行办法》第二十条规定："中央级事业单位申报国有资产对外投资、出租、出借等事项，应当附可行性论证报告和拟签订的协议（合同）等相关材料，按以下方式履行审批手续：单项价值在800万元以下的，由财政部授权主管部门进行审批，主管部门应当于批复之日起15个工作日内将审批文件（一式三份）报财政部备案；800万元以上（含800万元）的，经主管部门审核后报财政部审批。"《关于进一步规范和加强行政事业单位国有资产管理的指导意见》第五条明确规定："除法律另有规定外，各级行政单位不得利用国有资产对外担保，不得以任何形式利用占有、使用的国有资产进行对外投资。除国家另有规定外，各级事业单位不得利用财政资金对外投资，不得买卖期货、股票，不得购买各种企业债券、各类投资基金和其他任何形式的金融衍生品或进行任何形式的金融风险投资，不得在国外贷款债务尚未清偿前利用该贷款形成的资产进行对外投资等。事业单位对外投资必须严格履行审批程序，加强风险管控等。利用非货币性资产进行对外投资的，应当严格履行资产评估程序，法律另有规定的，从其规定。"

综上所述，在我国当前的政策形势下，事业单位的对外投资包括债券投资和股权投资，即在不违反相关政策前提下，购买各种有价证券，或者以货币资金、实物资产或无形资产进行对外投资。公立医院要严格管理对外投资，在法律法规规定的投资范围内进行投资，确保对外投资的合规合法性。

3.加强岗位控制

《内控规定》第六十一条要求："建立健全对外投资业务的管理制度和岗位责任制。明确相关部门和岗位的职责、权限，确保项目可行性研究与评估、决策与执行、处置的审批与执行等不相容职务相互分离，合理设置岗位，加强制约和监督。"并特别强调"公立医院不得由同一部门或一人办理对外投资业务的全过程"。按照不相容职务分离的原则，建立相应岗位责任制，是对外投资控制的基本措施和方法，为保证对外投资控制的贯彻和落实提供基础制度保证。

（1）关键控制点。对外投资不相容职务分离控制的关键点包括建立健全对外投资业务管理制度、建立健全对外投资业务岗位责任制、不相容职务分离控制、人员素质控制、定期轮岗控制等。

（2）控制的设计与实施。

①建立健全对外投资业务管理制度。对外投资管理制度包括对外投资立项分析制度、对外投资授权批准制度、对外投资评估制度、对外投资决策制度、对外投资计价评估制度、对外投资执行制度、对外投资处置制度、对外投资核算制度、对外投资定期核对制度等。

A.建立对外投资立项分析制度。分析公立医院内部投资环境，对公立医院投资能力、投资意向进行分析，选择投资范围；分析公立医院外部环境，对产业政策、市场需求等进行分析，提高投资成功率和效率。

B.建立对外投资授权批准制度。明确对外投资授权批准流程，制定有关投资的审批程序，健全有关审批手续，保证按制度规定审批投资。

C.建立对外投资评估制度。应用恰当的方法，对公立医院投资项目进行评估，以确定合适的投资项目。

D.建立对外投资决策制度。建立对外投资决策制度，实行集体决策，保证对外投资决策的民主化、透明化、科学化，充分考虑风险与收益，选择正确的投资机会和最佳的投资方案。

E.建立对外投资预算制度。投资项目预算纳入公立医院预算管理。

F.建立对外投资计价评估制度。正确评估公立医院的无形资产价值，可以委托社会中介机构评估，也可以通过协商确定无形资产价值，防止无形资产价值流失。

G.建立对外投资执行制度。根据不同的对外投资业务制定相应的业务流程。

H.建立对外投资处置制度。按照规定及时进行对外投资处置的会计处理，确保资产处置真实、合法。

I.建立对外投资核算制度。保证按有关规定执行，确保投资会计处理过程合规完整。

J.建立对外投资定期核对制度。保证对外投资资产的安全和完整，保证投资明细账与总账、会计报表核对相符。

②建立岗位责任制，明确相关部门和岗位的职责、权限。实行职能分工控制，合理设置岗位，建立对外投资岗位责任制，明确对外投资岗位的职责、权限。与对外投资业务相关的岗位包括对外投资可行性研究岗位、对外投资评估岗位、对外投资决策岗位、对外投资审批岗位、对外投资执行岗位等。

对外投资可行性研究岗位具体负责组织相关部门或人员对投资建议项目进行分析与论证，编制对外投资的可行性研究报告并提出对外投资建议。对外投资评估岗位具体负责组织对外投资项目的评估工作，形成评估报告。

③不相容职务分离控制。

A.对外投资项目可行性研究与评估岗位分离。对外投资项目可行性研究岗位，主要负责对外投资项目立项的可行性研究，提出立项建议报告；对外投资项目评估岗位，主要是对项目可行性的再评估，具有相对的独立性。对外投资项目可行性研究岗位与评估岗位应当分离，有利于科学预测对外投资的风险和收益，为科学决策提供参考依据。

B.对外投资决策与执行岗位分离。对外投资决策岗位具有决定对外投资的权力；对外投资执行岗位是负责对外投资的具体管理，决定权与执行权分离。对外投资决策岗位，不能负责对外投资执行的有关事项，可以有效防范对外投资业务中的不正当行为，保证对外投资的安全和完整，特别是对具有决策权力的制约和控制。

C.对外投资计划的编制与审批岗位、投资交易与会计记录岗位、投资凭证保管与投资交易会计记录岗位、投资交易与凭证盘点岗位等不相容职能相分离。

D.对外投资处置的审批与执行岗位分离。对外投资处置包括对外投资的收回、转让、核销等；对外投资处置的审批，实行集体决策，按照规定履行相关审批手续，具有处置审批权的岗位与执行岗位分离，有利于保证对外投资权益的安全，防范对外投资权益的流失。

公立医院不得由同一部门或同一人办理对外投资业务的全过程。为保证对外投资不相容职务分离，切实做到相互制约、相互监督，防范对外投资业务过程中的非正当行为的发生，《内控规定》明确规定公立医院不得由同一部门或同一个人办理对外投资业务的全过程。

④人员素质控制。

A.政治素质。公立医院办理对外投资业务的相关人员应当具备良好的职业道德，做到奉公守法、清正廉洁。

B.业务素质。公立医院办理对外投资业务的相关人员，除具备基本的职业道德素质以外，必须掌握金融、投资、财会、法律等方面的专业知识。

⑤岗位轮换控制。公立医院对办理对外投资业务的人员，根据具体情况定期进行岗位轮换，有效防范办理对外投资业务的人员差错、舞弊现象的发生。

4.建立投资决策控制机制

《内控规定》第六十二条要求："建立对外投资决策控制制度。加强投资项目立项、评估、决策环节的有效控制，防止国有资产流失。所有对外投资项目必须事先立项，组织由财务、审计、纪检等职能部门和有关专家或由有资质的中介机构进行风险性、收益性论证评估，经领导集体决策，按规定程序逐级上报批准。决策过程应有完整的书面记录及决策人员签字。"并特别强调"严禁个人自行决定对外投资或者擅自改变集体决策意见"。

公立医院投资项目从立项到分析论证，直到作出投资决策，必须符合国家有关规定，符合公立医院投资总体战略规划，有效地利用人力、物力、财力，有利于合理、科学地组织配置公立医院各种资源。公立医院应当加强对外投资可行性研究、评估与决策环节的控制，对投资建议的提出、可行性研究、评估、决策等作出明确规定，确保对外投资决策合法、科学、合理，有效防止国有资产流失。

（1）关键控制点。对外投资决策的关键控制点包括项目立项民主化、评估专业化、决策集体化、审批制度化以及无形资产的投资控制。

（2）控制的设计与实施。

①对外投资立项控制。对外投资项目必须事先立项，建立适当的审批程序，严格投资项目立项控制。按要求实行职务分离制度，规定对外投资活动的负责人

级别、各种具体的报告和审批手续，保证对外投资活动在初期得到严格的控制。按照立项程序，编制对外投资建议书。

②对外投资可行性研究控制。由相关部门或人员对投资建议项目进行分析与论证，对投资项目进行全面的技术、经济、市场、资源、环境、产业政策等科学分析；了解和分析投资对象或投资行为的营利能力，以及未来潜在被投资单位的经营和财务状况；并对被投资单位资信情况进行调查或实地考察。对外投资项目如有其他投资者的，应根据情况对其他投资者的资信情况进行了解或调查。科学预测投资项目现金流量，综合考虑各种因素，掌握合理的预测方法，编制对外投资建议书。

③对外投资评估控制。由相关部门、人员或委托具有相应资质的专业机构对投资项目进行可行性研究，重点对投资项目的目标、规模、投资方式、投资的风险与收益等作出评价。

由相关部门、人员或委托具有相应资质的专业机构对可行性研究报告进行独立评估，形成评估报告。评估报告应当全面反映评估人员的意见，并由所有评估人员签章。

④对外投资决策控制。所有对外投资项目应由财务、审计、纪检等职能部门和有关专家或由有资质的中介机构进行风险性、收益性论证评估，经领导集体决策，按照程序上报统计财政部门和卫生主管部门审批。对外投资实行集体决策，决策过程应有完整的书面记录及决策人员签字。严禁个人自行决定对外投资或者擅自改变集体决策意见。

⑤无形资产投资控制。《内控规定》第六十三条规定："加强无形资产的对外投资管理。公立医院以无形资产对外投资的，必须按照国家有关规定进行资产评估、确认，以确认的价值进行对外投资。"

公立医院对外投资评估必须按照《事业单位国有资产管理暂行办法》（财政部令第36号）的规定执行，评估工作应当委托具有资产评估资质的评估机构进行，不得以任何形式干预资产评估机构独立执业，按照评估确认的价值进行对外投资。

5.加强对外投资授权审批控制

《内控规定》第六十四条规定："严格对外投资授权审批权限控制，不得超越权限审批。建立对外投资责任追究制度。对出现重大决策失误、未履行集体审批程序和不按规定执行的部门及人员，应当追究相应的责任。"

公立医院对外投资失败的原因，大致有下几个方面：一是对于投资可行性研究不够；二是个人决策失误；三是利用对外投资转移资产，为个人或集体谋取好处。对于以上原因，根本还是对外投资缺乏严格的授权审批制度。因此，加强对外投资业务授权审批控制，对于保证对外投资资产的安全和完整、防范投资风险具有十分重要的意义和作用。

（1）关键控制点。公立医院对外投资业务中涉及对外投资的立项、评估、决策、报批、接触、执行、核算、追踪、处置等全过程都需要得到授权批准，控制的关键点是审批人的权限范围、审批人承担的责任、经办人的职责范围及工作要求、对外投资文件资料控制等。

（2）控制的设计与实施。

①建立对外投资授权批准制度。公立医院应建立对外投资业务授权批准制度，明确授权批准的方式、程序和相关控制措施，规定审批人的权限、责任以及经办人的职责范围和工作要求。严禁未经授权的部门或人员办理对外投资业务。重大投资项目经专门部门审核论证后，由公立医院领导班子集体决策并报经其主管部门审核后，对超过主管部门审核权限的，还需报财政部门批准。

②严格对外投资业务授权审批控制。审批人应当根据对外投资授权审批制度的规定，在授权范围内进行审批，不得超越权限审批。经办人应当在职责范围内，按照批准意见办理对外投资业务。对于审批人超越授权范围审批的对外投资业务，经办人有权拒绝办理，并及时向审批人的上级授权部门报告。

③加强经办人员授权控制。授权经办投资业务的部门或人员，必须按照已批准的预算和下达的指令进行，未经授权，任何人不能擅自作出对外投资的决定。授权财务部门对投资项目进行预期效益预测，对投资预算提出审核意见，未经效益预测，不得进行投资。投资合同、投资处置合同应按规定程序批准后，方可实施。

④强化对外投资责任追究控制。公立医院应当建立对外投资责任追究制度，强化对外投资失误责任追究，保证对外投资的安全性。因集体决策给对外投资造成重大决策失误的，按照决策人员在公立医院的工作岗位职责，追究相应的行政责任和经济责任。未履行集体审批程序，因个人决策给对外投资造成失误或损失的，个人承担主要责任。执行对外投资业务的部门和个人，因不按规定执行而造成对外投资损失的，应对其追究相应责任。

⑤完善对外投资文件资料控制。公立医院应当加强对审批文件、投资合同或协议、投资方案书、对外投资处置决议等文件资料的管理，设置相应的记录或凭

证，如实记载各环节业务的开展情况，明确各种文件资料的取得、归档、保管、调阅等各个环节的管理规定及相关人员的职责、权限，便于监督和管理。

6.加强对外投资执行控制

《单位内控规范》第四十五条第三款规定："加强对投资项目的追踪管理，及时、全面、准确地记录对外投资的价值变动和投资收益情况。"《内控规定》第六十五条要求："加强对外投资会计核算控制。建立账务控制系统，加强对外投资会计核算核对控制，对其增减变动及投资收益的实现情况进行相关会计核算。"第六十六条要求："建立对外投资项目的追踪管理制度。对出现的问题和风险及时采取应对措施，保证资产的安全与完整。"

公立医院根据不同的对外投资业务制定相应的业务执行流程，明确各环节的控制要求，设置相应的记录或凭证，如实记录各环节业务的开展情况，对于确保对外投资全过程得到有效控制具有重要意义。

（1）关键控制点。对外投资执行控制的关键点包括计划预算控制、合同签订控制、投出环节控制、追踪管理控制、会计核算控制、权益证书管理控制、清查核对控制等。

（2）控制的设计与实施。

①计划预算控制。公立医院应对投资业务实行计划预算控制，每年度开始之前，公立医院授权具体部门或人员编制对外投资计划和预算，对下一年度的对外投资业务进行事前控制。编制投资预算时要同单位预算相结合，充分考虑资金来源、资金的机会成本及投资风险等因素。对外投资预算编制完成后，应交公立医院领导班子集体进行严格审核，根据审核意见进行修改后编制正式预算，并报上级主管部门和财政部门的批准许可。在投资预算执行中，根据实际情况的变化，可按审批程序进行预算调整。对公立医院年度预算执行情况、结果进行分析、检查，为确定下一年度投资方向、编制投资预算打基础。

加强计划的编制控制。对外投资计划的编制应以可行性分析为依据，详细说明投资对象、投资理由、投资的性质和目的、影响投资收益的潜在因素等，重大投资可聘请中介投资顾问参与投资计划的编制。严格对外投资计划的审查，审查投资估计是否合理、投资收益估算是否正确、投资理由是否合理、对公立医院的影响等。投资计划及其审批应当用书面文件进行记录，并进行编号控制。

②合同签订控制。公立医院应当制订对外投资实施方案，明确出资时间、金额、出资方式及责任人员等内容。对外投资实施方案及方案的变更，应当经公立

医院决策机构或其授权人员审查批准。对外投资业务需要签订合同的，应当征询单位法律顾问或相关专家的意见，并经授权部门或人员批准后签订。

③投出环节控制。公立医院应当加强对资产投出环节的控制。用货币资金对外投资的，投出时按照货币资金内部控制办法办理。用非货币资金对外投资的，按照非货币资金的内部控制办法办理。以委托投资方式进行的对外投资，应当对受托单位的资信情况和履约能力进行调查，签订委托投资合同，明确双方的权利、义务和责任，并建立相应的风险防范措施。

④追踪管理控制。公立医院应当建立对外投资项目的追踪管理制度，对出现的问题和风险及时采取应对措施，保证资产的安全与完整。指定专门的部门或人员对投资项目进行追踪管理，掌握被投资单位的财务会计状况和经营情况，定期组织对外投资质量分析，发现异常情况，应及时向有关部门和人员报告，并采取相应措施。

公立医院的重大投资项目可根据需求和有关规定向被投资单位派出董事、监事、财务或其他管理人员。对派驻被投资单位的有关人员建立适时报告、业绩考评与轮岗制度。

⑤安全控制。公立医院应当建立对外投资凭证保管和变动管理制度，制定管理流程和授权制度；建立严格的联合控制制度，至少由两名以上人员共同控制，不得一人单独办理对外投资凭证，防范对外投资凭证保管与变动过程中的舞弊和错漏。

公立医院应当加强对外投资有关权益证书的管理，指定专门部门或人员保管权益证书，对于任何对外投资凭证的存入或取出，都应严格手续制度，建立详细的记录，并由所有在场相关人员签名。除无记名证券投资外，公立医院在购入债券时，应在购入的当日尽快登记于公立医院名下，严防登记于经办人名下。两人以上参与每月定期盘点，加强对外投资资产盘点结果与对外投资登记簿核对，保证相符。未经授权人员不得接触权益证书。财务部门应定期或不定期地与相关管理部门和人员清查核对有关权益证书。

⑥会计核算控制。建立对外投资账务控制系统，设置对外投资总账和明细账。建立完整的明细记录，按规定对对外投资增减变动及投资收益的实现情况等进行明细核算。应当加强投资收益的控制，对外投资获取的利息、股利以及其他收益，均应纳入单位统一核算，严禁设置"账外账"。

⑦清查核对控制。公立医院应建立定期清查核对制度，财务部门应定期或不

定期地与相关管理部门和人员清点核对对外投资的相关凭证和有关权益证书，并定期或不定期地进行总账与明细账核对、与被投资单位核对有关投资账目，保证对外投资的安全、完整。

7.加强对外投资处置控制

《内控规定》第六十七条要求："加强对外投资的收回、转让和核销等处置控制。对外投资的收回、转让、核销，应当实行集体决策，须履行评估、报批手续，经授权批准机构批准后方可办理。"公立医院加强对外投资处置控制，对于保证对外投资处置的决策授权批准按照规定办理、保障处置收益、保护处置的真实合法、防范资产流失具有极其重要的作用。

（1）关键控制点。对外投资处置的内容包括对外投资的收回、转让和核销等，其关键控制点是对投资处置的决策和授权批准程序控制、处置审批控制、审核控制等。

（2）控制的设计与实施

①对外投资处置决策和授权批准控制。公立医院应当加强对外投资处置环节的控制，对投资收回、转让、核销等的决策和授权批准程序作出明确规定。一般先由经办人员提出建议和意见，提交对外投资评估组织分析后，按程序逐级上报。

②处置审批控制。对外投资的收回、转让与核销，应当实行集体决策，并按照规定的审批程序履行相关审批手续。

对外投资的收回须建立评估制度，履行评估和报批手续，经授权批准机构批准后方可办理。要防范对外投资收回过程中资产的流失，保证对外投资资产的安全与完整。对应收回的对外投资资产，要及时足额收取。

转让对外投资应由相关机构或人员合理确定转让价格，并报授权部门批准，必要时，可委托具有资质的专门机构进行评估。

核销对外投资时，应取得因被投资单位不能收回投资的法律文书和证明文件。

③审核控制。公立医院财务部门应当认真审核与对外投资处置有关的审批文件、会议记录、资产回收清单等相关资料，并按照规定及时进行对外投资处置的会计处理，确保资产处置真实、合法。

8.建立投资监督评价控制机制

《单位内部控制规范》第六十一条规定："内部审计部门或岗位应当定期或不定期检查单位内部管理制度和机制的建立与执行情况，以及内部控制关键岗位及人员的设置情况等，及时发现内部控制存在的问题并提出改进建议。"

公立医院应明确对外投资业务的管控重点，指定内部审计部门定期检查对外投资业务管理情况，加强对外投资业务的监督和检查（见表8-24）。

表8-24 对外投资关键控制点

检查内容	检查重点
对外投资业务授权审批制度的执行情况	对外投资的审批手续是否健全、是否存在越权审批等违反规定的行为
对外投资业务的决策情况	对外投资决策过程是否符合规定的程序
对外投资的具体执行情况	各项资产是否与投资方案一致，投资期间获得的投资收益是否及时进账，以及对外投资权益证书和有关凭证的保管与登记情况、操作程序的规范程度等
对外投资的处置情况	投资资产的处置是否经过集体决策并通过必要的审批程序，各类资产的回收是否完整、及时，职工的安排是否落实等
对外投资的账务处理情况	会计记录是否真实、完整和准确，会计凭证及相关投资文件资料是否合法、合规和合理

《单位内部控制规范》第六十三条规定："单位负责人应当指定专门部门或专人负责对单位内部控制的有效性进行评价并出具单位内部控制自我评价报告。"

在对外投资处置完成后，公立医院应该自行组织或聘请中介机构或相关专业人员对该对外投资业务进行总体评价，并形成评价报告，对相关部门和岗位在对外投资内部控制上存在的缺陷提出改进建议，对造成重大投资失误的进行责任追究，促进公立医院对外投资内部控制的进一步完善。

第九章　公立医院建设项目管理控制建设

一、公立医院建设项目管理控制概述

（一）建设项目管理控制的概念

建设项目是指医院根据医疗事业发展或医疗业务需要而开展的新建、改扩建项目，以及修缮修理项目。

建设项目管理控制是指医院为了防范建设项目各个环节的差错与舞弊，提高工程质量，提高建设资金使用效益，结合建设项目的重点和管理要求而制定的内部控制制度与程序，包括建设项目决策、概预算、招标、采购、施工管理、质量管理、工程结算、竣工决算等。

（二）建设项目内部控制的意义

医院建设项目的内部控制，是保证实现工程项目建设目标的各种政策、制度和程序，是医院内部控制体系的一个重要组成部分。建设项目内部控制可以保证建设项目的安全和质量，保证工程项目建设中国有资产的完整和有效，保证建设项目信息的真实和合法，提高建设资金的使用效率，防范决策失误及防止舞弊行为，有效杜绝建设项目的盲目建设、工程招投标程序不规范、工程超预算、或任意扩大范围、提高标准、工程预决算高估冒算、擅自挪用、拆借、转移项目资金等问题的发生，对于实现建设项目管理目标具有重要的意义。

1.建设项目内部控制是提高医院建设项目投资效益的前提

通过对建设项目事前、事中、事后各个阶段的有效控制，提高建设项目的建设进度和投资效益，防止建设资金浪费与流失。

2.建设项目内部控制是合理控制工程造价的重要手段

通过对建设项目事前的概预算控制、事中合同管理控制以及事后验收结算、竣工决算控制，可以有效地控制工程造价，节约建设资金，促进医院实施建设项目规范管理，做到各个环节的操作有章可循。

3.建设项目内部控制可以最大限度地确保医院资产安全

健全有效的建设项目内部控制，可以堵塞漏洞，从源头上遏制工程建设的舞弊行为，确保工程建设质量，保证建设项目相关资料的真实、合法和安全，确保建设项目及时完整地转为固定资产，保护国有资产的安全与完整。

（三）建设项目管理控制的基本流程

建设项目整个控制环节包括建设项目立项决策、建设项目设计和概预算、建设项目招投标、工程施工与监理、核算工程成本及控制费用支出、建设项目竣工验收和建设项目竣工决算等。建设项目业务流程见图9-1。

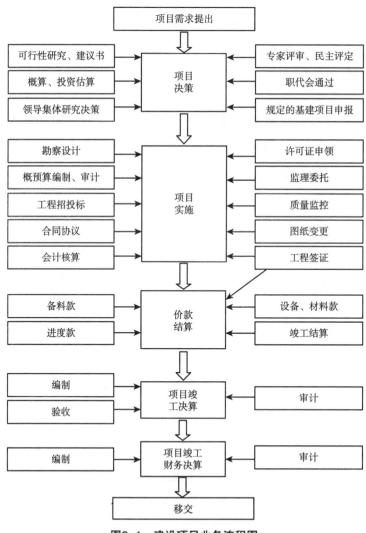

图9-1　建设项目业务流程图

1.立项决策环节

工程立项决策环节是选择和决定投资方案的过程，具体包括编制项目建议书、可行性分析研究报告和项目评审决策三个阶段。工程立项决策处于整个建设项目开展的前期阶段，是建设项目内部控制最重要的阶段之一。

2.设计和概预算环节

包括对勘探设计单位的选定、勘察设计协议或合同的签订、设计单位推行限额设计和标准设计的监督及勘察设计分阶段的审核等过程的控制。工程概预算是建设项目招标、施工和结算的依据，概预算控制包括审查工程概预算编制的科学性、合理性和时效性，使用范围以及是否完整、准确，核算费用是否公允，是否符合国家标准。

3.招标环节

建设项目招标是指建设单位在项目立项之后、发包之前，依照法定程序，以公开招标或邀请招标等方式，邀请潜在的投标人依据招标文件参与竞争，通过评标择优选定中标人的一种经济活动。包括建设项目招标、评标、定标和签订合同等环节，相关控制包括对投标人资格的审查、评标委员会的组建、书面合同的订立等过程。

4.施工监理与合同管理环节

包括对施工全过程中建设项目质量、进度、安全的监督与管理，建设项目变更的提出、论证及决策等过程，以及合同履行的控制。其中，合同的履行控制包括核算工程成本和付款环节。核算工程成本是指对建设项目成本的准确估算，并有效控制和降低工程成本的过程，具体可以通过建立工程成本管理责任制、严格领料和各项费用开支、按质量体系和相关规范施工等方法进行有效的控制。对于付款环节的控制，是加强建设项目管理、防止工程款超付的重要手段。

5.建设项目竣工验收环节

建设项目竣工验收控制包括对各项会计资料的清理，报送竣工材料真实性、完整性的审查，竣工项目的及时组织验收，验收合格建设项目的固定资产转增等过程的控制。

6.建设项目竣工决算环节

建设项目竣工决算综合反映了建设项目从立项筹建到竣工全过程的财务状况和建设成果，是确定工程造价的最后步骤，是医院支付工程价款的依据。竣工决算控制包括竣工清理、竣工验收以及竣工决算审计等活动，以保证建设项目竣工决算的真实、完整、及时。

（四）建设项目内部控制的常用方法

建设项目控制主要采取岗位控制、授权批准控制、业务流程控制、决策控制、概预算控制、质量控制、价款支付控制、竣工决算控制等控制方法。

1.岗位控制

《医院财务会计内部控制规定》（以下简称《内控规定》）第五十三条要求："建立健全工程项目管理制度和岗位责任制。明确相关部门和岗位的职责权限，确保项目建议和可行性研究与项目决策、概预算编制与审核、项目实施与价款支付、竣工决算与竣工审计等不相容职务相互分离，合理设置岗位，加强制约和监督。"为保证医院建设项目顺利开展、达到预期目的，要设置相应的岗位和职务，明确各自职责，实行不相容职务相互分离的办法，规定各个岗位工作的内容与方式。

2.授权批准控制

《内控规定》第五十四条要求："建立工程项目相关业务授权批准制度。明确被授权人的批准方式、权限、程序、责任及相关的控制措施，规定经办人员的职责范围和工作要求。严禁未经授权的机构或人员办理工程项目业务。"为了落实和规范医院建设项目的实施，跟踪项目资金流动和使用过程，加强项目的监督与检查，建立项目相关业务授权批准制度是非常必要的，对保证建设项目的质量和建设资金的安全有重要意义。

3.业务流程控制

《内控规定》第五十五条要求："制定工程项目业务流程。明确项目决策、概预算编制、价款支付、竣工决算等环节的控制要求，并设置相应的记录或凭证，如实记载业务的开展情况，确保工程项目全过程得到有效控制。"为确保医院建设项目全过程得到有效控制，必须按照一定的程序办理，控制建设项目业务的各个环节，才能保障建设项目遵守法律法规，提高效率，发挥投资资金的效益，提升建设项目质量，圆满完成建设项目任务。

4.决策控制

《内控规定》第五十六条要求："加强工程项目决策控制。要按照决策科学化、民主化要求，采取专家评审、民主评议、结果公示等多种方式，广泛征求有关各方意见，实行集体决策。决策过程要有完整的书面记录。对工程项目的立项、可行性研究、项目决策程序等做出明确规定，确保项目决策科学、合理。"并特别强调"严禁任何个人单独决策工程项目或者擅自改变集体决策意见"。加强决策控制是医院开展建设项目的关键，医院在项目确立之前，必须对该项目的建设规模、技资资金来源、实施时间等进行充分的论证、研究和评审，最后集体决策。只有这样，才能保证建设资金充分发挥作用，提高社会效益和经济效益。

5. 概预算控制

《内控规定》第五十七条要求："建立工程项目概预算控制制度。严格审查概预算编制依据、项目内容、工程量的计算和定额套用是否真实、完整、准确。"所有建设项目必须编制概预算，并按规定报送审计。未经审计和审批的概预算各部门均不得执行。建设项目的概预算是项目决策和实施的主要依据，实施中严禁项目擅自超预算、扩大范围和提高标准。

6. 质量控制

《内控规定》第五十八条要求："加强工程项目质量控制。工程项目建立健全法人负责制、项目招投标制、工程建设监理制和工程合同管理确保工程质量得到有效控制。"医院必须加强建设项目的质量管理，有利于保证立项的建设项目顺利完工，保证工程质量。

7. 价款支付控制

《内控规定》第五十九条要求："建立工程价款支付控制制度。工程进度或合同约定支付价款。明确价款支付的审批权限、支付条件方式和会计核算程序。对工程变更等原因造成价款支付和金额的，相关部门必须提供完整的书面文件和资料，经财务、审计部门审批程序报批后支付价款。"

加强工程价款支付环节的控制，能够合理调度资金，及时准确地结清债权、债务关系，确保工程进度，按时编制竣工决算，并且控制过程有利于杜绝截留、挪用和超批复内容使用资金，超规模、超概预算现象的发生。

8. 竣工决算控制

《内控规定》第六十条要求："建立竣工决算控制制度。严格执行清理、竣工决算、竣工审计和竣工验收的规定，确保竣工决算的真实、完整、及时。未经竣工决算审计的建设项目，不得办理资产验收和移交。"竣工决算控制对于真实、完整和及时地反映建设项目从筹建到竣工全过程的财务状况和建设成果具有重要意义。

（五）建设管理控制的相关法律法规

1.《中华人民共和国建筑法》（国家主席令第91号，1997年颁布）；

2.《建设工程勘察设计管理条例》（国务院令第293号，2000年颁布）；

3.《建设工程勘察设计资质管理规定》（建设部令第160号，2007年颁布）；

4.《建设工程安全生产管理条例》（国务院令第393号，2003年颁布）；

5.《建设工程质量管理条例》（国务院令第279号，2000年颁布）；

6.《工程建设项目招标范围和规模标准规定》（国家发展计划委员会令第3号，2000年颁布）；

7.《建筑工程设计招标投标管理办法》（建设部令第82号，2000年颁布）；

8.《工程建设项目施工招标投标办法》（发改委令第30号；2003年颁布）；

9.《建设工程监理范围和规模标准规定》（建设部令第86号；2001年颁布）；

10.《建设工程监理规范》（GB50319—2000）；

11.《建设工程项目管理规范》（GB/T50326—2006）；

12.《建筑工程施工发包与承包计价管理办法》；

13.《综合医院建设标准》（建标110—2008，建标〔2008〕164号）；

14.《行政事业单位内部控制规范（试行）》；

15.《国务院办公厅关于全面开展工程建设项目审批制度改革的实施意见》（国办发〔2019〕11号）；

16.《建设工程消防设计审查验收管理暂行规定》（建设部令第51号，2020年颁布）；

17.《关于推进全过程工程咨询服务发展的指导意见》（发改投资规〔2019〕515号）。

二、公立医院建设项目控制目标

（一）建设项目组织管理体系控制目标

1.建立健全建设项目内部管理制度，并且根据单位实际情况不断细化、修订和优化，形成良性循环。

2.相关部门和岗位设置合理，职责权限明确，不相容岗位相互分离、相互制约、相互监督。

3.健全项目议事决策机制，形成集体研究、专业机构编写、专家论证、集体决策机制，确保项目决策的科学性和合理性。

4.建立健全相关审核机制，优化审核控制的岗位设置、人员配置与审核流程，根据不同文档的特点，明确不同文档审核的侧重点，确保审核起到应有的效果。

（二）业务环节控制目标

1.项目立项决策

（1）工程建设项目符合医院发展规划；

（2）工程建设项目相关重要事项决策经过集体讨论；

（3）工程建设项目立项符合国家规定。

2.项目设计与概预算

（1）项目设计要符合国家法律法规规定，严格设计变更管理；

（2）认真编制项目建设预算，预算不得超过投资估算国家规定的比例；

（3）严格执行项目建设预算，按照审批下达的投资计划和预算金额对建设项目资金实行专款专用，严禁截留、挪用和超用途、超预算使用资金；预算发生调整需按规定呈上级有关部门审批。

3.项目招标

（1）按照有关规定确定招标事项，确保招标、开标、评标等环节符合相关法律法规要求，公正公开，程序规范，中标人符合资质要求和工程建设要求；

（2）招标文件编制完整准确，标底不被泄露，评标人员选择适当，严格防范招标过程中舞弊和腐败现象发生。

4.项目施工与结算管理

（1）项目施工符合国家及监管机构要求；

（2）原料采购、承发包活动、安全质量风险评估、项目建设周期、现场安全质量管理、现场管理服务、建筑材料质量管理、工程监理、工程变更等事项得到有效管控，建设项目能够在保证质量的前提下按时完成；

（3）严格按合同、施工进度支付款项。

5.项目验收与决算

（1）建设工程经过设计、施工、工程监理等参建单位的验收，确认工程与设计一致、质量合格；

（2）按照规定组织竣工决算、竣工决算审计，办理竣工结算；

（3）项目档案和资产及时完成移交工作。

三、公立医院建设项目管理流程与关键环节

医院要重点控制建设项目的项目立项决策、项目施工、价款结算、项目竣工决算和审计、项目验收以及移交等环节。

（一）项目立项决策

1.项目立项决策流程图（见图9-2）。

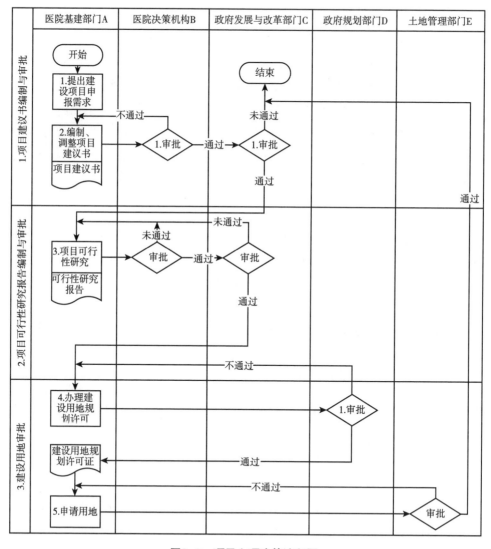

图9-2　项目立项决策流程图

2.项目立项决策关键节点说明（见表9-1）。

表9-1　　　　　　　　　项目立项决策流程关键节点简要说明

关键节点	简要说明
A1、A2	基建部门提出立项申请，编制项目建议书
B1	医院决策机构对立项申请审批，审批通过后报政府发展与改革部门，审批不通过则退回基建部门修改立项申请
C1	政府发展与改革部门对医院的立项申请进行审批，审批通过后开展可行性研究，审批不通过则需要重新按程序办理
A3	基建部门根据审批通过的项目建议书，开展可行性研究并组织项目评审，评审完成后编制可行性研究报告，提交医院决策机构和政府发展与改革部门审批，审批不通过则重新编制可行性研究报告
A4、D1	到政府规划部门办理建设用地规划许可证，政府规划部门审批通过后，领取许可证；如果审批不通过，则需要重新按程序办理
A5	到土地管理部门申请建设用地，审批通过后进入设计与概预算环节。如果审批不通过，则需要重新按程序办理

（二）项目设计与概预算

1.项目设计与概预算流程图（见图9-3）。

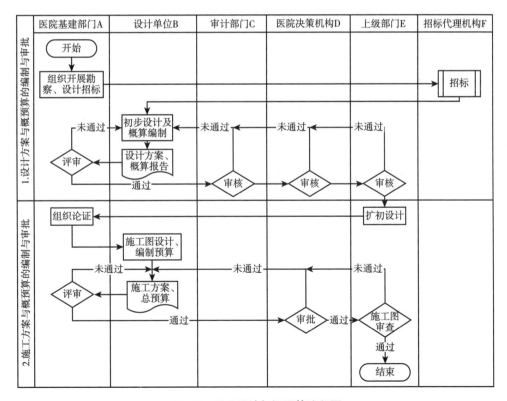

图9-3　项目设计与概预算流程图

2.项目设计与概预算关键节点说明（见表9-2）。

表9-2 项目设计与概预算流程关键节点简要说明

关键节点	简要说明
A1	基建部门组织开展勘察、设计招标，进入招标流程
B1	经招标确定的设计单位进行建设项目的初步设计及概算编制，形成初步的设计方案和概算报告，并经基建部门、审计部门、决策机构和上级部门审批。审批通过后由上级部门进行扩初设计，不通过则修改初步设计和概算
A2	基建部门对扩初设计进行组织论证
B2	设计单位根据扩初设计进行施工图的设计，并由基建部门评审后，由决策机构和上级部门审批，若不通过，则重新修改施工方案

（三）项目招标

1.项目招标流程图（见图9-4）。

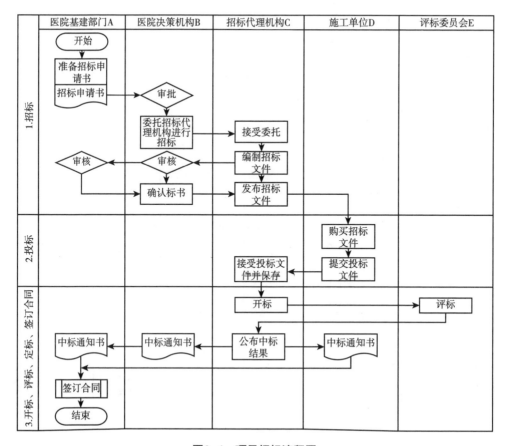

图9-4 项目招标流程图

2.项目招标关键节点说明（见表9-3）。

表9-3　　　　　　　　　　项目招标流程关键节点简要说明

关键节点	简要说明
A1	医院基建部门准备招标工作，编写招标申请书，并提交医院决策机构审批，招标项目按照国家有关规定需要履行项目审批手续的，建设单位应当先向主管部门递交"招标申请书"，履行审批手续，取得批准
B1	医院决策机构审批招标申请书，审批通过后委托具有相应资质的招标代理机构进行招标
C1	招标代理机构接受建设单位的招标委托，和基建部门沟通后，编制招标文件，经建设单位审核确认后，发布招标文件
D2	施工单位购买招标文件，并经过综合考察后，根据本单位的实际情况，向招标代理机构提交投标文件
C2	招标代理机构开标
F3	招标期限结束后，招标代理机构应组建评标委员会，公开标底，并对投标文件进行评审和比较，推荐合格中标人，最终确定中标人
C3	招标代理机构发布中标结果
A1	建设单位与招标施工单位签订合同，进入合同管理子流程

（四）项目施工与结算管理

1.项目施工与结算管理流程图（见图9-5）。

2.项目施工与结算管理关键节点说明（见表9-4）。

表9-4　　　　　　　　项目施工与结算管理流程关键节点简要说明

关键节点	简要说明
A1	基建部门准备开工申请材料，向政府建设行政主管部门申请"建设工程施工许可证"，并准备开工材料提交监理机构审查
F1	政府建设行政主管部门对医院递交的施工申请材料进行审批，通过后颁发"建设工程施工许可证"
E1	基建部门准备开工，并将开工材料提交监理机构审查
A2	基建部门组织施工工作，协调施工单位和监理机构开展工程建设和监理工作
D2	施工单位按工程施工进度提出付款申请
E2	监理机构对施工过程开展监督工作，并在每个步骤和项目完工后进行验收，同时对施工单位提出的付款申请进行审核，审核通过后填写付款证书
B2.C2	付款申请经基建部门审核后，提交财务部门再次审核，最后提交医院决策机构审批，审批通过后由财务部门支付工程款，并做相应的账务处理

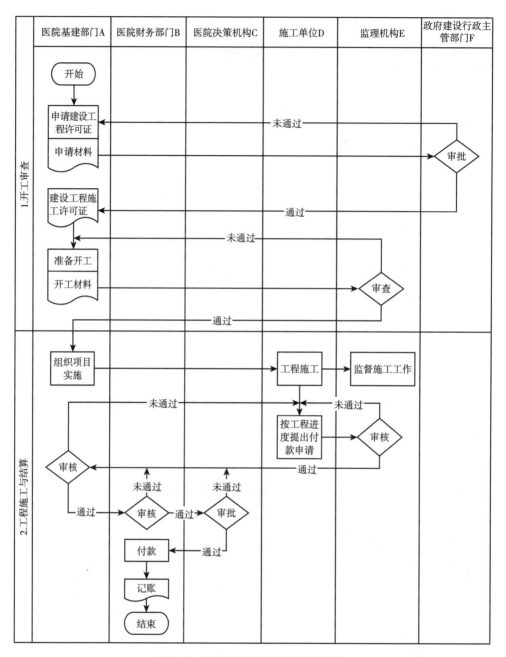

图9-5　项目施工与结算管理流程图

（五）项目验收与竣工决算

1.项目验收与竣工决算流程图（见图9-6）。

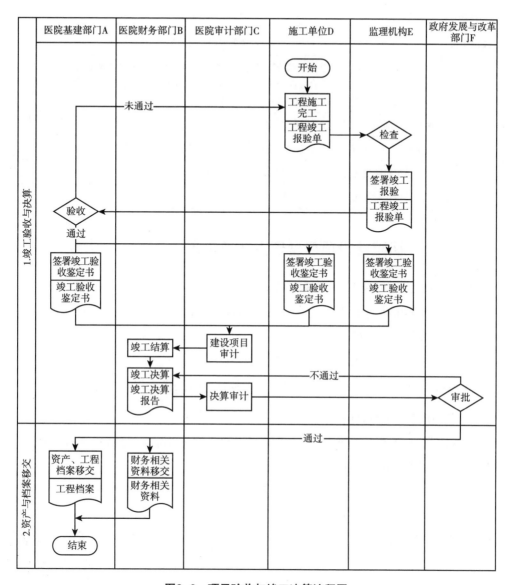

图9-6　项目验收与竣工决算流程图

2.项目验收与竣工决算关键节点说明（见表9-5）。

表9-5　　　　　　**项目验收与竣工决算流程关键节点简要说明**

关键节点	简要说明
D1	施工单位完成工程建设，向监理机构提交《工程竣工报验单》，并向监理单位提出工程完工申请
E1	监理机构检查工程完工情况，检查并签署竣工报验单，提交医院基建部门

369

续表

关键节点	简要说明
A1	医院基建部门组织通过单位组织设计、施工、监理单位以及工程质量监督部门等对工程进行验收，对该项目是否符合合同约定标准以及相关其他质量标准进行全面检验。验收通过后，由施工、监理、医院共同签署《竣工验收鉴定书》
C1	医院审计部门对建设工程开展审计工作
B1	医院财务部门进行竣工结算，并会同基建部门编制竣工决算报告，提交审计部门进行决算审计
A2	施工单位将建设完成的资产、相关档案移交给医院基建部门
B2	施工单位将财务相关资料移交给医院财务部门

四、公立医院建设项目管理主要风险点

（一）项目立项决策的主要风险点

1.项目开展前未进行充分、有效的可行性分析研究，可能导致决策不当，难以实现预期效益；

2.项目评审流于形式，误导项目决策；

3.权限配置不合理，或者决策程序不规范，导致决策失误。

（二）项目设计与概预算的主要风险点

1.缺乏专业工程和造价知识，或工程造价信息不对称，编制预算脱离现实，可能导致项目投资成本失控。

2.建设项目预算控制制度不完善或没能很好落实，超预算现象普遍。

3.设计方案对工程造价具有决定性作用，根据行内专家测算，设计方案对工程造价的影响度在70%以上。大部分医院内部缺乏建筑、工程专业方面的专家，在选择设计单位的时候，往往只看重设计方案是否美观、设计收费是否便宜，而更多地忽视了建筑材料、层高、每平方米土材消耗对造价的影响，也没有对设计方案设定单方造价控制指标。

4.对预算的控制是所有建设项目控制中的重点，但很多医院并不重视。预算编制走过场，对预算编制依据、项目内容、工程量的计算和定额套用等没有专业人员进行审核和控制。工程预算控制的重点是对项目设计方面的控制，但一些建设项目的设计不符合国家有关医院建设标准，比如传染病医院病房通道应设计有清洁通道、单污染通道、污染通道，如果在设计时不全面考虑，必定造成后续重新设计，造成施工现场签证增多。另外，在项目建设过程中，随意扩大建设规模、提高建设标准，一味追求大而全，一些不应在项目基本建设里列支的设备购置也列支其中，导致项目超预算现象普遍。

（三）项目招标的主要风险点

1.招投标过程存在串通、暗箱炒作或商业贿赂等舞弊行为。

2.建设项目招投标制度不健全，运作不够规范。

3.建设项目内控制度规定，须进行招投标的不仅是项目建设，勘测、设计、监理、检测、设备及材料采购、招标代理、造价咨询等服务达到一定标准的，按规定也都应进行招投标，招投标过程和结果的确定应由单位负责人、审计、财务部门和上级相关部门共同参与，确保招投标工作公平、公开、公正。在现实操作中，很多医院对于哪些工程应进行公开招投标，哪些工程应进行政府集中采购以及操作程序如何等，并没有明确的规定和指引，导致经常出现：（1）违反规定，对必须进行公开招标的项目不招标，对应当由政府采购的建设项目不进行政府采购；（2）借口项目工期紧，改公开招标为"议标""邀标""指定招标"，将工程发包给有关系的施工单位，甚至不具备资质的施工单位，进行虚假招标。

4.施工招标阶段由于潜在投标人不能确定能否中标，一般不会在招标文件条款上与医院计较，而一旦施工单位中标后，医院往往处于被动位置，因此在招标阶段，医院具有较好的主动权。

（四）项目施工与结算管理的主要风险点

1.项目施工风险

（1）在未办妥项目报建、报批和证照申领的情况下违法施工。

（2）工程监理单位不独立，过度依赖于业主单位的判断，或者与施工单位关系密切、相互串通，导致监理单位的监理作用难以发挥。

（3）监理人员责任心差，不认真履职，在进行处理施工监督、工程验收和付款申请等问题时，不进行认真检查，随意审查通过。

（4）施工单位在施工过程中随意拖沓工期，导致资源的限制和浪费，不能正常使用；随意赶工导致工程问题存在隐患。

（5）施工现场控制不到位，缺乏质量检查和检验，导致施工操作不达标、施工现场出现安全隐患、施工质量不达标、重复施工、偷工减量等问题；工程监理单位接受商业贿赂，与施工单位串通舞弊、降低标准，导致工程质量低劣。

（6）建设、施工、监理等单位的安全管理责任划分不明确、管理不到位；安全工作只是浮于表面，没有做细做实，没有认真贯彻各项安全管理制度和安全规程、未落实各项安全组织措施和技术措施；建设项目施工的安全管理不力或者疏忽大意，平时不深入施工现场进行检查、监督，没有掌握第一手的、真实的、全面的现场信息，对现场安全防范措施是否准确有效、是否存在安全隐患不进行深入细致研究，而热衷于走过场、瞎指挥，现场的安全措施没有得到执行落实。

（7）医院项目建设周期相对较长，一般会经历4~6年时间，在建设过程中常遇到设计规范及实施标准调整、市场人工材料及设备价格上涨、市政条件和规划条件改变、水文地质条件变化、现场发掘出地下文物、重要国事活动影响、异常天气影响等意外不利情况。

（8）设计变更的造价管控不到位。医院建设项目管理人员、受委托的建设项目监理单位，以及全过程跟踪的造价咨询单位，在项目施工过程中未尽到造价管控的责任和义务。对于每一项签证、设计变更都没有进行预算编制和相互复核确认，甚至没有相应的工程设计变更审批流程制度。无论造价增或减，均未做好详细的记录，也未建立台账，导致单次或累计设计变更造价模糊不清，无法从造价层面为医院决策者提供实施工程设计变更的依据。

（9）医院项目的施工环境相对较为复杂，同时，受技术要求、质量标准等影响，在一定程度上增大了施工人员的施工难度。由现场施工引发的安全事故较多，医院项目管理人员应加强安全风险管理，杜绝人员伤亡情况发生，减少项目损失，致力于按期完成既定目标。

2.项目结算风险

（1）合同管理制度不完善，对合同的签订和审核控制不严，没能按工程进度和合同约定付款。

（2）医院在合同管理上存在问题，对建设项目合同管理重视不够，合同管理内部控制制度不完善，在建设项目相关合同签订前对部分合同条款审核控制不严；缺乏专业的建设项目管理人才，对项目建设过程中的合同履行和设计变更缺乏应有的监督，直接影响到建设项目管理内部控制的有效性；对建设项目合同管理不重视，合同管理制度不完善。

（3）工程合同价与送审价差距较大，监理人员对于签证变更把关不严，没有履行严格的审核手续和程序。

（4）建设项目预付款过多，预留的工程质量保证金偏少，一些工程的付款最后甚至超过了会计师事务所或者审计部门的审定数。

（五）项目验收与竣工决算的主要风险点

1.竣工验收不规范、把关不严，导致工程交付使用后存在重大隐患。

2.竣工决算报告编制不准确，虚报项目投资完成额、虚列建设成本或者隐匿结余资金，使竣工决算失真。

3.建设项目档案缺乏统一、有序管理，可能导致项目档案遗失或毁损。

4.工程转固定资产不及时，导致资产折旧计提不准确。

5.建设项目验收及竣工决算对于医院及时交付使用固定资产、考核工程建设成本、分析医院基本建设投资效益等意义重大。目前，一些医院对建设项目验收及竣工决算缺乏控制，没有建立健全相关的管理内部控制制度，如建设项目竣工决算清理制度、建设项目竣工决算审计制度以及建设项目竣工验收制度等，没有及时归集与建设项目相关的基建档案资料，没有及时做好相应的基建账务处理工作，在建设项目验收过程中对建设项目的完成质量把关不严，对监理机构和外部跟踪审计机构的工作质量缺乏监督和制约，导致建设项目竣工决算控制效果不佳，出现的问题有：（1）医院建设项目在竣工决算之前准备不充分，没有做好财产清查、基本建设项目档案资料的归集整理以及相应的账务处理工作；（2）在建设项目验收过程中，医院基建部门对于建设项目是否符合设计要求和质量要求把关不严，过度依赖监理机构和会计师事务所的审核，缺少和这些中介机构的沟通，一些建设项目还存在不及时和拒不办理竣工验收手续的现象。

6.建设项目竣工结算滞后。目前，多数医院在建设工程项目结束后，由于没有明确的结算章程约束，财务核算往往是草草收尾。实际上，结算工作是大型医院建设项目中非常重要的一个环节，在项目竣工验收后，项目相关方应配合财务管理部门做好项目收尾阶段的财务管理，以便做好后期账务处理工作。

7.隐蔽工程造价管控松散。隐蔽工程施工时，施工现场管理人员、监理、造价咨询单位管理松散，致使验收时不严格，影像、文案记录不够准确详尽，签证不及时，甚至发生事后补签隐蔽工程，造成记录内容前后不符、造价管控失真。

五、公立医院建设项目管理控制措施

（一）项目立项决策的控制措施

1.控制内容和关键控制点

控制内容主要包括项目立项可行性分析研究、概算或投资估算、集体决策等。关键控制点是决策程序，严禁任何个人单独决策建设项目或者擅自改变集体决策意见。

2.控制的设计与实施

（1）立项决策程序。由需求科室提出立项申请；财务等职能部门进行可行性分析研究、投资估算或概算编制以及资金筹集方案等；医院领导集体研究决定，重大项目报职工代表大会通过；重大建设项目按规定报上级主管部门立项。医院应在制度中明确对工程建设项目立项的管理要求，如工作牵头部门、决策组织以及项目建议书和可行性分析研究报告的编制评审要求等。

（2）可行性分析研究。工程建设项目可行性分析研究，首先对建设项目的必要性、合理性、效益性（包括社会效益和经济效益）和可操作性等因素进行深入调研、分析、论证，形成可行性分析研究报告；然后在可行性分析研究的基础上编制项目工程概算或投资估算，提出项目建设总体资金需求，同时提出资金筹集方案。可行性分析研究要充分考虑国民经济发展规则和地区GDP增长速度、地理环境、水文地质、环境保护等常规因素，又要结合医院建筑自有的特殊性，如根据医院所处城市地区的地理位置、服务范围内居民生活及收入水平、城市规则等进行定性和定量分析，再综合考虑国内外医疗技术的发展速度，对工程建设项目进行可行性分析研究，减少项目决策的盲目性，使项目不会落后于医疗技术的发展速度，又不至于太超前而造成资源闲置和浪费。可行性分析研究步骤可分为项目初步立项、调查研究、形成多个方案与择优、财务及经济分析、所需资源概算筹集与配置、形成设计方案、论证环境影响、供电给排水供气、项目实施进度计划和编写报告等。

医院应根据当地政府及监管部门要求，编制项目建议书及可行性分析研究报告。报告编制完成后，牵头部门应当组织有关职能部门或委托具有相应资质的专业机构进行评审。评审组人员应熟悉工程业务流程，具备专业知识和资质，并且不能是报告编制人员。评审过程中，评审人员应重点关注工程建设项目规模、选址、资金筹措、安全环保等方面情况，核准相关数据是否真实可靠，并按照医院规定权限及程序进行集体决策。决策过程应有书面记录，并建立责任追究机制。项目立项后，医院基建牵头部门应当在开工前依法取得相应证照。

（3）项目概算或投资估算。对经过可行性分析研究的工程建设项目要估算投资总额，落实资金筹措的方式和渠道。充分考虑医院项目使用功能复杂、实施难度大、建设周期长等特点，适当提高医院项目各阶段预备费占项目总投资的比例，以应对意外不利情况对建设资金的合理需求。重大的工程建设项目还要对投资估算进行综合评价和作出结论性的意见。

（4）集体决策。建设项目的可行性研究报告应广泛由医院职工和工程专业人士进行民主评议，邀请外部专家对项目进行评审，将评审方案进行公示。然后由医院领导集体研究决定，重大项目需提交职代会审议通过。严禁任何个人单独决策建设项目或擅自改变集体决策意见。属于国家基本建设管理范围的项目，须向上级有关部门提出立项申请，取得立项相关批复资料。

（二）项目设计与概预算的控制措施

1. 项目设计环节

（1）控制内容和关键控制点。控制的内容主要包括设计单位的选择、初步设计方案、概预算编制以及施工方案。须注意把握的关键控制点主要是初步设计方案及施工方案。

（2）控制的设计与实施。医院在建立与实施建设项目设计与预算内部控制时，应做到"四个应当"：

①应当在选择设计单位时引入适当的竞争机制，按照国家和医院规定采用招标等方式确定具有资质和经验的设计单位。

②应当向设计单位提供详尽的基础资料，医院相关部门和科室应向设计单位交流医院自身需求、医技发展趋势和医疗设备更新的要求，并与其进行技术交流，避免因信息不对称或不完整造成设计失误、投资失控等现象。

③应当加强对项目初步设计、施工图设计等环节管理，对设计方案进行严格把控，并根据国家要求上报相关部门审批、备案。对于医院与设计单位的沟通过程，保留会议记录。

④应当建立严格的设计变更管理制度，应尽量避免设计变更，确需变更的必须按国家和医院规定经过严格审批审查后才能变更。设计单位过失造成设计变更的，应追究设计单位相应责任。

医院在选择设计方案过程中，要把技术经济指标作为硬性要求，甚至列入招标文件。在考虑设计方案布局是否合理、功能是否完善、造型是否美观、设计收费是否便宜的同时，要更多地考虑安全系数是否适度，主要材料消耗如每平方米钢材用量、水泥用量等是否过度，等等，可以探索推行限额设计，从而控制单方造价和工程投资总额。此外，在进行设计的过程中，需要将主体工程与供暖、空调、电梯等配套工程综合考虑，避免主体工程与配套工程间出现问题，减少返工率，防止浪费资源、延误工期的情况出现。医院可以请专业图审机构加强设计审查，及时发现图纸中的技术问题，从而控制经济成本。也可应用BIM技术将各相关专业的图纸进行整合，建立建筑工程的三维建筑模型，排查设计问题，提高设计质量。

2.项目预算环节

（1）控制内容和关键控制点。控制的内容主要包括预算控制制度的建立、预算的编写、审计与执行。须注意把握的关键控制点有预算的编写依据、编制与执行。

（2）控制的设计与实施。

①建立建设项目预算环节控制制度。工程建设项目预算指施工图预算，是根据施工图纸、预算定额、施工合同和有关取费文件编制的。按照国家规定，投资估算控制设计预算，设计预算不应突破投资估算10%；施工图预算应在设计预算控制下完成。建立项目预算追加审批制度，任何部门和个人不得自行任意批准追加项目建设内容和预算，不得擅自改变集体决策。

②建设项目预算的编制。在项目内容的控制方面，预算主要内容有前期费用、勘察设计、招标、工程施工等预算，要求编制预算要全面完整，也不能任意扩大范围和提高建设标准。

在工程量的控制方面。预算工程量控制至关重要，必须按图纸和规定方法计算，不得任意扩大。

定额标准控制。预算要真实、完整、准确套用建设项目定额标准。真实性是指建设项目内容真实，按真实的建设项目套用定额标准；完整性是指建设项目定额标准不能片面；准确性是指选用的定额标准要准确，必须根据内容来选择相应的定额标准，防止张冠李戴。

建设项目预算必须经过审计。财政投资立项的基本建设项目须经过财政部门审核，其他基本建设项目须经过具有资质的审计机构进行审计，或经过医院内部审计部门审计。

严格编制预算的目的，是保证工程施工图预算编制准确、真实反映工程实际造价，使合同造价更加科学合理。在决定工程造价高低的各种因素环节中，合同造价是最重要的一环，为达到合同造价的准确合理，在预算编制中应控制好几个关键节点：编制人员要有高度的职业道德和丰富的专业知识，分工明确责任到人，土建装饰、安装编标人员积极配合、相互沟通，避免专业间的脱节；预算编制人员要全过程参与图纸的会审，提前熟悉图纸，汇同各专业人员共同审定并答疑，通过会议记录并下发各投标单位使大家对图纸形成共识，防止后续施工和决算过程中甲乙双方相互扯皮现象的发生；坚持严格的预算评审制度和程序，防止多算错算，审查分项工程内容，防止重复计算，审查分项工程单价，防止错算错套。

（三）项目招标的控制措施

1.控制内容和关键控制点

控制的内容主要是对招标、投标、开标、评标、定标等程序的控制。须注意把握的关键控制点主要是确保招标程序的公平性、合规性、保密性。

2.控制的设计与实施

实行招投标制度是提高工程项目建设公开、公平、公正重要的制度安排，是控制工程造价、提高工程效率、防范和遏制工程领域商业贿赂的有效举措。医院所有的建设项目都必须纳入招投标，范围包括工程勘查、设计、监理、施工、单位的选择等。按规定实行招标的建设项目均应采用公开招标或邀请招标的方式。建设项目招标程序一般为：项目立项报建、建设单位资质审查、招标申请、招标文件编制与预审、现场勘查与招标文件答疑、收受投标书、开标、评标与定标。医院应当建立健全建设项目招投标管理制度，明确建设项目招标范围、招标方式、招标程序、管理职责及招标各环节管理要求，遵循公开、公平、公正原则开展建设项目招投标工作。医院应严格执行《中华人民共和国建筑法》《中华人民共和国招投标法》《工程建设项目招标范围和规模标准规定》等国家现行法律、法规，结合医院实际情况，根据项目规模、资金来源等选择适当的供方准入流程。医院特别需做好对投标人和供应商的廉政资质审查工作，防止不具备资质的单位参加招投标活动。医院纪委监察部门应当对建设项目招投标全过程进行充分监督，并提出监督意见。医院实施建设项目招投标过程中应当严格执行"三重一大"相关规定，评标结果须经过医院领导班子集体决策。

根据《中华人民共和国政府采购法》规定，凡是使用政府资金采购"集中采购目录"以内的工程项目，均必须由政府采购管理机构按《中华人民共和国招标投标法》采用公开招标、邀请招标、竞争性谈判、询价和国务院政府采购监督管理部门认定的其他采购方式集中发包工程项目。严禁任何医院自行发包以上工程。小型修缮、修理工程控制。单项修缮、修理金额小的项目（如工程配套项目以及道路、房屋、水电、绿化、设计、勘察、监理等维修装饰项目）参照工程招标管理规定，制定小型工程项目管理办法，按发包工程管理办法执行。

（1）施工招标。首先，医院要重视招标前施工图会审工作。一般情况下，施工图会审放在招标后进行。施工图出图后虽经建设局审查中心审查，但其侧重于结构安全的审查，加上对医院建筑设计规范不甚了解，即使通过审查的图纸，仍会存在不少缺陷，如建筑物分区、内部使用功能等方面不符合医院要求，日后再变更，对造价控制极为不利。因此，医院应在招标前组织医疗专家、建筑专家和设计人员对施工图进行会审并形成纪要，一起纳入招标，从而减少施工过程的变更。

其次，医院要重视招标文件的编制。招标文件一般是委托招标代理机构编制，采用的是建设行政主管部门标准文本。笔者主张医院自行编制招标文件，这样才会逐字逐句推敲，保证自身利益不受或少受损害。对确实没有能力编制的单位，对委托编制的招标文件要重点审核工程组价、质量、工期、违约责任等方面内容，重点注意工程量变更部分的结算方法。

再次，医院要重视串标、围标的防范。投标人为获取利益，往往不择手段，几个投标人暗中串标、围标，抬高投标价，共同瓜分招标人利益，且具有很强的隐蔽性。医院在防范上，一要选好招标信息发布平台，一般来说越往上一级平台，知晓范围越广，潜在投标人越多，医院选择余地越大，医院可根据工程建设规模，确定在省、市、县哪一级平台上发布；二要合理确定投标家数，按招标法规定，有3家以上参加投标即为合法，但投标人太少，本地企业太多，容易被串标、围标，在投标人选择上提倡全国各地的5–10家为宜；三要认真审查投标人的资质、施工能力、施工业绩，重点了解投标人的商业信誉和有无不良行为，对信誉不好、有不良行为的坚决排斥在外。

（2）设备招标。电梯、中央空调和建筑智能等设备是现代建筑的组成部分，医院要高度重视建筑设备招标工作。一是根据建筑物的设计参数及使用条件，确定所要采购设备的主要参数及主要性能指标；二是根据需要选择附加功能，注意附加功能可能会增加成本；三是做到招标信息公开，提高知晓率，保证竞争的充分性，防止虚假招标；四是加强投标人资格审查，充分了解其市场占有率和售后服务网点分布；五是比较同类竞标设备的优劣、性价比、技术支撑等，坚持不买贵的，只选对的。

在招标过程中，医院也可以委托具备规定资质、信誉良好的招标中介机构办理招标事项。一个好的招标代理密切关系到工程招投工作的顺利进行，也对医院工程造价管理与控制起到不容忽视的作用。

（四）项目施工与结算管理的控制措施

1.控制内容和关键控制点

控制的内容主要包括准备阶段、工程发包、工程施工和交工验收等。其关键控制点有建设项目法人负责制、工程建设监理制和工程合同管理制。

2.控制的设计与实施

项目施工与结算管理控制的依据为：设计规范、验收规范、规程与标准、地方指令性文件与规定、合同及补充协议、设计图纸、变更图纸、标准图纸、监理与建设单位意见书、签证等设计。

控制步骤分为以下几个阶段：

（1）准备阶段。包括熟悉和审阅图纸，掌握施工预算，论证工料的合理性和市场的价格，办理必要的施工手续，与建设部门、质量管理部门建立质量业务联系。

（2）发包工程队伍的选择。选择施工队伍除具备相应资质外，还要充分考虑队伍的技术力量和结构、队伍的质量管理和成效，这是保证建设项目质量的先决条件。

（3）施工阶段。监控施工队伍人数、技术水平以及施工人员专业和上岗证等；检测进场设施及费用水平；监控进场材料数量、质量及费用水平；监控施工安全与文明保障。

具体的控制措施包括：

（1）建立项目法人负责制。项目法人负责制是指具有法人资格和地位，依照有关法律法规要求设立或认定，对建设项目负有法定责任的企业或事业单位。建设项目法人负责制要求项目法人按规定承担相应阶段性的工作责任，包括项目策划与前期准备、资金筹措、组织实施工程建设、竣工验收、债务偿还、资产管理等。

（2）按照控制程序办事。完善项目审批手续，尤其是立项批文、建设规划许可证、施工许可证。坚持先勘察后设计再施工的运作程序，防止边立项边设计边施工现象。医院应当按照有关规定在项目施工前完成各类项目报建、报批和证照申领工作。

（3）遵守招投标制度。不搞弄虚作假，坚持公开、公平、公正的原则。监督工程中标单位不得有转包、违法分包和挂靠承包行为。建设项目中的重大设备和大宗材料采购应当采用招标方式。由承包单位采购工程物资的，医院应当采取必要措施，确保工程物资符合相关标准和要求。

（4）严格工程质量管理。对项目工程质量负总责，并由项目法定代表人对工程质量承担终身责任，同时承担施工现场管理责任，督促现场文明施工、执行安全生产等有关规定。医院应当定期与施工单位、监理单位等召开工程例会，对建设项目施工进度、施工质量、施工安全等问题进行讨论与协调，会议内容应形成会议纪要并得到妥善保管。

医院应当委托有相应资质的监理机构对项目建设过程中的各环节进行全程监理，确保工程进度与工程质量。

（5）严肃合同管理。不得签订虚假合同，做到诚信履约。医院应当建立完善的工程价款结算制度，明确工作流程和职责权限划分。医院应当设立建设项目专职财务人员，负责建设项目核算与财务管理工作。医院应当根据项目组成，结合时间进度编制资金使用计划，确保工程资金使用与进度协调一致。对于政府出资建设的项目，医院应当做好相关专项资金账户的管理工作，需账户资金划款时应当根据国家规定履行相关报批手续。医院应当严格控制工程变更，确需变更的，应当按照规定的权限和程序进行审批。如因人为原因引发工程变更，应当追究当事单位和人员的责任。

（6）执行工程竣工验收制度。按规定和程序组织竣工验收直至竣工备案，未经验收合格和办理竣工备案的工程，不得办理移交使用。

（7）工程建设监理制。工程建设监理是指经国家有关部门批准设立的社会监理单位，受发包工程方的委托，对建设项目竣工前实施工程监督管理的行为。医院要通过招标形式选择监理单位，要注意所选择的监理单位必须与施工单位资质相当。小型的修缮、修理项目也应当指定专业技术人员对工程进行现场监督和管理。

医院在建筑工程的管理方面毕竟不专业，往往存在机构不健全、相关专业人员不够、相关专业知识掌握不全面等不足。因此，医院工程建设一般委托监理机构进行工程监理，主要包括设计、质量、进度、造价等方面。我国在工程中实行监理制起步较晚，建设部门在规范监理机构管理时实行资质管理，而监理机构良莠不齐，因此医院对监理机构的选择必须慎重，它关系到工程的质量进度及造价。监理机构的选择一般采用招标，要检查其监理资质、机构人员素质等方面水平，好的监理机构会对图纸设计工程进度计划、现场隐蔽签证、材料计价进行认真的审核，对建筑施工规范、设计规范及工程质量评定标准了如指掌，质量要求严格工程进度把握较好。在施工前对设计意图了解明确，对设计图纸进行认真审核，进行设计优化；对工程进度严格控制，防止施工单位随意拖延工期；在设计变更及工程隐蔽签证时能实事求是，防止无中生有凭空增加工程造价。但现实中也常有一些素质差的监理人员不但不为客户把好关，还连同施工单位人员编造理由、做隐蔽签证，欺骗客户以从中牟利，对造价管理造成极大隐患，因此必须要选好、用好工程监理。

（8）建设项目合同管理制。合同是指平等主体的自然人、法人、其他组织之间设立、变更、终止民事权利义务关系协议。工程合同是指由承包方（勘查、设计、施工单位）按期完成发包方（建设单位）交付的特定建设项目，发包方按期验收并支付工程价款或报酬的协议。大多数医院比较重视工程的质量管理、进度管理和造价管理，但对合同管理常常认识不足。其实，加强工程合同管理既是提高工程质量，也是控制工程造价的重要手段。为了保护医院在工程项目建设中的合法权益、保证建设项目达到预期目的、如期圆满完成建设任务，所有的建设项目实施中都必须订立勘查合同、设计合同、施工合同等。建设项目的各种合同应有明确工程质量条款，这是建设项目质量的验收依据。建设项目施工中采用的材料、构配件、设备等材质、技术性能要求条件，结构强度、结构刚度、结构稳定性的数据，以及数据允许偏差值等都必须在合同中明确规定。

勘查和设计合同主要条款应包括：建设工程的名称、规模、投资额和建设地点；委托人提供资料的内容、技术要求和期限，承包方勘查、设计的范围、进度和质量；勘查、设计工作收费依据、标准和拨付办法，以及违规责任等。

施工合同的主要条款应包括：建设项目的名称和地点；工程范围和内容；开工、竣工日期；工程质量保修及保修条件；工程造价；工程价款支付、结算及竣工验收的办法；设计文件及预算技术资料提供的日期；材料和设备的供应和进场期限；双方相互协作事项和违约责任。

监理合同主要条款应包括：监理方或发包方的单位；监理事项；监理方的权限和范围；委托监理的具体要求；监理期限；双方的权利和义务；报酬和监督的终止；付款期和付款的方式；违约罚则等。

合同变更。建设项目订立之后，尚未履行或尚未完全履行之前，合同执行发生改变时，经双方协商一致，采用书面形式订立修改或补充协议。法律、行政法规规定变更的协议还应当办理批准登记手续。

合同的履行。建设合同的履行是指承建方按合同的约定竣工验收，发包方支付工程价款。它是合同效力的主要内容，也是合同核心所在。建设合同的履行首先是双方按合同标的履行，合同规定的标的是什么就履行什么。不得任意以违约金或损害赔偿金等代替合同规定的标的履行。其次，双方各自承担实际履行责任后，方有权要求对方履行责任。

（9）重视填挖土方标高测量。填挖土方的平面面积暴露在外面，易测量、易复核、不易作弊，而标高却相反，所以施工单位常常把填挖土方的标高测量作为造价舞弊的重点。一是在土方标高测量过程中，测自然地坪标高时把标尺往高处抬、测挖后基底标高时把标尺往低处插；二是在地槽验收记录填制中故意把自然地坪标高往高处标，基底标高往低处标，从而虚增挖土深度和土方量，增加工程造价。医院基建负责人要亲临现场监督测量工作，在签证时务必注意对标高的审核。

（10）强化设计变更和联系单管理。联系单是建设工程造价管理的黑洞，小小一张联系单可能价值数万、数十万甚至数百万元。加强变更联系单管理，是控制项目造价的重要抓手，是反腐败、反商业贿赂的重要手段。一要改变过去由驻工地工程师和分管工程领导签字即可的流程，增加设计变更和联系单审批层级，根据造价增加程度不同分级审批，金额巨大的报上级主管部门审批，建立设计变更和联系单集体会审制度。二要防范施工单位对工程量增加的虚报、减少的隐匿不报，从而造成工程建设资金流失的行为。三要注意施工单位口头请示，先施工后签证，事后空报或虚报变更工程量，提出不合理的经济要求。四要加强对设计变更的控制，施工单位往往寻找种种借口和理由，要求变更设计方案，追求利益的最大化，而医院以为设计变更与设计单位、设计人员无直接利益关系，往往放松对设计变更的控制。

（11）严格办理设计变更签证。目前工程建设基本都是实行招投标制，当中有暗标暗投、明标暗投及工程量清单投标等，无论标底做得多么的精细，设计变更是很难避免的，对设计变更和隐蔽工程签证的管理是医院工程造价管理与控制重要环节。过去有些施工单位在投标中是采用低价中标法，待低价中标后通过转包、分包赚取转让费，这方面目前行业协会已限制较严，因此很多施工单位会在设计变更上做文章，因此应把设计变更及隐蔽工程造价的管理列为重点控制环节。工程建设必须严格按投资计划执行，严禁擅自提高建设标准，严控计划外开工项目。设计变更及隐蔽工程签证一般情况如下：①原设计过程中存在数据失误造成的设计修改；②医院对工程使用功能改变；③有时施工单位为了施工方便而提出来的变更；④可改可不改的变更。对设计变更和造价管理控制时要分清变更类型，不要一概否定，要具体问题具体分析。

因此，应当加强施工过程的监督控制，制定签证管理办法，对于隐蔽工程要加大监管。必要时可在工程建设施工控制中嵌入BIM建模技术，将预算控制价、监理、造价审计等模块嵌入计算机系统，与手机App结合，运用大数据平台，利用数字化技术，实时查询监控风险点，有效地监控施工各个环节，达到对施工过程的控制。

对一些引起造价较大波动的设计变更要特别慎重，对设计可修改可不修改的尽量不改，对于医院领导层提出的平面布局、功能改变、建筑结构及装修标准有较大变动的，需要召集建设单位、施工单位、监理和设计单位参加联席会议审议，从技术、经济等方面进行论证商定，并先做出概算，报主管部门批准，再进行调整，并且与施工单位商议追加投资的协议，达成一致意见并形成文字纪要备案。整个环节始终坚持注重变更的合理性，对不必要的变更坚决不予通过。

（12）加强饰面材料采购管理。外墙装饰所需的一些材料是大理石、瓷砖、玻璃幕墙、马赛克等。有时设计只显示颜色和规格要求，但产品用量和粘贴方法没有规定，因此必须加强饰面材料采购管理。首先，组织人员进行市场调查，不怕不识货，只怕货比货，在调查过程中以施工单位的身份容易取得供应商的信任，获得相对真实的市场价格。其次，保存好材料样品，以防施工单位偷梁换柱、以次充好。最后，对大宗饰面材料，如铝合金门窗、大理石、花岗岩、面砖、外墙涂料等，不要直接纳入土建招标，应作为甲供材料单独组织进场招标。

特殊工艺流程和材料自行采购。医院的设备及生产流程是有特殊要求的，施工单位往往不了解工艺流程的特殊需要，因此需要医院进行设备和材料的选购，必要时请医疗技术人员和职能部门参与，使得设备及生产流程适应医疗要求。医院在采购时不但要价廉物美、讲究设备的适用性，但也要考虑较高性价比，切不可盲目追求价廉，要有超前的意识，但不可过于超前，导致使用率太低造成浪费，也加重病人负担。医院的各种工艺流程一定要科学合理，要根据目前医院级别划分进行合理设计，绝不能违反行业的规范要求，以免在交付使用时造成不必要的损失。医院工艺流程设计和设备及选材的自行采购，是节省工程造价的重要办法之一。医院自行采购的设备、材料必须坚持以大渠道供货为主，市场自行采购为辅。在自行采购时，由监理及施工单位共同参与、货比三家，必要时采用询价方式以保证质优价廉。对于大型设备采购必须采取招标方式，在合同中要明确质量等级和双方责任义务，设备材料采购必须严格把关，尽量减少中间环节，以降低采购成本和造价。

（13）施工中的材料管理。项目中，应用的材料应符合设计规范和招投标清单中的要求；并且，对材料的质量进行严格的管理与控制，为项目建设提供重要保障。在实际管理中，由于医院大型项目涉及的材料种类较多、规模大，相关领域管理人员需要做好材料的分类工作，对项目中应用的原材料进行主要材料和次要材料的划分，并且对其进行分类储存和管理。在建筑材料和设备的应用前还需要对其进行抽样检查，确保进场材料的使用标准与施工技术方案的要求相一致。

以大型医院建筑中应用的装修材料和水电材料为例，在管理与控制中，相关人员需要严格按照工程量清单的要求，确保申报材料符合施工中材料质量标准要求，避免出现虚假情况。在具体管理实践中，可构建品牌审批制度，精简材料品牌种类，促使现场管理工作更加规范化和高效化，为项目管理工作提供帮助。

值得一提的是，应对原材料质量重点检查，尤其是钢材、水泥、砖、木材等主材料，在投入使用之前要求施工单位必须出示样品、试验报告单、合格证等，为接下来的施工工作的落实打下前期和施工中进行具有预见性分析出工程当中所造成影响造价变动的各类因素、问题以及危险源，提前针对各危险事故多发施工区域做好应对及防范措施，确保突发事件能够有效地应对，保障建筑工程施工总体平稳运行下去，将意外和不可抗拒因素所造成的损失降低到最低。

（14）施工中的设备管理。对于施工设备则要求管理人员联合设备运维管理人员，每天做好设备启动运行性能与定期零部件更换的运行维护管理，并且要制订设备使用计划，确保设备可以有效地应用于工程建设中，显著提升工程建设质量及效率，降低设备故障率。

（15）施工中工程量变更控制。在施工过程中，工程量的变更有时会导致实际工期出现变动，由此引发工程造价管理方面的变化和调整。为促使工程变更管理工作更加规范化与合理化，需要构建完善的工程变更审批制度，对施工中发生的变更进行审批和管理，确保各项变更项目经过有效审批后方可签发，避免因变更审批不合理引发的工程索赔问题。对大型医院工程量的变更控制而言，包括以下方面：项目设计变更控制、进度计划控制、施工条件变更控制和现场管理等。为确保控制管理的全面性与合理性，需要在管理中做好基础材料的收集、记录、整理，如工程量清单、招投标文件、监理通知等材料，并以此作为工程变更的依据。工程量变更控制的重点是做好项目造价控制，对影响施工成本的要素进行全面分析，确保医院大型建筑项目按照具体的工期计划开展。

（16）加强内外部审计监督力度。医院内审部门要全程跟踪审计，虽然监理在工程质量、工程进度控制上负有主要监督责任，但是仅由监理监督，难以全面落实；而且容易受施工方拉拢，失去有效的监管，因此，要求医院内审部门全程跟踪审计，医院内审部门代表医院在工程施工过程中与施工方、监理方发挥沟通、监督作用。

医院在监理、内审之外根据实际需要聘请外部审计，委托专业的外部审计全程跟进，根据施工方提供的工程进度审核并出具审计报告，外部审计出具的审计报告，须经过内审部门的复核确认后方可成为结算付款的依据，保证医院资金用到实处。

（17）加强对工程进度款支付的审核、监督。医院应根据施工单位、监理单位、外部审计部门出具的审计报告，按合同签订的比例支付工程款；工程款的支付由审计部门、财务部门双重审核，工程款不得使用现金结算，不得将款项转入私人账户，并核对是否对预付款实行了扣回处理。

（18）安全管理。通过加强管理、制订预案的方式，控制并降低医院项目的安全风险。医院项目的建设单位应完善项目安全管理机制，制定项目安全管理制度，落实责任者的安全生产责任。此外，建设单位应督促施工单位落实施工安全管理责任制度，加强医院项目的安全生产培训与教育。同时，监理单位应定期进行安全检查，并及时记录安全检查情况。施工单位应设立专门的安全管理机构，配备专人进行施工安全管理工作，及时消除安全隐患，杜绝违章操作。

（五）项目验收与竣工决算的控制措施

1.控制内容和关键控制点

控制的内容主要包括竣工清理、竣工决算、竣工审计和竣工验收。应把握的关键控制点有竣工决算和审计、竣工财务决算与审计、竣工验收。

2.控制的设计与实施

（1）建立建设项目竣工控制制度。医院应当建立健全竣工验收及决算的各项管理制度，明确竣工验收及决算条件、标准、程序和相关管理职责。医院为确保建设项目竣工决算的真实、完整和及时，必须建立建设项目控制制度。明确建设项目竣工时，必须办理竣工决算和竣工审计，明确竣工清理、竣工决算、竣工审计、竣工验收、竣工财务决算等环节的控制。

（2）竣工清理控制。建设项目完成后要对项目及其周围进行清理，使建设项目达到可使用状态，同时对项目所有技术资料和文书档案进行整理并装订成册。

（3）竣工决算与审计控制。医院应当在建设项目完成后，及时组织相关单位人员对建设项目进行决算审计和竣工验收。建设项目完成之后，施工单位要按实际工程量编制建设项目竣工决算单，决算单首先经监理单位或医院技术人员审核，然后由经办机构和人员核对，最后按规定送审计部门进行审计。决算经审计确认的工程造价作为该项目结算依据，并办理相关审批手续。未经审计的建设项目，不得办理固定资产验收和移交。

（4）竣工验收控制。医院应当根据国家相关要求、规定履行验收程序，对已完工的建设项目进行承包单位初检、监理机构审核、正式竣工验收等。合同规定竣工验收前须进行试运行的，应当由医院、监理单位和承包单位共同参与试运行。试运行符合要求后，才能进行正式验收。正式验收时，医院应当与设计单位、施工单位、监理单位等组成验收组，对建设项目进行共同审验。重大项目验收，还需聘请相关专家组进行评审。竣工验收由建设单位、施工单位、设计单位、勘察单位、监理单位、环保部门、消防部门等共同组成验收小组对工程量和质量进行全面验收；影响环境的设备和设施的修理和改造情况由相关质量监督部门提出验收意见；提供完整的建设项目技术资料、文件；校对工程总量和工程总造价。

竣工验收控制主要对竣工验收的依据、组织和技术资料进行控制。竣工验收依据主要包括：批准实施建设项目文件；可行性研究报告；勘察、设计图纸、设计变更图纸和设备技术说明书等；各种施工合同；施工规范、验收规范、质量标准等规定；验收技术资料。竣工验收组织一般由建设单位、设计单位、监理单位、施工单位、质量管理部门、消防部门和环保部门等组成验收小组进行。建设项目竣工验收除要提供施工许可证、工程预算、投标书、合同书、会议纪要外，还应当提供各种技术资料。技术资料主要包括各种材料合格证、试验报告、检测报告、质量检查表等，同时施工单位还必须提供工程竣工报告书和验收说明。

（5）建设项目竣工财务决算控制。医院应当加强工程竣工决算审核，委托具有相应资质的机构实施审计，未经审计的建设项目不得办理竣工验收手续。建设项目全部竣工交付使用时，属于立项的基本建设项目应编制建设项目竣工财务决算，对内容多的项目、单项工程竣工具备交付使用条件的也应编制竣工财务决算。不属于基建项目的应编制建设项目支付汇总明细表。建设项目竣工财务决算要认真执行有关财务核算办法，实事求是编制，不得弄虚作假，做到编报及时、数字准确、内容完整。医院及其主管部门要加强对建设项目竣工财务决算的组织领导，组织专门人员及时编制，在上级机关批复之前，原建设项目机构不得撤销，项目负责人及财务主管调离。

基本建设项目竣工财务决算依据有：项目可行性研究报告；初步设计；概算及其调整批复的文件；招投标文件；历年投资计划；财政批准的项目预算；承包合同；工程竣工决算；有关的财务核算制度、办法。

建设项目竣工财务决算主要包括决算表和说明书。决算表包括资产总表、资产明细表。决算说明书的内容包括：项目概况、债权债务清偿情况、资金余缺情况、主要技术经济指标分析计算情况、待摊投资明细情况、建设资金到位情况、存在问题以及决算与预算差异原因分析等。医院应当按照国家有关档案管理规定，及时进行建设项目各环节文件资料的收集、整理、归档与保管工作。需报国家有关部门备案的档案、资料，应当及时办理备案。

在编制建设项目竣工决算前，做好与水电、基建、勘察等各施工单位往来账的核对和清算工作。

达到预定可使用状态的建设项目，医院应及时对项目价值进行暂估，并转入固定资产核算。

（6）做好隐蔽工程验收记录。隐蔽工程被隐蔽后难以复核，施工单位在隐蔽工程中往往以次充好、偷工减料、虚报高估，不但影响工程造价，而且影响工程质量。医院应加强对隐蔽工程造价的控制。一要在隐蔽工程未覆盖时及时组织检查验收，杜绝事后补签，因为事后补签的隐蔽工程往往数量多记，甚至虚列。二要加强对隐蔽工程计费的审核，因为签证人员往往重视技术、工期，忽视了计费，结果会出现在合同内已包括的内容重复签证的现象。三要利用影像资料。隐蔽工程在施工过程中其实并不隐蔽，及时对隐蔽工程进行现场拍照录像跟踪记录，可以有效防范施工单位高估冒算。

（7）抓好项目竣工决算的审计工作。施工企业也是以营利为目的的，对于管理良好、恪守合同、保证质量、具有独特施工方法或专利技术的施工企业，医院也应履行合同，甚至予以奖励。但同时也要防范采用不正当行为来得到非法利润的施工行为。建设项目竣工验收后，一般来说造价已成定局，但有些施工单位的项目经理或有关人员却在决算审计工作上做文章。怎样防止这种行为的发生呢？现实中可以探讨工程审计不要一审而定，实行预审与终审制度，以减少或避免施工单位贿赂审计人员的行为发生，增加关口，减少舞弊的机会。在施工单位报送工程决算后，工程监理或医院的工程管理人员要端正思想，坚持原则，从严把关，实事求是，剔除没有发生和多计的工作量；选择有审计资质的审计单位进行预审；最终审计单位最好用招标的方法选定，选择资质及信誉良好的审计机构实行决算终审。竣工决算审计是最后一道关口，一定要减少不正当现象的发生，要使造价真实反映工程的实际价值，使工程建设投资达到最佳的经济性、效率性、效果性。

第十章　公立医院合同管理控制建设

一、公立医院合同管理概述

（一）医院合同管理的概念

合同，是指医院与自然人、法人及其他组织等平等主体之间设立、变更、终止民事权利义务关系的协议，一般包括民事合同、经济合同、劳动合同和行政合同等，本书所讲的合同主要是指与医院经济活动相关的经济合同，即医院为实现一定的经济目的，与平等民事主体的自然人、法人，以及其他经济组织之间订立的明确相互权利义务关系的协议。医院订立的经济合同，实际上是一种民事合同，并且只是一种涉及债权、物权关系的财产合同。

合同管理主要涉及合同订立与审查、合同履行与跟踪、合同管理与纠纷处理等业务流程。从内部归口管理上涉及采购、信息、资产管理、财务、医务、护理、科教、质控、电教、办公等部门，几乎涉及所有职能部门。从程序上，涉及业务部门、财务部门、法务部门、审计部门和医院领导。相比其他行政事业单位，医院合同管理具有涉及部门多、程序多的特点。

（二）医院合同的分类

根据医院合同订立的形式，合同可分为书面形式、口头形式和其他形式的合同。

1.书面形式合同

经济合同一般以书面合同为主，包括合同书、信件和数据电文（如电报、电传、传真、电子数据交换和电子邮件）等可以有形地表现所载内容的形式而订立的合同。法律、行政法规规定采用书面形式的，应当采用书面形式。当事人约定采用书面形式的，应当采用书面形式。

2.口头形式合同

口头形式合同是指当事人双方就合同内容面对面或以通信设备交谈达成的协议。

3.其他形式合同

除了书面形式和口头形式，合同还可以其他形式成立。法律没有列举具体的"其他形式"，但可以根据当事人的行为或者特定情形推定合同的成立。这种形式的合同可以称为默示合同，指当事人未用语言或文字明确表示意见，而是根据当事人的行为表明其已经接受或在特定的情形下推定成立的合同。

此外，根据《中华人民共和国合同法》，合同按照内容可划分为：买卖合同，供电、水、气、热力合同，赠与合同、借款合同，租赁合同，融资租赁合同，承揽合同，建设工程合同，运输合同，技术合同，保管合同，仓储合同，委托合同，经纪合同，居间合同等15类合同。

（三）医院合同管理的基本流程

医院合同管理的基本流程，主要有合同前期准备、合同订立、合同执行、合同后续管理等环节。其中，合同前期准备包括合同策划、合同调查、合同谈判等环节；合同订立阶段包括合同文本拟订、合同审核、合同签署等环节；合同执行阶段包括合同履行、合同补充、合同变更、合同转让、合同终止、合同纠纷处理和合同结算等环节；合同后续管理阶段包括合同登记、合同保管、合同归档、合同履行后评估等环节（见图10-1）。

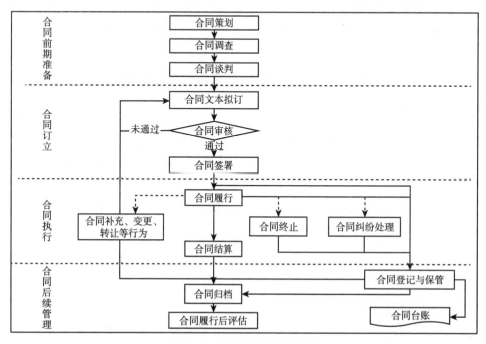

图10-1 合同管理的关键环节

1.合同前期准备阶段

（1）合同策划环节。合同策划是比较重要的环节，是指医院订立合同前思考、设计与计划编制合同的阶段。为了保证合同能够促进项目总目标的实现，合同必须反映项目战略和医院战略，反映医院的运营方针和根本利益。要考虑的问题包括：合同的种类、形式、条件；合同签订和实施时涉及的重大问题决策；合同的内容、技术、时间上的协调等。

（2）合同调查环节。合同调查，是指医院在与拟签约对方订立合同之前，对拟签约对方进行尽职调查的阶段。医院要充分了解拟签约对方在法律上是否具有订立合同的主体资格和资信情况，医院应该充分收集相关证据，审查其营业范围是否有效、拟签订的合同内容是否在对方的经营范围之内、对方是否具有履约能力、对方的信誉情况、是否有过违约或毁约情况等。

（3）合同谈判环节。合同谈判，是指医院在初步确定拟签约对象后，双方当事人之间针对合同条款的不同意见经过反复协商、讨价还价，最后达成一致意见的洽谈协商阶段。医院内部的合同承办部门应当在授权范围内与对方进行合同谈判，按照自愿、公平的原则，磋商合同内容和条款，明确双方的权利义务和违约责任。该阶段涉及的主要内容包括：合同内容和范围的确认；技术要求、技术规范和技术方案；价格调整条款；合同款结算方式；完成期限和保修期；争议的解决办法等。

2.合同订立阶段

（1）合同文本拟订环节。合同文本拟订，是指医院在合同谈判后，根据协商谈判结果将双方协商一致的意见用文字表述出来的阶段。这一阶段是合同订立过程的关键环节，医院必须予以高度重视。该阶段涉及的主要内容包括：合同文本的格式、条款内容、语言表述等。

（2）合同审核环节。合同审核，是指医院合同文本拟订完成后，医院对合同进行严格审查的阶段。在这一阶段，主要是审查合同文本的合法性、经济性、可行性和严密性，具体包括审查合同主体是否合法、合同内容是否合法、合同意思表示是否真实、合同条款是否完备、合同文字是否规范、合同订立手续和形式是否完备等。

（3）合同签署环节。合同签署，是指医院经过审核同意后，与对方当事人正式签署并加盖医院合同专用章、履行合同生效手续的阶段。合同文本拟定后，待双方当事人完全认可后，双方当事人的法定代表人或授权经办人在合同上签字，然后加盖医院公章或合同专用章，此时标志着合同订立程序已经基本完成。根据国家规定需经有关政府部门审查批准的，合同需报经有关政府部门审批后才能正式生效。

3.合同执行阶段

（1）合同履行。合同履行是指医院对合同规定义务的执行阶段，是完成整个合同的关键环节。就其本质而言，履行合同是指合同的全部履行。狭义上，合同履行是指具体合同义务的执行；广义上，合同履行还应包括履行后的后续管理工作。合同履行的内容包括履行主体、履行标的、履行期限、履行地点、履行方式和履行费用等。

（2）合同补充、变更、转让和终止环节。合同补充是指医院在合同生效后，经当事人各方协商后，对原合同条款进行补充。一般分为合同内容的变更和合同主体的变更，其目的是通过对原合同的修改来保障合同更好地履行和实现一定的目的。合同转让，是指合同权利、义务的转让，即当事人一方将合同的权利或义务全部或部分转让给第三人。合同终止，是指合同当事人双方在合同关系建立以后，因合同规定的特定法律事实的出现，使合同确立的权利义务自行终止。

（3）合同纠纷处理环节。合同纠纷是指因合同的生效、解释、履行、变更、终止等行为而引起的合同当事人的所有争议。合同纠纷的范围较广，一般涵盖了一项合同从成立到终止的整个过程。合同纠纷的内容主要表现在争议主体对于导致合同法律关系产生、变更与消灭的法律事实及法律关系的内容有不同的观点与看法。

（4）合同结算环节。合同结算是指医院合同的价款结算阶段。该阶段不仅是合同的最关键环节，也是合同风险最直接的表现。在该阶段，需要法律部门和财务部门密切配合，把好合同的结算关。合同结算过程既是对合同签订的审查，也是对合同履行的监督，具体可采取或制定货款支付复核程序，实施有效的管理，避免出现对医院不利的风险。

4.合同后续管理阶段

（1）合同登记与保管环节。医院合同归口管理部门应当加强合同登记管理，充分利用信息化手段，定期对合同进行统计、分类和归档，详细登记合同的订立、履行和变更等情况，实行合同的全过程封闭管理。与单位经济活动相关的合同应当同时提交财会部门作为账务处理的依据。单位应当加强合同信息安全保密工作，未经批准，不得以任何形式泄露合同订立与履行过程中涉及的国家秘密、工作秘密或商业秘密。

（2）合同归档环节。在合同履行完成后，归口管理部门应向法务部门提交解除合同关系的申请。法务部门审核归口管理部门的解除合同关系申请，并经医院主管领导审批后，办理合同解除事宜，归口管理部门和财务部门对合同进行归档。同时，归口管理部门还要对合同履行情况、合同效果等方面进行评价，作为今后签订类似合同业务过程中的参考资料。

（3）合同履行后评估环节。医院应当建立合同履行情况评估制度，至少于每年年末对合同履行的总体情况和重大合同履行的具体情况进行分析评估，对分析评估中发现合同履行中存在的不足，应当及时加以改进。

（四）合同管理控制的相关法律法规

1.《行政事业单位内部控制规范（试行）》；

2.《中华人民共和国合同法》；

3.《中华人民共和国招标投标法》；

4.《中华人民共和国政府采购法》。

二、公立医院合同管理控制目标

（一）总体目标

医院合同控制目标是医院建立和实施合同管理控制所要达到的目的，总体上讲，合同管理控制目标和医院的总体目标相一致。其总体目标包括以下五个方面。

1.优化合同管理流程

因业务需要，医院从合同策划到合同履行后的档案归档一般需要较长的周期。如果中间环节管理不善，很容易导致合同执行混乱，甚至可能出现合同纠纷。通过合同管理流程的梳理再造，可以优化其流程。

2.降低合同管理风险

合同风险无处不在，医院合同管理的风险主要集中在履行阶段，但也隐含在整个合同管理流程中，尤其以合同准备阶段为甚，且是各种因素综合影响的结果。合同管理的目标是做到"事前预防"，通过明确合同条文，可以有效保障医院利益、降低风险水平。

3.提高合同管理效率

通过有效甄别合同潜在风险，规范合同条款以及管理流程，可以减少合同管理过程中的"盲点"，提高合同管理的效率。

4.规范合同过程管理

通过合同签订前的需求调查、合同签订、合同执行以及归档管理等环节，促进合同的规范管理。确保不同职责相互分离以及分级授权的实现等，既能提高效率，又能降低风险。

5.推动医院规范管理

合同管理是医院日常管理的一项重要内容。合同管理的规范有效无疑可以促进和推动医院相关管理水平的持续提高，为医院的规范运营提供良好的保障。

（二）合同组织管理控制体系目标

1.建立健全医院合同内部管理制度，合理设置合同业务岗位，明确职责分工，实现不相容岗位相互分离、互相制约、互相监督。

2.对合同实行分级管理，明确合同的授权审批和审批权限，有效规避未经授权审批或越权审批的风险。

3.合理设置归口管理部门，明确归口管理部门的职责，防止合同业务出现多头管理、互相推诿的情况，同时确保医院业务部门、财会部门与合同归口管理部门之间有效的沟通和协调，增强医院资源配置的科学性和合理性。

（三）业务流程目标

1.合同前期准备控制目标

（1）合同策划科学合理，确保合同业务符合医院经营目标和战略规划，能够反映医院的经营方针和根本利益，并具有可行性。

（2）合同尽职调查充分，确保合同对方具有主体资格，资信情况、信誉和经营状况良好，具有较好的履约能力，以便减少合同违约的风险。

（3）合同谈判准备充分，按照自愿、公平的原则，磋商合同内容和具体条款，明确双方的权利义务和违约责任，确保实现业务目标，保障和维护医院的权益。

2.合同订立控制目标

（1）对所有应签订合同的经济事项均应签订合同，并经过适当审批，合同条款合理合法。

（2）确保合同文本准确表达双方谈判的真实意思，并且做到合同文本内容规范，合同法定要素齐全，文字表达准确，违约责任等关键条款明确。

（3）医院要加强对合同订立的管理，明确合同订立的范围和条件。对于影响重大、涉及较高专业技术或法律关系复杂的合同，应当组织熟悉技术、法律和财会知识的人员参与合同谈判和审查，必要时可聘请外部专家参与相关工作。谈判过程中的重要事项和参与谈判人员的主要意见，应当予以记录并妥善保存。

（4）医院要严格划分不同级别合同的签署权限，确保合同签署在签署人的权限范围内，合同签署授权恰当有效，防止未经授权或越权签署。

（5）医院需建立健全管理合同专用章制度，对合同专用章的使用要进行规范。

（6）医院要加强合同的保管，指定专人负责合同日常保管，合同收发要及时，有效防止合同被单方面更改的风险。

3.合同执行控制目标

（1）医院要加强对合同履行情况的动态监控，确保合同双方履行合同义务，督促对方积极执行合同，确保合同全面有效履行。

（2）医院要按照合同结算条款及时进行结算，确保合同款项的结算规范有序，并严格执行支付审批的相关规定。

（3）医院要建立规范、有效的合同纠纷处理机制。在发生合同纠纷时，能够按照国家相关法律法规及时解决合同履行中的各项纠纷，确保医院利益不受损失。

（4）如果合同履行条件发生变化，需要对合同进行调整时，要确保合同补充、变更、转让、解除和终止经过适当审批，整个程序合法合规。

4.合同后续管理控制目标

（1）医院要加强合同登记管理，建立合同管理台账，定期对合同进行统计、分类和归档，详细登记合同的订立、履行和变更情况，确保实现对合同的全过程封闭管理。

（2）医院需确保合同和相关文件资料及时归档和妥善保管，保证合同及其相关文件资料的安全完整。

（3）医院要加强合同信息安全保密工作，防止国家、商业或工作机密泄露，保障医院权益。

（4）医院需建立合同管理检查评估机制，对合同管理中发现的问题进行总结改进，对合同管理好的方面继续保持，不断完善医院合同管理工作。

三、公立医院合同管理流程与关键环节

根据行政事业单位合同业务的流程和《行政事业单位内部控制规范（试行）》的相关规定，医院合同控制具体应包括合同组织管理体系控制和业务流程控制，其中，业务流程控制包括合同前期准备控制、合同订立控制、合同执行控制和合

同后续管理控制。

（一）合同前期准备

1.合同策划环节

（1）合同策划流程图（见图10-2）。

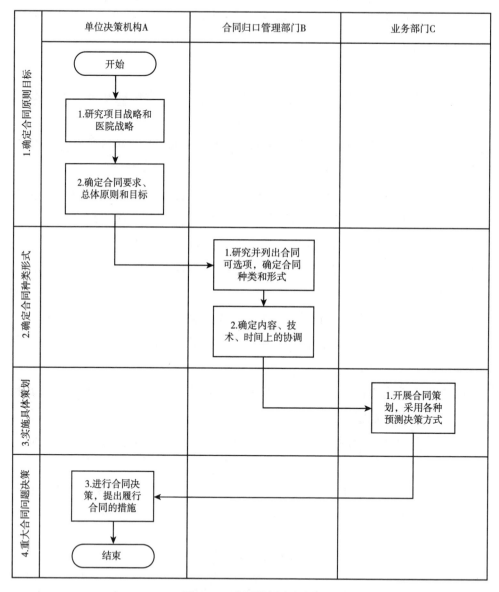

图10-2　合同策划流程图

（2）合同策划关键节点说明（见表10-1）。

表10-1　　　　　　　　　合同策划关键节点简要说明

关键节点	简要说明
A1、A2	研究项目战略和医院战略，确定医院及项目对合同的要求，确定合同的总体原则和目标
B1	分层次、分对象对合同的重大问题进行研究，列出各种可能的选择，按照策划的依据，综合分析各种选择的利弊得失，确定合同的种类、形式，以及签订合同的条件
B2	确定涉及合同的内容、技术、时间上的协调等
C1	具体开展合同策划工作，在合同策划中采用各种预测、决策方法，确保符合医院经营目标和战略规划，并具有可行性。在开始准备每一个合同招标和准备签订每一份合同时都应对合同策划再作一次评价
A3	对合同的各个重大问题作出决策和安排，提出履行合同的措施

2.合同调查环节

（1）合同调查流程图（见图10-3）。

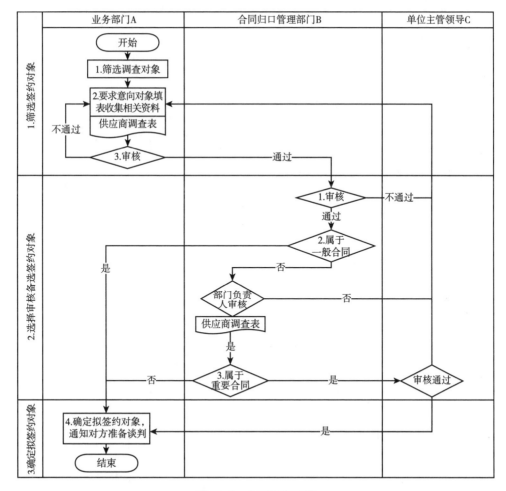

图10-3　合同调查流程

（2）合同调查关键节点说明（见表10-2）。

表10-2 合同调查关键节点简要说明

关键节点	简要说明
A1	业务部门初步筛选调查对象
A2、A3	合同经办人负责与合同对方当事人联系，要求其填写"供应商调查表"中供应商应填写的内容，并按要求提供佐证材料及加盖公章，合同经办人对收到的"供应商调查表"及佐证材料进行初步检查，然后报部门负责人审核后提交合同归口管理部门合同管理员审核
B1	合同管理部门合同管理员对"供应商调查表"信息及佐证材料进行初步审核，并通过电话访问、网络查询等手段对有关信息进行核实后，提出初审意见
B2	对于一般合同，合同管理员审核通过后即可进入合同谈判阶段
C2	对于重大合同和重要合同，合同归口管理部门合同管理员要将"供应商调查表"及佐证材料报部门领导审核，同意后，需提交医院主管领导审批
A4	业务部门合同经办人确定合同拟签约对象，并通知对方准备谈判

3.合同谈判环节

（1）合同谈判流程图（见图10-4）。

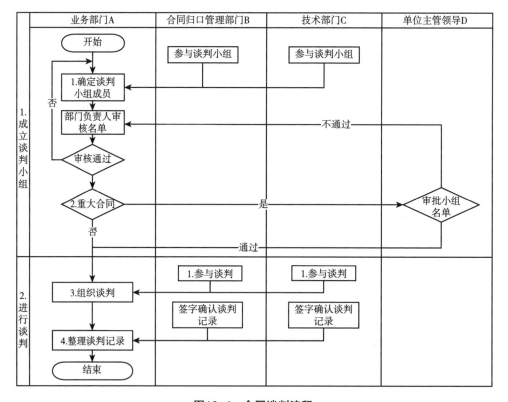

图10-4 合同谈判流程

（2）合同谈判关键节点说明（见表10-3）。

表10-3　　　　　　　　　　　　合同谈判关键节点简要说明

关键节点	简要说明
A1	业务部门合同经办人员确定谈判小组成员，小组成员应包括合同归口管理部门合同管理员和技术部门技术专员
A2	经办人员拟订谈判小组名单，交由部门负责人审核通过后，如果是重大合同，则提交医院主管领导审批谈判小组名单，否则，则准备组织谈判
A3、A4	业务部门合同经办人开始组织谈判，并负责整理谈判记录，合同归口管理部门和技术部门参加谈判人员对谈判记录进行签字确认
B1.C1	合同归口管理部门合同管理员和技术部门相关人员参与谈判，并在谈判记录上签字确认

（二）合同订立

1.合同文本拟订与审批环节

（1）合同文本拟订与审批流程图（见图10-5）。

（2）合同文本拟订与审批关键节点说明（见表10-4）。

表10-4　　　　　　　　　　合同文本拟订与审批关键节点简要说明

关键节点	简要说明
A1	业务部门合同经办人根据合同谈判的结果，起草合同文本，填写"合同审批表"，并由本部门负责人审核
B1	技术部门相关人员负责审核本部门专业范围内的合同技术条款
C1	法务部门负责分析判断合同风险、与法律相关的内容，包括但不限于：变更、解除、违约、索赔、不可抗力、诉讼等条款
D1	财务部门相关人员负责审核合同中价款支付方式、违约金的赔偿和经济计算等相关条款
A2	技术部门、法务部门、财务部门在"合同审批表"上签署明确意见，合同业务部门根据各部门提出的审核意见给予回复并相应修改合同文本，提交合同文本给医院主管领导进行审批
E1.F1	医院主管领导、医院负责人审批合同文本，审批未通过的，驳回业务部门
G1	医院决策机构对重大合同进行审议，以决议的形式对合同文本表示意见并明确合同签署人

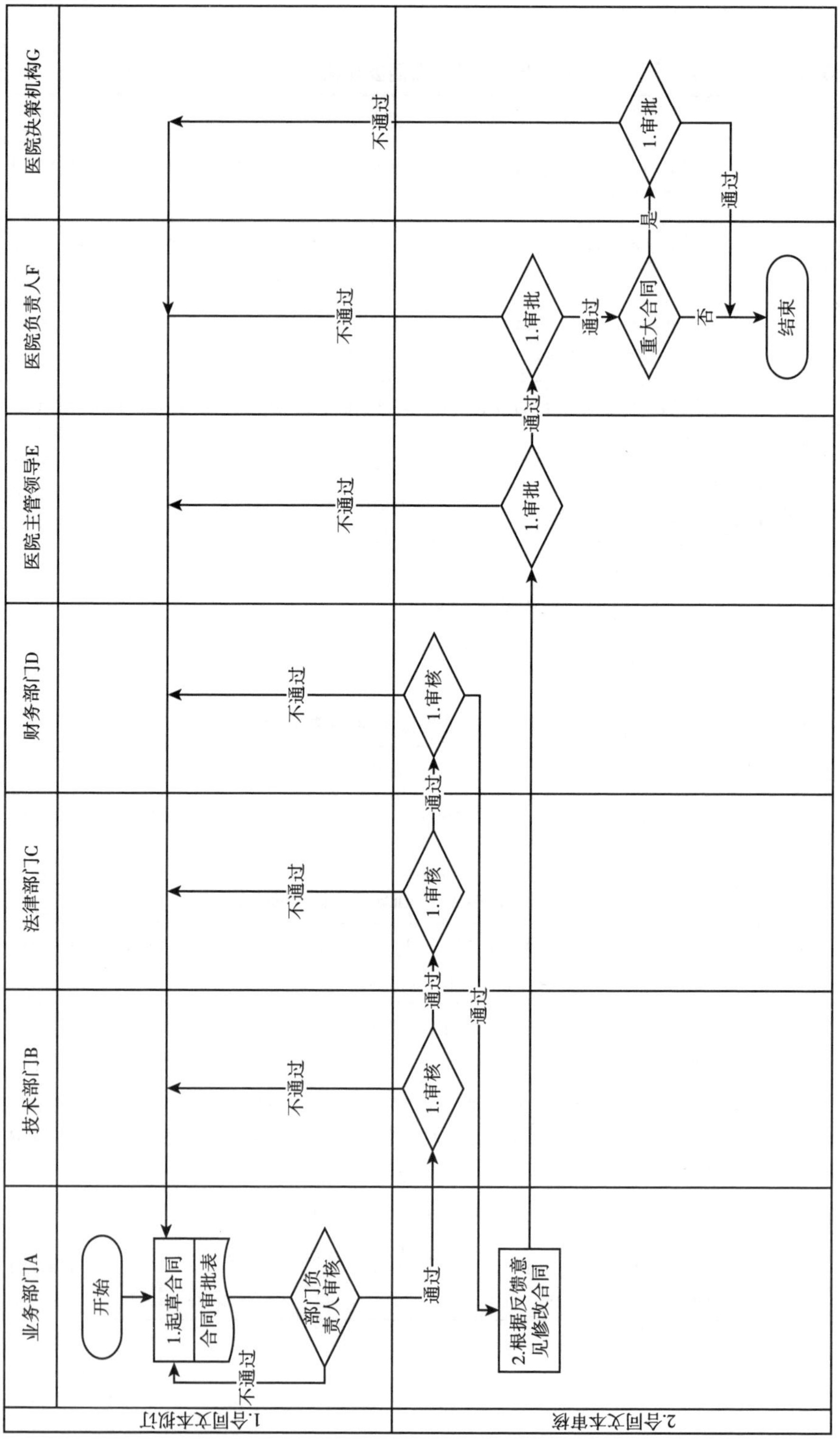

图10-5 合同文本拟订与审批流程

2.合同签署环节

（1）合同签署流程图（见图10-6）。

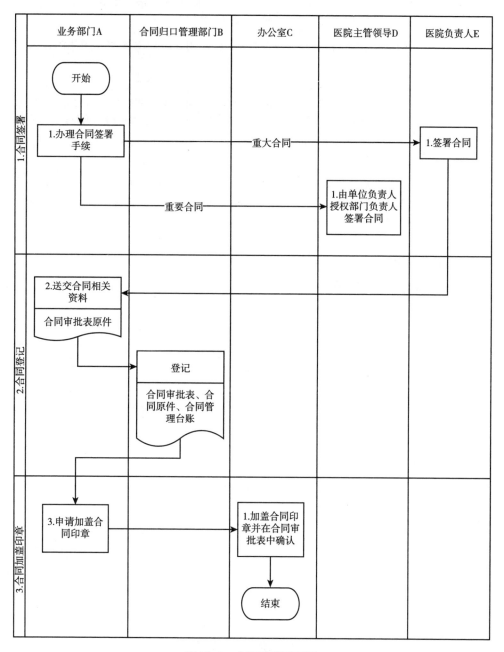

图10-6 合同签署流程图

（2）合同签署关键节点说明（见表10-5）。

表10-5　　　　　　　　　　　　　合同签署关键节点简要说明

关键节点	简要说明
A1、D1、E1	业务部门合同经办人办理合同签署手续，如为重大合同，则由医院负责人签署合同，如为重要合同，则由医院负责人授权相关领导签署合同
A2	合同经办人持审批完整的"合同审批表"原件、对方当事人签署完整的合同原件经A1、D1、E1签署后，送至合同归口管理部门登记备案
B2	合同归口管理部门合同管理员审核"合同审批表"且经过适当签批后，按照既定的编号规则对合同编号，并将合同号填写在合同书与"合同审批表"相应位置，再根据所附资料登记合同管理台账。登记完成后在"合同审批表"相应位置注明合同备案时间并签字确认
A3	合同登记后，合同经办人持"合同审批表"、合同原件至办公室印章管理员处，申请加盖合同印章
C1	印章管理员按照印章管理规定登记备案后，在合同落款处加盖医院公章（合同专用章），合同多于一页的，还需在各页加盖骑缝章。盖章完成后，印章管理员还需在"合同审批表"相应位置注明合同盖章时间并签字确认

（三）合同执行

1.合同履行及结算环节

（1）合同履行及结算流程图（见图10-7）。

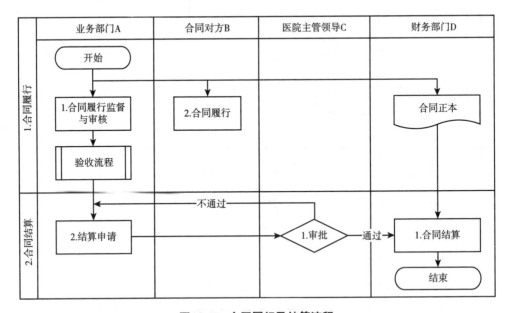

图10-7　合同履行及结算流程

（2）合同履行及结算关键节点说明（见表10-6）。

表10-6 　　　　　　　　　　合同履行及结算关键节点简要说明

关键节点	简要说明
A1	1.业务部门将合同正本提交财务部门,将其作为合同结算的依据之一 2.业务部门根据合同条款履行合同规定的责任与义务,同时对合同对方的合同履行情况进行监督与审核,并根据合同履行阶段向财务部门提出结算申请 3.业务部门负责定期向归口管理部门或医院主管领导汇报合同的履行情况,以便相关部门或人员进行监督和指导 4.在合同履行结束后,业务部门及其相关部门对合同进行验收
B1	合同对方按照合同条款履行合同规定的责任和义务
A2	业务部门提出申请
C1	医院主管领导审批结算申请
D1	1.财务部门根据合同条款审核业务部门提出的结算申请,按照合同约定条款办理财务手续、收付款项,或履行赔偿责任。若合同对方未按照合同条款履约的,或应签订书面合同而未签订的,或验收未通过的合同,财务部门有权拒绝付款 2.财务部门应当根据合同编号,分别设立台账,对合同进展情况进行一事一记,以便上级主管部门进行检查和备案

2.合同变更环节

（1）合同变更流程图（见图8-8）。

（2）合同变更关键节点说明（见表10-7）。

表10-7 　　　　　　　　　　合同变更关键节点简要说明

关键节点	简要说明
A1	在合同履行过程中,业务部门提交合同变更申请,经技术部门、法务部门、财务部门审核后,报经医院主管领导审批
B1	技术部门对业务部门提交的合同变更申请进行审核
C1	法务部门负责人对变更申请进行审核,重大合同的变更需报经上级主管部门审核
D1	财务部门对业务部门提交的合同变更申请进行审核
E1	医院主管领导对业务部门提出的合同变更申请进行审批
A2	合同变更申请审批通过后,业务部门与合同对方协商修改合同条款,形成书面协议
B2	业务部门与合同对方协商变更条款后,技术部门对其提交的书面协议进行审核,审核合同协议变更的技术部分
C2	法务部门负责人审查承办人员与合同对方拟订的具体条款,对文本内容进行审核,防止变更发生歧义和误解,确保合同的合法性、严密性和完整性
D2	业务部门与合同对方协商变更条款后,财务部门对其提交的书面协议进行审核,审核合同协议中价款支付方式、违约金的赔偿和经济计算等相关条款
E2	业务部门与合同对方协商变更条款后,经技术、法务和财务部门审核后,医院主管领导对该书面协议进行审批
A3	变更后的书面协议通过审批后,业务部门与合同对方签订合同书面协议,合同变更的书面协议及相关材料需及时归档

（四）合同后续管理

1.合同后续管理流程图（见图10-9）。

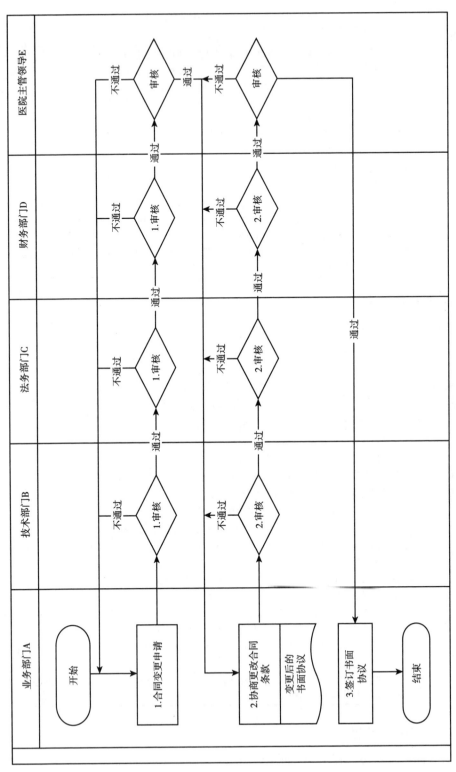

图10-8 合同变更流程

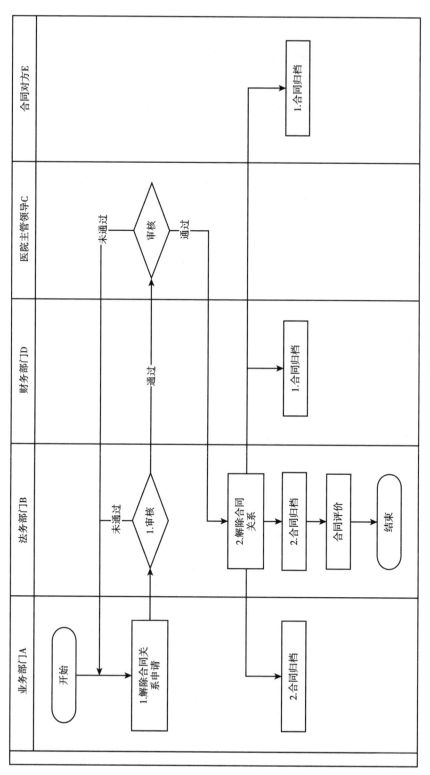

图10-9 合同后续管理

2.合同后续管理关键节点说明（见表10-8）。

表10-8　　　　　　　　合同后续管理关键节点简要说明

关键节点	简要说明
A1	在合同履行完成后，业务部门向法务部门提交解除合同关系申请
B1	法务部门审核业务部门的解除合同关系申请
C1	医院主管领导审批解除合同关系申请
B2	法务部门办理合同解除事宜，对合同履行情况、合同效果等方面进行评价，以作为今后业务过程中的借鉴参考资料
D1、E1	财务部门、合同对方对合同进行归档
A2	解除合同关系后，业务部门对合同进行归档

四、公立医院合同管理主要风险点

（一）合同组织管理体系的主要风险点

医院应当设置合同管理领导小组，负责组织领导医院合同管理工作。同时，应当发挥两个作用：一是建立起合同管理、财务、政府采购、基建、资产管理等部门或岗位之间的沟通协调机制，积极发挥经济活动相关部门或岗位在合同管理中的作用；二是充分发挥医院内部审计、纪检监察部门在合同管理中的监督作用。该环节的主要风险是：

1.医院未合理设置合同业务部门和岗位，职责分工不明确，不相容岗位未实现相互分离、相互制约、相互监督。

2.医院未对合同进行分类管理，不同级别的合同的授权审批和审批权限不明确，出现未经授权或越权审批，尤其是重要合同的审批和签署出现未经授权或越权审批，可能使医院遭受巨大经济损失。

3.医院相关经济管理部门的合同管理混乱，缺乏沟通协调机制，没有发挥出应有的管理作用。权力、责任划分不清，导致出现多头管理、重复管理的现象，极大地降低了日常工作效率。

4.医院未设置内部审计部门或岗位，未能对合同管理工作进行日常监督和专项监督，纪检监察部门也未能发挥对合同管理的监督作用，导致医院合同管理在风险中运行。

5.部分医院的合同管理仍然采用传统的手工方式管理，缺乏高效的经济合同管理信息系统，无法实时进行信息共享。合同申请、审批、签订、执行、归档相互脱节，造成合同信息缺少完整记录，同时无法实时进行跟踪和查询。

6.合同责任追究机制不健全。部分医院只重视对合同管理事项的监管，往往忽视对不按照医院规定履责人员的追究。合同责任追究机制不健全，让违规人员有机可乘，导致未经审批私自签订或更改合同、未按医院有关规定执行合同等情况时有发生，增加了医院合同管理风险。

（二）合同前期准备的主要风险点

1.合同策划环节的主要风险点

医院在完善合同组织管理体系后，要进行合同策划，即明确以下内容：合同策划的目标定位，政府采购制度的要求，医院内部的采购制度，合同订立的范围和条件，与医院预算和收支的关系等。该环节的主要风险是：

（1）合同策划的目标与医院战略目标或者业务目标不一致。

（2）医院合同在内容、单位、技术、时间上没有协调好，不具有可行性。

（3）医院故意将需要招标管理或需要较高级别领导审批的重大合同拆分成标的金额较小的若干不重要的合同，规避国家有关规定，导致经济活动违法违规的风险。

（4）医院未明确合同订立的范围和条件，对应当签订合同的经济业务未订立合同，或者违规签订担保、投资和借贷合同，可能导致医院经济利益受损的风险。

（5）没有考虑医院的预算，导致合同订立超出医院预算。

（6）缺少职能科室组织院外专家论证记录。

2.合同调查环节的主要风险点

合同订立前，医院应当进行合同尽职调查，充分了解合同对方的主体资格、信用状况等有关情况，确保对方当事人具备履约能力。该环节的主要风险是：

（1）对合同对方的主体资格审查不严格，导致准合同对方当事人主体资格和履约能力未达要求，不具备有相应民事权利能力和民事行为能力或不具备特定资质，或与不具备代理权或越权代理的主体签订合同，导致合同无效或引发重大差错、舞弊、欺诈等潜在风险，致使医院利益受损。

（2）对被调查对象的履约能力和商业信誉给出不恰当的评价，可能将不具备履约能力的对象确定为准合同对象，或将具有履约能力的对象排除在准合同对象之外。

（3）在合同签订前错误判断被调查对象的信用状况，或虽然签订前进行了资信调查，并给予了正确判断，但是在合同履行过程中没有持续关注对方的资信变化情况，致使医院蒙受损失。

3.合同谈判环节的主要风险点

初步确定准合同对象后，医院内部的合同承办部门应在授权范围内与对方进行合同谈判，按照自愿、公平原则，磋商合同内容和条款，明确双方的权利、义务和违约责任。该环节的主要风险是：

（1）合同条款、格式等审核不严，忽略合同重大问题或在重大问题上作出不当让步，进而导致医院利益受损。

（2）对技术性强或法律关系复杂的经济事项，未组织熟悉技术、法律和财会专业知识的人员参与谈判等相关工作，可能导致医院利益受损。

（3）未分析和研究可能与合同相关的法律法规，导致合同谈判内容可能不符合国家卫生经济政策和法律法规的要求。

（4）谈判前没有对谈判对手进行充分了解和调查，没有制定有利的谈判策略，导致医院在谈判中处于不利地位、利益受损。

（5）泄露医院谈判策略，导致医院在谈判中处于不利地位。

（三）合同订立的主要风险点

1.合同文本拟订环节的主要风险点

医院在合同谈判结束后，根据协商谈判的结果，拟订合同文本。该环节的主要风险是：

（1）医院在对外经济活动中，选择不恰当的合同形式或未订立书面合同。

（2）合同内容违反国家法律法规、卫生经济政策等，与医院发展战略或特定业务目标发生冲突。

（3）合同内容和条款不够完整和明确，合同标的数量、质量要求、履行方式、双方当事人的权利和义务、违约责任、合同期限以及支付方式不明确，签字、盖章手续不符合规范。合同缺乏合理性、表述不严谨，可能导致合同文本未能实现双方真实的意思表达，造成重大误解。

（4）合同内容存在重大疏漏和欺诈，可能导致医院合法利益受损。

（5）有意采取拆分合同、化整为零等方式，故意规避政府采购和医院合同管理的规定。

（6）对于合同文本须报经国家有关政府部门审查或备案的，未履行相应报审或报备手续。

2.合同审核环节的主要风险点

合同文本拟订完成后，医院应进行严格的审核。该环节的主要风险是：

（1）合同审核人员因专业素质或工作懈怠，对合同条款及格式审核不严，未能发现合同文本中的不当内容和条款，或审核发现问题但未能提出恰当的修订意见，致使合同中的不当内容和条款未能被纠正，可能使医院面临诉讼或经济利益受损的风险。

（2）医院合同起草人员和合同审核人员责任划分不清，缺乏有效沟通协调机制，合同审核人员提出恰当的修改意见，但合同起草人员没有采用审核人员的改进意见修改合同，导致合同中的不当内容和条款未能被纠正。

（3）财务部门、内审部门、法务部门等相关部门未从各自的专业角度严格审核合同相关内容和条款，导致合同审核流于形式，合同可能存在风险。

（4）医院合同未经适当审核和审批，影响合同条款的合理性与合法性。

3.合同签署环节的主要风险点

医院经过审核同意签订的合同，应当与对方当事人正式签署并加盖医院合同专用章。该环节的主要风险是：

（1）合同签订未能明确授权审批和签署权限，合同专用章保管不善，可能发生未经授权或超越权限对外签订合同的风险，造成医院损失。

（2）为违反合同管理程序的合同加盖了合同专用章，可能给医院经济利益带来风险。

（3）签署后的合同被单方面篡改，可能给医院带来损失。

（4）因合同办理手续不全导致合同无效等。

（5）合同被送到不相关的部门，而相关部门也未采取妥善措施保管合同，出现合同泄密事件。

（6）倒签合同现象普遍存在。在合同签订过程中，经常出现先履行合同，在需要付款时才签订合同或付款之后补签合同的情况。

（四）合同执行的主要风险点

1.合同履行环节的主要风险点

合同订立后，医院应当与合同对方当事人一起遵循诚实信用原则，根据合同的性质、目的和交易习惯履行通知、协助、保密等义务。该环节的主要风险是：

（1）合同生效后，对合同条款未明确约定的事项没有及时补充协议，可能导致合同无法正常履行的风险。

（2）医院或合同当事人没有按照合同约定全面履行义务，可能导致医院经济利益遭受损失或面临诉讼的风险。

（3）对合同履行缺乏有效监控，没有持续关注对方的资信变化，未能及时发现问题或采取有效措施弥补损失，可能导致医院经济利益受损的风险。

（4）合同纠纷处理不当，导致医院遭受外部处罚、诉讼失败等，对医院的利益、信誉和形象等产生损害。

（5）医院在合同执行过程中，往往忽视合同的执行进度管理，未能严格遵循合同要求落实执行进度管理，导致实际进度与要求严重不相符，项目工期延误现象频现，尤其是基建、信息等建设项目，增加了不必要的潜在风险和运营成本。

2.合同补充、变更、转让和终止环节的主要风险点

（1）合同生效后，发现合同条款不明确的，未能及时与对方协商沟通，订立补充、变更协议，影响合同正常履行。

（2）应该变更合同内容或条款的，但未采取相应的变更行为，或合同变更未经适当的审批，导致合同变更行为不当或无效。

（3）未按规定的程序办理合同解除等，可能导致医院经济利益受损的风险。

（4）合同转让未经相应的程序或未经原合同当事人和合同受让人达成一致意见，导致合同转让行为不当或无效。

（5）对未达到终止条件的合同进行终止，合同终止但未办理相关的手续等。

（6）未能详细登记合同的订立、履行、补充、变更、转让和终止等情况。

3.合同纠纷处理环节的主要风险点

（1）合同履行过程中发现纠纷的，未建立有效的合同纠纷处理机制。包括未及时向医院相关领导报告合同纠纷和拟采取的对策，未与对方有效协商合同纠纷解决办法或合同纠纷解决办法未得到授权批准，未及时采取有效措施防止纠纷的扩大和发展等，导致合同纠纷处理不当，医院遭受外部处罚、诉讼失败，损害医院利益、信誉和形象等。

（2）未能充分搜集对方的违约证据，导致医院在纠纷处置过程中处于举证不力的地位。

（3）未及时按照合同约定追究对方的违约责任，导致医院经济利益遭受损失。

4.合同结算环节的主要风险点

合同结算是合同执行的重要环节，既是对合同签订的审查，也是对合同执行的监督，一般由财会部门负责办理。该环节的主要风险是：

（1）违反合同条款，未按合同规定期限、金额或方式付款。

（2）疏于管理，未能及时催收到期合同款项。

（3）在没有合同依据的情况下盲目付款等。

（4）依据已经被单方面篡改过的合同进行付款。

（五）合同后续管理的主要风险点

1.合同登记环节的主要风险点

合同登记管理体现合同的全过程封闭管理，合同的签署、履行、结算、补充或变更、解除等都需要进行合同登记。该环节的主要风险是：

（1）合同档案管理人员缺乏责任心，致使合同档案不全。

（2）合同档案管理人员存在道德问题，致使合同泄密。

（3）出现合同滥用现象。

2.合同保管及归档环节的主要风险点

（1）合同及相关资料的登记、流转和保管不善，合同及相关资料丢失，可能导致影响合同正常履行、产生合同纠纷的风险。

（2）缺少专门的合同管理员统一管理合同归档工作，合同无编码或编码混乱，不便于统计查询。

（3）未能建立合同信息安全保密机制，致使合同订立与履行过程中涉及的国家秘密、工作秘密或商业秘密泄露，可能导致医院或国家利益遭受损失的风险。

3.合同履行后评估环节的主要风险点

缺乏对合同管理情况的检查评估，对合同管理的总体情况和重大合同履行的具体情况缺乏有效的分析评估，导致合同管理中出现的问题长期得不到解决。

五、公立医院合同管理控制措施

（一）组织管理的控制措施

1.建立合同管理制度

为加强医院合同管理、规范合同行为、提高经济效益，根据《行政事业单位内部控制规范（试行）》的规定，需要建立健全医院的内部合同管理制度。制度应该明确：合同业务的归口管理部门；合同业务的管理岗位及其职责权限；合同订立的范围和条件，明确禁止违规签订担保、投资和借贷合同；合同拟订、审核、审批、履行等环节的程序和要求；合同业务的授权审批、签署权限和责任划分，严禁超越权限批准订立合同或未经授权擅自以医院名义对外签订合同；合同专用章的保管和使用责任，要求相关工作人员妥善保管和使用合同专用章。

（1）需要明确医院所有涉及基建、修缮、设备、药品、材料、承包、租赁、技术开发、转让、咨询等的对外经济活动，除即时结清方式外，医院都应当签订书面经济合同。签订经济合同之前，主管部门或项目责任人必须了解和掌握对方是否具有法人主体资格、经营权、履约能力及其资信等情况，对方签约人是否为法定代表人或具备代理权限的法人委托人。无经营资格或资信的单位不得与之签订经济合同。

（2）医院合同订立前，应当进行合同审查，审查的内容包括：1.可行性审查。签订合同是否为医院业务所需，是否具有可行性。2.合法性审查。所签订合同是否具有法律依据；合同必备主要条款是否完整；合同项目、单价、金额、付款方式、双方权利、义务、合同期限、违约责任是否符合国家有关法律、法规和医院有关制度规定的要求；法人资格、资质证明等是否真实、有效。3.效益性审查。要审查合同履行后能否给医院带来预期的经济效益。

（3）需要明确合同执行过程中，所涉及的变更、增减、隐蔽事项必须由主管部门或审计人员现场签证认定后方可列入决算，否则不予承认，损失由对方自负。要明确医院与内部有关方面签订的内部承包合同也应严格遵守本制度，当事人应按合同的有关条款认真履行义务，维护医院内部经济秩序。

（4）各主管部门将初审后的经济合同以书面形式报审计、财务审查会签后，由分管院长签字，报法定代表人或法定代表人书面委托代理人同意，签字后加盖合同专用章方可生效。合同须上报有关政府部门审查或备案的，医院还应当履行相应程序。

（5）合同签订后，经双方协商对合同进行变更或解约的，应以书面形式确认并由双方签字盖章。

（6）合同止本由合同档案管理部门归档保管并登记合同台账。

2.建立合同分级管理制度

医院应当根据经济业务性质、组织机构设置和管理层级安排，建立合同分级管理制度。属于上级管理权限的合同，下级单位不得签署。对于重大投资类、融资类、担保类、知识产权类、不动产类合同，上级部门应加强管理。下级单位认为确有需要签署涉及上级管理权限的合同，应当向上级提出申请，并经上级合同管理机构批准后办理。上级单位应当加强对下级单位合同订立、履行情况的监督检查。下级合同归口管理部门应当定期对合同进行归集、统计，并编制合同报表，报上级合同归口管理部门，由上级对下级合同订立情况进行评估和检查。

医院还应该根据自身的实际情况，按照合同金额的大小合理设置合同级别，比如规定：重大合同为金额100万元（含）以上；重要合同金额在50万元（含）以上，100万元（不含）以下；普通合同在50万元（不含）以下。医院内部各部门不得将大额合同拆分为金额较小的多个合同，以规避合同分级及政府采购的管理要求，不得越权审批，擅自以医院名义签订合同、偷盖医院合同专用章，出现类似情况应严肃追究责任。

3.建立合同授权管理制度

医院应当建立合同授权管理制度，明确医院内部相关单位、部门和岗位的授权范围、授权期限、授权条件等；并在合同分级管理制度基础上，明确各个合同管理岗位的审批权限（示例见表10-9），确保医院各岗位人员在其授权和审批权限内开展合同业务。

表10-9　　　　　　　　　　某医院的合同审批权限表

权限	审批人事项	经办部门领导	财务部门领导	经办部门主管领导	主管财务单位领导	单位领导	办公会
合同调查	一般合同	审核	—	审批	—	—	—
	重要合同	审核	审核	—	审批	—	—
	重大合同	审核	审核	—	—	审批	—
合同谈判	一般合同	参与	—	决定	—	—	—
	重要合同	参与	参与	参与	决定	—	—
	重大合同	参与	参与	参与	参与	决定	—
合同签署	一般合同	授权内签署	—	—	—	授权或签署	—
	重要合同	—	—	授权内签署	—	授权或经审议后签署	审议
	重大合同	—	—	—	—	经审议后签署	审议
合同结算	预算内≤1万元	审核	批准	—	—	—	—
	预算内1万元至5万元（含）	审核	审核	—	批准	—	—
	预算内>5万元	审核	审核	—	审核	批准	—
	预算外	审核	审核	—	审核	审核	批准

4.实行合同归口管理

医院可以根据实际情况指定合同归口管理部门，对合同实施统一规范管理，具体负责制定合同管理制度，审核合同条款，管理合同标准文本，管理合同专用章，定期检查和评价合同管理中的薄弱环节，采取相应控制措施，促进合同的有效履行等。

（1）明确合同业务归口管理部门。医院应根据实际情况指定医院办公室或法务部门作为合同归口管理部门。

（2）明确合同归口管理部门的职责。其职责应包括：确定合同业务的程序和要求；参与重大合同的起草、谈判、审查和签订；管理和使用合同专用章；参与合同纠纷的调节、仲裁、诉讼活动；对合同进行登记和归档等。

（3）建立健全财会部门与合同归口管理部门的沟通协调机制，将合同管理与预算管理、收支管理、资产管理结合起来，增强医院资源配置的合理性、科学性，提高资金的使用效益和管理效率。

（4）基于一些合同义务涉及大量的法律专业问题，归口管理部门可以设立法律事务岗位，配备具有法律专业资格的人员参与合同管理。

5.建立合同管理的岗位责任制

医院应当建立合同管理的岗位责任制。医院的各职能部门作为经济活动的承办部门，应在其各自的职能范围内承办相关合同业务，并履行合同调查、谈判、订立、履行和终结责任，如总务部门、设备部门负责物资和服务的采购合同，基建部门负责建设项目的各种合同，财务部门侧重于履行对合同价款的及时结算和财务监督职责。要确保合同管理的不相容岗位相互分离、制约和监督。合同管理的不相容岗位至少包括合同的拟定与审批、合同的审批与执行。

医院还应该确保合同业务相关人员的专业胜任能力和职业道德素养，提高合同业务管理水平，保证医院合同业务顺利开展。

6.建立健全合同管理考核与责任追究制度

医院应当建立健全合同管理考核与责任追究制度。开展合同评估，对合同订立、履行过程中出现的违法违规行为，应当追究有关部门或人员的责任。

7.充分发挥内部审计在合同管理中的风险防控职能

医院的内部审计部门应依据国家合同有关法律法规和单位内部合同管理规定，运用规范的审计程序和方法，充分发挥审计监督职能，对医院签订合同、履行合同的过程和结果进行监督、检查和评价。通过内部审计事前、事中和事后的全过程监督，完成对合同的可执行性、合同的合法合规性、合同的完整性、合同履行的有效性等监督把控，提高医院合同的履约率，帮助医院避免出现合同风险。

8.提高合同信息化管理水平

一是通过网络系统完成合同的录入、审核、修改、会签等工作，从而减少纸质表单，缩减合同传递的工作时间，提高工作效率。

二是通过信息系统实现从立项到预算、采购、合同、验收、付款的全过程管控，对审批、收货、验收、付款等关键节点进行自动预警，有效防范合同风险。

三是利用信息系统从不同角度、不同维度对合同数据进行统计分析，为医院管理提供更精准的参考数据。

四是通过内部网络系统实现合同横向管理，让合同的归口管理部门、业务部门、审计监督部门充分参与合同的制定、审核、执行和监督，对合同管理中存在的问题及解决措施，各部门充分发表意见，利用系统实现全面的痕迹管理，有效解决多部门之间的协同工作问题，降低医院的办公成本。

9.健全合同责任追究机制

为提升合同管理质量与水平、促使合同管理相关人员认真履行职责，医院应建立严格的责任追究机制。一方面，医院应通过互联网平台进行合同流转、审批流程，实时跟踪，做到执行有痕、追究有据；另一方面，对于未经审批私自签订或更改合同、未按医院有关规定执行合同的行为，应追究相关人员的责任。因经济合同无效、赔偿、无法履行等情况给医院造成一定损失的，应当追究相关部门和人员的责任。

（二）合同前期准备的控制措施

1.合同策划环节的关键控制点

合同策划是合同管理的起始点，是合同订立前设计和计划编制的阶段。关键控制点如下：

（1）审核合同策划目标是否与医院的事业发展规划目标一致。

（2）在合同订立前协调合同在内容、技术、时间上的可行性，确保订立的合同能顺利履行。

（3）应当在合同管理制度中明确规定不得将需要政府采购管理的重大合同拆分为不重大的合同，并建立相应的责任追究制度。

（4）明确合同订立的范围和条件，严禁违规签订投保、投资和借贷合同。

（5）为了防止超预算支出，医院要在年初制订投资预算，杜绝预算外支出的现象。

2.合同调查环节的关键控制点

合同订立前，医院应当进行合同尽职调查，包括营业执照是否有效、拟签订的合同内容是否在对方的经营范围内、对方是否具备履约能力、对方信誉和经营状况是否良好、授权委托书是否有效、对方是否在类似合同上与其他方存在法律纠纷等。具体关键控制点如下：

（1）应当充分了解合同对方的主体资格、信用状况等有关内容，确保对方当事人具备履约能力。包括审查被调查对象的身份证件、法人登记证书、资质证明、授权委托书等证明原件。了解清楚对方市场准入情况、代理资格、信用等级、履约能力，是否有不良记录等，切实从源头上防范合同管理风险。必要时，可通过发证机关查询证书的真实性和合法性，关注授权代理人的行为是否在其被授权范围内，在充分搜集相关证据的基础上评价主体资格是否恰当。

（2）获取调查对象经审计的财务报告、以往交易记录等财务和非财务信息，分析其获利能力、偿债能力和营运能力，评估其财务风险和信用状况，并在合同履行过程中持续关注其资信变化，建立和及时更新合同对方的商业信用档案。

（3）对被调查对象进行现场调查，实地了解和全面评估其生产能力、技术水平、产品类别和质量等生产经营情况，分析其合同履约能力。

（4）与被调查对象的主要供应商、客户、开户银行、主管税务机关和工商行政管理部门等沟通，了解其生产经营、商业信誉、履约能力等情况，正确地评价对方的履约能力。

3.合同谈判环节的关键控制点

医院应当根据实际情况选择适合的谈判方式。一般情况下，应实行集体会审制度，超过规定数额的物资采购项目和建设工程项目应在审计监察部门的监督下，严格按照政府采购要求的方式进行采购。具休关键控制点如下：

（1）组建既有良好职业道德，又有谈判经验的谈判团队。可以由医院业务部门、财务部门、审计部门、合同归口管理部门共同组成合同谈判小组，代表医院对合同内容和条款与对方进行磋商。谈判小组应熟悉国家相关法律法规、产业政策、行业监管、同类产品或服务价格等与谈判内容相关的信息，合理制定本单位谈判策略。重点关注合同核心内容、条款和关键细节，避免合同约定不明确，产生歧义。充分发挥团队智慧，及时总结谈判过程中的得失，研究确定下一步的谈判策略。

（2）搜集谈判对手资料，充分熟悉谈判对手情况，做到知己知彼；研究国家相关法律、法规、行业监管、产业政策、同类产品或服务价格等与谈判内容相关的信息，制定正确的谈判策略。

（3）应关注合同核心内容、条款和关键细节。包括合同标的的数量、质量或技术标准，合同价格的确定方式与结算方式，履约期限和方式，违约责任和争议的解决办法、合同变更或解除条件等。

（4）对影响重大、涉及较高专业技术或法律关系复杂的合同，医院应当组织法律、技术、财会等工作人员参与谈判，必要时可聘请外部专家参与相关谈判工作，并充分了解外部专家的专业资质、胜任能力和职业道德情况。

（5）谈判过程中的重要事项和参与谈判人员的主要意见，应当予以文字记录并妥善保存，作为避免合同舞弊的重要手段和责任追究的依据。

（6）加强谈判期间的保密工作，严格责任追究制度，防止己方信息泄露导致医院权益受损。

（三）合同订立的控制措施

1.合同文本拟订环节的关键控制点

合同谈判结束后，医院应当根据协商、谈判等的结果，拟订合同文本。按照自愿、公平原则，明确双方的权利义务和违约责任，做到条款内容完整、表达严谨准确、相关手续齐备，避免出现重大疏漏。具体关键控制点如下：

（1）医院应加强对合同订立的管理，明确合同订立的范围和条件。医院对外发生经济行为时，除即时结清方式外，应当签订书面合同。发现违规以口头合同或未签订合同进行交易的，应及时签订书面合同；如发生争议要及时报法律部门处理。需要先开工建设或采购的项目，应在取得政府投资计划部门确认或下达临时计划后，事先签订合同或框架协议。

（2）严格审核合同需求与国家法律、法规、产业政策、医院战略目标的关系，保证其协调一致；考察合同是否以事业发展目标、项目立项书等为依据，确保完成具体业务目标。

（3）合同文本一般由业务承办部门起草、法律部门审核；重大合同或法律关系复杂的特殊合同，应当由法律部门参与起草。国家或行业有合同示范文本的，可以优先选用，但对涉及权利和义务关系的条款应当进行认真审查，并根据实际情况进行适当修改，各部门应当各司其职，保证合同内容和条款的完整、准确。其中，使用部门负责提出采购需求、指标内容及技术参数；承办部门负责对被采购方的资质、履约能力、信誉状况进行审核；财务部门负责对合同价款、支付方式、资金预算、财务手续等进行审查；审计部门负责对合同审批手续、合同价款、酬金、结算的合法性和合理性进行核查；监察部门负责对合同办理的程序进行监督；法律顾问负责对合同内容、违约处理、变更与终止等条款的合法性和合规性进行最终审核。只有建立严密的拟订流程，才能确保成文合同的合理及合法性，也才能在最大程度上避免医院的经济利益遭受不合理损失。

（4）对签约对方起草的合同，医院应当认真审查，确保合同内容准确反映医院诉求和谈判达成的一致意见，特别留意"其他约定事项"等需要补充填写的栏目，如不存在其他约定事项时，应注明"此处空白"或"无其他约定"。防止合同后续被篡改。

（5）通过统一归口管理和授权审批制度，严格合同管理，防止通过化整为零等方式故意规避政府采购招标的做法和越权行为。

（6）合同文本须报经国家有关主管部门审查或备案的，应当履行相应的程序。

2.合同审核环节的关键控制点

合同文本拟订后，医院应当对合同文本进行严格审核，重点关注合同的主体、内容和形式是否合法，合同内容是否符合医院的经济利益，对方当事人是否具有履约能力，合同权利和义务、违约责任和争议解决条款是否明确等。该环节应按照"统一管理、分级负责、专业审查、计划签订、合同结算"的原则，制定合同审查流程，提高合同审核人员的专业素质；明确合同起草人员和审核人员的职责，制定合同审核操作指南；建立合同审核工作底稿；建立和实施合同管理责任追究制度等。具体关键控制点如下：

（1）为了防范经济业务风险，医院在签订合同前应对合同标的、技术条款、价格及结算条款进行详细审核。

（2）审核人员应当对合同文本的合法性、经济性、可行性和严密性进行重点审核，关注合同的主体、内容和形式是否合法，合同内容是否符合医院的经济利益，对方当事人是否具有履约能力，合同权利和义务、违约责任和争议解决条款是否明确等。

（3）建立会审制度，对于影响重大、涉及较高专业技术或法律关系复杂的合同，应当组织法律、技术、财务等相关部门进行审核，相关部门应当认真履行职责。其中：法律部门主要审查违约责任、争议管辖权等实质性条款是否合法、完整、明确，文字表述是否无歧义；技术部门主要对质量条款、技术要求等内容进行技术审查；财会部门主要对结算条款等内容进行经济审查。审查人员对各自作出的审查结果负责，合同归口管理部门对合同审查的结果负全责。

（4）明确合同起草人员和审核人员的责任，合同审核人员审核时发现问题，应对发现的问题提出参考的修订意见，合同起草人员要认真分析研究，慎重对待审核意见，对审核意见准确无误地加以记录，必要时对合同条款作出修改完善，并再次提交审核。

3.合同签署环节的关键控制点

合同审核通过后，医院应当按照规定的权限和程序与对方当事人正式签署合同。具体关键控制点如下：

（1）正式对外订立的合同，应当由医院法定代表人或由其授权的代理人签名，并加盖医院合同专用章。授权签署合同的，应当签署授权委托书。严禁未经授权擅自以医院名义对外签署合同或超越权限签署合同。严禁违规签订担保、投资和借贷合同。

（2）医院应当建立合同专用章的保管制度，妥善保管和使用合同专用章。合同经编号、审批及医院法定代表人或由其授权人签署后，方可加盖合同专用章。用印后保管人应当立即收回，并按要求妥善保管，防止他人滥用。保管人应当记录合同专用章使用情况以备查。需携带合同专用章外出时应有两人以上，且要有领导的签字，并留存记录。如果发生合同专用章遗失或被盗，应当立即报告医院负责人并采取妥善措施，如向公安机关报案、登报声明作废等，以最大限度地消除可能带来的负面影响。

（3）采取恰当措施，防止已签署的合同被篡改，如在合同各页码之间加盖骑缝章、使用防伪标记、使用纸质合同书、使用不可编辑的电子文档格式等方法对合同内容加以控制，防止对方单方面地改动合同文本。

（4）合同必须由双方当事人当面签订。对按照国家有关法律、行政法规的规定，需办理批准、登记等手续之后方可生效的合同，医院应当及时按规定办理相关手续。

（5）医院应实施合同签收制度，并及时退回与本部门不相关或错发的合同。要指定专人负责合同的日常保管，并提供保管合同所需的条件。

（四）合同执行的控制措施

1.合同履行环节的关键控制点

合同履行在合同控制过程中容易被忽视，但却是整个合同运行的关键环节。

医院应当遵循诚实信用原则严格履行合同，对合同履行实施有效监控，强化对合同履行情况及效果的检查、分析和验收，确保合同全面有效履行。具体关键控制点如下：

（1）在合同管理过程中，要落实合同执行责任部门与责任人的履行责任，需要追究责任的，要出具处理意见。合同履行完毕后，必须出具履行报告。

（2）合同履行中出现异常，需要及时补充、变更甚至解除合同。

（3）医院对合同履行情况进行监控，确保合同履行过程得到有效的跟踪监控。强化对合同履行情况及效果的检查、分析和验收，全面适当地执行合同赋予医院的义务，敦促对方积极履行合同，确保合同能够得到全面有效的执行。

（4）医院应当对合同履行情况实施有效监控，因对方或医院自身原因导致可能无法按时履约的，应当及时采取应对措施，将合同损失降到最低。

（5）建立合同履行监督审查制度，对合同履行中签订补充，或变更、解除合同等应当按照国家有关规定进行审查。一是对于合同没有约定或约定不明确的内容，通过双方协商一致对原有合同进行补充；无法达成保持协议的，按照国家相关法律、法规、合同有关条款或者交易习惯确定。二是对显失公平、条款有误或存在欺诈行为等情形，或因政策调整、市场环境变化等客观因素，已经或可能导致医院利益受损的合同，执行责任部门须按规定程序及时报告，并经双方协商一致，按照规定权限和程序办理合同变更或解除事宜。三是对方当事人提出中止、转让、解除合同，造成医院经济损失的，应向对方当事人书面提出索赔要求。

2.合同结算环节的关键控制点

合同付款结算是合同业务中最为关键的环节，也是合同风险最直接的表现。《行政事业单位内部控制规范（试行）》规定："财会部门应当根据合同履行情况办理价款结算和进行账务处理。未按照合同条款履约的，财会部门应当在付款之前向单位有关负责人报告。"具体关键控制点如下：

（1）合同归口管理部门应建立合同管理信息系统，跟踪合同履行情况，在合同约定的结算期限内向财务部门发出资金结算要求。合同承办人员在收齐发票、合同、中标通知书、验收证明等凭证并经适当审批后，提交财务部门按时办理合同结算。

（2）财务部门应当根据合同条款审核后办理价款结算和账务处理，按照合同约定收付款项，及时催收到期欠款。未按合同条款履约，或应签订书面合同而未签订的，财务部门有权拒绝付款，并及时向医院有关负责人报告。

（3）付款申请必须有承办部门负责人、项目负责人、业务主管领导、总会计师和院长签字，同时要加盖合同审核专用章。否则，财务部门应拒绝付款，防止欺诈舞弊行为发生。

（4）财务部门应定期与合同归口管理部门所管理的合同管理信息系统核对，确保按合同约定及时结算相关价款，避免产生合同纠纷。

（5）审计部门审核合同付款是否遵循合同需求，整个合同履行过程是否得到监控，合同履行结果是否符合合同需求、是否达到单位的使用要求，避免医院资金流失，维护正常的医院财经秩序。

3.合同补充、变更、转让和终止环节的关键控制点

合同签署后，随着实际业务的进行，医院可能需要对合同进行补充、变更、转让，甚至是终止，为此医院应明确规定合同变更或转让需要向相关负责人报告，合同变更或转让的内容和条款必须与对方当事人协商一致，变更或转让后的合同应该视同新的合同，需要重新履行相应的合同管理程序。应明确规定合同终止的条件及应当办理的相关手续，并指定专人对合同终止手续进行复核。关键控制点包括：

（1）合同生效，发现合同条款不明确的，应及时就有关问题与对方协商达成一致意见后，签订补充、变更协议，并完善条款内容。

（2）在合同内容中，应设置合同变更及转让等相关内容，明确其程序，明确未经允许就随意变更和转让则视为无效，可有效避免合同变更及转让存在的风险。

（3）医院应明确规定合同终止的条件及应当办理的相关手续，指定专人负责对合同终止手续进行复核，并提出意见。

（4）发现未办理解除合同的批准、登记手续的，应要求合同承办人员在规定时间内到主管部门办理相应的手续。

4.合同纠纷处理环节的关键控制点

在合同履行过程中，由于对合同条款的理解不一致或条款存在歧义，就会出现合同纠纷问题，如果合同纠纷问题处理不当可能会影响到医院的利益、信誉和形象。《行政事业单位内部控制规范（试行）》规定："单位应当加强对合同纠纷的管理。合同发生纠纷的，单位应当在规定时效内与对方协商谈判。合同纠纷协商一致的，双方应当签订书面协议；合同纠纷经协商无法解决的，经办人员应向单位有关负责人报告，并根据合同约定选择仲裁或诉讼方式解决。"具体关键控制点包括：

（1）加强合同纠纷管理，在履行合同过程中发生纠纷的，应当依据国家相关

法律法规，在规定时效内与对方当事人协商解决，并按规定权限和程序及时报告。合同纠纷经协商一致的，双方应当签订书面协议；合同纠纷经协商无法解决的，根据合同约定选择仲裁或诉讼方式解决。

（2）医院应明确合同纠纷的审批权限和处理责任。内部授权处理合同纠纷，应当签署授权委托书，未经授权批准的，相关经办人员不得向对方作出实质性答复或承诺。

（3）在合同中应明确规定违约责任。要求对方为履行合同提供相应的担保措施；对合同履行过程进行监督，如发现对方有违约的可能或已发生违约行为，应及时采取相应措施将损失降到最低程度。

（五）合同后续管理的控制措施

1.合同登记环节的关键控制点

合同归口管理部门应当加强合同登记管理，充分利用信息化手段，定期对合同进行统计、分类和归档，详细登记合同的订立、履行、结算、补充、变更、解除和终结等情况，实行合同的全过程封闭管理。具体关键控制点如下：

（1）合同归口管理部门在合同终结时，应及时办理销号和归档手续。

（2）要建立合同文本统一分类和连续编号制度，按照类别和编号妥善保管合同文本，建立合同台账，确保合同管理安全可靠、查询方便，可以防止或及早发现合同文本的遗失或被盗。

（3）应当加强合同信息安全保密工作，未经批准，任何人不得以任何形式泄露合同订立与履行过程中涉及的国家秘密、工作秘密或商业秘密。

（4）规范合同管理人员职责，明确合同流转、借阅和归还的职责权限和审批程序等有关要求。

（5）与医院经济活动相关的合同应当同时提交给财会部门作为账务处理的依据。

2.合同归档保管环节的关键控制点

合同在归档时，也存在着遗失、泄露，未按规定销毁等风险，控制该类风险的方法，就是要明确合同管理人员的职责，规定合同借阅的程序，实施合同遗失、泄露等的责任追究制度，对合同保管情况进行定期和不定期的检查等。具体关键控制点包括：

（1）在合同签订后，承办的业务部门应及时将合同原件及其电子版、合同执行过程中的往来函件、纠纷或争议的处理情况记录等相关文件资料送医院办公室备案，一年后交档案管理员归档保管。

（2）医院档案室应当设立合同存放柜，对合同进行专柜保管，同时应当做好防火、防潮等安全措施，确保合同及其相关文件资料的安全完整。

（3）在医院办公室或档案室查阅合同文档，相关人员查阅合同文件应办理登记手续。确因工作需要借出查阅的，须经本部门主管领导及医院主管领导签字同意后，办理相关借阅手续，以影印件借出，合同原件无特殊情况不得外借。查阅或借阅人员严禁涂改、圈划、抽取、撤换合同档案资料，不得向外泄露或擅自向外公布档案内容。否则，应按规定追究相关当事人责任。

（4）合同档案销毁时应进行登记造册，经档案鉴定小组审查、主管领导批准后，按规定进行销毁，并由合同档案归口管理部门指派专人进行监销。涉及密级合同文件资料的销毁，应严格履行登记、审批手续，并在专人监督下进行，不得向废品收购部门出售。

（5）规范档案使用规则。在公立医院管理过程中，档案管理工作至关重要，此时档案不仅是管理的内容，同时为管理决策提供重要依据。因此需要规范档案使用的基本规则，严格落实管理制度，明确管理责任，确定使用流程。

（6）各部门将合同移交医院综合档案室后，医院综合档案室管理人员应严格履行档案借阅手续，一般情况下不对外借阅。院内相关职能部门需借阅合同档案的，应向综合档案室合同档案管理人员提交借阅申请书，申请书应具体说明借阅事由、目的、申请人的部门领导应明确签署是否同意借阅的书面意见后，再在综合档案室备案登记方可借阅。档案管理员应认真登记借阅人员所复印的合同内容、页码、页数等。在借阅过程中，未经同意不得将合同档案带出综合档案室。管理者应向借阅者强调，严禁任何人对合同档案材料进行涂改、转借、损坏，造成遗失。

3.合同保密环节的关键控制点

医院合同由于流转环节较多，任何一个环节都存在泄密的可能性，一旦出现泄密事件，将会对医院造成不利的影响。具体关键控制点包括：

（1）医院合同应设定三级的保密级别，即"绝密""机密""秘密"三级，属于医院秘密合同的相关文件资料，应在文件的右上角标明保密级别。"绝密"是指此类合同文件资料的泄密会造成医院利益受到特别严重的损害；"机密"是指此类合同文件资料的泄密会造成医院受到严重的损害；"秘密"是指此类合同文件资料的泄密会造成医院的利益受到损害。具体损害的程度，怎样划分由医院根据具体情况，按照金额或影响的大小来确定。

（2）医院确定密级的责任人由医院办公室保密负责人及保密员担任，具体负责医院合同密级的确定、变更、解除等管理工作。

（3）解除和降低密级由确定密级责任人提出，报医院主管领导批准后执行。具体操作时应由确定密级责任人监督指导，档案管理员具体实施。

（4）密级合同文件签订后，由确定密级责任人确定密级，经医院主管领导批准后，交档案管理员进行妥善保管。

（5）保存密级合同文件资料，应选择安全保密的场所，并配备安全可靠的保密设备。保密员离开办公场所时，应当将密级合同文件资料保存在保密设备中。

（6）复制密级合同，必须报医院主管领导批准，不得改变其密级、保密期限和知悉范围，要履行登记手续，复制件要加盖医院公章，并视同原件管理。

（7）确因工作需要携带密级合同文件资料外出的，应由两人以上同行。

（8）加强合同信息安全保密工作，未经批准，任何人不得以任何形式泄露合同订立和履行过程中涉及的国家机密、工作秘密或商业秘密。

4. 合同评估环节的关键控制点

合同履行结束后，总结经验教训也很重要，因为合同作为医院承担独立民事责任、履行权利和义务的重要依据，是医院管理活动的重要凭据，也是医院风险管理的主要载体。为此，医院应当建立合同履行情况评估制度，至少于每年年末对合同履行的总体情况和重大合同履行的具体情况进行分析评估，对分析评估中发现的合同履行中存在的不足，应当及时加以改进。具体关键控制点如下：

（1）评估合同策划是否科学合理、是否具有可行性、是否符合医院的事业发展规划。

（2）合同调查是否充分，是否能够确保签约主体的履约能力。

（3）合同谈判是否有效维护了医院的利益，谈判策略是否恰当。

（4）合同文本是否准确表达了双方谈判的真实意思。

（5）合同签订双方符合程序。

（6）合同审核意见是否得到合理采纳，不采纳的原因及其产生的后果。

（7）合同签署是否在授权范围内，是否存在越权签署的情况。

（8）合同履行是否全面，是否存在部分未履行的情况。

（9）合同结算是否按照规定及时进行价款结算，对履约存在问题的是否采取了拒付。

（10）合同纠纷是否得到及时、妥善的处理。

（11）合同补充、变更、转让和终止是否遵循相应的程序。

（12）合同是否进行登记和归档保管。

（13）合同是否存在泄密。

（14）合同管理工作是否有所创新。

（15）合同管理工作是否存在违法违规行为。

（16）合同管理内部控制的设计和运行是否有效。

（17）是否提出提高合同管理效率和效果的合理性建议。

第十一章　公立医院成本管理控制建设

一、公立医院成本管理概述

（一）成本及成本管理的概念

1.成本及医院成本的概念

（1）成本的概念。成本是商品生产的产物。政治经济学认为，在商品经济条件下，产品生产的过程，既是物化劳动和活劳动耗费的过程，同时又是剩余价值的创造和商品价值的形成过程。而成本是组织为生产商品和提供劳务等所耗费物化劳动和活劳动中的必要劳动价值的货币表现。

马克思对于成本的考察，既看到耗费，又重视补偿，这是对成本含义完整的理解。在商品生产条件下，耗费和补偿是对立统一的。因为耗费是个别生产者的事情，补偿是全社会的过程。这就迫使商品生产者重视成本、加强管理，力求以较少的花费来寻求补偿，并获取最大限度的利润。

（2）医院成本的概念。医院成本是在医院运营过程中所耗费物化劳动和活劳动中的必要劳动价值的货币表现。具体包括人力成本、药品费、卫生材料费、固定资产折旧、无形资产摊销、提取医疗风险基金和其他费用七大类。其中，物化劳动消耗是指药品费、卫生材料费、固定资产折旧、无形资产摊销和其他费用等，活劳动消耗主要指人力成本。

医院成本按核算的对象区分，分为科室成本核算、项目成本核算、病种成本核算以及诊次和床日成本核算。

科室成本核算是指将医院业务活动中所发生的各种耗费以科室为核算对象进行归集和分配，计算出科室成本的过程。科室分为临床服务类、医疗技术类、医疗辅助类和行政后勤类等。临床服务类指直接为病人提供医疗服务，并能体现最终医疗结果、完整反映医疗成本的科室，如呼吸科病房、消化科门诊等；医疗技术类指为临床服务类科室及病人提供医疗技术服务的科室，如病理科、检验科等；

医疗辅助类科室是服务于临床服务类和医疗技术类科室，为其提供动力、生产、加工等辅助服务的科室，如氧气站、供应室等；行政后勤类指除临床服务、医疗技术和医疗辅助科室之外的从事院内外行政后勤业务工作的科室，如房管科、职工食堂等。

医疗服务项目成本核算是以各科室开展的医疗服务项目为对象，归集和分配各项支出，计算出各项目单位成本的过程。分摊参数可采用各项目收入比、工作量等。

病种成本核算是以病种为核算对象，按一定流程和方法归集相关费用计算病种成本的过程。

诊次和床日成本核算是以诊次、床日为核算对象，将科室成本进一步分摊到门急诊人次、住院床日中，计算出诊次成本、床日成本。

成本是以特定目的和特定对象来表现的，是对象化的费用。按照《医院财务制度》规定，下列业务所发生的支出，一般不应计入成本范围：

（1）不属于医院成本核算范围的其他核算主体及其经济活动所发生的支出；

（2）购置和建造固定资产、购入无形资产和其他资产的资本性支出；

（3）对外投资的支出；

（4）各种罚款、赞助和捐赠支出；

（5）有经费来源的科研、教学等项目支出；

（6）在各类基金中列支的费用；

（7）国家规定的不得列入成本的其他支出。

2.成本管理及控制的概念

成本管理是指组织运营过程中各项成本预测、成本决策、成本计划、成本核算、成本分析、成本控制、成本考核等一系列科学管理行为的总称。

成本管理控制是指将成本管理制度流程化，以达到成本管控的作用。具体来说就是，成本管理组织架构各部门相互协作，通过梳理成本管理各个环节关键点，明确业务执行过程中的责任划分、执行权限、执行要求、时间节点等，将成本控制流程化，辅以内控规范指引，从而形成成本管理规范化、常规化的运作模式。

3.成本管理的基本流程

成本管理分为成本预测、成本决策、成本计划、成本核算、成本分析、成本控制和成本考核七个业务流程。各业务流程相互衔接、制约，保障医院整体成本管控系统有效运作。

（1）成本预测。成本预测是指运用一定的科学方法，根据医院战略规划和年度内业务事项，对未来成本水平及其变化趋势作出科学的估计。通过成本预测，掌握未来的成本水平及其变动趋势，有助于减少决策的盲目性，使医院管理者易于选择最优方案，作出正确决策。成本预测时，既要分析研究医院内部环境的发展变化，又要分析研究外部环境的发展变化。需要进行周密的调查、具体的测算，才能作出尽可能正确的预测。

（2）成本决策。成本决策是指根据成本预测及有关成本资料，运用定性与定量的方法，抉择最佳成本方案的过程。成本决策可分为宏观成本决策和微观成本决策。它贯穿于医院整个运营过程中，涉及面广。作出最优的成本决策，是制订成本计划的前提，对提高医院的运营管理水平和经济效益具有重要的意义。

（3）成本计划。成本计划是医院运营总预算的一部分，它以成本决策为依据，具体明确医院在计划期内各环节和各方面的成本水平，包括制定为实现成本计划指标所应采取的各项运营管理措施。成本计划属于成本的事前管理，是医院运营管理的重要组成部分，通过对成本的计划和控制，分析实际成本与计划成本之间的差异，指出有待加强控制和改进的领域，达到评价业绩、增加工作量、节约成本，从而促进医院发展的目的。计划成本可以是同行业的平均成本，如利用DRGs得出某类病种的各项成本作为医院此类病种的计划成本，也可以是参考历史成本水平结合当前内外部环境计算出的成本水平，如科室每年用的纸张成本等。

（4）成本控制。成本控制是指根据成本计划，制定医院运营过程中所发生各项费用的限额，对各项实际发生的成本费用进行严格审查，及时找出执行过程中的差异，并分析其原因。通过成本控制，可以及时揭示存在的问题，消除运营中的无谓损失，达到成本管控的目的。成本控制是成本管理工作的重要环节。成本预测和成本计划都是成本控制的目标和依据。成本控制的实施应贯穿于医院成本管理的全过程，既有事前控制，也有事中控制，还有事后控制。

（5）成本核算。成本核算是指对医院运营中所耗费的各项费用，按照一定的对象和标准进行记录、归集、计算和分配，并进行相应的账务处理，以计算确定各该对象的总成本和单位成本。成本核算是成本管理工作的核心，是履行成本管理职责的最基本要求。成本核算所提供的资料，必须客观、真实；成本核算要求准确及时；所采用的成本计算方法要符合医院医疗服务项目进行作业的特点；成本开支的范围要符合国家的规定。加强成本核算，对于有效的开展成本预测、成本计划、成本控制、成本分析和成本考核具有极为重要的基础作用。

（6）成本分析。成本分析是指主要利用成本核算所提供的有关资料，分析成本水平及其构成，以了解成本的变动情况，系统地研究成本变动的原因、成本节约或超支的原因。通过成本分析，深入了解成本变动的规律，寻求降低成本的途径，并为新的运营决策提供依据。在进行成本分析时，尤其要注重医疗服务项目与同行业的成本构成分析，在相同的医疗技术难度水平、风险程度及劳动强度下，分析某个病种的成本与同行业其他医院的差距，从而找到成本管控的方向，还应注意分析医院管理水平和内部控制制度，及时总结工作中的经验和教训，以提高医院的运营效益。

（7）成本考核。成本考核是指定期考查、审核成本目标实现情况和成本计划指标的完成结果，全面评价成本管理工作成绩的过程。成本考核的作用是，评价各责任中心即各个临床科室和职能处室的成本结果，促使相关科室或部门对所控制的成本承担责任，以此来控制和降低各种成本。

以上成本管理的各个环节相互联系，又相辅相成，贯穿于医院运营的全过程。成本预测是成本决策的前提，成本决策是成本预测的结果。成本计划是成本决策所确定目标的具体化。成本控制是对成本计划的实施进行监督，保证决策目标的实现。只有通过成本分析，才能对决策正确性作出判断。成本考核是实现决策目标的重要手段。在以上各项中，成本核算是成本管理中最基本的内容，是其他几项的基础（见图11-1）。

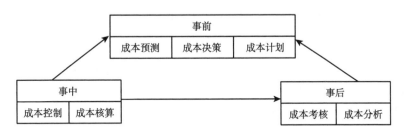

图11-1 成本管理内容的相互关系

3.成本管理的意义

（1）有助于降低和控制成本，为制定价格以及医院其他的运营决策提供依据。如何降低和控制成本事关医院的运营效果；此外，成本核算和分析的准确性和完整性亦会影响运营、投资、融资等医院重大决策。特别是在当前医改的环境下，对于开源节流、提高效益，成本管理尤为重要。

（2）有助于提高生产要素营运效果，实现生产耗费与补偿的统一，促进生产要素合理流动，实现社会资源优化配置，使医院获得优质资源，同时提供优质医疗服务，提高医疗效率和效果，增强医院的竞争优势。

（3）有助于转换医院运营机制，顺应市场机制，改进和完善现代医院管理制度，加强内部治理水平，增强实力，正确处理好促进医院发展与加强成本管理的关系，以及医院内部在成本管理上的责、权、利关系，有利于医院的可持续发展。

（4）有助于医院上下形成全员的成本意识。成本管理不只是财务部门的责任，医院临床科室和职能处室都应该树立成本意识，在运营过程中，都应将成本管理落到实处，这将有助于完善医院财务制度和内部控制制度。

（二）成本管理与内部控制的关系

成本管理贯穿于医院运营管理全过程，内部控制为成本管理提供保障，能够更有效地实现成本管理的目的，即保证医院成本信息得到全面、真实、准确的反映，强化成本意识，降低医疗成本，提高医院绩效，增强医院在医疗市场中的竞争力。同时，成本管理也补充了内部控制实施的控制方法和策略。因此，成本管理和内部控制相辅相成、相互支持。

1.成本管理是内部控制的手段

成本管理是保证医院内部控制有效实施的一个有力手段，同样是一个事前控制、事中控制、事后控制的工具。通过实施成本管理，医院可以分解、落实运营目标，明确各部门的任务、责任和利益，从而更好地实现对各部门的监督、控制和考核。成本管理可以帮助医院识别和预测内部控制中的薄弱环节，对医院风险进行评估并发出预警。医院管理者为了加强内部控制，实施全面成本管理，实现对医院的全面控制，完成医院的战略目标。

2.成本管理的内容是内部控制的对象

医院在实施成本管理的过程中，在成本预测、成本决策、成本计划、成本控制、成本核算、成本分析和成本考核等环节，存在管理以及操作方面的风险，医院管理者应针对这些风险点采取相应的控制措施，将风险控制在可接受范围内，并应用成本管理的结果使资源得到合理的安排和利用。

3.内部控制是有效实施成本管控的基础

成本管理需要借助于内部控制中的职责分工、授权批准等控制程序，来健全成本管理制度、提高成本管控力度，保证医院成本管理的顺利实施。医院面临来自内部和外部的各种风险，医院需要对这些风险进行分析，以确定某一事件发生的可能性以及如果不发生时产生的潜在影响。一旦那些重大风险被识别出来，就应及时采取措施降低这些风险，为成本管理提供坚实的保障。

（三）成本管理内部控制的意义

医院成本管理内控是通过构建成本组织构架，制定一系列成本管理操作、控制、监督控制制度，完善全面成本管理体系，是加强医院成本管控力度，从而促进医院达成发展目标的重要保障。其重要意义有以下几点。

1.内控规范下的成本管理体系更加科学合理

流程梳理、风险监控，有利于保障资金安全，促进医院全面成本管理的有效管控，提升财务管理效率。

2.成本内控有利于合理配置资源

通过科学的成本预测和成本决策，制订成本计划，内控对支出的审批控制，有利于医院成本管理、合理配置资源。

3.成本内控有利于提升现代医院管理水平

成本管理内部控制体系是现代医院管理的重要组成部分，特别是在当前医改的新形势下，开源节流，充分利用信息化手段，加大成本管理力度，提升医院综合竞争力，对医院的持续发展将起到关键作用。

（四）成本管控原则

医院成本管控是以医院为主体，院内多部门参与执行，通过事前成本规划、事中成本控制、事后成本分析与评价等方法，对医院的运营成本实施合理管控的整体、综合措施。医院建立与实施成本管理和控制，应遵循以下原则。

1.成本效益原则

成本管控应当权衡成本与预期收益关系，确保成本效益最优原则。如在确定是否开展某个新的医疗服务项目或购置固定资产专用设备时，需要进行成本与未来收益的测算，并根据测算结果合理决策。

2.适应性原则

成本管控应当结合医院的发展阶段、组织结构、管理模式等因素，采取相应的管控措施。

3.重要性原则

成本管控过程中应当重点关注对医院经营状况和成本状况影响较大的项目，进行重点管控。

4.全院参与原则

成本管控作为医院整体工作，应当全院关注、部门参与，充分调动全体员工的积极性，强化成本控制意识。

5.责任制原则

医院主要负责人对本单位成本管控的建立健全和有效实施负责。医院应当在医院主要负责人的领导下，实行归口、分级管控，明确成本控制责任，确保各项成本管控环节落实到责任部门和个人。

（五）成本管控方法

成本管控方法包括定额成本管控、标准成本管控、作业成本管控、量本利分析管控、价值工程管控等。医院应结合经济业务采用相应的成本管控方法。

1.定额成本管控

在资源价格一定的前提下，通过事先制定医疗服务或经营活动中所使用药品、资材和能耗等资源的标准消耗量，从而控制各类成本和相关费用水平。

2.标准成本管控

在正常和高效率的经营条件下，通过充分调查分析，运用科学测算方法，制定医疗服务和运营管理中应当发生的标准成本，控制实际成本与标准成本的差异，考核成本的制定效果。

3.作业成本管控

在开展作业成本核算工作的基础上，利用核算结果对医疗服务项目中的动因、作业等进行深入分析，设置作业成本责任中心进行管控考核，优化项目作业流程，提高医疗服务效率。

4.量本利分析管控

在成本性态分析的基础上，运用数学模型与图形来分析业务量、成本和结余三者之间的依存关系，研究其变动规律，以揭示变动成本、固定成本、业务量、价格、结余之间的内在规律，从而为成本控制管理提供最优经营决策。如对大型仪器设备的成本收益测算，通过量本利分析可以得出仪器设备的最低保本点，有效指导临床及医技科室充分利用仪器设备进行临床诊断，提高仪器使用效率。

5.价值工程管控

各部门间相互配合，通过信息资料的搜集整理，对未来采购或现阶段所使用的各类材料和设备资产进行功能和效益分析，使其以最优的总成本实现必要的功能，从而提高医疗服务的质量与价值，有效地整合资源，提高资源运用效率和效果。

（六）成本管理控制的相关法律法规

1.《中华人民共和国会计法》；

2.《中华人民共和国预算法》；

3.《医院会计制度》［财政部网站：《关于印发〈医院会计制度〉的通知》（财会〔2010〕27号）］；

4.《医院财务制度》［财政部网站：《关于印发〈医院财务制度〉的通知》（财社〔2010〕306号）］；

5.财政部、国家卫生和计划生育委员会、国家中医药管理局《关于加强公立医院财务和预算管理的指导意见》（财社〔2015〕263号）；

6.北京市财政局、北京市发展与改革委员会、北京市人力资源与社会保障局和原北京市卫生局《医院成本核算办法》；

7.北京市医院管理局《市属医院成本管控办法》（京医管财〔2016〕114号文）；

8.《事业单位成本核算基本指引》（财会〔2019〕25号）。

二、公立医院成本管理控制目标

（一）成本组织管理体系控制目标

1.建立符合医院实际且具有可操作性的成本管理制度、成本业务流程，建立支出审批授权制度，确保医院成本管理各个环节有章可循、规范有序。

2.设置合理的成本管理组织体系，包括成本管理领导小组、成本管理办公室、归口管理部门、临床医技医辅科室、成本管理员队伍，明确成本业务各个环节的工作流程、岗位职责、审批内容、审批权限、时间要求。

3.建立合理的组织领导和工作协调机制，确保成本管理运行机制健全有效，保障成本管理工作有效开展。

（二）业务环节控制目标

成本业务控制是指以成本管理制度为依据，对成本业务流程进行监督、控制，使之符合成本管理目标的一种控制形式。医院通过建立健全成本业务的内部管理制度、合理设置成本业务管理机构（岗位及职责）、加强内部审核审批等控制方法，建立部门间沟通协调机制，对成本预测、成本决策、成本计划、成本核算、成本分析、成本控制和成本考核几个环节实施有效的控制。

1.成本预测的内部控制目标

（1）业务事项的成本预测目标必须明确。确保成本预测工作的方向性把握准确。

（2）明确成本费用预测的内容和流程，做到成本预测合规、完整、详细、准确。

（3）采用的成本预测方法得当，确保考虑业务事项相关的所有成本动因均已纳入。

（4）确保成本预测过程中医院内部各部门沟通协调充分，信息传达有效。

（5）既充分考虑医院内部实际业务情况，又密切结合行业特点、外部环境影响因素，作出科学合理的成本预测方案。

2.成本决策的内部控制目标

（1）分清业务事项的有关成本和无关成本。相关成本是指成本决策中必须考虑的，与成本决策有关的成本概念，如差量成本、机会成本、专属成本、重置成本等；无关成本是和相关成本对立的概念，是指与决策无关的成本，如沉没成本、共同成本等。

（2）根据业务事项的内容，结合实际情况选取适当的成本决策方法。成本决策方法是否适当，决定成本决策的正确与否。因此，应结合实际情况选取适当的成本决策方法。

（3）按规定的成本决策程序进行成本决策。在既定的程序下，在成本决策过程中明确主责部门，相关科室和部门负责人各负其责，认真履行权利义务。

3.成本计划的内部控制目标

（1）合理设置成本计划目标。确保资源配置符合医院年度目标和工作计划，保障方案科学合理、可操作，充分考虑医院战略发展规划和实际情况编制。

（2）成本计划编制及审批符合规定程序。成本计划编制的要求、内容、流程，做到合法、合规、及时、完整、详细、准确。

（3）成本计划内容项目涵盖完整，目标细化分配合理。

4.成本控制的内部控制目标

（1）建立科学的成本控制系统，实行全面成本控制管理。医院的成本控制系统应以成本管理的科学性为依据，涵盖全过程成本控制管理和全员成本控制管理。具体包括三个层次：与成本预测、成本决策和成本计划相互依存的成本事前控制；与成本形成过程密切有关的成本的过程控制管理；依据成本分析、成本考核实现的成本的事后控制。

（2）设立符合医院实际情况的成本控制指标体系，且成本控制指标下达与分解细化、明确。

（3）针对不同经济业务事项采用有针对性的成本管控方法。成本管控方法的选取是否适当，直接决定成本管控效果和效率。

5.成本核算的内部控制目标

（1）采集的成本核算数据真实可靠，是业务科室和职能部门真实发生的成本信息。

（2）成本核算以科室为核算单位，通过与HIS软件和财务软件的对接，科学、合理地归集和分配医疗总成本，对直接医疗（门诊、住院）、医技、医疗辅助、管理等各类科室，分项、逐级、分步分配，结转科室成本，实现全员各类科室的全成本核算。

（3）成本核算结果准确、完整、及时，不存在跨期确认支出的情况，能够反映医院真实的经营状况和运营结果。

6.成本分析的内部控制目标

（1）成本分析深入医院临床诊疗业务实质，分析透彻，分析方法适当，不流于形式，做到切实有效。

（2）建立完善的成本分析内部报告制度，确保成本分析结果在领导小组、成本管理办公室和业务处室之间信息传递畅通有效。

（3）引导业务处室自主自发地进行本科室的成本分析，从自身业务寻找有效管控成本的方法，从成本耗费的源头有效地进行成本管控。

7.成本考核的内部控制目标

（1）建立健全成本费用考核制度和指标体系，考核标准统一且考核项目重点突出、明确，与成本管控目标联系紧密。

（2）根据成本考核对象的实际情况选取适当的考核评价方法。考核方法既反映业务活动实际情况，又能得到被考核对象的普遍认可。

（3）成本考核工作与被考核对象进行有效沟通，既重考核又重反馈，考核工作落到实处，真正能够促进成本管控工作的顺利进行。

三、公立医院成本管理流程与关键环节

（一）成本预测

成本费用预测属于成本费用控制中的事前控制。医院根据以往的运营经验以及对未来经济活动的预测，通过分析同行业同类型医院的有关成本费用的数据资

料，人员经费、耗材、固定资产折旧等成本项目的变动趋势，运用本量利分析、投入产出分析、变动成本计算以及定量、定性分析等专门方法，对医院未来的成本费用水平及其发展趋势进行科学预测。

1.成本预测流程图（见图11-2）。

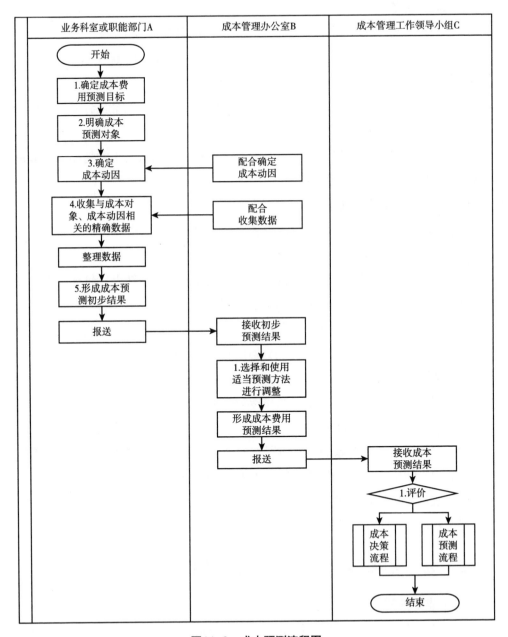

图11-2 成本预测流程图

2.成本预测流程关键节点说明（见表11–1）。

表11–1 成本预测流程关键节点简要说明

关键节点	简要说明
A1	医疗业务科室或职能部门确定成本费用预测目标，关系到成本费用预测方法的选择和预测期限的确定，目标越明确，对当前的预测越有利
A2	医疗业务科室或职能部门明确所要进行成本预测的成本对象，明确应对哪些成本费用指标进行分析预测，其中应以什么为中心进行预测，在进行成本预测时，还要充分考虑成本预测对象所处的环境
A3	医疗业务科室或职能部门在财务部门的配合下确定成本动因
A4	医疗业务科室或职能部门在财务部门的配合下搜集与成本对象、成本动因相关的精确的数据。收集和研究成本费用的各种原始资料是成本费用预测的前提
A5、B1	医疗业务科室或职能部门选择和使用适当的预测方法进行业务事项的成本预测，或者在成本管理办公室的指导下进行业务事项的成本费用预测。成本费用预测方法的选择应根据搜集的有关成本费用资料的情况而定，也可以通过建立成本费用数学模型进行成本费用测算
C1	成本管理领导小组评价成本预测的精确性。将成本费用预测结果与今后影响成本费用的各种因素的变化结合起来，及时修正

（二）成本决策

成本决策是依据掌握的各种决策成本及相关数据，考虑医院整体战略发展目标，对各种备选方案进行分析比较，从中选出最佳方案的过程。

1.成本决策流程图（见图11–3）。

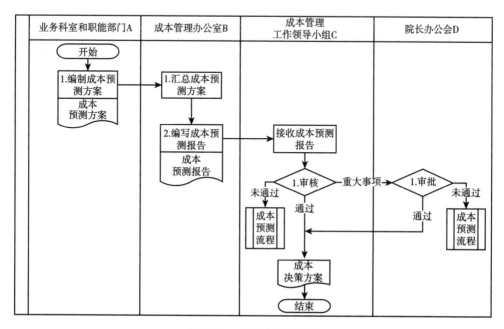

图11–3 成本决策流程图

2.成本决策流程关键节点说明（见表11-2）。

表11-2　　　　　　　　　　成本决策流程关键节点简要说明

关键节点	简要说明
A1	业务处室和职能部门根据医院实际情况，将成本预测方案提交给成本管理办公室
B1、B2	成本管理办公室将各项成本预测方案汇总，编制成本预测报告，提交给医院成本管理工作领导小组审议
C1	成本管理工作领导小组召开会议，就成本预测报告上的事项集体讨论，进行业务事项的成本决策
D1	重大决策由院长办公会审议通过，严格履行"三重一大"程序

（三）成本计划

成本计划是指按成本项目设立成本费用指标，以目标成本为依据进行编制，并与预算年度内的成本费用计算、控制、考核和分析的口径相一致。按成本项目分，成本计划包括人员费用、药品费、卫生材料费、固定资产折旧、无形资产摊销和其他费用等六方面成本计划。成本计划一般随支出预算编制和申报审批进行。

1.成本计划流程图（见图11-4）。

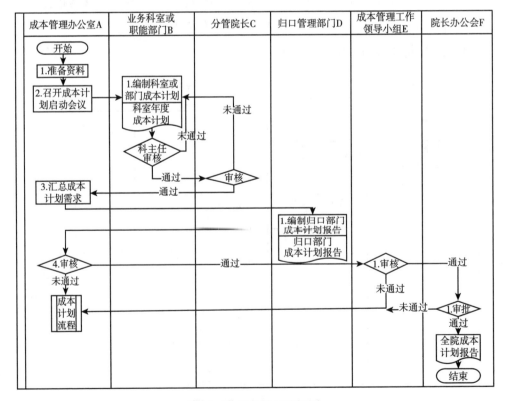

图11-4　成本计划流程图

2.成本计划关键节点说明（见表11-3）。

表11-3　　　　　　　　　　　成本计划流程关键节点简要说明

关键节点	简要说明
A1	成本管理办公室年中收集上年度成本计划执行情况、下年度成本管理要求、下年度医院发展规划等资料，根据年度要求修订成本计划申报表的格式或内容，做好成本计划启动会议资料准备
A2	成本管理办公室一般在7月召开全面成本计划启动会议，由所有业务科室成本管理员与成本归口管理职能科室负责人参加，对上年度成本考核情况、本年度成本计划执行情况进行总结，并布置下年度成本计划编制要求，正式启动年度成本计划编制工作
B1	业务科室根据科室发展需求，编制基本支出成本计划，经科主任及分管院长审核确认后提交成本计划需求
A3	成本管理办公室对科室成本计划需求进行分类汇总，并反馈给成本归口管理部门
D1	成本归口管理部门根据各条线发展目标与计划，并综合多方面因素编制成本归口部门成本计划报告，上报成本管理办公室
A4	成本管理办公室审查和汇总各成本归口部门的成本计划编制报告，根据上级主管部门的具体要求、结合医院发展规划核定基本数据、测算各种影响医院收支的因素，形成医院整体的支出预算。将全院成本计划上报成本管理工作领导小组
E1	成本管理工作领导小组对全院成本计划报告提出修改意见，如需修改，成本管理办公室退给归口部门，归口部门协同业务科室一同进行修改。待领导小组审核完成后由总会计师或分管副院长上报院长审批
F1	院长对成本计划报告审批后，由院长办公会集体决策确定全院成本计划

（四）成本控制

1.业务概述

医院成本控制按照既定的成本目标，对成本形成过程的一切消耗进行严格的计算、调节和监督，及时揭示偏差，并采取有效措施纠正不利差异，使成本被限制在预定的目标范围之内，以保证成本目标的实现。

2.成本控制流程图（见图11-5）。

3.成本控制关键节点说明（见表11-4）。

表11-4　　　　　　　　　　　成本控制流程关键节点说明

关键节点	简要说明
A1	院长办公会确定的成本控制计划，由总会计师或分管财务的副院长将成本控制指标下达给成本管理办公室
C1	成本管理办公室将成本控制指标分解细化到职能部门，使职能部门负责人充分了解具体的成本控制指标，然后再将成本控制指标量化到每个具体成本核算单元，每个成本核算单元将成本控制指标分解细化到每个岗位

续表

关键节点	简要说明
C2、C3	月末、季度末或年末，成本管理办公室统计各个成本核算单元在业务运作过程中实际发生的各项成本，将实际成本与标准成本或目标值进行比对，计算偏差，重点注意那些不正常因素的关键性偏差，适时反馈给归口管理部门，调查异常原因并督促归口管理部门采取管控措施
C4、D1	成本管理办公室召开季度成本控制反馈会议，根据季度成本执行情况反馈给归口部门，组织归口部门分析讨论成本控制偏离及异常情况，提出管控措施，并组织落实
C5	每季度成本控制反馈会议后，成本管理办公室对成本控制执行情况形成分析报告，上报成本管理工作领导小组
C6	按照成本管理工作领导小组要求落实成本管控措施，成本管理办公室持续监控成本控制执行状况，在下一季度成本控制执行汇报中反馈管控效果

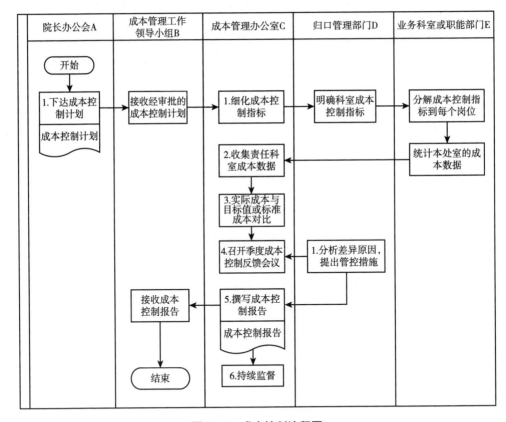

图11-5　成本控制流程图

（五）成本核算

医院成本核算是按照《医院财务制度》有关成本费用开支范围的规定，依据医院管理和决策的需要，对医疗服务过程中的各项耗费进行分类、记录、归集、分配和分析，提供相关成本信息的经济管理活动，其目的是真实反应医疗活动的财务状况和经营成果。根据不同的成本归集对象，分为科室成本核算、项目成本核算、病种成本核算、诊次成本核算、床日成本核算，以及DRG成本核算。

1.成本核算流程图（见图11-6）。

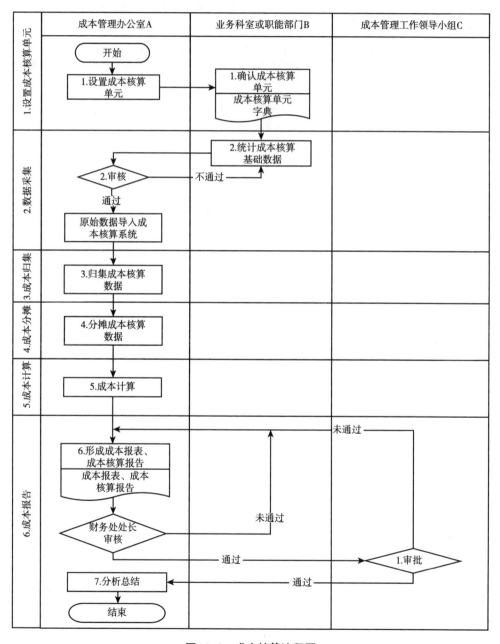

图11-6　成本核算流程图

2.成本核算关键节点说明（见表11-5）。

表11-5   成本核算流程关键节点简要说明

关键节点	简要说明
A1	财务部门成本核算员根据医院科室特点，将全院分直接医疗、医疗技术、医疗辅助和管理科室划分成本核算单元。凡是能够独立核算经济收支的科室，能够区分人员支出、材料、固定资产、无形资产等的，均划分为独立的成本核算单元
B1	业务科室和职能部门根据本科室的实际情况，对成本核算单元提出修改意见，确定成本核算单元字典，并建立全院的资源数据库。医院各项与成本核算的相关数据应按统一的核算单元进行归集，包括收入、工作量统计信息、物资领用、固定资产折旧、人员支出等数据
B2	业务科室或职能部门的兼职成本核算员根据成本核算目标和对象，按照规范路径在HIS、物料管理等系统中录入成本数据，或提供成本信息的原始凭证，由职能部门相关人员审核，报给财务部门成本核算员。包括科室当月实际发生的成本数据，医院内部服务数据（门急诊工作量、病房的实际占用床日等）、HIS收入数据、人员面积参数等
A2	成本管理办公室对成本数据进行审核，审核不通过则退给兼职成本核算员修改，审核通过后采集原始数据导入成本核算系统
A3	医院建立健全的组织机构，按照规范的统计要求及报送程序，将成本费用直接或间接分配归属到耗用科室承担，形成科室直接成本，完成成本归集。成本按照是否属于核算单元的直接成本分为直接成本和间接成本。其中，直接成本按照是否能够直接计入分为直接计入成本和计算计入成本。在会计核算过程中，支出类科目应按照各具体科室进行核算，归集各科室发生的能够直接计入各科室或采用一定方法计算后计入各科室的直接成本
A4	财务处成本核算员将医疗服务活动的各项间接成本费用，按照相关性、成本效益及重要性等分配原则进行成本分摊
A5	财务处成本核算员将核算对象的直接成本和分摊到该核算对象的间接成本进行累加，计算得出科室成本、医疗服务项目成本、病种成本、诊次成本、床日成本和疾病诊断相关分组（DGR）成本等
A6	根据成本核算目标定期形成成本核算报表，客观反映医院成本核算结果。提交给财务处处长审核
C1	总会计师或分管财务副院长对成本核算报告进行审核，审核通过后上报院长审批，审核不通过则退给成本管理办公室修改成本核算报告
A7	成本管理办公室对审批通过的成本核算报告进行分析总结，为下一次成本计划的生成做准备

（六）成本分析

成本分析主要是利用成本核算资料与目标成本、以前年度实际成本、同行业同规模医院医疗服务项目成本进行比较，查明影响成本升降的因素，揭示节约与浪费的原因，寻求进一步降低成本的方向和途径，拟订进一步降低成本的重要措施。

1.成本分析流程图（见图11-7）。

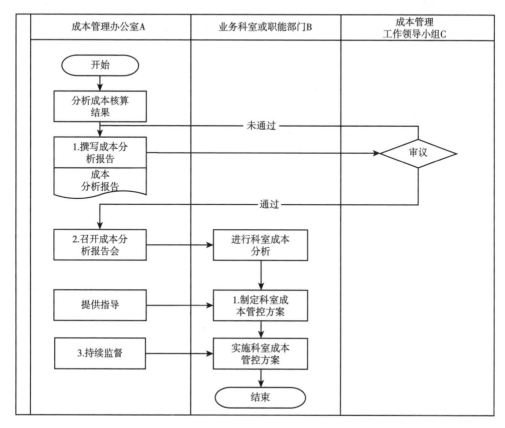

图11-7 成本分析流程图

2.成本分析关键节点说明（见表11-6）。

表11-6 成本分析流程关键节点简要说明

关键节点	简要说明
A1	成本分析报告中应密切结合医院的经济运营活动，综合运用比较分析法、比率分析法、因素分析法、趋势分析法等方法开展成本费用分析，检查成本费用预算完成情况，分析产生差异的原因，寻求降低成本费用的途径和方法
A2	成本管理办公室组织，在全院范围内召开由中层干部、科室主任、护士长参加的科室成本核算分析报告会。对社会效益及经济效益好、成本管理好的科室进行表扬，对社会效益及经济效益差、亏损严重、成本管理较差的科室要查找原因、限期整改
B1	通过成本分析，科室针对自身临床诊疗业务特点，确定成本管控重点和关键点，制订切实可行的科室成本管控方案
A3	成本管理办公室持续监督业务科室和职能部门是否进行成本管控方面的整改

（七）成本考核

成本考核主要是指以各成本核算单元为成本考核对象，按责任的归属来核算有关的成本信息，考核评价其工作业绩和成本管控效果和效率。

1.成本考核流程图（见图11-8）。

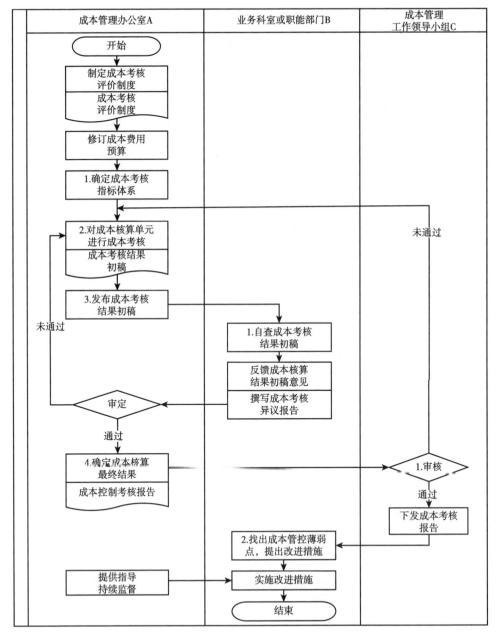

图11-8　成本考核流程图

2.成本考核关键节点说明（见表11-7）。

表11-7　　　　　　　　　　　成本考核流程关键节点简要说明

关键节点	简要说明
A1	成本管理办公室根据成本控制考核评价制度以及业务科室职能部门的实际情况，确定符合科室临床业务特点和医院整体战略发展规划的成本考核指标体系
A2	成本管理办公室将责任中心的实际完成值与目标值对比分析，对科室的盈亏、效率等进行评价，形成成本控制考核结果（初稿）
A3	成本管理办公室通过成本系统将成本考核结果（初稿）发布给业务科室和职能部门
B1	业务科室和职能部门对成本考核结果有异议的，及时向成本管理办公室反馈
A4	成本管理办公室将经业务科室和职能部门确认无误后的考核结果作为最终结果予以发布，并据此编制成本考核报告
C1	成本管理工作领导小组对成本控制考核报告进行审核
B2	经领导小组审核通过后的成本控制考核报告下发给业务科室和职能部门。业务科室和职能部门对照成本控制考核报告，结合科室实际情况进行自查，找出成本管控薄弱点，提出改进措施，并将改进情况反馈给成本管理办公室

四、公立医院成本管理主要风险点

（一）组织管理体系的主要风险点

1.组织机构与岗位设置不科学

很多医院中成本核算工作都是由财务部门负责，并未成立专门的成本核算小组和成本管理部门，也没有设置专职岗位，在工作流程、岗位职责、实施细则上缺乏完善的管理制度，财务部门压力过大。财务部门因人员编制和部门设置的限制，财务人员常常身兼数职，没有按照病种、医疗项目、成本核算单元来进行核算。还有部分医院，虽然设置了成本核算部门，但是部门业务与财务业务相互分割，没有实现资源共享，影响了工作的开展。

2.未建立和完善医院成本管理的相关规章制度

由于医院缺少相应的工作制度，提取不到医院有关资产管理与成本核算的数据资料，还不能深入地开展资产管理与成本核算的分析与开发，限制了成本核算工作的有序开展；由于缺少制度的约束，在成本核算的执行上依据不足、力度不够，出现了一些资源配置不合理，造成不必要的资源浪费和闲置。

3.公立医院从业人员未树立成本管理意识

首先，从当前公立医院的管理层人员构成情况来看，普遍都是医疗业务的专家，因此在日常工作中他们的重点会放在医疗服务质量、医疗收入、患者满意程度等方面，往往会忽略成本管理。其次，公立医院的医护人员一般为医学专业出身，而医学专业涉及的成本管理专业知识较少，加上他们的日常工作仅和临床医疗活动相关，普遍认为成本管理和自身岗位职责没有直接的关系，因此成本管理方面的关注度和意识不强。

4.利用信息化技术进行成本管理的水平有待提高

目前，虽然多数公立医院已具备如下系统：成本管理系统，财务软件系统，物资供应系统，HIS系统、LIS系统，但是在信息化综合系统尚未构建完善的前提下，这些系统目前也尚未能够充分实现数据共享的目标，信息"孤岛"的现象已经普遍存在。同时，在公立医院精细化的成本管理中，末级科室成本核算是其基础环节，但由于独立的科室成本核算系统当前也尚未建立，所以末级科室成本核算的有效性便得不到保证。

（二）成本预测的主要风险点

1.成本预测责任主体职责不清晰

成本预测应由医院相关部门或科室参与，若以财务部门或某个管理部门为主，可能导致成本管理责、权、利不匹配，成本预测不合理。

2.成本费用预测目标设定不合理

成本预测目标在设立时不够科学、不够完整，可能无法发挥成本管理、资源配置在实现发展战略、绩效考核等方面的作用。

3.成本预测程序不够规范，整体信息沟通不畅

可能导致成本预测缺乏科学论证、资源配置不合理，以及成本预测无法达到既定的发展目标。

4.成本预测内容涵盖项目不完整

成本费用预测范围和项目单一，项目不够细化，内容不具体，没有充分的研究和论证，可能导致预测不全面，影响发展目标的实现。

5.成本预测数据缺乏科学论证

成本费用预测依据不充分，随意性较大，缺乏科学论证将导致资源浪费。

6.成本预测方法不科学

成本预测项目之间通常存在一定的逻辑关系，预测方法不科学、不适当，将导致成本预测结果错误。

（三）成本决策的主要风险点

1.业务事项的影响因素考虑不完善

业务事项的相关成本和无关成本不能有效加以区分，影响其发展的内外因素考虑不完善，从而影响成本决策判断的正确性。

2.成本决策审核审批不合理

成本决策过程过于简单，由领导拍脑袋确定，没有进行集体决策，可能导致成本决策错误。

3.成本决策过程考虑不全面

成本决策过程中未考虑医院内部的实际情况和外部所处的环境，导致成本决策可行性差。

4.成本决策采用的方法不恰当

成本决策方法不恰当，使得成本决策结果与实际情况相差甚远，导致方向性错误。

（四）成本计划的主要风险点

1.成本计划审核审批程序不合理，没有进行集体决策，可能导致成本计划编制不合理，与医院实际情况脱轨，导致成本控制失效。

2.成本计划编制过程简单沿用以前年度数据，流于形式，未深入医院业务经济运营活动实质，使得成本计划不能反映医院真实情况。

3.成本计划内容涵盖项目不完整。成本计划编制范围和项目单一，项目不够细化，内容不具体，没有充分地研究和论证，可能导致成本计划不全面，部分必要的项目执行得不到资源支持，影响发展目标的实现。

（五）成本控制的主要风险点

1.成本控制系统不完善不健全，未建立全面成本控制管理的体系。

2.成本控制指标设立不恰当，成本控制指标下达与分解细化不明确，可能导致成本计划不能得到有效实施，成本控制失效。

3.成本控制方法不恰当，未能针对不同经济业务事项采用有针对性的成本管控方法。

（六）成本核算的主要风险点

1.成本核算单元设置不规范。即未按照规定设置末级成本核算科室，使得成本数据归集结果不准确，与医院实际情况不相符。

2.成本数据的采集不合理、不规范，没有严格的审核审批程序，可能导致成本信息失真，不能真实反映实际成本状况，从而导致成本核算不准确。

3.成本项目的归集、分配不合理，导致成本核算结果不准确。

4.成本核算方法不合理，可能导致成本报告与实际情况不符，不能真实反映成本控制的效果。

5.成本分摊方法不合理，导致成本核算结果不准确。

6.成本项目记入的会计期间不及时，存在跨期现象，导致会计期间内的成本信息不完整或不真实。

7.成本核算缺乏合理的监督。

8.成本核算后没有进行有效的成本责任追溯，导致相应的奖惩制度没有得到有效实施，医院各科室医护人员成本责任意识的缺失。这样医护人员对成本管理失去信心，使医院全员成本管理成为空谈。

9.医院的成本核算审核不严谨、不规范。核算人员仅对成本核算的数据金额进行核算，没有去审核金额是否准确，这就导致医院成本核算数据审核方面存在较大的漏洞，一些不法分子甚至会篡改数据来作为核算依据，导致医院成本核算不精确、不具备任何意义，甚至影响到医院本身的利益。

（七）成本分析的主要风险点

1.成本报告完成后，没有进行合理深入的分析，不能及时发现成本控制过程中可能存在的问题，可能使成本控制流于形式，无法做到有效的成本控制。

2.成本管理办公室进行的成本分析仅对上不对下，未深入与临床科室进行有效沟通，使得临床科室不能充分了解本科室的成本管控问题，降低了管理效率。

3.业务科室或职能部门不重视科室层面的成本分析，未自主有效进行科室成本分析。

4.成本分析报告编制与实际业务相比，存在一定的滞后性，成本数据信息对财务决策的支持作用偏弱。

（八）成本考核的主要风险点

1.成本费用考核制度不健全、标准不统一，考核项目重点不突出，考核指标不完善或不适当。

2.成本费用考核方法不恰当，未根据成本考核对象的实际情况选取适当的考核评价方法。

3.成本考核工作未与被考核对象进行有效沟通，只有考核没有反馈，考核工作未起到应有的作用。

五、公立医院成本管理控制措施

（一）组织管理体系建设的控制措施

1.健全成本管理组织架构

医院的成本管理组织架构由三个层次组成：成本管理工作领导小组、成本管理办公室、职能和医疗科室成本核算员，分别负责管理决策、核算分析、目标执行职能（见图11-9）。

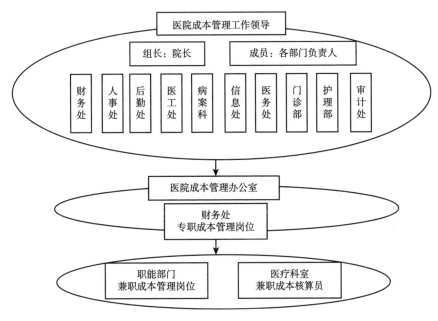

图11-9　医院成本管理组织结构图

以上成本管理的组织架构体现了成本管理是医院全员参与的、全过程的、全面的有机管理过程。

（1）成本管理工作领导小组。成本管理工作领导小组是成本管理的决策和监督机构，由院长任组长，总会计师或分管财务的副院长任副组长，成员包括财务、信息、人事、后勤、设备物资、审计、统计、医务、护理等相关部门负责人。

成本管理领导小组的主要职责是根据医院发展战略目标，明确医院中长期成本管理目标，制订成本管理规划；审议通过医院成本管理各项规章制度，确定医院各部门在成本管理中的职责分工；审议通过年度医院成本控制方案，将成本管控指标纳入绩效考评体系；审议通过医院年度成本报告，分析成本管控情况，优化成本控制措施；统筹协调成本管理工作中的重大事项。

（2）成本管理办公室。成本管理办公室是成本管理的常设机构，在财务部门设置专门的成本管理办公室，作为领导小组的日常办事机构，同时设立成本管理工作岗位。

成本管理办公室的主要职责是组织制定医院成本管理各项规章制度、实施细则、岗位职责及工作流程等，报成本管理领导小组审议；组织落实领导小组的决定，协调各部门实施成本管理工作，开展成本核算、预测、分析、控制等相关工作，按照有关规定编报相关报表、报告；开展成本管理考核评价，提出成本管控建议；推进成本管理信息化建设；组织开展院内成本管理工作指导和业务培训等。

（3）职能和医疗科室成本核算员。职能和医疗科室成本核算员是指在各医疗科室设置的兼职成本核算员和其他职能部门设立的成本专管员。其中，其他职能部门包括人事、后勤、信息、物资管理、资产管理等相关部门，医疗科室包括临床科室、医技科室、医辅科室等。按照成本管理领导小组要求，在成本管理办公室指导下，职能和临床科室成本核算员依据相关规定和要求完成与本部门成本信息采集、核对、报送等工作，落实本部门成本控制措施。其具体职责如下：

①临床、医技、医辅部门。在领导小组办公室和职能部门的指导下，开展本科室的成本管控与数据报送工作。其中，临床科室的主要职责是做好本科室直接发生的成本的管控，包括运用一系列措施降低成本，包括合理高效的人力管理降低人力成本，通过做好成本预测确定经济库存、减少耗材支出，以及根据业务发展需要充分论证购买仪器设备的必要性，减少固定资产折旧支出等。

②行政后勤部门。负责本部门归口管理职责范围内的成本管控，以及成本数据的统计、报送和分析。人事部门负责本院各部门人员及工资变动情况的统计和报送；总务部门负责本院各部门水（含冷、热水及污水）、电、煤、气、科室面积及内部服务工作量的统计和报送；总务库房负责本院各部门材料、低值易耗品消耗的统计和报送；医学工程部门负责本院各部门卫生材料、医用低值易耗品及配件消耗数量的统计和报送；药剂部门负责各部门药品领用的统计和报送；供应室、血库、氧气站、洗衣房等医辅部门负责本院各部门实际领用或发生费用的统计和报送；统计部门负责与成本有关的数据统计和报送；信息部门负责成本核算系统与相关信息系统的衔接；其他部门负责其他与成本核算有关数据的统计和报送。

2.建立成本管理制度和流程

结合医院实际情况制定《医院成本管理工作领导小组职责》《医院成本核算办公室职责》等制度，建立成本管理工作的流程及细则。

（1）以科学化的理论指导为依据，建立相关制度保障；成立专门的组织机构，参与人员包括医院领导、管理层、专业的成本核算人员及医疗医技业务专家；编制成本管理手册，由成本预算、决策、计划、控制、核算、分析、监督与考核几部分有机组成。同时，明确成本核算原则、对象、内容和方法，规范成本分类、成本项目、成本账表体系、成本核算程序等。

（2）完善成本核算的基础数据准备工作，统一核算单元和字典库（包括科室、人力资源、药品、耗材、收费、疾病编码及手术编码等），按照相关性原则和成本效益原则分项逐级进行数据归集设置；建立多维度的成本分析体系，通过对各项成本指标进行结构分析、趋势分析、指标比较分析及保本点分析等，寻找成本控制的途径和潜力，提出有效管理和控制成本的合理化建议。

（3）针对不同的成本项目和成本中心，分别制定切实有效的成本考核指标体系。对于人员成本管理，重点是定岗定编和提高效率，考核指标有医护比、床护比、职称占比、人均收入、人均成本、人均手术例数等；对于材料成本管理，重点是严格准入和合理性评价，考核指标包括科室材料占比、病种材料占比、收费耗材比例等；对于药品成本管理，重点关注使用效益和库存管理，考核指标包括科室药占比、病种药占比、库存周转率等；对于设备成本管理，重点关注经济效益分析、资源共享；考核指标包括大型设备使用率等，对于临床科室，考核指标包括患者住院天数、医师平均门诊人次、医师平均住院床日、病床周转率、出院病人平均住院日；对于职能部门，考核指标包括办公经费的人均定额、库房物资的周转天数、水电能源的消耗量等。

3.增强全院职工成本意识

利用院周例会等各级会议开展宣传动员工作，引导全院职工高度重视成本管理工作。组织院领导、各临床主任、职能部门领导进行全成本核算理论和应用培训。

4.建立信息化成本管理体系，促进医院成本管理水平的提高

医院一方面可整合现有的信息软件，提高使用效率，另一方面可以结合医院管理的特点，自主研发内部信息管理软件。此外，医院应当培养专业化的信息化管理人才，从专业的角度参与医院成本信息化管理。将医院运行的数据和病人的

信息等输入信息化管理综合平台后，为了确保这些信息的安全性，公立医院还需要重视医院网络和信息安全管理的相关工作，以此防止这些信息数据泄露或出现差错后，给公立医院的成本管理带来不必要的麻烦。

（二）成本预测的控制措施

1.建立由成本管理领导小组、成本管理办公室、职能和临床科室成本管理员组成的医院三级成本管理体系，明确各层级的成本费用预测责任、岗位职责，保障成本预测全院参与。

2.成本预测建立在充分的历史成本资料的基础上，财务人员应以此提供真实、完整的会计资料。

3.应结合医院实际情况选择适合本院的成本费用预测方法。成本费用预测方法包括定量预测法、定性预测法、趋势分析法和高低点法。

4.避免直接把过去的成本费用水平略加修改形成新的预测。

5.要结合行业通行情况，结合本院成本控制水平，即预测必须结合实际情况。

（三）成本决策的控制措施

1.业务处室和职能部门、成本管理办公室和成本管理工作领导小组各司其职，最大可能地发挥主观能动性，针对业务事项相关的各种因素，作出合理判断。

2.严格按照规定程序进行成本决策。

3.进行成本决策时，应充分分析医院内部和外部环境对业务事项的影响因素，以便根据实际情况作出适当的决策。

4.根据业务事项采用适当的成本决策方法，包括总额分析法、差量损益分析法、相关成本分析法、线性规划法、成本无差别点法和边际分析法等，使得医院在决策中获益最大。

（四）成本计划的控制措施

1.总会计师或分管财务的副院长为编制成本计划总负责人，成本计划编制完成后经院长审批，由院长办公会进行集体决策。确保成本计划的编制遵循国家规定的相关法律法规，并结合医院的实际情况制订有效可行的计划，杜绝与医院实际情况脱轨的情况发生。

2.全院统一思想，各个层级各个处室在编制成本计划时，均以医院战略目标为导向，结合医院战略发展思路和本科室的战略目标，以及科室的实际情况，科学合理地编制成本计划。

3.科学设定成本计划项目，将计划目标合理细化分解。业务处室根据医院发展战略和年度工作计划设定成本计划目标。所有资源围绕发展目标实现来统筹规划。成本计划编制应设定涵盖医院所有大类的支出科目，将发展目标按照条线细化到项目，明确各项目责任部门，进而将项目支持需求量化，细化到季度、月度。保证成本计划规划方向正确。

（四）成本控制的控制措施

1.建立科学的成本控制系统，实行全面成本控制管理。树立全员成本控制意识，健全成本控制制度，理顺成本控制流程，实现事先成本预测、事中成本控制、事后成本评价反馈的全过程成本控制机制。具体包括：

（1）建立成本费用预算管理制度，实现事先成本预测。医院应以成本数据为依据，以核算单元预算为基础，做好成本分析与预测，将全部成本纳入预算管理范围，对各项经济活动进行全面统筹安排。

（2）有效实施成本过程管控，实现事中成本控制。包括：

①审批控制。建立严格的资金授权批准制度，加强支出申请、审批、支付等环节的管理，明确审批权限、程序以及审批人员的责任。

②成本要素控制。根据医院运营实际情况，以人力成本、物资成本、固定资产成本、其他费用成本等要素为主要控制对象，实现成本管控目标。

③内部审计控制。审计人员对医院内部经济活动实施监督，加强内部控制，对成本控制关键点（包括重大项目决策、在建工程、经济合同、招标采购等）进行检查，反馈成本管理的薄弱环节和漏洞，不断提高成本管理水平。

（3）强化成本评价分析，实现事后成本监督。定期对成本目标与实际成本开展对比分析，对目标成本的实现情况和成本计划指标的完成结果进行全面评价。

2.成本控制指标体系应根据医院经济活动的实际情况，并结合外界政策环境变化，参考同行业同规模医院成本控制指标达到的程度来制定。成本控制的目的不是限制医疗技术的发展，而是通过成本管控，促使临床诊疗更加规范、成本结构更趋合理。

3.建立以业务科室为成本控制的起点，归口管理部门适当引导，财务部门统筹指导的自下而上、相互配合的多层次全方位、全员全成本管控体系。针对不同的成本要素和成本项目，适当采用不同的成本管控方法，如标准成本法和定额成本法等。

（1）人员成本控制。临床科室根据工作量定岗定编，增加编制必须与业务收入同步，与医院进行项目成本和病种成本的人员相匹配。人事部门因岗聘员、因事用人、施行竞聘上岗，优化人力资源配置，降低人员费用，实现减员增效。根据医院具体情况适时推行后勤服务社会化。

（2）物资成本控制。

①采购环节。物资采购部门加强内部管理，在确保质量的同时降低物资采购成本，并预测最佳采购量，降低储存成本。

②使用环节。采取各种方法，加强医院各科室的物资特别是卫生材料购进、领用等环节的日常管理与控制，加强物资二级库管理。通过临床科室制定每床日消耗定额、医技科室制定每百元收入消耗定额等，对材料消耗实行动态定额管理，制定的定耗指标既要满足科室业务需要，又要讲究节约、力求合理。

（3）固定资产成本控制。完善固定资产管理制度，健全原始记录和核算体系，正确区分成本费用和其他费用开支的界限。

①采购环节。业务科室根据科室发展需要，提出购买固定资产如专用医疗设备的申请和前期可行性论证，对购买原因、设备使用后产生的效益效果评价进行阐述，归口管理部门（医工部门）组织召开论证会，结合医院整体预算和科室需求，论证设备购买的必要性，出具是否购买的意见。重大资产购置须提交院长办公会审核批准，履行"三重一大"程序。需要公开招标或政府采购的，按规定程序办理。

②使用环节。业务科室定期对所使用的固定资产进行全面盘点。盘点结果及时报给财务部门，做到账实相符、账账相符、账表相符。归口管理部门负责资产调配调拨，及时办理出入库手续。财务部门按月计提累计折旧，确保固定资产成本按科室核算真实、准确、完整。

③报废环节。严格按照国有资产报废制度办理，按规定程序和规范进行审批，做好实物资产的报废程序，以及会计账务处理。

（4）其他费用控制。制定成本费用控制标准，建立严格的审批制度。对商品和服务支出中的科目施行定耗、定额、定量控制方法，严格成本费用审核和支出，降低运行成本，提高效益。明确审批人员的授权、权限、审批额度及审批程度等，加强不相容职务分离制度，使成本费用审核制度环节程序化、固定化。

（六）成本核算的控制措施

1.财务部门与信息部门、人事部门等沟通，按照临床服务类、医疗技术类、医疗辅助类、行政后勤类对科室进行划分，设立一套全院统一的成本核算单元。

2.兼职成本核算员要对自己统计的成本数据的真实性、合理性负责，做好信息的收集与初步审核工作；兼职成本核算员统计的成本信息应先由科室负责人或职能部门负责人审核，再报送给成本管理办公室审核，对审核不通过的成本信息应退回重新统计，对信息失真情况应追究当事人责任。

3.医院发生的各项成本性支出，首先通过成本项目进行归集，凡是能直接计入各科室的成本费用，都应直接计入；无法直接计入的，通过合理的方法计算计入；管理成本按人员比例进行分摊；辅助成本按一定的方法进行分摊。

4.医院成本核算除要坚持会计核算的一般原则外，还应根据医院成本核算的特点，坚持实际成本原则、一致性原则、重要性原则等几个重要原则。做好成本核算的基础工作，正确划分各种费用界限，选择合理的计价方法，正确确定成本计算方法。

5.成本分摊过程中，结合医院经济运营的实际情况，采用科学合理的分摊标准，并对特殊情况予以区分。如水费、电费区分大用户单独核算，除大用户之外的成本核算单元，水费统一按科室人数分摊（考虑门诊科室和病房科室用水量的不同设置不同的比重），电费分动电和光电分别进行分摊，动电按设备日常工作的正常开机功率分摊，光电按科室面积分摊。

6.条件许可下，医院可采用信息系统采集成本数据，由业务端直接生成会计支出凭证，在某个会计期间，避免由于人为因素少计或多计支出而影响成本数据的真实性和完整性。条件不具备的医院（信息系统不健全）需要全院全员动员，培训业务处室的相关人员，使其明确区分应在会计期间内入账的成本项目范围和数据。

7.建立院、科两级的成本核算经营分析模式，定期对医院、科室的经营提供经营分析方法，为院领导和科主任决策提供参考意见，并对科室进行不定期沟通指导。

8.逐步实现DRG成本核算，全面梳理成本核算项目及医疗业务流程，深入分析病种成本与疗效指标、工作负荷、技术水平、费用控制、资源配置和患者结构的合理性，采用项目叠加法，以病例分组为对象测算医疗资源的实际耗用成本，细化间接成本分摊参数，客观反映每个患者、每个DRG组的药品、耗材、医技、护理、管理等成本。

9.加强成本核算监督力度。医院应该制定明确的监督管理办法，明确责任，对在成本核算工作中表现出色的科室和个人要给予奖励，对失职甚至不配合管理的要给予批评教育甚至惩罚，做到有奖有罚、奖罚分明；同时，要不断优化成本管理的绩效考核机制，这样才能更好地激励职工参与成本核算工作。

10.完善成本责任追溯制度和相应的奖惩措施。医院要建立岗位责任制度，就需要按照其工作模式设立工作岗位，并根据岗位内容确定权利和义务，规定相应工作的具体操作程序，并根据岗位确定工作中可能出现的成本耗费状况。对非正常成本耗费和节省开支的相关工作人员都要实施奖惩。

11.严格规范成本核算的审核。具体来讲，成本核算的数据包含收入、支出，相关工作人员需要深入去落实相关数据的准确性，明确此数据产生的来源，通过资金流动、收据等来检查审核数据的真实性和准确性，以避免出现数据不对、造假虚构的行为，从而影响成本核算结果的准确性，而在审核过程中一旦发现数据的真实性和准确性有问题，就需要找到对应的人来进行验证，更正为正确、真实的数据，从而确保成本核算的真实性。

（七）成本分析的控制措施

1.成本核算报告在被审核审批通过之后，成本管理办公室应深入了解临床业务实质，密切结合业务处室的实际情况，对当期的成本状况进行分析总结，全面分析、局部分析和专题分析相结合，发现成本控制过程中的不足之处，找出成本控制不当的原因，必要时应集体决策，确保成本控制的过程越来越规范，发挥成本控制的效果。

2.医院应当建立成本费用内部报告制度，实时监控成本费用的支出情况，并通过OA或召开成本分析会的方式将发现的问题及时传达到业务处室和有关部门。上下统一思想，提高成本管控效率。

3.成本耗费的起点在业务科室，业务科室主任和护士长应对本科室的成本状况充分了解，并结合科室临床业务特点，分析有针对性的成本管控重点。

4.医院提升成本分析的时效性和全面性，可从两方面采取措施：一是选择较为适用的成本分析方法，即结合对比分析法、相关分析法以及连环替代法等成本分析方法，制定具体的成本分析流程，找出影响成本的关键因素，并采取一定的调整措施，确保成本管理目标的实现；二是强化对成本分析结果的应用，即利用成本分析结果来评价各科室的成本管控情况，并据此确定当月的费用报销资金和绩效工资。

5.充分运用成本分析结果。成本分析结果可以用于医院预算管理、绩效考核、改善管理和开展重大新项目，如大型医疗设备采购，医疗服务价格市场化定价等内部决策制定。充分发挥成本分析的指导性作用，提高决策的科学性和合理性。

（八）成本考核的控制措施

1.医院建立成本费用考核制度和指标体系。考核指标体系的建立参考行业内通用的指标，或结合医院实际情况设立专门考核指标，目标值参考科室历史水平和同行业同规模医院科室的水平。通过成本费用考核促进各科室（责任中心）合理控制卫生材料费和药品费，提高固定资产使用效率和人力成本效率等。

2.医院在进行成本费用考核时，可以采用定性评价法和定量评价法，通过目标成本节约额、目标成本节约率等指标，综合考核责任中心成本费用预算或支出标准的执行情况，保证业绩评价公正、合理。

3.成本费用考核结果通过OA或召开考核评价会的方式将发现的问题及时传达到业务处室和有关部门。并要求业务科室和职能部门限期向成本管理办公室提交成本考核反馈报告。

（九）医院成本管理信息化系统建设

医院要组织进行成本业务控制建设，必须借助信息化手段，建立成本管理信息系统，在成本管理全流程运作的过程中，嵌入内部控制关键控制点，全面、全员、全过程推进成本业务内部控制建设。

1.传统成本管理的缺陷

传统成本管理，通常使用Excel电子表格作为成本预测申报、成本计划编制、成本数据统计及分析工具，以手工签审作为审批方式，操作简单、表格处理和计算能力强，在医院成本管理工作中得到广泛使用。但是，随着成本管理作用不断提升和医院精细化管理要求的不断提高，传统成本管理的缺陷越来越突出。

（1）成本管理工作量大、效率低。在成本数据采集和归集过程中，医院业务科室和职能部门的数据从科室填写、层层审核，到财务数据统计、分类、汇总、反馈，其间需经过多次试算，手工统计管理不仅工作量大、效率低，同时容易因人为因素导致成本统计及分析表格被修改或破坏，最终导致成本数据的逻辑和准确性难以保障。

（2）难以实现各部门的数据共享与实时监控。成本管理需要医院各部门之间的协调和沟通，然而手工的成本管理模式，使各部门之间缺少一个共享的数据平台，无法及时、准确地获取成本费用消耗数据，从而难以实现成本过程的实时动态监控，无法为医院管理层及时准确地提供成本管理信息。同时，在成本管理过程中，数据获取的滞后性和不可直视性使得各部门缺少成本管理的参与感，不能有效积极地参与成本管控过程。

（3）难以满足成本精细化管理的要求。在传统成本管理模式下，各部门间通过电子表格、邮件、电话等联系，沟通协调效率不高，更无法实现与其他管理系统的互通。现代医院精细化管理要求医院各系统无缝衔接、数据共享，实现内控指引下的HRP全平台管理，传统成本管理模式的改革势在必行。

2.成本管理信息化建设的意义

（1）实现管理系统整合，提升医院管理水平。成本管理信息化建设可以帮助医院建立一种新的管理机制，通过梳理原有成本管理系统，如药品、物资、医疗设备、后勤服务等，通过信息软件接口将所有管理系统对接在一起，自动生成相应的会计凭证，确保财务核算信息质量。根据管理需求，可以进一步改进和整合原有工作流程，实现医院内部管理系统的相互改善和促进，提供易于使用的管理模型和分析模块，提升医院管理水平。

（2）实现控制过程监控，加强医院内控管理。成本管理信息化建设可以提升内控实时性，由于成本信息更新的"即时"性，让系统实时控制成为现实，可以实现对成本的实时监控。事前控制环节涵盖成本预测、成本决策、成本计划等流程；事中科室进行全过程管理，便于实时作出决策；事后控制环节可以通过账务对接直接关联之前的事中成本控制环节信息，从而做到事前、事中及事后控制相衔接。成本管理的流程化、一体化特点使医院在进行内控体制设计的时候可以进行整体考虑和安排，系统应用提高了控制措施之间的关联性和有效性，提升内控管理效率。

（3）实现数据从源头及时更新维护，提高医院数据质量。系统数据的正确与否，直接关系到医院成本核算的正确性，以及影响决策判断。医院全成本核算环节多，计算过程复杂，涉及的信息系统多，数据维护量大。如果建立全院统一的成本管理系统，在业务科室或职能部门端可以直接录入成本原始数据，由成本费用实际消耗科室负责成本数据的真实性、完整性和准确性，则大大减少数据核对、调整、纠错的过程，极大地提高成本管理工作的效率和效果。

3.成本管控信息化建设前期准备

成本管理信息化建设在设计实施之前，应当充分了解医院现有成本管理体系，包括组织构架、部门职责、支出审批制度、成本管理内控流程、其他相关管理系统信息化建设情况等；此外，还需要调研同行包括跨行业单位成本信息化管控情况，结合医院实际情况，对成本业务流程进行梳理与提炼，建设符合医院自身情况和特点的成本信息化管控体系。

4.成本管理信息化系统建设

成本管理信息化系统建设包括事前控制模块、事中控制模块和事后控制模块三部分（见图11-10）。

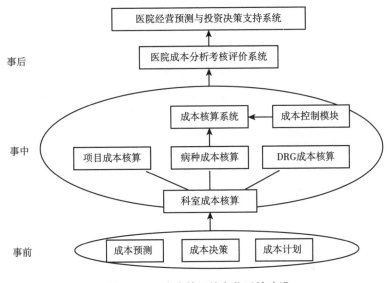

图11-10 成本管理信息化系统建设

（1）成本管理信息化系统事前控制模块。成本管理信息化系统事前控制模块包括成本预测、成本决策和成本计划。系统中根据组织架构中岗位的不同，分别赋予不同的权利和义务。业务科室根据临床诊疗业务需求，适时在成本管理系统中提出新技术新业务的成本预测需求，并上传相应的支出项目的原始资料，成本管理办公室和成本管理工作领导小组在系统中依各自权限进行审核、决策等。成本决策作出后，业务科室和职能部门均可以在系统中看到决策结果。业务科室和职能部门依据所有业务事项进行年度成本计划申报，成本管理办公室和成本管理工作领导小组在系统中依各自权限进行审核批准等。事前控制模块的有效实施使得成本事前控制处处留痕，内控关键环节得以切实把控。

（2）成本管理信息化系统事中控制模块。成本管理信息化系统事中控制模块包括成本控制和成本核算。业务科室和职能部门端完成成本消耗基础数据填报，包括人员成本、材料成本、科室在用固定资产、在用无形资产、其他费用、内部服务量、科室面积等。科室主任或职能部门负责人对成本数据进行审核，成本数据通过系统自动完成采集。财务处成本核算员通过系统中成本核算模块进行全院成本数据归集、分摊、计算和成本报告。

成本控制模块分为两个层级：科室端成本控制模块反映本科室各项成本管控指标的目标值和完成情况；院端成本控制模块反映科室级和院级成本管控指标的目标值和完成情况。科室级和院级成本数据均能够区分明细成本项目完成情况，便于进一步分析科室级和院级的成本控制薄弱环节和成本控制关键点，有针对性地采取措施进行成本管控。

（3）成本管理信息化系统事后控制模块。成本管理信息化系统事后控制模块包括成本分析和成本考核。成本分析和成本考核模块区分科室级和院级。科室端根据本科室的业务特点，采用多种方法多维度进行成本数据统计和成本分析。院端根据科室级成本分析进行全院成本分析。如外科科室对DRG分组下的某一病种，区分人力成本、材料成本、固定资产折旧、其他费用等进行成本数据统计，针对同一病种在不同科室进行手术操作，不同成本项目的耗费情况进行对比分析，进一步分析差异原因，为科室和医院学科发展、医疗业务持续发展提出管理建议。

第十二章　公立医院科研项目管理控制建设

一、公立医院科研项目管理概述

（一）科研项目管理的概念

科研项目管理是对科研项目申请立项、组织实施、结题验收、成果转化与应用等环节的全程管理。其目的是使科研项目实行制度化和科学化的管理，保证科研计划圆满完成，出成果、出人才、出效益，提高竞争力。

（二）科研项目的分类

科研项目分类的标准较多，一般按照资金性质划分为纵向项目和横向项目。其中，纵向项目是指列入国家、省、市等各级政府科技主管部门计划管理的科技项目，主要包括国家级项目、部省级项目及省级科技计划项目等；横向项目是指来源于国内各企业、事业单位、社会团体，并纳入公立医院科研处（科）管理的技术开发、技术转让、技术咨询、技术服务、技术委托等技术合同（协议）项目。

（三）科研项目管理的基本流程

科研项目管理的基本流程主要包括项目立项、项目实施、结题验收、成果管理四个阶段。

1.项目立项

项目立项是指项目负责人按照项目委托单位的要求申报科研项目的过程，一般包括项目申报、项目评审、立项批复等环节。其中，纵向项目的申报需根据有关指南和通知要求由医院科研处统一受理，限项项目需根据科研处组织的项目评审专家委员会的评审意见进行择优推荐；横向项目申报的具体要求需参照各省市及单位相关科技开发与协作项目管理办法执行。限于篇幅限制，本章仅对纵向项目管理的控制进行论述。

2.项目实施

项目实施是指项目负责人按照立项预算和计划开展项目研究工作的过程，一般包括项目经费来源、项目经费使用、重要事项变更等内容。鉴于项目经费来源、项目经费来源使用的相关内容均已在预算业务、收支业务中涉及，故本章不再赘述，主要阐述重要事项变更流程。

3.结题验收

结题验收是指科研项目按照研究计划形成研究成果提交结题报告，并进行成果验收的过程，一般包括科研成果的验收、科研经费使用情况的验收等内容。其中，科研成果的验收由科研处根据国家相关规定组织开展，必要时可成立科研项目验收专家小组；科研经费的使用情况的验收由财务处组织开展。

4.成果管理

成果管理是指科研项目主管单位对科研成果进行鉴定、归档的过程，一般包括科研成果的鉴定、登记、建档、推广、应用等环节。

（四）科研项目管理控制的相关法律法规

1.《国家科技计划项目管理暂行办法》（科学技术部令第5号）；

2.国务院《关于改进加强中央财政科研项目和资金管理的若干意见》（国发〔2014〕11号）；

3.国务院印发《关于深化中央财政科技计划（专项、基金等）管理改革方案的通知》（国发〔2014〕64号）；

4.《科学技术研究档案管理暂行规定》（国档发〔1987〕6号）。

二、公立医院科研项目管理控制目标

（一）科研项目组织管理体系控制目标

1.建立符合医院实际及相关政策法规且具有可操作性的科研项目管理制度和流程，确保医院科研项目管理工作有章可循。

2.建立合理科学、分工明确、有效协调的科研项目管理组织体系，明确授权审批权限和岗位职责，确保医院科研项目管理的组织领导和工作协调机制落实到位，科研项目管理规范高效。

（二）业务流程控制目标

1.项目立项

（1）项目立项管理规定明确、工作程序清晰，项目申请、审核程序规范，确保项目申请材料的真实性和完整性。

（2）项目立项申请书编写规范，立项依据明确，符合编制要求。

（3）项目预算编制科学、合理，符合项目研究实际需要。

2.项目实施

（1）项目资金拨付及时、资金使用规范有效，加强科研项目资金的全过程管理，提高资金使用效率。

（2）按照国家文件精神，明确项目负责人职责权责，保证其在项目经费使用、进度控制、成果登记、知识产权保护等方面的权益，确保科研项目资料的真实性和完整性。

3.结题验收

（1）规范科研项目结题验收管理，确保公立医院科研项目如期按规进行结题验收和结项处理，防止科研经费长期沉淀、避免科研资产浪费。

（2）科研项目验收规章制度完善，验收流程严格，确保报告、资料、数据及结论的真实性和可靠性。

4.成果管理。

（1）完善科研成果管理制度，明确部门职责分工，组织科研成果的评价鉴定，促进成果转化与应用。

（2）建立健全科研成果申报、转让、使用信息登记制度，保障公立医院及研究人员的合法权益。

三、公立医院科研项目管理流程与关键环节

（一）项目立项

1.项目立项流程图（见图12-1）。

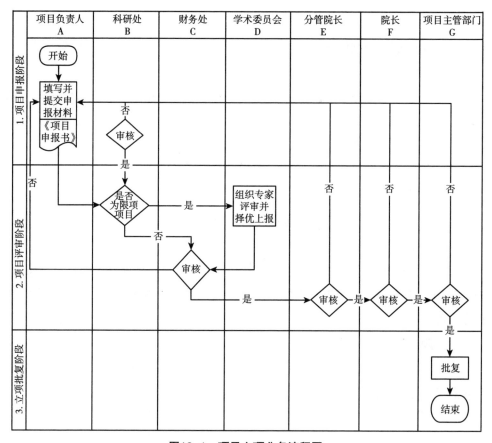

图12-1　项目立项业务流程图

2.项目立项关键节点说明（见表12-1）。

表12-1　　　　　　　　　项目立项流程关键节点简要说明

关键节点	简要说明
A1	项目负责人根据批准意见认真填写《项目申报书》（包含项目经费预算情况），并提交科研处审核
B1	科研处负责人对项目负责人提交的项目申报材料进行审核，并根据是否为限项项目进行判断处理
D2	学术委员会针对限项项目组织专家评审并择优上报
C2	财务处对项目申报材料中的项目经费预算进行审核，并存档备案
E2	分管院长对《项目申报书》（包含项目经费预算情况）进行审批
F2	院长对《项目申报书》（包含项目经费预算情况）进行审批
G2	项目主管部门对《项目申报书》（包含项目经费预算情况）进行审批，并提出批复意见

（二）项目实施

1.项目实施流程图（见图12-2）。

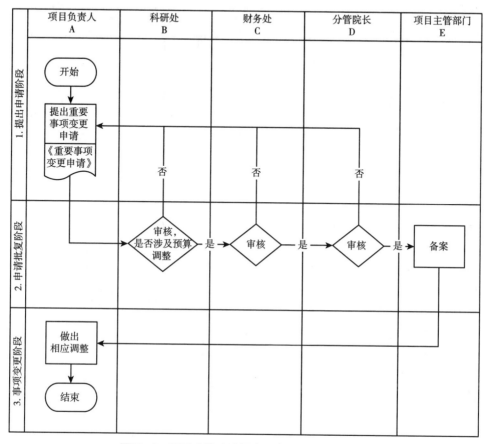

图12-2 项目实施（重要事项变更）业务流程图

2.项目实施关键节点说明（见表12-2）。

表12-2 项目实施流程关键节点简要说明

关键节点	简要说明
A1	项目负责人提出重要事项变更申请，并填写《重要事项变更申请》，提交科研处审核
B2	科研处负责人对项目负责人提交的项目申报材料进行审核，如涉及项目经费预算调整，则提交至财务处审核
C2	财务处对项目经费预算调整事项进行审核
D2	分管院长对变更事项进行审批
A3	项目负责人根据批复意见进行相应调整

（三）结题验收

1.结题验收流程图（见图12-3）。

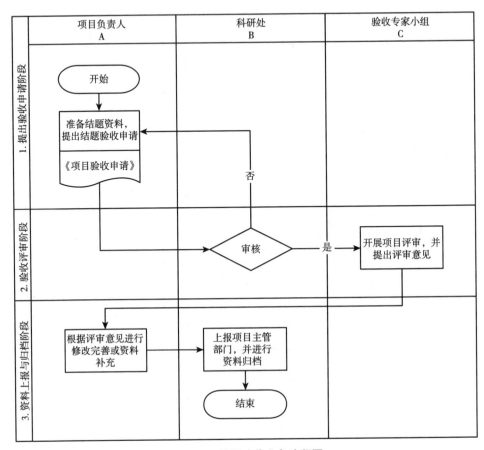

图12-3　结题验收业务流程图

2.结题验收关键节点说明（见表12-3）。

表12-3　　　　　　　　**结题验收流程关键节点简要说明**

关键节点	简要说明
A1	项目负责人准备结题材料，提出结题验收申请，并填写《结题验收申请》，提交科研处审核
B2	科研处负责人对项目负责人提交的项目验收材料进行审核，审核通过后，组织验收专家小组，开展项目评审
C2	验收专家小组对项目进行评审，并提出评审意见
A3	项目负责人根据评审意见进行修改完善或资料完善，并提交科研处
B3	科研处将相关材料提交至项目主管部门，并进行资料归档

（四）成果管理

1.成果管理流程图（见图12-4）。

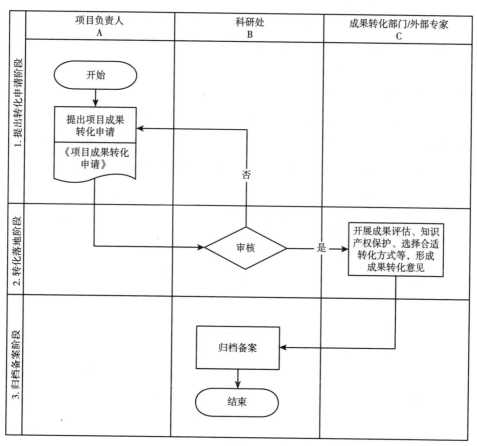

图12-4　成果管理业务流程图

2.成果管理关键节点说明（见表12-4）。

表12-4　　　　　　　　　成果管理流程关键节点简要说明

关键节点	简要说明
A1	项目负责人提出项目成果转化申请，并填写《项目成果转化申请》，提交科研处审核
B2	科研处负责人对项目负责人提交的成果转化材料进行审核，审核通过后，提交至成果转化部门/外部专家
C2	成果转化部门/外部专家开展成果评估、知识产权保护、选择合适转化方式等，形成成果转化意见
B3	科研处对相关材料进行归档备案

四、公立医院科研项目管理主要风险点

（一）项目立项的主要风险点

1.项目申请书编写。项目申请书编写不规范，编写人员专业性不足，导致项目申请书缺乏科学性，申请书编写流于形式。

2.项目决策审核。评审人员缺乏专业性，经验不足，评审机制建立不合理，导致项目决策评审结果不科学。

3.项目预算申报。预算编制程序不规范，缺乏预算编制审批机制，相关部门之间缺乏有效沟通和信息传递。同时，由于项目负责人对市场行情、资源采购或财务管理等事项了解不深入，导致申报项目时预算编制不科学、不合理。

（二）项目实施的主要风险点

1.项目经费来源。项目经费来源主要包括国家各部门财政的纵向资金、社会企业的横向资金及自筹资金，其中自筹资金因经费难以保证，成本风险最高。

2.项目经费使用。因国内或国外行情变化，导致实验设备、器材及试剂等物价上涨，导致成本支出加大，经费不足而影响项目进展。同时由于缺乏财务知识，导致项目经费使用不合理。

3.项目进度与质量。项目申报时"挂名"现象普遍，项目成员临时组建，许多高级职称人员仅起到挂名作用，科研人员协作性差。由此导致项目立项后，研究进程推进缓慢、资源浪费及创新性不足等问题，不能按期高质量完成项目检查。

4.重要事项变更。项目开展过程中，研究目标、研究内容、研究期限、经费预算、成员调整等重要变更事项时，项目负责人未按照规定进行书面申报，而是自行调整，由此影响研究进程与质量。

（三）结题验收的主要风险点

1.项目验收流程。项目验收流程流于形式，验收专家小组对项目结果的真实性、科学性关注不够。

2.验收专家构成。验收专家成员结构不合理，例如专家成员过于单一、缺乏熟悉财务及管理方面专家、相关专家非本项目研究领域人员等。

（四）成果管理的主要风险点

1.成果转化与应用。科研成果转化形式选择不当，处置方式不合理，影响公立医院及研究团队/人员的合法权益。

2.成果档案。未建立成果档案管理制度，未对成果进行登记管理，并对档案进行集中保管，不利于日后查阅、检查。

五、公立医院科研项目管理控制措施

（一）项目立项的控制措施

1.加强申报门槛限制，对于尚未结题的科研项目负责人，不允许其申报其他科研项目。如果是主观原因导致项目被撤销的，其在1~3年内不得申报任何科研项目。

2.加强项目评审，对研究目标、研究计划、项目预算等内容的科学性、可行性进行严格审核，确保项目立项依据充分。

3.加强立项环节财务审核，财务人员及时审核各科研项目经费预算合理性，发现问题及时沟通并修改完善。同时，加强对科研团队/人员的财务培训，促使科研经费预算申报、使用更加合理。

（二）项目实施的控制措施

1.公立医院可以通过每年预留专项资金的方式，应对因行情上涨引起的成本不足等问题。同时，对于一部分前期研究基础好、经费不足的自筹项目予以支持。鼓励自筹经费项目申报其他科研项目，争取第二次立项。

2.改变项目拨款方式，改为分期拨款，或根据项目研究阶段分期拨款，拨款前增加中期检查环节，审查项目前一个研究阶段进展情况，是否有预期成果产出。如中期检查不合格，则暂停项目经费拨款。立项部门如一次性拨付的，承担单位可以通过财务管控的方式进行分期拨付，对不良项目经费可以通过冻结方式进行管控。

3.鼓励项目研究团队固定化，对有长期合作关系或者良好科研业绩的科研团队，在科研项目立项上予以倾斜，并在经费上予以重点扶持，一方面可以保障项目团队协作性，另一方面在项目负责人因故不能主持研究时，其他骨干成员可暂时代替的情形。同时，探索建立科研项目结果阴性机制，确保科研项目研究内在动力，而非趋于功利因素。

4.建立重要事项变更申报制度，凡涉及研究目标、研究内容、研究期限、经费预算、成员调整等重要变更事项时，项目负责人应按相关要求提出书面报告，经科研处同意，上报项目主管部门批准后方可调整。

（三）结题验收的控制措施

1.完善科研项目结题验收制度，提高评审标准，优化评审流程，对不能按时结题或者无相关科研成果产出立项项目，视为无效课题。

2.优化验收专家小组结构，专家小组成员应由熟悉专业技术、经济、管理等方面的专家组成，一般由3–5人组成（其中至少有1–2名财务专家）。同时，提高参评专家门槛，例如相关专家应具备高级职称满2年，主持过省级及以上课题，为硕士、博士导师或者有参与硕士、博士答辩经验，为省级及以上科研项目评审专家等。

（四）成果管理的控制措施

1.加强科研成果转化与应用，通过设立专业部门或引入外部专家从成果披露开始介入，经过成果评估、知识产权保护、选择合适转化方式等，最终帮助科研团队/人员完成科研成果的转化落地，并强化推广应用。

2.建立健全科研成果登记管理机制，加强档案管理。明确成果管理岗位职责和流程，在完成科研成果进行鉴定后，及时进行登记记录、成果资料归档与装订。

第十三章 公立医院药品管理控制建设

药品管理是公立医院内部管理的一项重要工作，一方面，用药安全是医疗安全的基础保障；另一方面，药品属于医院资产中的重要内容，药品采购成本、管理成本以及销售收入占据了医院总成本和总收入的较大比重。因此，加强公立医院药品管理能够保障临床用药需求，防止药品因过期、破损、丢失造成资产浪费，减少药品在采购、领用等环节中的廉政风险，有利于保障医院正常运营、防控经济风险、提升医疗服务质量以及整体管理水平。随着信息系统的稳步升级和信息技术的日益发展，药品管理信息系统中逐渐加入了批号管理、自动处方和理性审核、基于物联网技术的智能药柜、自动分包机等功能，进一步提升了医院药品管理的效率和效益。

一、公立医院药品管理概述

（一）公立医院药品管理的概念

药品也被称为药物，它是指用来预防、治疗和诊断疾病，并根据品种分类规定其作用、用途、用法、用量和注意事项等的一类物质。

药品管理是对新药遴选、药品采购、药品领用、药品退货、药品盘点、药品处置等流程进行规范化、制度化、系统化的管理，旨在保证药品在上述过程中的合法性、经济性、效益性。具体来看，药品管理应重点关注以下方面：

（1）新药遴选是否符合医院开展诊疗项目的需要；

（2）药品采购是否符合医院需求；

（3）药品领用是否合规；

（4）药品退货是否及时；

（5）药品盘点是否定期、规范；

（6）药品处置是否及时、规范；

（7）特殊药品的管理是否符合国家的相关要求。

（二）公立医院药品管理的基本流程

基于药品的特殊性质，在横向上药品管理按照一般药品、麻醉药品和第一类精神药品进行分类管理；在纵向上药品管理的基本流程主要包括药品采购、药品领用、药品退货、药品盘点和药品处置。其中，药品采购流程具体包括新药遴选、药品采购计划编制与备案、药品采购执行与药品验收四个环节。限于文字篇幅，本章仅对一般药品管理的控制进行论述。

（三）公立医院药品管理控制的意义

1.提高医院核心竞争力

随着医疗卫生行业竞争的加剧以及精细化管理要求的提升，加强药品管理控制能够有效控制药品采购和管理成本、稳定药品管理收入、保障患者用药安全、改善医患关系，进而提升医院核心竞争力。

2.防控经营风险，提升管理水平

严格的政策环境能够有效防范舞弊和预防腐败、改善医院内部管理环境、提高医院的经营管理水平、提高医院的社会公信力，为患者提供更好的医疗服务，为医院长远发展奠定良好的基础。

3.降低运营成本，提升服务质量

加强公立医院药品管理控制，能够保障采购、领用、退药、盘点、处置等环节的流程优化和风险防控，实现医院药品精细化管理，进而能够促进医院合理配置资源、优化管理流程、降低运营成本，提升服务质量。

（四）公立医院药品管理控制的相关法律法规

1.《中华人民共和国药品管理法》（1985年7月1日施行，2019年8月26日经十三届全国人大常委会第十二次会议表决通过第二次修订，于2019年12月1日起施行）；

2.《中华人民共和国药品管理法实施条例》（中华人民共和国国务院令［2016］第666号）；

3.《医疗机构药事管理规定》（卫医政发［2011］11号）；

4.《医疗机构药品监督管理办法（试行）》（国食药监安［2011］442号）；

5.《关于完善公立医院药品集中采购工作的指导意见》（国办发［2015］7号）；

6.《处方管理办法》（中华人民共和国卫生部令第［2007］53号）；

7.《医院处方点评管理规范（试行）》（卫医管发［2010］28号）；

8.《抗菌药物临床应用管理办法》（中华人民共和国卫生部第［2010］28号）；

9.《抗菌药物临床应用指导原则》（国卫办医发［2015］43号）；

10.《卫生部办公厅关于抗菌药物临床应用管理有关问题的通知》（卫办医政发［2009］38号）；

11.《药品不良反应报告监测管理办法》（中华人民共和国卫生部第［2011］81号）；

12.《麻醉药品和精神药品管理条例》（中华人民共和国国务院令［2005］第442号）；

13.《医疗机构麻醉药品、第一类精神药品管理规定》（卫医发［2005］438号）。

二、公立医院药品管理控制目标

（一）药品组织管理体系控制目标

1.建立健全医院药品管理制度，合理设置药品业务岗位，明确职责分工，实现不相容岗位相互分离、互相制约、互相监督。

2.对药品进行分级管理，明确药品管理各个环节的工作流程、岗位职责、审批内容、审批权限、时间要求，有效规避未经授权审批或越权审批的风险。

3.合理设置归口管理部门，明确归口管理部门的职责，防止药品业务出现多头管理、互相推诿的情况，同时确保医院业务部门、财会部门与药品归口管理部门之间有效的沟通和协调，增强医院资源配置的科学性和合理性。

（二）业务流程控制目标

1.药品采购环节。拟采购的药品符合医院实际需求和管理要求，药品采购流程合法合规，药品符合安全标准。

2.药品领用环节。药品领用申请填写详细，审核程序严格，规范药品验收，确保药品数量、质量符合要求。

3.药品退货环节。药品退货申请填写详细，审核程序严格，退货流程及时跟进，协调财务部门及时进行账务处理。

4.药品盘点环节。药品盘点定期开展，严格审核盘亏盘盈，做到账实相符。

5.药品处置环节。药品处置申请填写详细，审核程序严格，药库管理人员及时进行药品销毁，财务人员及时进行账务处理。

三、公立医院药品管理流程与关键环节

（一）药品采购

1.新药遴选流程

（1）新药遴选流程图（见图13-1）。

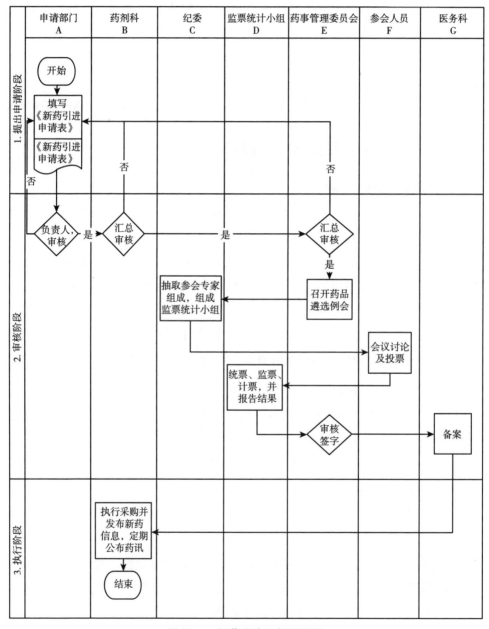

图13-1 新药遴选业务流程图

（2）新药遴选关键节点说明（见表13-1）。

表13-1　　　　　　　　　　新药遴选流程关键节点简要说明

关键节点	简要说明
A2	申请部门负责人对申请医师的《新药引进申请表》进行审核。审核申请表填制完整，申请者具有相应的资质资格，所申请新药符合医院实际需求和管理要求
B2	药剂科汇总申请表，并存档保存。审核申请表填制完整，申请者具有相应的资质资格，所申请新药符合医院实际需求和管理要求
E2	药事管理委员会主任对药剂科的汇总结果进行审核。审核所申请药品需具备以下条件： （1）已获"国药准字"号批文或进口药品注册证； （2）增加、改换现有规格、剂型； （3）该药品在GMP认证范围内，在国家组织药品集中采购综合服务平台或省药品集中采购交易平台中标、挂网或备案； （4）虽已有类似品种，但在安全性、适宜性、经济性等方面有显著优点。 如有以下情况，则原则上不予接受新药申请： （1）已有一品两规，不再考虑增加； （2）已有处方相同或类似品种，新申请品种无显著特色者原则上不予申请审批； （3）药事管理委员会表决通过停止使用后一般不得再次申请； （4）与已有院内制剂功效主治或药理作用相同、相似者，不予申请审批

2.药品采购计划编制与备案流程

（1）药品采购计划编制与备案流程图（见图13-2）。

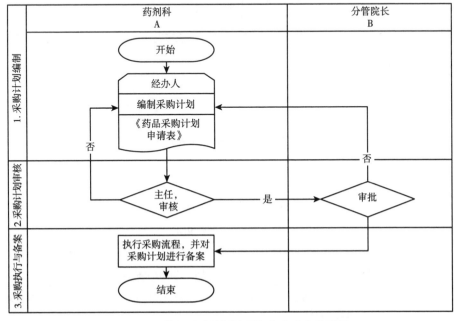

图13-2　药品采购计划编制与备案业务流程图

（2）药品采购计划编制与备案关键节点说明（见表13-2）。

表13-2　　　　　　药品采购计划编制与备案关键节点简要说明

关键节点	简要说明
A2	药剂科主任对库房保管员提出的药品采购计划进行审核。药品采购计划是否按医院药品采购计划表格统一编制，采购计划合理。采购项目、数量、金额等内容准确
B2	分管院长对药品采购计划进行审批。药品采购计划是否按医院药品采购计划表格统一编制，采购计划合理，结合实际。采购项目、数量、金额等内容准确
A3	分管院长审批后，药品采购人员按照医院药品采购程序执行采购

3. 药品采购执行流程

（1）药品采购执行流程图（见图13-3）。

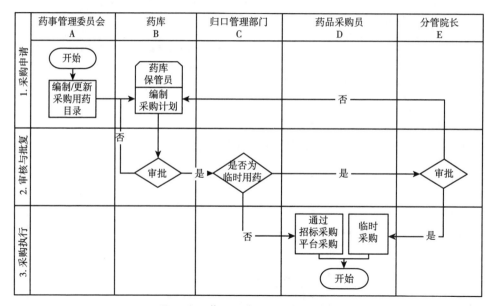

图13-3　药品采购执行业务流程图

（2）药品采购执行关键节点说明（见表13-3）。

表13-3　　　　　　药品采购执行流程关键节点简要说明

关键节点	简要说明
A1	药事管理委员会收集各临床科室、药房、医生的建议，根据全院用药情况，制定全院用药计划，在委员会上通过决议后经院领导批准，编制/更新用药目录
B1	药库保管员根据院药品的实际使用情况及业务科室的临时需求提出并填写药品采购单，提交药库负责人审核

续表

关键节点	简要说明
B2	药库负责人审核药品采购单后，提交药品归口管理部门负责人审核
C2	药品归口管理部门负责人审批药品采购单，对于中标药品采购事项提交药品采购员进行采购，对于临时用药提交主管院长进行审批
E2	分管院长对临时用药采购进行审批
D3	药品采购员对中标药品通过招标采购平台集中网上采购，非招标采购药品进行临时采购

4.药品验收流程

（1）药品验收流程图（见图13-4）。

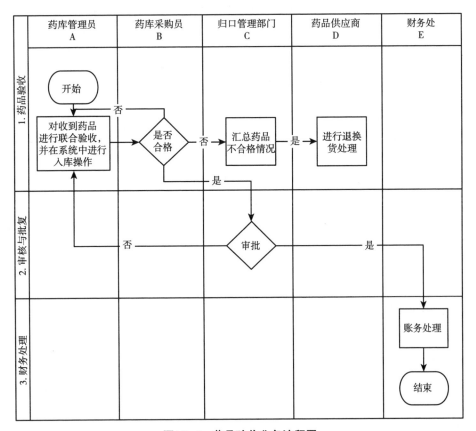

图13-4 药品验收业务流程图

（2）药品验收关键节点说明（见表13-4）。

表13-4   **药品验收流程关键节点简要说明**

关键节点	简要说明
A1	药库保管员收到供应商送来的药品后，与药品采购员按验收程序对入库药品质量、数量把关，核对药品名称、规格、剂型、数量、金额、批号与实际货品、发票信息是否一致，药品是否在有效期内，需要冷藏保存的药品是否以符合条件的存储形式运达等。验收合格后，药库保管员严格执行入库手续，在系统中做入库处理，同时将入库报表及相关验收凭证提交药品采购员审核
B1	药品采购员审核药品入库报表及相关发票、凭证，审核无误签字确认后提交药品归口管理部门负责人审核
C1	对于验收不合格产品由药品采购员向药品归口管理部门汇报，并联系供应商进行退、换货处理
C2	药品归口管理部门负责人审核药品入库报表及相关凭证、单据
E3	财务处会计人员根据验收报告、送货发票等相关验收资料对入库产品进行会计处理

（二）药品领用

1.药品领用流程图（见图13-5）。

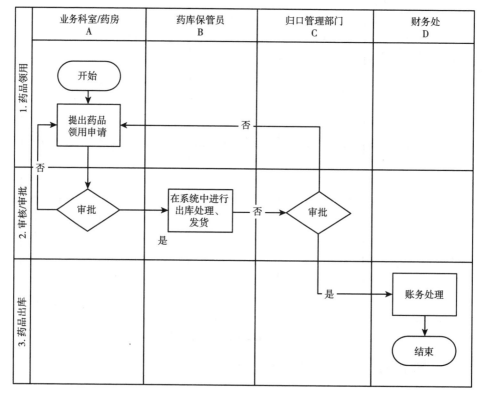

图13-5　药品领用业务流程图

2.药品领用关键节点说明（见表13-5）。

表13-5　　　　　　　　　药品领用流程关键节点简要说明

关键节点	简要说明
A1	各业务科室、药房提出药品领用申请，提交负责人审批
A2	业务科室、药房负责人审批药品领用申请
B2	药库保管员收到领用申请后发货并在系统中做药品出库处理，同时提交药品出库报表提交药品归口管理部门负责人审核
C2	药品归口管理部门负责人审核药品出库报表，审核无误后签字确认，送交财务处进行会计处理
D3	财务处药品会计根据出库报表进行会计处理

（三）药品退货

1.药品退货流程图（见图13-6）。

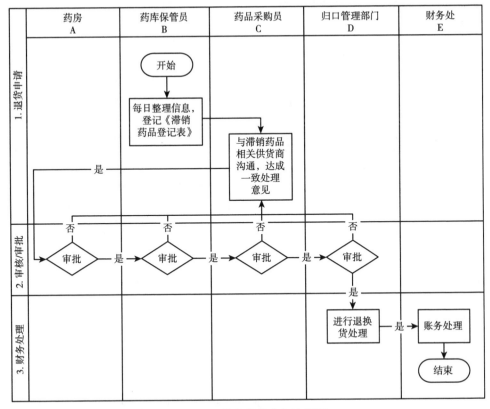

图13-6　药品退货业务流程图

2.药品退货关键节点说明（见表13-6）。

表13-6　　　　　　　　　　药品退货流程关键节点简要说明

关键节点	简要说明
B1	药库保管员每日登录系统查询药品信息，入库达到一段时间（如两个月）未领用且保质期在一年以内的药品，登记《药品滞销登记表》并通知药品采购员处理
C1	药品采购员根据《药品滞销登记表》与相关供应商联系，达成一致处理意见后，提交相关负责人审批。
A2、B2、C2、D2	药房负责人、药库负责人、药品采购负责人分别审核滞销药品处理意见，并签字确认。审核通过后，药品归口管理部门负责人对滞销药品处理意见进行审批
E3	财务处根据审批后的滞销药品处理意见进行相应会计处理

（四）药品盘点

1.药品盘点流程图（见图13-7）。

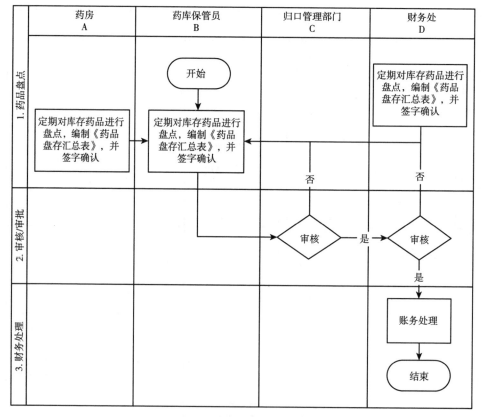

图13-7　药品盘点业务流程图

2.药品盘点关键节点说明（见表13-7）。

表13-7　　　　　　　　　　药品盘点流程关键节点简要说明

关键节点	简要说明
A1、B1、D1	药库、药房每月底对库存药品进行盘点，财务处药品会计对药库、药房的盘点进行监盘，盘点完成后编制《药品盘存汇总表》，注明盘点差异及原因，由参与盘点人员签字确认后依次提交药品归口管理部门负责人审核签字
C2、D2	药品归口管理部门负责人、财务处负责人对提交的《药品盘存汇总表》进行审核并签字确认
D3	财务处根据审批后的《药品盘存汇总表》进行相应会计处理

（五）药品处置

1.药品处置流程图（见图13-8）。

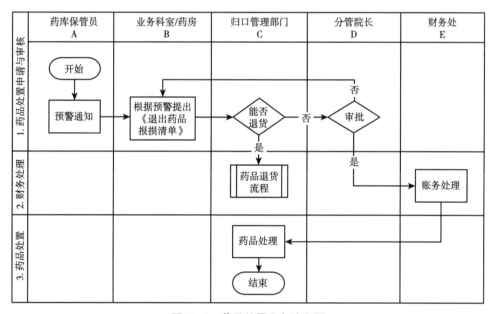

图13-8　药品处置业务流程图

2.药品处置关键节点说明（见表13-8）。

表13-8　　　　　　　　　　药品处置流程关键节点简要说明

关键节点	简要说明
A1	药库管理员每月将近效期药品通知临床相关科室，以进行预警。预警通知主要包括近效期药品名称、规格、数量、厂家、所剩效期、急需处理建议等
B1	业务科室/药房根据预警提出《退出药品报损清单》，并提交至药品归口管理部门

续表

关键节点	简要说明
C1	根据药品能否退货情况进行处理。针对能够退货药品的情况，执行药品退货流程；针对不能退货药品的情况，药品归口管理部门提交至分管院长审批
D1	分管院长对不能退货药品进行审核并提出意见
C3	根据分管院长审批结果，药品归口管理部门对报损药品进行销毁

四、公立医院药品管理主要风险点

（一）新药遴选的主要风险点

1. 新药遴选申请。申请新药品种是否符合临床科室开展诊疗项目需求，是否能够提高科室和医院诊疗水平。

2. 新药遴选过程。新药遴选过程是否在纪委监督下进行，新药遴选投票专家是否由医院药事管理委员会新药遴选成员和纪委随机抽选专家共同组成，投票过程是否公开透明，有无舞弊行为发生。

3. 引进新药品种厂家、配送公司是否经过招投标流程，是否符合国家和相关部门的医改政策和考核要求。

（二）药品采购的主要风险点

1. 采购计划申请。药品采购计划数量是否参照上一周期药品使用量进行合理制定，防止采购过多造成医院资金积压、药品过期失效等问题；采购过少造成供给不足，由此带来医疗隐患。

2. 药品配送权分配。药品配送权分配过程是否公开透明，是否所有配送公司知晓并参与分配过程，分配过程是否在医院纪委等相关部门监督下进行以确保流程符合规范。

3. "无挂网定价药品"调价。调价过程是否在医院相关部门监督下进行，是否在医院所有配送公司中进行公开竞价，并按最低价进行采购。

（三）药品验收的主要风险点

1. 验收流程。药品验收入库是否符合双人验收程序，票账物是否相符。

2. 会计处理。药品会计是否根据票据逐一核对并进行HIS系统录入。

（四）药品盘点的主要风险点

1. 药品盘点频率及人员构成。药品盘点人员是否由药品归口部门和财务部门共同参与并进行现场核对。

2. 药品盘点流程。药品盘点流程是否规范，盘亏盘盈处理流程是否合规，盘点结束后是否由盘点人员签字确认。

（五）药品处置的主要风险点

药品处置流程。药品报损是否账物相符，报损理由是否真实，报损金额是否在医院要求范围内，报损药品是否在相关部门监督下进行。

五、公立医院药品管理控制措施

（一）新药遴选的控制措施

1. 新药遴选申请

为保证科室申请新药品种的合理性，申请科室应由三个及以上最高职称医师商议研讨，经过一致同意后共同签字确认。

2. 新药遴选过程

为保证新药遴选过程的公平、公正、公开，新药遴选专家组应由医院纪检部门随机抽取1/3以上专家与药事管理委员会人员共同组成，并在纪检部门的全程监督下进行投票和统计汇总，会议决议进行公示。

3. 新遴选药品厂家选择

医院应根据国家和相关部门政策制定选择原则，药剂科及相关监督管理部门根据制定的原则，结合国家和卫生行政部门药品集中采购交易平台挂网情况确定厂家，并对厂家相关资料进行存档备查。

（二）药品采购的控制措施

1. 药品配送权分配

为确保药品配送权分配的公开、公平、公正，降低配送权分配过程中的廉政风险，配送权分配过程应在所有配送公司共同参与、纪检部门全程监督下进行。

2. 采购计划申请

为提高采购药品的合理性和规范性，采购申请表由药品库房管理员根据上周期使用情况提出采购申请，经部门负责人审核和分管院长审批后方可提交采购部门进行采购。

3. "无挂网定价药品"调价

国家实行药品集中采购，多数药品执行挂网定价和国家谈判价，少数为"无挂网定价药品"。为避免"无挂网定价药品"价格高给患者带来的药品费用负担或价格低导致的配送公司亏损而断供情况的发生，"无挂网定价药品"调价应严格执行医院调价制度，在医院相关部门共同参与下进行，由所有药品配送公司进行公开竞价，并按最低报价执行和采购。调价过程结束后，应将相关资料存档备查。

（三）药品验收的控制措施

1.验收流程

为保证入库药品真实准确性和药品质量，药品入库验收应执行双人验收，并根据票账物相符原则对品种、规格、厂家、数量、价格、药品质量等进行逐一核对验收。

2.会计处理

财务处药品会计应根据票据和HIS录入数据进行审核，审核合理后方可确认通过。

（四）药品盘点的控制措施

1.药品盘点频率及人员构成

药剂科相关部门应定期进行药品盘点盘点应在归口部门和财务部门的共同参与和监督下进行，盘点结果需药品会计逐一核对后审核通过。

2.药品盘点流程

为保证盘点数据的真实性，盘点人员、审核人员应对盘点表签字确认。药剂科应汇总总结每次盘点情况，经药剂科负责人和分管院长签字审批后报财务科备案。

（五）药品处置的控制措施

药品处置流程。药品过期失效、损坏报损直接影响医院经济利益，因此应严格药品报损管控。药品处置需由药品存储管理部门提出报损申请，并说明报损原因、报损数量和金额，提交至分管院长审批。审批后的报损药品应在医务部等部门的监督下进行销毁。

第十四章　公立医院内部控制评价与运行维护

内部控制建设和实施不是一日之功，需要通过不断的评价和运行、维护，来实现制度上的调整和优化，最终合理保证医院内部控制的目标实现。

根据《行政事业单位内部控制规范（试行）》的要求，行政事业单位内部控制评价是指单位负责人负责实施的对单位整个内部控制系统的有效性进行评价，并出具内部控制评价报告的过程。这一阶段的内部控制评价是事后评价，其目的是通过设计有效性与运行有效性的评价来实现内部控制体系的持续优化。此外，由于行政事业单位内部控制体系是一个整体，内部控制体系的各组成部分必须相互配合才能发挥作用，因此，除了对内部控制进行评价外，还需要对单位内部控制整个系统运行进行维护，以保证内部控制体系运行的有效性。

一、公立医院内部控制评价组织

（一）设立内部控制评价机构

根据《行政事业单位内部控制规范（试行）》规定，单位负责人对本单位内部控制的建立健全和有效实施负责。单位负责人应当指定专门部门或专人负责对单位内部控制的有效性进行评价，并出具内部控制自我评价报告。

1.内部控制评价机构的设立条件

（1）有足够的独立性，评价机构必须与负责内部控制设计与实施的部门适当分离，确保内部控制自我评价机构的独立性；

（2）具备充分的权威性，评价机构能够独立行使对单位内部控制系统建立与实施过程及结果进行监督的权力；

（3）评价机构必须具备评价内部控制系统相适应的专业胜任能力和职业道德素养；

（4）评价机构应与单位其他部门就评价内部控制系统方面保持协调一致，在工作中相互配合、相互制约、相互促进，在效率效果上满足单位对内部控制进行评价所提出的有关要求。

2.内部控制评价机构的角色定位

根据评价机构的设立条件约束，单位内部审计机构、专门设立的内部控制评价机构、外部专业机构都可以承担单位内部控制评价的工作，但牵头建设内部控制的部门是不能进行内部控制评价工作的，否则会违背独立性，这一点尤为重要。

内部审计机构在医院内部处于相对独立的地位，其工作内容、业务专长与内部控制评价工作有着密切的关联，单位负责人可以考虑授权内部审计部门负责本单位内部控制自我评价工作的组织和实施。

单位也可以根据设立条件单独设置专门的内部控制评价机构并配备能力胜任、素质达标的人员来实施单位内部控制的自我评价工作，负责单位内部控制评价工作的具体组织实施。评价机构的工作小组应当吸收单位内部相关机构熟悉情况的业务骨干参加。评价工作组成员对本部门的内部控制自我评价工作应当回避。

此外，单位还可以委托外部专业机构实施内部控制的自我评价。可以是会计师事务所，也可以是专业的管理咨询医院、律师事务所等第三方中介来实施。但已经提供建设服务的第三方机构，不得同时提供内部控制评价服务。需要注意的是，外部专业机构为医院提供的内部控制评价是一种非保证服务，内部控制自我评价报告的有效性仍然由公立医院自身承担。

（二）各相关方在内部控制自我评价中的职责分工

内部控制自我评价的参与主体涉及医院主要负责人、内部控制评价机构、其他业务/职能部门和附属单位。在内部控制自我评价工作实施过程中，无论单位采取何种组织形式，各参与主体的职责分工都不会发生本质变化。一般来说，各参与主体在内部控制评价中的职责分工具体如下。

1.医院主要负责人

医院主要负责人对内部控制的建立健全和有效实施负责，因此，也对内部控制自我评价承担着最终的责任。

医院主要负责人通常指定内部审计部门在执行监督检查的基础上，负责对单位内部控制的有效性进行评价并出具单位内部控制自我评价报告。

医院主要负责人和内部审计机构应听取内部控制自我评价报告，审定内部控制存在的重大缺陷、针对重要缺陷的整改意见，对内部控制自我评价机构在评价组织、实施以及督促整改过程中遇到的困难，积极协调，排除障碍。

医院主要负责人对内部控制评价报告的真实性、准确性、完整性承担个别及连带责任。

2.内部审计部门

内部审计部门在本医院主要负责人的授权下承担单位内部控制自我评价的具体组织和实施。

内部审计部门通过收集、复核、汇总、分析内部控制资料，结合单位内部控制目标要求，拟订合理的评价工作方案报单位负责人批准后认真组织实施，对内部控制的有效性进行评价。

内部审计部门对于评价过程中发现的重大问题，应及时与单位领导进行沟通，并认定内部控制缺陷，拟订整改方案，编写、出具内部控制评价报告，及时向单位领导报告。

内部审计机构和外部审计机关沟通，督促各部门、所属单位对内部控制缺陷进行整改，根据评价和整改情况拟订单位内部控制考核方案。

3.内部纪检监察部门

内部纪检监察部门是负责单位党风廉政建设和行使行政监察权力的职能部门。在本单位内部控制评价中，主要是从"管人"的角度对参与经济活动各项业务的内部控制和内部控制的各个环节的相关工作人员进行监督，表彰优秀、惩治问题，尤其对单位中容易滋生的舞弊和腐败问题能起到很好的防范作用。

4.其他各业务/职能部门

其他各业务/职能部门负责组织本部门的内部控制自查、测试和评价工作，对发现的设计和运行缺陷提出整改方案和具体整改计划，积极整改，并报送内部控制自我评价机构复核，配合内部控制自我评价机构开展单位层面的内部控制评价工作。

5.附属单位

附属单位应逐级落实内部控制自我评价责任，建立日常监控机制，开展内部控制自查、测试和定期检查评价工作，发现问题并认定内部控制缺陷，拟订整改方案和计划，报本级单位领导审定后，督促整改，编制内部控制自我评价报告报送单位内部控制评价机构复核，单位对附属单位内部控制执行和整改情况进行考核。

二、公立医院内部控制评价对象

根据所处结构层次的不同，公立医院内部控制自我评价的内容可以确定为两个方面：单位层面内部控制评价和业务层面内部控制评价。医院可根据《行政事业单位内部控制基本规范（试行）》与《公立医院内部控制管理办法（试行）》的要求以及单位内部控制各业务领域的控制目标、主要风险和关键控制措施，在单位和业务两个层面，分别从设计有效性和运行有效性两个维度来设计内部控制自我评价指标。需要注意的是，评价内部控制运行有效性的前提必须是内部控制设计有效，如果评价证据表明内部控制设计存在缺陷，那么，即使内部控制按照设计得到了一贯执行，也不能认为其运行是有效的。

其中，内部控制设计有效性应该关注以下几个方面：内部控制设计是否符合《行政事业单位内部控制基本规范（试行）》等国家相关法律法规的规定；是否覆盖主要业务相关的经济行为及相应活动、所有控制关键岗位、各相关部门及工作人员和相关工作任务；是否对重要经济活动及其重大风险给予足够关注，并建立相应的控制措施；是否重点关注关键部门和岗位、重大政策落实、重点专项执行和高风险领域；是否根据国家相关政策、单位经济活动的调整和自身条件的变化，适时调整内部控制关键控制点和控制措施。运行有效性应重点关注以下几个方面：各项经济业务控制在评价期内是否按照规定运行，是否得到持续、一致的执行；内部控制机制、内部管理制度、岗位责任制、内部控制措施是否得到有效执行；执行业务控制的相关人员是否具备必要的权限、资格和能力；相关内部控制是否有效防范了重大差错和重大风险的发生。

（一）单位层面内部控制自我评价指标

根据单位层面内部控制各要素的控制目标、主要风险和关键控制措施，行政事业单位层面内部控制自我评价指标体系见表14-1。以下仅为示例，各个医院可以结合内部控制单位层面关注的重点和具体内容进行调整。

表14-1 **单位层面内部控制自我评价指标示例**

一级评价要素	二级评价要素	要素定义	建设情况			执行情况		
			尚未建设	基本建设	完成建设	尚未执行	基本执行	完全执行
组织架构	内部控制机构设置	单独设置内部控制职能部门或者确定内部控制牵头部门，负责组织协调内部控制工作。单位明确了财会、内部审计、纪检监察、政府采购、基建、资产管理等部门或岗位在内部控制中的职责分工						
	岗位职责权限	医院应严格根据"三定"规定设置部门岗位，确保岗位权责一致，不相容岗位相互分离						
	相关部门沟通协调机制	医院建立各部门在内部控制中的沟通协调和联动机制，通过业务流程优化和信息技术，实现了机构之间的协同和信息沟通畅通						
	内部监督部门设置	医院建立内部监督部门，明确各相关部门或岗位在内部监督中的职责权限，规定内部监督的程序和要求，对内部控制建立与实施情况进行内部监督检查						
工作机制	决策、监督、执行分离机制	从医院实际特点出发设置决策、监督、执行分离机制并确保决策、监督、执行的过程分离和岗位分离。三权分离应该有侧重点并符合单位实际情况						
	风险评估机制	医院是否有风险评估的工作机制，由本单位领导担任风险评估小组组长，定期对本单位经济活动进行评估，明确风险点，采取措施控制风险						
	议事决策机制	医院制定议事决策的工作流程，针对不同级别决策事项明确了审批权限，规定了具体的决策原则						
	议事决策问责机制	医院建立议事决策结果公开和责任追究机制，按照"谁决策、谁负责"的原则，让决策结果置于社会监督之下						
	内部监督制度建设	建立明确的内部审计与纪检监察制度，定期督查决策权、执行权等权利使用情况，及时发现问题予以校正和改进						
关键岗位	关键岗位轮岗机制	医院建立了关键岗位轮岗机制，明确了轮岗的方式、周期、条件和要求等内容，对不具备轮岗条件的采取了专项审计等控制措施						
	关键岗位问责机制	合理划分关键岗位，按照不相容岗位分离原则，明确各岗位的权限，建立责任追究问责机制						
关键岗位人员	关键岗位人员资格	医院内部控制关键岗位工作人员均具备与其工作岗位相适应的资格和能力						
	关键岗位人员培训	医院针对内部控制关键岗位工作人员定期开展业务培训和职业道德教育，不断提升其业务水平和综合素质						

续表

一级评价要素	二级评价要素	要素定义	建设情况			执行情况		
			尚未建设	基本建设	完成建设	尚未执行	基本执行	完全执行
关键岗位人员	关键岗位人员职业道德	医院建立了关键岗位人员奖励机制，通过采用职务晋升、物质奖励或者精神表扬等方式，提高关键岗位人员的工作积极性						
	关键岗位人员惩戒	医院建立了关键岗位人员惩戒机制，明确了关键岗位人员的惩戒标准和措施						
会计系统	会计机构设置	医院应根据会计业务的需要设置会计机构、会计工作岗位，明确会计机构和岗位的工作职责和权限，制定机构职责及岗位说明书						
	会计人员配备	医院配备具有会计从业资格、业务水平过关以及道德素质较高的会计岗位人员，按照不相容岗位分离原则，建立会计工作队伍						
	会计政策制定	医院应明确财务记账的相关会计科目、会计原则以及会计报表要求等相关会计政策，建立会计管理制度						
	会计业务管理	医院应当按照国家统一会计制度的规定，根据实际发生的经济业务事项及时进行账务处理、编制财务会计报告，确保财务信息真实、完整						
信息系统	会计核算系统建设	医院运用电子信息技术对单位经济活动情况进行会计核算，并定期进行数据备份						
	内部控制信息系统	医院建立了内部控制信息系统，将经济活动及其内部控制流程嵌入单位信息系统，设置不相容岗位账户并体现其职权，实现了用现代科学技术手段加强内部控制的要求						
	信息内部公开机制	医院通过信息系统建设实现了经济活动信息内部公开管理，明确了信息内部公开的内容、范围、方式和程序						
	信息技术安全管理	医院建立信息安全管理机制，通过减少人为操作和加强信息技术安全监控，实现单位的信息安全						

（二）业务层面内部控制自我评价指标

根据业务层面内部控制各要素的控制目标、主要风险和关键控制措施，公立医院业务层面内部控制自我评价指标示例如表14-2所示。以下仅为示例，各个医院可以结合内部控制业务层面关注的重点和具体内容进行调整。

表14-2　　　　　　　　　　业务层面内部控制自我评价指标示例

控制类别	一级评价指标要素	二级评价指标要素	要素定义	建设情况			执行情况		
				尚未建设	基本建设	完整建设	尚未执行	基本执行	完全执行
预算业务	组织控制	建立健全预算业务内部管理制度	医院应当建立和完善预算业务内部管理制度，确保预算业务有章可依、有据可依，在单位的业务活动中真正发挥效能						
		管理机构与岗位职责	医院应当合理设置预算业务管理机构，一般应包括预算业务决策机构、工作机构和执行机构。细化预算编制、审批、执行、评价等不相容岗位在预算管理中的职责、分工和权限						
		预算归口管理	医院应当成立预算归口管理部门，负责承担单位预算的指导、审核职能，以提升单位预算编制的规范性、科学性和预算执行的有效性						
		组织领导和协调机制	医院应当建立内部预算编制、预算执行、资产管理、基建管理、人事管理等部门或岗位的沟通协调机制，确保预算编制部门及时取得和有效运用与预算编制相关的信息，提高预算编制的科学性						
	预算编制与批复	预算编制责任	医院预算制度中明确预算编制人员的职责						
		预算编制合规	医院预算编制符合法律法规和相关政策要求						
		预算编制依据	预算编制是否依据以前年度收支实际情况，真实反映本年度全部业务收支计划，确保预算编制依据充分						
		预算编制审核	医院是否严格建立预算逐级审核制度及重大项目评审机制						
		预算方案依据	医院内部预算批复是否将以前年度的业务支出金额和本年度工作计划作为依据						
	预算下达与追调	预算指标分解	对于按法定程序批复的预算，单位是否按支出事项性质和重要性进行内部指标分解						
		预算调整审批	医院是否对预算指标调整进行审议，且在指标调整后对预算支出事项进行重新排列						
	预算执行	预算执行方式	业务部门是否根据经费支出事项的分类，选择正确的预算执行方式（直接执行、依申请执行、政府采购执行），财务部门是否给予指导和审核						

续表

控制类别	一级评价指标要素	二级评价指标要素	要素定义	建设情况			执行情况		
				尚未建设	基本建设	完整建设	尚未执行	基本执行	完全执行
预算业务	预算执行	预算执行申请	业务部门是否在明确的预算指标下提出执行申请，申请是否经由归口管理部门和财会部门审核						
		预算执行审批	医院是否按业务事项的类型、性质及金额设置预算执行申请的审批权限，是否按照规定的审批权限进行审批						
		资金支付控制	医院是否建立、完善相关预算资金支付的管理制度和办法，使资金支付有依有据						
		预算执行分析	医院是否建立预算执行分析机制，例如，通过定期编制各部门预算执行情况、召开预算执行分析会议等形式，研究解决预算执行中存在的问题，提出改进措施，提高预算执行的有效性						
		预算执行监控	医院是否建立预算执行的监控机制，重点跟踪建设项目、大宗物资采购、对外投资等重大项目						
	决算管理	决算报告编制	医院是否定期编制决算报告，建立了规范的决算报告编制程序，决算报告内容真实、完整、准确、及时						
		决算分析运用	医院是否建立了决算分析工作机制，强化决算分析结果运用，建立健全单位预算与决算相互反映、相互促进的工作机制						
	绩效评价	预算考评指标	医院是否建立针对内设机构和干部预算工作绩效进行考评的机制，制定预算考评相关办法，科学设计预算考评指标，考核资金使用的经济和社会效益						
		预算绩效管理机制	建立"预算编制有目标、预算执行有监控、预算完成有评价、评价结果有反馈、反馈结果有应用"的全过程预算绩效管理机制						
收支业务	收入控制	制定收入管理制度	医院应当根据业务实际需要建立健全单位收入业务内部管理制度，规范收入业务管理的组织领导和运行机制，明确收入预算、执行、监督等阶段的具体工作程序，确保单位收入管理工作有章可循、有据可依						

续表

控制类别	一级评价指标要素	二级评价指标要素	要素定义	建设情况			执行情况		
				尚未建设	基本建设	完整建设	尚未执行	基本执行	完全执行
收支业务	收入控制	收入归口管理和岗位责任制	医院的各项收入应当由财会部门归口管理并进行会计核算，严禁设立"账外账"。财会计部门应全面掌握本单位各部门的收费项目，做好收费许可证的年检，确保各项收费项目符合国家有关规定。明确相关部门的职责分工。实施岗位责任制						
		建立健全收费公示、收入公开制度	明确收费公示的原则、种类、内容和方式，严格要求内设执收机构根据国家有关规定，在收费场所公示出本单位负责征收的非税收入的执收文件依据、收费主体、收费项目、收费范围、收费标准、收费对象等，依法接受社会监督						
		落实收支两条线管理	医院应当认真落实"收支两条线"管理规定，取得的政府非税收入应及时足额缴存国库或财政专户，不得坐收坐支、以支抵收、私存私放；不得转入协会、学会、工会及单位开办的医院或实体账户						
		收缴登记和收入分析机制	医院应当健全收入登记制度，明确收入登记岗位责任，完善收入台账管理，逐一记录收入收取和上缴国库或财政专户情况，通过编制内部收入报表等，与财会部门加强联系，确保收入实现进度，并向同级财政部门定期报告本部门、本单位政府非税收入收缴情况						
	票据控制	建立票据管理制度	明确各类票据的种类、形式、联次，规范各类票据的申领、启用、核销、销毁等管理程序						
		建立票据申领、管理、核销机制	医院应严格按照规定的程序、权限，由单位财务部门安排专人统一办理购领手续，其他内设机构和个人不得购买。建立票据管理台账，明确票据保管责任，确保票据核销规范						
		票据稽核与监督管理	医院应当建立收费票据稽核监督管理制度，设置独立的机构或岗位，根据实际情况和管理需要，对收费票据的购领、使用、保管等情况实施定期或不定期的检查						
	支出控制	制定支出管理制度	医院应当细化支出管理制度，根据国家及卫健委、中医局相关法律法规及有关政策文件要求，规范设置各类经费支出内容、用途及执行方式，明确各类支出事项的工作程序，确保单位支出事项合法合规						

续表

控制类别	一级评价指标要素	二级评价指标要素	要素定义	建设情况			执行情况		
				尚未建设	基本建设	完整建设	尚未执行	基本执行	完全执行
收支业务	支出控制	支出归口管理和岗位责任制	医院应对经费支出进行科学分类，合理确定各类经费支出的管理主体，实行支出事项分类归口管理，落实各项重点经费支出的统筹管理职责，发挥各归口管理部门的专业管理优势。明确归口管理部门和业务部门的职责分工。确保支出申请和内部审批、付款审批和付款执行、业务经办和会计核算等不相容岗位相互分离						
		支出事项管理	医院应当根据费用性质及管理要求，梳理支出事项，科学设计各项经费支出结构，并明确事项开支范围及标准，确保准确、客观地反映单位日常行政运行与履行职能、完成工作任务的各项支出情况，提高单位资金的管控效率及效果						
		支出过程控制	医院应当根据工作计划、工作任务和领导的指示并结合预算指标，按照制度规定，提出支出申请，经适当权限的审批人批准后再去开展相应业务。业务开展结束后要取得合法单据，经审核单据内容符合预算，事前审批手续齐备，予以确认支出。设置合理的支出执行方式，确保支出执行过程规范合理						
		借款与专项资金支出管理	医院应当严格控制往来款项规模，并及时进行处理，不得长期挂账。任何单位不得借款或贷款发放奖金、福利和补贴，不得借款或贷款用于购买小汽车、装修办公室和添置办公设备。单位从财政部门或者上级预算单位取得的项目资金，应当按照批准的项目和用途使用，专款专用、单独核算，并按照规定向同级财政部门或者上级预算单位报告资金使用情况，并接受财政部门和上级预算单位的检查监督						
		支出分析管理机制	医院财务部门应当定期编制单位支出业务预算执行情况管理报告，为单位领导管理决策提供信息支撑						
	债务控制	建立健全债务管理制度	医院应当严格遵循国家有关规定，根据单位的职能定位和管理要求，制定债务管理制度，明确债务管理部门或人员的职责权限。特别明确不得由一人办理债务业务的全过程						
		债务集体论证决策程序	大额债务的举借和偿还属于重大经济事项，单位应当进行充分论证，并由单位领导班子集体决策						

续表

控制类别	一级评价指标要素	二级评价指标要素	要素定义	建设情况			执行情况		
				尚未建设	基本建设	完整建设	尚未执行	基本执行	完全执行
收支业务	债务控制	债务对账和检查监督控制	医院应当定期与债权人核对债务余额，进行债务清理，防范和控制财务风险。单位内部应当定期和不定期检查、评价债务管理的薄弱环节，如发现问题，应当及时整改						
采购业务	组织控制	建立健全政府采购制度和流程	医院应根据业务实际需要制定政府采购内部管理制度，实现以规章制度规范政府采购管理全过程和各个方面，确保政府采购管理工作有章可循，真正发挥政府采购作用						
		组织机构与职责分工	医院政府采购业务主要涉及业务部门、采购部门、单位领导、采购代理机构和供应商。单位应明确界定采购部门、财务部门、业务部门等在政府采购管理中的职责分工，确保政府采购管理主体责任明确						
		采购归口管理与岗位责任	医院应当成立采购归口管理部门，负责对政府采购业务进行审核和批准。按照不相容职务相互分离的原则合理设置政府采购管理岗位，明确相关岗位的职责、分工及权限						
		组织领导和协调机制	医院应当加强对采购活动的组织领导，成立包括单位分管采购负责人、各内设机构负责人在内的采购业务领导小组，定期就采购运行过程中存在的问题进行讨论沟通，不断完善单位采购工作协调机制						
	预算与计划	预算的编制与审核	业务部门应当按照实际需求提出政府采购建议数报分管领导审批，政府采购部门作为归口管理部门审核预算，财会部门根据审核后的预算数从指标额度控制的角度编制预算，进行汇总平衡						
		计划的编制与审核	业务部门应当在政府预算指标批准范围内经分管领导审批，定期提交本部门的政府采购计划，政府采购部门审核计划的合理性，财务部门审核计划是否在指标额度范围。经审核的计划按照适当的程序和规定的审批权限报经政府采购领导小组审批后下达给业务部门						
	采购活动	采购需求申请管理	具有请购权的部门对于预算内采购项目，应当严格按照预算执行进度办理请购手续，根据工作计划提出合理采购申请；对于超预算和预算外采购项目，应先履行预算调整程序，由具备相应审批权限的部门或人员审批后，再行办理请购手续						

续表

控制类别	一级评价指标要素	二级评价指标要素	要素定义	建设情况			执行情况		
				尚未建设	基本建设	完整建设	尚未执行	基本执行	完全执行
采购业务	采购活动	采购组织形式的确定	区分政府采购项目和非政府采购项目，从集中采购机构组织采购、委托代理机构组织采购、自行采购形式中选择合理的政府采购组织形式						
		采购方式与采购申请的审核	业务部门根据国家有关规定从公开招标、邀请招标、竞争性谈判、询价、单一来源等方式中合理确定政府采购方式，经部门负责人复核后提交政府采购部门审核，规范政府采购程序						
		采购代理机构的选择	采购代理机构必须取得财政部门认定资格，依法接受采购人委托，从事政府采购货物、工程和服务采购代理业务。国家、省、市重点项目或者采购金额较大项目的，应当采取公开招标的方式确定采购代理机构						
		供应商的选择与确定	医院应当建立科学的供应商评估和准入制度，对各类货物、工程和服务的供应商资质信誉情况的真实性和合法性进行审查，确定合格的供应商名录（合格供应商库），健全单位统一的供应商网络						
		招投标控制	医院应当根据"公开、公正、公平"的原则组织招投标活动，单位应按照标前准备、编制招标文件、确定标底、发布招标公告或投标邀请函、资格预审的程序开展政府采购招投标工作，规范招标、投标、开标、评标、中标流程						
	采购合同	订立与备案	医院应依据中标、成交通知书，严格按照合同法相关要求与供应商办理合同签订手续，政府采购合同采用书面形式						
		履行与变更	医院应依据采购合同确定的主要条款跟踪合同履行情况。签订补充合同的采购金额不得超过原合同采购金额的百分之十。政府采购合同继续履行将损害国家利益和社会公共利益的，双方当事人应当变更、中止或者终止合同						
	采购验收	明确验收标准，规范验收程序	医院应当结合各自采购项目特性，量身定制采购项目验收工作方案，规范设计各类采购项目验收标准、程序和方法，对于重大采购项目应当成立验收小组，由技术、法律、财会等方面的专家共同参与验收工作						

续表

控制类别	一级评价指标要素	二级评价指标要素	要素定义	建设情况			执行情况		
				尚未建设	基本建设	完整建设	尚未执行	基本执行	完全执行
采购业务	采购验收	验收执行与验收报告	医院应当按照采购文件、采购合同规定的标准和方法组织对采购项目进行验收，重点关注采购合同、发票等原始单据与采购物资的数量、质量、规格型号等是否一致。货物验收合格及时办理入库手续，验收完毕出具书面验收报告						
		验收异常处理	对于质检不合格货物、服务和工程，采购主管部门应当依据检验结果办理退货、索赔等事宜；对于供应商出现的违约情形，应当及时纠正或补偿；造成损失的，按合同约定追究违约责任，并上报政府采购监督管理部门处理；发现有假冒、伪劣、走私产品、商业贿赂等违法情形的，应立即移交工商、质监、公安等行政执法部门依法查处						
		验收监督检查	采购单位应当按规定做好采购项目的验收工作，加强政府采购货物、工程、服务的财务监督，依据发票原件做好资产登记和会计账务核算，确保国有资产的安全完整，防止流失						
	采购信息	信息公开管理	采购单位、采购代理机构应当按照有关政府采购的法律、行政法规规定，除应予保密信息外公告政府采购信息，政府采购信息公告应当在指定媒体及时发布、内容规范统一、渠道相对集中，便于获得查找						
		信息记录与统计	单位对政府采购项目每项采购活动的采购文件应当妥善保存，不得伪造、变造、隐匿或者销毁。采购文件从采购结束之日起至少保存十五年。采购文件包括采购活动记录、采购预算、招标文件、投标文件、评标标准、评估报告、定标文件、合同文本、验收证明、质疑答复、投诉处理决定及其他有关文件、资料						
	监督控制	质疑与投诉的管理	医院应当加强对政府采购业务质疑投诉答复的管理，指定牵头部门负责、相关部门参加，明确规定质疑投诉答复工作的职责权限和工作流程，做好政府采购质疑投诉答复工作及相关文档的归档和保管						
		监督检查管理	明确政府采购监督检查的方式和要求。参与政府采购的相关人员，应当主动接受有关部门的监督检查，如实反映情况，并提供有关材料						
		建立采购业务后评估机制	医院内部应当定期和不定期评价采购过程中的薄弱环节，如发现问题，应当及时整改						

续表

控制类别	一级评价指标要素	二级评价指标要素	要素定义	建设情况			执行情况		
				尚未建设	基本建设	完整建设	尚未执行	基本执行	完全执行
资产	组织控制	建立健全资产内部管理制度	医院应根据国家有关规定，对单位资产实行分类管理，按照各类资产的特点、管理中的关键环节和风险点，建立健全各类资产的内部管理制度						
		合理设置资产管理岗位	医院应该根据本单位的"三定"规定、单位实际情况和《行政事业单位内部控制基本规范》的要求，合理设置资产管理岗位，确保不相容岗位实现相互分离						
	货币资金	货币资金岗位责任制	按照不相容岗位分离原则设置货币资金管理岗位，明确岗位职责和权限，建立货币资金管理岗位责任制，尤其加强对出纳人员的管理、对印章的管理，严格履行货币资金授权审批制度						
		货币资金支付控制	严格按照用款前先申请注明款项的用途、金额、预算、限额、支付方式等内容，并附有效原始单据和相关证明，然后审批人根据职责、权限和相应程序对支付申请进行审批，会计人员对审批进行复核，无误后按照规定办理货币资金支付手续，及时登记日记账						
		建立库存现金管理控制机制	医院应规定库存现金限额和使用范围，规范库存现金收支管理，不得坐支现金，单位借出现金必须符合规定的范围，执行严格的审核批准手续，严禁私自挪用、借出货币资金。单位现金保管的责任人为出纳人员，单位应建立现金盘点清查制度，定期不定期地对库存现金进行清查盘点						
		建立银行账户管理控制机制	医院应当加强对银行账户的管理，严格按照规定的审批权限和程序开立、变更和撤销银行账户						
		建立印章管理控制机制	严禁一人保管收付款项所需的全部印章。财务专用章应当由专人保管，个人名章应当由本人或授权人员保管。负责保管印章的人员要配置单独的保管设备，并做到人走柜锁。按照规定应当由有关负责人签字或盖章的，应当严格履行签字或盖章手续						
		建立票据管理控制机制	医院应加强与货币资金相关的票据的管理，明确各种票据的购买、保管、领用、背书转让、注销等环节的职责权限和程序，并专设登记簿进行记录，防止空白票据的遗失和被盗用						

续表

控制类别	一级评价指标要素	二级评价指标要素	要素定义	建设情况			执行情况		
				尚未建设	基本建设	完整建设	尚未执行	基本执行	完全执行
资产	货币资金	建立货币资金的核查机制	医院审计部门应指派专门人员，不定期审查单位货币资金管理的相关账目，确保单位货币资金管理规范有序、会计核算正确合理、财务信息真实完整						
	实物资产	资产管理组织控制	健全实物资产管理组织体系，建立实物资产归口管理、岗位责任、授权审批等控制机制。明确资产使用和保管责任人，落实资产使用人在资产管理中的责任，建立资产台账，保证实物资产的安全与完整						
		资产取得与配置控制	建立实物资产购置预算、请购审批、取得验收、领用登记以及内部调剂等方面的控制机制						
		资产使用与维护控制	建立实物资产日常管理、出租出借、维护保养、清查盘点、统计报告等控制机制						
		资产报废与处置控制	建立包括出售、转让、置换、报损、报废等不同处置方式的控制机制						
	无形资产	无形资产取得控制	健全无形资产管理组织体系，建立无形资产归口管理、岗位责任，建立无形资产预算、取得和验收控制机制						
		无形资产使用控制	建立无形资产日常管理、无形资产使用、评估、更新等控制机制						
		无形资产处置控制	单位应明确无形资产处置的范围、标准、程序和审批权限，并严格按照处置程序进行无形资产处置业务						
建设项目	组织控制	建立健全项目内部管理制度	医院应当明确建设项目的归口管理部门，建立健全建设项目内部管理制度，在建立的基础上不断完善建设项目相关流程和制度，明确与建设项目相关的审核责任和审批权限、检查责任						
		设置建设项目管理岗位	医院应当根据不相容岗位分离原则合理设置建设项目管理岗位，明确单位相关部门和岗位的职责权限。明确岗位责任制						
		业务流程控制	医院应当全面梳理建设项目各环节业务流程，对各风险领域查找、界定关键控制点，明确建设项目在各环节的控制要求，并设置相应的记录或凭证，如实记载各环节业务的开展情况，确保建设项目全过程得到有效控制						

续表

控制类别	一级评价指标要素	二级评价指标要素	要素定义	建设情况			执行情况		
				尚未建设	基本建设	完整建设	尚未执行	基本执行	完全执行
建设项目	组织控制	建设项目审核机制	医院应建立与建设项目相关的审核机制。项目建议书、可行性研究报告、概预算、竣工决算报告等应当由单位内部的规划、技术、财会、法律等相关工作人员或者根据国家有关规定委托具有相应资质的中介机构进行审核、出具评审意见						
	立项控制	议事决策机制	医院应当建立与建设项目相关的集体研究、专家论证、技术咨询相结合的议事决策机制，严禁任何个人单独决策或者擅自改变集体决策意见。决策过程及各方面意见应当形成书面文件，与相关资料一同妥善归档						
		建设项目决策责任追究机制	明确决策人员的责任，定期或不定期地对建设项目进行检查。单位在建设项目立项后、正式施工前，应依法取得建设用地、城市规划、环境保护、安全、施工等方面的许可						
	勘察设计与概预算控制	勘察、设计过程的控制	编制勘察、设计文件，并建立严格的审查和批准制度，确保勘察、设计方案的质量						
		概预算控制	概预算的编制要严格执行国家、行业和地方政府有关建设和造价管理的各项规定和标准。建设单位应当组织工程、技术、财会等部门相关专业人员或委托具有相应资质的中介机构对编制的概算进行审核。如发现施工图预算超过初步设计批复的投资概算规模，应对项目概算进行修正，并经审批						
	建设项目招标控制	招标过程控制机制	明确招标准备、招标公告和投标邀请书、招标文件、标底和招标控制价的编制、审核和发布要求						
		投标过程控制机制	明确现场考察、投标预备以及投标文件的递交和保密要求						
		开标、评标和定标控制机制	医院明确开标的时间、地点和参与人员等；依法组建评标委员会，并按照招标文件中评标标准和方法组织评标；单位应根据评标委员会的评标报告确定中标人，并发出中标通知书						
	施工控制	建设项目监理控制	医院应选择符合资质的监理单位，对项目施工过程中的质量、进度、安全、物资采购、资金使用以及工程变更进行监督						

续表

控制类别	一级评价指标要素	二级评价指标要素	要素定义	建设情况			执行情况		
				尚未建设	基本建设	完整建设	尚未执行	基本执行	完全执行
建设项目	施工控制	建立项目施工进度控制机制	医院应监控施工单位按合同规定的进度计划开展工作。明确项目进度控制的相关程序、要求和责任						
		建立项目施工质量控制机制	医院在施工前明确施工单位、监理单位对建设项目的质量责任和义务，保证建设工程质量。施工单位应定期编制工程质量报表，报送监理机构审查						
		安全生产控制机制	医院应规范建设工程安全生产管理过程，明确建设单位、施工单位、监理单位的安全生产责任，确保建设工程安全生产						
		建立项目施工成本控制机制	医院应根据建设项目进度编制资金使用计划，财会部门通过和施工单位和监理部门的沟通掌握工程进度，按照规定的审批权限和程序办理工程价款结算						
		工程物资采购控制机制	医院应明确工程物资如设备及材料购置的方式、方法。具体可参见采购业务流程规范						
		建立项目变更控制机制	医院应当建立严格的工程变更审批制度，严格控制工程变更。确需变更的，要按照规定程序尽快办理变更手续，减少经济损失。对于重大的变更事项，必须经建设单位、监理机构和承包单位集体商议，同时严加审核文件，提高审批层级，依法需报有关政府部门审批的，必须取得同意变更的批复文件						
	竣工控制	竣工验收控制机制	制定竣工验收的各项管理制度，明确竣工验收的条件、标准、程序、组织管理和责任追究						
		竣工决算控制机制	医院应在项目完工后及时开展竣工决算，编制竣工决算报告，确保竣工决算真实、完整、及时						
		竣工结算控制机制	对施工单位编制的竣工结算报告进行审查并办理价款结算						
		项目资产交付控制机制	医院对于验收合格的建设项目，应及时编制财产清单，办理资产移交手续，并加强对资产的管理						
		会计核算控制机制	医院应当制定建设项目财务管理制度，设置会计账簿，统一会计政策和会计科目，明确建设项目相关凭证、会计账簿和财务报告的处理程序和方法，遵循会计制度规定的各条核算原则						

续表

控制类别	一级评价指标要素	二级评价指标要素	要素定义	建设情况			执行情况		
				尚未建设	基本建设	完整建设	尚未执行	基本执行	完全执行
建设项目	竣工控制	项目资料归档控制机制	医院应按照国家档案管理规定，及时收集、整理工程建设各环节的文件资料，建立工程项目档案，需要报政府有关部门备案的，应当及时备案						
		建设项目后评估控制机制	医院应当建立完工项目的后评估制度，对完工工程项目预期目标的实现情况和项目投资效益等进行综合分析与评价，作为绩效考评和责任追究的基本依据						
合同	合同管理组织控制	建立合同管理制度	医院应实行合同管理分级授权制度，明确上级单位、单位决策机关、业务部门、合同归口部门的合同管理权限，通过层层授权，确保单位各部门在权限范围内审批或签署合同						
		设置合同业务岗位	根据不相容岗位相互分离原则合理设置合同业务岗位，明确岗位职责、权限。在岗位授权范围内进行合同洽谈、拟订合同文本并落实合同的履行，确保合同签署目的的实现						
		建立合同归口管理机制	医院可指定办公室或财务部门作为合同归口管理部门，对合同实施统一归口管理，管理合同印章；管理与合同有关的法人授权委托书；定期检查和评价合同管理中的薄弱环节，采取相应的控制措施，促进合同的有效履行						
	合同前期准备控制	合同策划与调查环节控制	医院应明确合同签订的业务和事项范围，严格审核合同策划目标是否与单位职责使命和战略目标一致；单位应当组建调查小组调查合同对方的主体资格、履约能力、资信情况						
		合同谈判控制机制	医院应根据市场实际情况选择适宜的洽谈方式，并通过组建素质结构合理的谈判团队开展谈判，记录谈判过程并妥善保存，建立严格的责任追究制度						
	合同订立控制	合同文本拟订和审核控制	合同文本一般由业务承办部门起草、归口管理部门审核、法律专业人士参与，保证合同内容和条款的完整准确。单位应当建立合同会审制度，制定合同审签表格，规范合同审核程序，严格审核合同文本						
		合同文本签署和登记控制	医院应合理划分各类合同的签署权限和程序，按照规定的权限和程序与对方当事人签署合同，严禁超越权限签署合同。单位应实行合同连续编号管理，按照统一编号对合同订立情况进行登记，建立合同管理台账						

续表

控制类别	一级评价指标要素	二级评价指标要素	要素定义	建设情况			执行情况		
				尚未建设	基本建设	完整建设	尚未执行	基本执行	完全执行
合同	合同执行控制	建立合同履行监控机制	医院应对合同履行情况实施有效监控，强化合同履行过程及效果的检查、分析和验收，确保按合同规定履行本单位义务，并敦促对方积极执行合同条款，保证合同有效履行						
		合同变更控制机制	医院应结合自身实际情况对合同履行中签订补充合同或变更、解除合同等按照国家有关规定进行审查，根据需要及时补充、转让甚至解除合同						
		建立合同纠纷控制机制	医院应明确合同纠纷的处理办法及相关的审批权限和处理责任，在规定范围内与对方协商谈判。合同纠纷协商一致的，双方签订书面协议，经协商无法解决的，根据合同约定方式解决						
		建立合同结算控制机制	医院财务部门应当在审核合同条款后办理价款结算和账务处理业务，按照合同规定付款，及时催收到期欠款。未按照合同条款履约的，财务部应在付款之前向单位有关负责人报告						
	合同后续管理控制	合同保管与归档控制	医院应对合同文本进行科学分类和统一编号，按照类别和编号妥善保管合同文本，建立合同台账，加强合同信息安全保密工作，实施合同管理责任追究制度，对合同保管情况实施定期和不定期检查						
		合同管理检查评估	医院应当建立合同管理情况检查评估制度，至少于每年年末对合同管理的总体情况和重大合同履行的具体情况进行分析评估。对分析评估中发现的不足，单位应当及时加以改进						

三、公立医院内部控制评价流程

内部控制自我评价的方式、范围、流程和频率，由单位根据业务活动变化、实际风险水平等自行确定。规范的内部控制自我评价流程是确保医院内部控制自我评价工作高效开展的关键。

医院内部控制自我评价流程一般包括制订内部控制评价工作方案、组成内部控制评价工作小组、内部控制评价实施、内部控制缺陷认定、内部控制评价报告等环节。

（一）制订内部控制评价工作方案

医院内部控制自我评价机构应当根据单位内部监督情况和管理要求，分析医院运行管理过程中的高风险领域和重要业务事项，确定检查评价方法，制订科学合理的评价工作计划和方案，报经本单位领导小组批准后实施。

内部控制评价工作方案应当包括确定评价对象、控制区域对象重要性质、评价项目主体范围、工作任务、人员组织、进度安排和费用预算等相关内容。评价工作方案可以全面评价为主，也可以根据需要采用重点评价的方式。

一般而言，内部控制建立与实施初期，实施全面综合评价有利于推动医院内部控制工作的深入有效开展；内部控制系统趋于成熟后，医院可在全面评价的基础上，更多地采用重点评价或个别评价，以提高内部控制评价的效率和效果。

（二）组成内部控制评价工作小组

由于内部控制自我评价是一项涉及面广、专业技能要求较高的工作，因此，在开展内部控制自我评价工作时，有必要根据评价项目的需要，组织吸收内部相关机构熟悉情况、参与日常监控的负责人或岗位人员参加，组成专门的内部控制评价工作组，专责执行内部控制自我评价。

评价工作小组主体人员的选择需要进行综合性考虑，而对内审部门、注册会计师、管理层、政府部门专家人员等都需要将其考虑进来，以发挥他们的优势，规避他们的劣势，获得更加公正、客观、合理的评价结果。

进行内部控制评价时要确保这些人员掌握单位内部控制评价的内容、目标、流程和方法，具备匹配的业务技能和责任心，并保持一定的独立性。必要时，可聘请外部专业机构参与评价。

（三）内部控制评价实施

1.各职能部门自评

各职能部分对本部门涉及的控制活动进行自评，出具《内部控制自评报告》，各部门负责人审核后，提交内部控制评价小组。

2.现场测试

现场测试开始时，内部控制评价小组首先根据各部门的自评报告，了解其单位层面和业务层面内部控制设计和执行的基本情况、业务风险点和主要控制措施。

根据了解到的医院内部控制基本情况，按照评价人员具体分工，综合运用抽样法、穿行测试法、实地查验法等各种评价方法对内部控制设计和运行的有效性进行现场检查测试，按要求填写工作底稿、记录相关测试结果，并对发现的内部控制缺陷进行初步认定。

评价工作底稿应进行交叉复核签字，并由内部控制评价小组负责人审核签字确认。内部控制评价小组将评价结果及现场评价报告向被评价单位进行通报，由被评价单位相关负责人签字确认后，提交医院内部控制自我评价机构。

（四）内部控制缺陷认定

内部控制评价机构汇总评价工作组的评价结果，对工作组现场初步认定的内部控制缺陷进行全面复核、分类汇总，对控制缺陷的成因、表现形式以及风险程度进行定性和定量的综合分析，按照对控制目标的影响程度判定缺陷等级。对于认定的内部控制缺陷，内部控制评价机构应当结合单位领导班子的要求，提出整改建议，要求责任单位及时整改，并跟踪整改落实情况；已经造成损失和负面影响的，应当追究相关人员的责任。

（五）内部控制评价报告

内部控制自我评价机构以汇总的评价结果和认定的内部控制缺陷为基础，综合内部控制工作整体情况，客观、公正、公平、完整地编制内部控制自我评价报告，并报送单位领导班子，由单位负责人最终审定后对外发布。内部控制评价报告至少应当包括真实性声明、评价工作总体情况、评价依据、评价范围、评价程序和方法、风险及其认定、风险整改及对重大风险拟采取的控制措施、评价结论等内容。

（六）内部控制评价常用方法

1.定性评价方法

（1）流程图法。流程图法指利用符号和图形来表示被评价机构组织结构、职责分工、权限、经营业务的性质及种类，各种业务处理规程、各种会计记录等内部控制状况的示意图。可以使评价人员清晰地看出被评价机构内部控制体系如何运行、业务的风险控制点和控制措施，有助于发现各内部控制体系设计的缺陷。

（2）抽样法。抽样法是一种通过抽取一定有代表性的样本进行调查和测试，根据样本来推断总体状况的评价方法。这个方法较多地被用于行政事业单位业务流程内部控制有效性的评价，比如，收支业务、采购业务、实物资产、合同管理等流程。使用这种方法的时候重点在于确定抽样总体的范围和样本的选取方法。总体应该适合测试的目标并且包括所有的样本。样本的选取方法包括随机数表或计算机辅助技术选样、系统选样、随意选样。

（3）问卷调查法。问卷调查法指评价者利用问卷工具使受访者只需作出简单的"是/否"或"有/无"的简单回答，通过问卷调查结果来评价内部控制系统的方法。

调查问卷要放宽受访者的选取口径，应包括行政事业单位各个层级的员工，从单位负责人到部门领导、基层员工要全层级覆盖，这样的调查结果才更具有可信度，利于内部控制有效性的评价。

（4）穿行测试法。穿行测试法是指通过抽取一份全过程的文件，按照被评价单位规定的业务处理程序，从头到尾地重新执行一遍，以检查这些经济业务在办理过程中是否执行了规定的控制措施，并通过其处理结果是否相符，来了解整个业务流程执行情况的评价方法。

业务流程检查要求样本尽量贯穿整个流程，一些抽样可以选择逆向检查，即先从会计凭证着手抽取样本向前追溯，以保证贯穿业务流程，进而对业务流程控制设计和运行的有效性作出评价。一般情况下只需要选择若干重要环节进行验证即可，但是对特别重要的业务活动，则必须进行全面的检查验证，以免造成不应有的失误。

（5）个别访谈法。个别访谈法是指根据评价的需要，对被评价单位员工进行单独访谈，以获取有关信息。该方法主要用于了解行政事业单位内部控制的基本情况。评价人员在访谈前应根据内部控制评价目标和要求形成访谈提纲，如有必要可先提供给被访谈者用于准备，被访谈人员主要是单位领导、相关机构负责人或一般岗位员工。评价人员在访谈结束后应撰写访谈纪要，如实记录访谈内容。

（6）实地查验法。实地查验法主要针对业务层面的内部控制，它通过使用统一的测试工作表，与实际的业务、财务单证进行核对的方法进行控制测试。如对财产进行盘点、清查、以及对存货出、入库等控制环节进行现场查验。现场对现金、存货、固定资产、票据进行盘点，入库单是否及时录入管理信息系统，再如检查收取票据"被背书人"栏是否及时注明本单位名称、印鉴是否分开保管、网银卡和密码是否由不同人员保管等。

实地查验法的结果有多种体现方式：对某一业务流程的控制评价，可以通过评估现有记录的充分性来评价控制程度；描绘出常规业务的处理流程图，直观发现流程图中可能出现的错误，评价控制流程的风险点；通过文字描述反映相关控制情况。

（7）比较分析法。比较分析是通过数据分析针对同一内部控制内容和指标，在不同的时间和空间进行对比，来说明实际情况与参照标准的差异。比如，对行政事业单位采购控制进行分析时，可以采用本期实际采购数据和本期预算数据作对比，找到超预算的项目进行重点审查。

（8）自我评估法。自我评估法指根据内部控制目标，领导和员工共同定期或不定期地对内部控制体系的有效性实施自我评估的方法。自我评估方法关注业务的过程和控制的成效，目的是使单位领导了解自身内部控制存在的缺陷以及可能引致的后果，然后让其重视，并不断修正。

2.定量评价方法

定量法是通过引入数学计量方法和系统工程学方法来设计模型、对指标进行量化。目前，学术界并没有定论，还处于探索阶段。例如，层次分析法、模糊综合评价法等。鉴于内部控制定性评价方法的主观性强、可比性差，大多数学者尝试在定量评价方法上有所突破。实际上，定性评价和定量评价这两种方法各有所长，两者是优势互补的。定性评价的目的在于把握内部控制"质"的规定性，形成对其完整的看法。任何事物都是质和量的统一体，评价过程中，定性评价和定量评价并不能截然分开。

本书综合一些学者的研究成果，提供了一种定性和定量相结合的模糊综合评价方法以供参考。

（1）评价原理介绍。模糊数学是一种运用科学的数学方法解决和分析模糊性现象的应用性数学，这一理论最初由美国控制论专家查得教授在1965年提出，近些年来不断发展并且日益成熟，形成了一整套方法体系，在实践应用中发挥日益重要的作用，尤其在绩效评价、人才评价、企业文化评价等领域应用价值更为巨大。对模糊数学方法加以应用，能够有效地提高内部控制的评价质量，能够更加有效地保证企业的内部控制目标加以实现。同时，模糊数学方法的应用还能够为内部控制对象的实际控制效果创造现实的经验价值，具有十分重要的作用。

综合评价法将所要评价的对象进行综合性的分析，全方位、多角度地考量各个影响因素的不同作用，进而判断总体的实际评价。不过很多时候，对总体的综合评价并不是简单一加一、对各项要素进行叠加，而是采用模糊语言进行描述，系统性地阐述很多因素是十分必要的，如我们运用模糊数学方法来进行总体的综合评价，以判断总体处于优、良、中、差哪个层次。这就是我们通常所说的模糊综合评价方法的有效运用。

层次分析法更多地对评价对象使用了定性与定量的分析方法，通过两者的有效结合来判断评价目标的变化。层次分析法也可以与模糊数学方法进行综合，为评价对象构建科学、合理、高效的内部控制综合评价模型，以快速准确地统计出不同层次的不同评价结果。

（2）评价模型的应用

①确定内部控制定性评价等级集。通过内控评价工作小组的讨论，可将内部控制评价的等级集分为V＝（V1，V2，V3，V4，V5＝优，良，中，较差，差）。各位专家可从根据单位内部控制的实际情况对具体评价指标的控制状况给出优、良、中、较差、差五个等级。

②运用层次分析法确定各定性指标间的权数分配。运用层次分析法判定并设定各层次指标权重。层次分析法的基准是每一类指标的层级关系，每个有上层级指标的指标与同属于一个上层级指标的同层级指标所赋予的权重之和为100%。在赋权的方法上，采取德尔菲法，首先设计调查问卷，调查问卷详见附录，然后，引入9级标度法（见下表14-3）内控评价组的成员对各个层次内要素进行重要程度赋值，最后，内控评价组成员达成一致，得到最终权重。示例表格如下：单位层面评价指标相对重要性及权重计算表（见表14-4）、第二层次指标对组织架构的相对重要性判断及权重计算表（见表14-5）。

表14-3　　　　　　　　　　　　1-9标度表

标度	含义	标度	含义
1	表示两个要素相比，具有同样重要性	9	表示两个要素相比，前者比后者极端重要
3	表示两个要素相比，前者比后者稍重要	2、4、6、8	表示上述相邻判断的中间值
5	表示两个要素相比，前者比后者明显重要	倒数	若要素i与要素j的重要性之比为aij，那么要素j与要素i的重要性之比为aij=1/aij
7	表示两个要素相比，前者比后者强烈重要		

表14-4　　　　　单位层面评价指标相对重要性及权重计算表

评价指标	组织架构	工作机制	关键岗位	关键岗位人员	会计系统	信息系统	Wi
组织架构							
工作机制							
关键岗位							

续表

评价指标	组织架构	工作机制	关键岗位	关键岗位人员	会计系统	信息系统	Wi
关键岗位人员							
会计系统							
信息系统							

表14-5　　第二层次指标对组织架构的相对重要性判断及权重计算表

评价指标	内部控制机构设置	相关部门沟通协调	单位负责人任职情况	内部监督部门设置	Wi
内部控制机构设置					
相关部门沟通协调					
单位负责人任职情况					
内部监督部门设置					

（3）通过一致性检验

根据以上过程计算得出的权重，通过一致性检验确保工作小组成员判断的科学合理性。一致性检验一般是通过计算一致性比例值CR确定一致性程度。当CR值小于0.1时通过检验。

（4）运用模糊综合评价法进行评价

在模糊综合评价法构建中，以单位层面和业务层面评价指标作为因素集，将以上步骤计算的权重作为权重集，由评价小组成员对单位设计有效性和执行有效性进行综合评价打分，设定"优、良、中、较差、差"五级评语隶属等级，依次对应分数为90-100分、80-90分、70-80分、60-70分、0-60分。

考虑到当单位内部控制体系完全建成以后，内部控制设计有效性和执行有效性同等重要，赋值内部控制设计有效性和执行有效性权重相等，各为50%。

确定设计有效性和执行有效性权重后，评价小组成员分别对两个层次的因素有效性进行评分并按照加权平均法求出各因素的有效性分值，形成评判向量。

最后将权重向量与评判向量相乘即得到行政事业单位内部控制有效性分值。

以单位层面指标要素为例，计算方法见表14-6。

表14-6 单位层面指标要素综合评价计算表

一级评价要素	二级评价要素	权重	评价小组评价		要素综合评分	
		% ①	建设情况②	执行情况③	建设情况 ④=①×②	执行情况 ⑤=①×③
组织架构	内部控制机构设置					
	岗位职责权限					
	相关部门沟通协调机制					
	内部监督部门设置					
工作机制	决策、监督、执行分离机制					
	风险评估机制					
	议事决策机制					
	议事决策问责机制					
	内部监督制度建设					
关键岗位	关键岗位轮岗机制					
	关键岗位问责机制					
关键岗位人员	关键岗位人员资格					
	关键岗位人员培训					
	关键岗位人员职业道德					
	关键岗位人员惩戒					
会计系统	会计机构设置					
	会计人员配备					
	会计政策制定					
	会计业务管理					
信息系统	会计核算系统建设					
	内部控制信息系统					
	信息内部公开机制					
	信息技术安全管理					
综合得分					∑④	∑⑤

四、公立医院内部控制评价结果的使用

公立医院内部控制自我评价机构应当根据内部控制自我评价结果，结合内部控制评价工作底稿和内部控制缺陷汇总表等资料，按照规定的程序和要求，及时编制内部控制自我评价报告。

（一）内部控制自我评价报告的内容和格式

内部控制自我评价报告是内部控制自我评价工作的结论性成果。医院应当根据《行政事业单位内部控制基本规范》《公立医院内部控制管理办法》及单位实际情况，对内部控制自我评价实施的过程及结果进行总结和汇报。具体来说，一般至少包括下列内容。

1.明确内部控制评价的目标和主体

单位内部控制评价的目标是合理保证单位经济活动合法合规、资产安全和使用有效、财务信息真实完整，有效防范舞弊和预防腐败，提高公立医院的公益性。

内部控制评价的主体是×××公立医院。

2.真实性声明

声明单位领导对报告内容的真实性、准确性、完整性承担个别及连带责任，保证报告内容不存在任何虚假记载、误导性陈述或重大遗漏。

3.评价工作总体情况

包括单位内部控制评价工作的组织形式、领导体制、工作总体方案和进度安排、组织协调和汇报途径等。

4.评价依据

说明单位开展内部控制评价工作所依据的法律法规和规章制度。如《行政事业单位内部控制基本规范》《公立医院内部控制管理办法》和单位相关内部管理制度。

5.评价范围

描述内部控制评价所涵盖的被评价单位以及纳入评价范围的业务事项，即全面检查评价，还是就某特定业务内部控制的检查和评价。内部控制评价的范围应当涵盖本级及所属单位的各种业务和事项，在全面评价的基础上突出重要性原则，重点关注单位运行管理的重要业务事项和高风险领域，确保不存在重大遗漏。

6.评价的程序方法

描述内部控制评价工作遵循的基本流程以及评价过程中采用的主要方法。

7.以前期间检查中发现的内部控制缺陷及其整改情况

如果单位以前期间内部控制评价中发现了内部控制存在缺陷，要把缺陷的具体情况、认定标准和现在的整改情况予以说明。

8.本次检查中发现的内部控制缺陷及其认定

描述适用本单位的内部控制缺陷具体认定标准和认定程序，并声明与以前年度保持一致，若不一致，说明原因；根据内部控制缺陷认定标准，确定评价本次检查存在的重大缺陷、重要缺陷和一般缺陷。

9.内部控制缺陷的整改情况及拟采取的整改措施

针对评价期末存在的内部控制缺陷，阐明拟采取的整改措施及预期效果。对于评价期间发现、期末已完成整改的重大缺陷，说明单位有足够的测试样本显示，与该重大缺陷相关的内部控制目前保持了设计与运行有效。

10.评价结论及改进意见和建议

对不存在重大缺陷的情形，出具评价期末内部控制有效结论；对存在重大缺陷的情形，不能作出内部控制有效的结论，并需描述该重大缺陷的成因、表现形式及其对实现相关控制目标的影响程度。自内部控制评价报告基准日至内部控制评价报告发出日之间发生影响内部控制有效性的因素，内部控制评价部门必须对其性质和影响程度予以核实，并根据核查结果对评价结论进行相应调整。

（二）内部控制自我评价报告的编制时间

内部控制自我评价报告按照编制时间的不同，分为定期报告和不定期报告。定期报告是指单位至少每年进行一次内部控制自我评价工作，编制自我评价报告，并由单位领导对外发布或以其他方式合理利用。不定期报告是指单位出于特定目的或针对特定事项而临时开展的内部控制自我评价工作并编制形成自我评价报告。不定期报告的编制时间和编制频率由单位根据实际情况确定。

（三）内部控制自我评价报告的报送与使用

内部控制自我评价报告完成后，可以征求内部纪检监察部门的意见，最后提交党委会审批，由党委会对拟采取的整改计划和措施作出决定，内部控制职能部门或者牵头部门根据审批结果组织整改，完善内部控制，落实相关责任。

内部控制评价报告必须按规定报送各级财政、审计、基建检查等外部监管部门，接受监督检查。其中，各级财政部门及其派出机构应当根据内部控制自我评价报告，了解医院内部控制建立和实施的基本情况，以此作为对医院实施内部控制监督检查的依据和参考。同时，还可以据此掌握医院内控规范建设过程中遇到的问题和经验，并制定有针对性的对策和措施，以更好地指导和监督医院内部控制建设。

各级审计机关及其派出机构在开展单位内部控制审计时，应当参考医院内部控制自我评价的结果，有针对性地制订审计工作方案，揭示内部控制存在的缺陷，提出审计处理意见和建议，并督促医院进行整改。

内部控制自我评价报告应当作为公立医院完善内部控制的依据和考核评价相关工作人员的依据。对于执行内部控制成效显著的相关部门及工作人员提出表扬、表彰，对违反内部控制的部门和人员提出处理意见；对于认定的内部控制缺陷，内部控制职能部门或牵头部门应当根据单位负责人的要求提出整改建议，要求责任部门或岗位及时整改，并跟踪其整改落实情况；已经造成损失或负面影响的，医院应当追究相关工作人员的责任。

五、公立医院内部控制运行维护

内部控制可以将制度的建设与优化评价工作变为常态，逐步实现制度的稳定性，并不断优化其执行，最终将制度建设工作实现系统化、规范化、流程化，促进医院的经济活动与业务活动管理从目标管理走向流程管理。内部控制体系的建立只是内部控制工作的起步阶段，内部控制体系的运行与维护才是内部控制发挥作用的核心环节。

内部控制体系的运行与维护涉及单位每年的内部控制检查、评估、整改等事项。医院应通过内部控制自我评价阶段的检查、评估与修订，做到内部控制制度流程化、流程可操作化；通过内部控制的考核、评价与监督，进一步优化内部控制流程、修改制度、控制关键风险点，如此形成常态机制，医院内部控制机制才能更好地发挥作用。

（一）年度内部控制目标的确定

内部审计部门组织单位各部门开展内部控制工作回顾及检讨会，总结单位层面及各业务流程层面内部控制的缺陷及风险，形成内部控制状况分析报告及下年度改进计划。

内部审计部门根据内部控制分析报告和下年度改进计划及单位整体部署编制年度内部控制工作目标及工作方案，经单位负责人审核后报纪检监察部门备案。

单位每年年底召开审计与内部控制建设会议，会议讨论经审核后的年度内部控制工作目标及工作方案。会议根据单位部署及目前内部控制状况审议并确定下年度内部控制工作目标及工作方案。经与会领导审批的年度工作目标及工作方案须经参会人员签字并以红头文件形式下发给各部门、附属单位执行。

（二）内部控制工作的执行、监督与考核

1.内部控制状况自评

根据单位下达的年度内部控制工作目标及工作方案，内部审计部门于每年2月底下发关于各部门、附属单位开展内部控制自评工作的通知，要求各部门按照医院《内部控制手册》及《行政事业单位内部控制基本规范》《公立医院内部控制管理办法》对部门工作流程规范性及潜在业务风险等进行自我评价。

内部审计部门根据年度工作目标设计各部门的内部控制自评工作底稿，底稿设计要求能识别出关键业务环节的风险，真实了解部门工作情况。各部门负责协调内部控制人员根据内部审计部门的内控自评工作底稿，通过了解部门各业务人员的工作情况填写，同时根据医院年度内部控制工作目标及本部门的现状撰写部门内部控制现状评价报告及改进计划，报本部门负责人审核并签字确认。

经审核的自评价工作底稿、内控现状评价报告及改进计划须经单位负责人签字后报内部审计部门汇总。内部审计部门根据各部门提交的自评底稿、内控现状评价报告及改进计划汇总编制详细的年度内部控制工作自评报告及改进计划，经单位负责人签字后报上级监管部门备案。

2.内部控制执行与监控

医院各部门在工作中应按照《内部控制手册》中的流程要求开展经济业务活动。各部门应按照年初提交的内部控制改进计划，对业务流程进行优化调整，以达到降低经济业务活动风险的目的。

在提交业务流程调整申请时，调整方案须经财务部门审核，审计部门根据流程调整幅度及对单位的影响程度大小决定是否请相关内部控制专家进行评估，审计部门须在申请文件中签署关于流程调整的内控风险评估意见，之后申请部门根据单位相关制度及《内部控制手册》的要求提请相关部门及人员审批。审批后的调整方案须提交财务部门留档并报审计部门、纪检监管部门备案。

审计部应定期或不定期地对单位层面和业务流程层面的内部控制执行情况进行突击检查。检查时可以根据《内部控制手册》的要求核查部门提交的相关业务

活动执行情况的证明材料，也可以采取现场勘察、非定向访谈等形式了解各部门不同业务的执行情况，检查中应做好检查记录、访谈记录，形成工作底稿，按类别对检查资料进行存档。

检查完成后应形成检查报告，提交审计部门负责人审核后报财会部门、单位负责人、纪检监管部门审阅。

3.内部控制执行情况年终检查

每年十月左右，审计部门根据年度工作计划、《内部控制手册》及《行政事业单位内部控制基本规范》《公立医院内部控制管理办法》的要求对各部门、附属单位内部控制执行情况进行年终检查，检查前应拟订检查方案。检查中应抽取重大投资、采购、建设工程项目等业务为样本进行内部控制穿行测试，详细了解经济业务执行流程，发现经济业务活动中的舞弊行为。

内部控制执行情况检查需进行大量访谈，访谈对象应为各部门分管领导及业务执行人员，为保证访谈的真实有效性，访谈前可不征求被访谈部门领导意见，采取随机访谈形式，访谈中应做好访谈记录并存档。内部控制检查过程中所有穿行测试材料应取得复印件，随同该业务的测试底稿、访谈记录一同形成检查文件，分类存档。

检查结束后审计部门应对每个部门、附属单位出具内部控制执行情况年终检查报告，详细汇报检查中发现的问题，检查报告原则上须经被检查部门领导签字确认，对于检查中发现的重大舞弊、越权操作等问题且须进一步调查的事项可以不经被检查部门领导签字，但应取得充分的书面及访谈证据。

内部控制检查报告须经审计部门负责人签字后报单位负责人及纪检监管部门审核，审核后报内部控制项目小组审阅，讨论决定是否对检查中发现的重大问题组织审计、对相关人员进行进一步审查或采取相关整改措施。

经审阅后的检查报告应经项目小组长签字，并由审计部门存档。审计部门在编制内部控制检查报告的同时应编制内部控制评价报告，内部控制评价报告的编制与审批及披露等按《内部控制手册》执行。

医院应根据内部控制体系建设的情况定期组织修改《内部控制手册》，根据过去内部控制执行中对流程进行的优化及检查发现的问题修改《内部控制手册》，使《内部控制手册》中的流程更加符合单位廉政风险防控的要求。《内部控制手册》的修改由财会部门组织，修改后应按要求报相关领导审核，最后应根据单位制度修改的流程经决策机构审批后下达。

4.监督与考核

内部控制工作的监督部门为内部审计与纪检监管部门，审计部门牵头负责内部控制工作的自评、执行、年终检查等环节的监督。

审计部门与纪检监管部门应开放多条信息反馈与投诉渠道，设置投诉箱、投诉电话及投诉邮箱等接受各部门和人员的投诉，防止内部控制工作人员在执行内部控制检查工作中徇私舞弊。内部控制工作的监督检查结果与各部门的业绩考核挂钩，在内部控制检查中发现的重大问题应追究相应业务人员及部门领导的责任。

各部门负责人在内部控制部门自评时负责本部门风险及内部控制缺陷的识别，配合审计部门的内部控制评价、检查等工作。对医院确定的内部控制整改方案积极配合落实整改。

对于要求整改的内容没有整改或整改不到位的，如果被审计部门或者纪检监管部门发现，将纳入部门负责人绩效考核。

以上方案通过落实内部控制的基本要求，运用内部控制建设阶段的成果，构建内部控制"目标确定→执行→监督→检查与总结→确定下年度目标"的管理闭环，为单位内部控制工作落到实处提供了一定的指导。

（三）内部控制的日常维护和持续优化

医院内部控制日常维护是指通过日常的教育培训、建立激励约束机制、培养单位内部控制文化等方式，确保本单位内部控制的有效运行。医院推行内部控制应强化培训，强化责任追究，强化激励奖惩机制，强化内外监督，为内部控制运行提供坚实保障。

内部控制作为一项专业的管理活动，在运行过程中需持续不断地辅以教育培训，使单位全体人员掌握内部控制的理念、方法，并将其运用到日常工作中。医院应在每年的内部控制工作计划中列入内控教育培训安排、内控工作研讨会议等，同时设计各类不同的主题，针对各层级管理人员和执行人员开展多种形式的培训，包括购买并组织学习内控书籍、组织召开内控专题交流会议、聘请外部专家授课、组织内控发布成果培训、保证医院各层级人员一定课时的内控学习时间，使内部控制运行工作常用常新。

医院应运用多种形式，将风险管理文化和内部控制理念引入医院现有文化，不断强化和提升各级管理人员和执行人员的自觉执行意识，如在OA专栏宣传内控知识、发布项目信息，在医院内刊发布内控专题、新闻稿，举行在线辩论、考试等多种形式的内控知识竞赛，开展内控专题有奖征文等互动。

　　需要强调的是，医院内部控制的持续运行不是终点，还应当对内部控制运行过程进行持续优化。不论原有的内控体系多么完美，随着时间的推移、内外部环境的变化都可能出现某些问题，包括具体实施部门、内部审计及纪检监管等部门发现的问题，这些问题应当及时反馈到内控牵头部门，定期加以优化。

第十五章　互联网诊疗与医联体背景下的内部控制管理

一、互联网诊疗概述

2015年李克强总理在《政府工作报告》中首次将"互联网+"计划提升至国家战略层面，为互联网诊疗提供了广阔的发展空间。互联网诊疗是以互联网为载体，以大数据、人工智能、移动互联技术、云计算、物联网、区块链等数字技术为手段，通过在线诊疗、健康管理、医疗信息查询、电子健康档案、电子处方、疾病风险评估、远程医疗和康复等多种形式，提供线上医疗服务的新型就医模式。互联网诊疗产生于长期以来形成的看病难问题。2017年，习近平总书记在中央政治局学习会议上强调，推进"互联网+医疗"等服务，让百姓少跑腿、数据多跑路，提升公共服务质量，满足人民对美好生活的向往。2018年4月25日，国务院办公厅下发《关于促进"互联网+医疗健康"发展的意见》的文件，明确提出"鼓励医疗机构应用互联网等信息技术拓展医疗服务空间和内容，构建覆盖诊前、诊中、诊后的线上线下一体化医疗服务模式"。2020年，新冠肺炎疫情更是加速了这一模式的发展和应用。尤其是互联网技术和信息化手段的发展与广泛应用，可以为解决这一问题提供思路和可能。因此，如何以患者为中心，为群众提供优质医疗服务，坚持"互联网+医疗健康"建设，推动便民惠民服务向纵深发展是一个热点问题。2020年5月21日，国家卫生健康委办公厅印发《关于进一步完善预约诊疗制度加强智慧医院建设的通知》，充分肯定智慧医院和互联网医院建设、预约诊疗在应对疫情、满足人民群众就医需求等方面发挥的积极作用，并要求各医院进一步建设完善医院互联网平台，发挥互联网诊疗与互联网医院高效、便捷、个性化等优势。

发展互联网诊疗，有助于进一步推动医改纵深发展。受区域经济发展水平不一致影响，我国医疗卫生资源也存在分布不均匀的情况，但是借助互联网这一能够跨越空间距离的先进技术，能够将分布各地的医疗卫生资源更好地整合起来，从而大大提高医疗卫生资源配置效率，使得各地的医疗卫生资源能够为更多人提供医疗卫生服务，而不再是仅仅局限于当地。而不断发展起来的互联网医院一般应具有以下3个特征：（1）具有医疗机构资质，可从事诊疗活动；（2）具有线上、线下协同特质；（3）具有专业的医疗人员和诊疗规范。总结起来，我国目前互联网医院建设模式主要有3种：自建模式、共建模式、平台模式。王政等（2020）认为，目前我国大多数的互联网医院还处在1.0版本，提供预约挂号、线上缴费、报告查询、图文咨询频问诊等基础功能，少数互联网医院可实现在线问诊、处方流转、医生辅助和医院流程优化为代表的2.0版本。而真正实现结合线上、线下配置更多优质资源，快速、便捷地服务基层和贫困地区的群众，做到线上预约问诊、线下检查治疗，院后健康管理智能随访，拥有远程医疗和智能穿戴设备，实现诊前、诊中、诊后全流程覆盖的3.0版本，只有极少数自建的互联网医院能够做到。

二、互联网诊疗背景下的内部控制管理

李杨、冯源（2020）认为，由于目前国家还没有出台专门针对互联网医疗的法律规范体系，所以导致互联网医疗在实际发展过程中面临着不少法律困境。比如，从事互联网医疗的技术标准，并没有相关法律规范来予以明确。比如，多点执业的法律困境，因为《职业医师法》明确规定了医师职业只能在注册的执业地点从事医疗卫生服务工作，而无法在注册地点之外的地方自由执业，那么医师就无法通过互联网随意向患者提供医疗卫生服务。又如法律主体增多，在互联网医疗中，其法律主体主要有患者、互联网企业、药品生产与经营者、医疗机构等，各个主题彼此需要承担怎样的责任与义务，这些都需要出台相关法律法规来予以明确。可见，互联网诊疗作为医疗领域的新突破，对于解决我国医疗卫生领域存在的问题将起到极大的促进作用，有着光明的发展前景。但是在其发展过程中，同样面临着诸多制度上的问题。从内部控制建设来说，其同样面临着突出的问题，甚至对公立医院的内部控制提出了更高的要求。内部控制能力的提升，也为公立医院互联网诊疗健康稳定的发展发挥了重要的保障作用。为此，2021年1月1日执行的《公立医院内部控制管理办法》中专门论述了互联网诊疗的内部控制相关控制要求："包括实现互联网诊疗业务归口管理；是否取得互联网诊疗业务准入资格；开展的互联网诊疗项目是否经有关部门核准；是否建立信息安全管理制度；

电子病历及处方等是否符合相关规定等。"

传统就医模式下内部控制建设已经不能适应当前互联网诊疗的快速发展的需要，它要求公立医院在建设内部控制体系时，应该运用内部控制的方法论与思路思考互联网诊疗背景下如何应对可能出现的制度风险、财务风险、采购风险、信息系统安全风险、医患矛盾风险等突出问题。例如，面对面的诊疗交易变为互联网线上交易时，制度的不完善会使医保资金的安全面临极大挑战。再如，医生多点执业、医师和药师资格审查、远程医疗、药品管理、医疗广告等，都需要严谨立法定规。此外，医疗健康大数据在医疗行业的竞争中具有较大商业价值，受利益驱使，少数缺乏从业道德的第三方企业可能会非法兜售和分析用户个人数据，加之现有平台系统本身的技术漏洞可能会造成数据泄露，诊疗数据面临极大的信息安全泄露风险。

三、医联体概述

党的十八大以来，医联体模式逐渐被政府部门所关注。2016年《国务院关于印发"十三五"深化医药卫生体制改革规划的通知》（国发〔2016〕78号）明确提出：推动建立医疗联合体，提升基层医疗卫生服务能力。2016年《"健康中国2030"规划纲要》在创新医疗卫生服务供给模式上提出完善医疗联合体、医院集团等多种分工协作模式，提高服务体系整体绩效。2016年国家卫健委发布《关于开展医疗联合体建设试点工作的指导意见》（国卫医发〔2016〕75号），2017年国务院办公厅发布《关于推进医疗联合体建设和发展的指导意见》（国办发〔2017〕32号）等文件，要求各地逐步开展多种形式的医联体建设工作。紧接着，2018年4月，国务院办公厅出台《关于促进"互联网+医疗健康"发展的意见》，明确要求"医联体积极运用互联网技术，加快实现医疗资源上下贯通、信息互通共享、业务高效协同"，鼓励"医联体内上级医疗机构借助人工智能等技术手段，面向基层提供远程会诊、远程心电诊断、远程影像诊断等服务，促进医疗联合体内医疗机构间检查检验结果实时查阅、互认共享"。2018年7月，为全面贯彻落实党的十九大精神和健康中国战略，进一步规范医联体建设发展，调动医疗机构积极性，国家卫生健康委员会会同国家中医药管理局印发了《关于印发医疗联合体综合绩效考核工作方案（试行）的通知》（国卫医发〔2018〕26号）。一系列的文件发布，足以证明国家对医联体这种诊疗模式开始重视，并开始推广。

医联体是分级诊疗制度的一种分工协作模式。医联体将同一个区域内的医疗资源整合在一起，由区域内的三级医院作为中心医院与二级医院、社区医院、村医院组成的一个医疗联合体。国际上虽没有医联体概念，但也有着许多建立在严谨的管理学意义上的医院之间协作和医疗之间联合的形式。医联体有多种表现形式。从医联体成员单位之间的合作紧密程度划分，可分为紧密型医联体、松散型医联体、半紧密型医联体，从优质医疗资源整合的方向区分，有横向和纵向医联体，从医联体构成实体的性质区分，有医院之间组成的综合性医联体，也有医院专科组成的联盟，从医联体分布区域来看，有城市医联体、县域医疗共同体。

四、医联体背景下的内部控制管理

2021年1月1日执行的《公立医院内部控制管理办法》中专门论述了医联体管理相关的内部控制：包括是否实现医联体业务归口管理；是否明确内部责任分工；是否建立内部协调协作机制等。从文件的内容来看，相关的控制内容的论述并不是那么详细。一方面说明相关的制度并不完善；另一方面也说明，医联体相关的控制正处于探索阶段，随着相关的问题不断显现，控制的问题显得愈加重要。

事实上，医联体作为一种新的医院间的分工协作模式，有利于提高整体医疗整体的实力和竞争力，实现医疗资源的优化配置。但是，随着医联体分级诊疗持续推进，其类似于"集团化"的经营管控显得更加必要和复杂化。例如，医疗机构间相互购买服务的结算问题，远程医疗服务和家庭医生签约的收费政策问题，检验检查、消毒供应、医院管理、医院后勤等服务的财务收支行为如何规范问题，医联体之间的信息化壁垒问题，数据共享问题，绩效管理问题，资金管理问题，公立医院与医联体共有资金如何进行内部资金利润分配问题，在投资及固定资产投入过程中以何种形式进行确认问题，等等。以资金管理为例，吕琳琳、吴起宏、赵宾（2019）认为，医联体集团一般分院众多，组织层次复杂，管理链条长，如何有效地监控集团内各级分院的经营运作，尤其是资金运作，确保其经营行为规范、安全和高效，是众多医联体集团力图解决但又很难解决好的问题。资金管理难度主要体现在两个方面：①财政资金。医联体不是独立法人，医联体单位不属于同一财政级别，财政资金来源主体不同。在财政投入上，原先的不同行政层次财政对不同层次医疗机构分别投入，是否会调整为对医联体统一投入呢？未来如果采取对医联体统一投入财政资金，医联体内部资金分配和调度的方式也会变化，对财政资金的内部控制难度也相应加大。②自有资金。自有资金是纳入同一账户统一管理还是分开管理，都会对财务管理模式产生影响。

本书认为，医联体相关的控制问题首先是会计控制问题。如果仅仅是医联体之间的业务合作是容易实现的，但是如果管理跟不上，相关的问题就会凸显，甚至影响医联体模式的长远发展。如果医联体内的各医院的财务体系相互孤立，未来将可能面临管理成本较高、信息阻隔和共享性差、财务数据分散和缺乏可比性、跨地区、跨级别医院的治疗对相关的收入计量影响问题、基层医疗的耗材与器械管理混乱问题、资金和资产管理及运营效率低等突出问题。因此，我们认为，作为医联体，应解决管控模式问题，处理好集权与分权之间的关系。在会计控制上可以考虑会计集中核算或者引入财务共享服务模式。将简单和重复性强的财务流程，例如业务收入流程、费用报销流程、影像扫描流程和会计档案管理流程等进行集中和标准化，通过财务共享平台提供财务会计核算、资金管理等服务。无论是会计集中核算还是引入财务共享服务模式，均有利于流程、数据、信息实现共享和贯通，有利于提升财务审核与核算的效率，有利于更好地进行资源配置，有利于降低人力成本，提升医联体运营管理的水平。此外，通过这种管控模式，有利于通过医联体中心医院的规范管理倒逼其他附属联合体的医院实现规范化，避免相关运营风险的发生。

其次，医联体相关的内部控制问题同样还会涉及预算管理问题，药品、卫生材料的管理问题，运营管理信息系统的一体化管理问题，成本管理问题，价格管理问题，医保支付问题等控制问题，对于这些问题，我们在前面的相关具体业务的内部控制中进行了论述，在此不再赘述。

第十六章 公立医院内部控制信息化

一、内部控制信息化概述

（一）信息化发展的三个阶段

信息化是指通过计算机技术的部署来提高单位的生产运营效率，降低运营风险和成本，从而提高单位整体管理水平和持续经营能力的过程。通俗地讲，信息化的过程就是不断建立和完善计算机信息系统的过程，这些信息系统为单位业务的自动化和管理的自动化提供基础。

信息技术及其应用在行政事业单位经过几十年的快速发展，大致经历了三个阶段：部门级应用阶段、多系统整合阶段、信息化管控阶段。

1.部门级应用阶段

单位信息化，首先要实现部门级应用，即每个部门能够实现自主数据采集，自主输入和查看本机数据，这是信息化普及的基础，比如，财务处使用财务管理系统，审计处使用审计管理系统，法务处使用合同管理系统，等等。

2.多系统整合阶段

在部门级应用通畅的情况下，开始进行跨部门数据整合和系统整合，将所有关键业务的数据进行集中管理和共享，这是信息化综合集成的基础。

在数据集中的基础上，还要着力解决一手数据即源数据的质量问题，保证数据的准确性和数据来源的稳定性。在这个阶段，将逐步取消手工单据，从根源杜绝数据差错、数据丢失等问题；同时，开始从工作现场直接采集数据，避免后期录入、推演等行为，保证数据来源的真实性和可靠性。

这个阶段的另一个特点是对信息系统访问统一登录入口，相关数据和信息在不同信息系统之间自由流动，方便不同权限用户的访问，增强跨部门、跨业务的协同。

3.信息化管控阶段

在信息化管控阶段，各种管理理念（如风险管理、内部控制等）开始被整合入各个业务流程中，在流程和制度固化的基础上，实现管办分离、审办分离、审管分离，实现对各种业务的全过程、全生命周期的管理。这一阶段，既需要强大的信息化实施推进力，也需要管理的创新和优化。如果单位的管理细节和管理内涵变了，信息化系统未及时更新，那么信息化系统将无法满足管理需求；如果单位建设了先进的信息化系统，但没有更新观念，那也是无法发挥信息化的优势的。

公立医院的信息化建设是医院管理的重要工具和手段，何谓公立医院信息化建设？对此，王韬（2017）指出：公立医院信息化建设是指以实现医院科学管理、高效运营、优质服务为目标，运用信息和通信技术，依据医院所属各部门需求设计个性化的信息收集、存储、处理、提取、交换和共享能力，满足所有授权用户的功能需求。该定义明确了信息化建设的目标与信息化建设的任务。

（二）内部控制信息化的含义

内部控制信息化是将内部控制嵌入信息系统，实现内部控制程序化和常态化，改变单位各项经济活动分块管理、信息分割、信息"孤岛"的局面，实现预算管理、收支管理、政府采购管理、资产管理、建设项目管理、合同管理等业务集成在统一平台上，减少或消除人为操纵因素，确保财务信息、业务信息和其他管理信息及时、可靠、完整的过程。

内控信息化有两层含义，一是内控工作自身的信息化；二是业务控制信息化，即通过信息技术，把内控要求嵌入业务和经营管理活动，实现自动监控。

内控工作自身的信息化是为了满足内控部门的工作需要，如风险评估、控制诊断、内控评价、内控报告等，使这些工作能够通过信息技术来实现，从而提高内控部门和内控人员的工作效率，降低内控工作自身的风险。

业务控制信息化分两种情形：一种是把内控要求嵌入现有的业务信息系统和管理信息系统，比如把内控机制和措施嵌入预算管理系统、收支管理系统、合同管理系统等，实现对业务操作的自动监控；另一种是把内控理念、内控制度、内控措施与业务流程一起规划设计，建立新型的自带内控的业务管控信息系统。这两种情形，也是实现单位内控信息化的两种思路。

公立医院的内部控制信息化建设并不是单独再搞一套信息化系统，而是融入现有的信息系统和补充现有的信息系统存在的问题，为医院的精细化管理提供服务，并搭建精细化管理的数据基础。其特点是以风险为导向，运用内部控制的方法和工具进一步规范现有的制度与流程，在前期流程梳理与流程再造的基础上，固化这些制度标准和具体规范，以实现管理运营效率的提升和数据信息的支持。

（三）内部控制信息化动因分析

内部控制建设的成果需要通过信息化才能落地实施。内部控制信息化是公立医院信息化不可分割的一部分，需要建立在现有信息化成果的基础之上。目前，行政事业单位内部控制信息化所处的阶段既是外部监管和内部管理的需要，也是我国行政事业单位信息技术发展到一定阶段的必然选择。

1. 内控信息化是监管要求

财政部《行政事业单位内部控制基本规范（试行）》第十八条指出：单位应当充分运用现代科学技术手段加强内部控制。对信息系统建设实施归口管理，将经济活动及其内部控制流程嵌入单位信息系统，减少或消除人为操纵因素，保护信息安全。对于公立医院内部控制信息化来说，《公立医院内部控制管理办法》（2020）第二十七条规定：医院应当充分利用信息技术加强内部控制建设，将内部控制流程和关键点嵌入医院信息系统；加强信息平台化、集成化建设，实现主要信息系统互联互通、信息共享，包含但不限于预算、收支、库存、采购、资产、建设项目、合同、科研管理等模块；应当对内部控制信息化建设情况进行评价，推动信息化建设，减少或消除人为因素，增强经济业务事项处理过程与结果的公开和透明。从目前的现实来看，虽然很多医院已经建立了内部控制手册，但真正通过信息化落地实施内部控制显得尤为迫切，尤其是如何处理与现有信息系统之间的关系，如何做好数据贯通，实现互联互通、信息共享成为难点。

2. 内控信息化是提升单位管理水平的手段

行政事业单位之所以要利用信息化手段加强对业务的控制，其核心目的就是要减少或消除人为操纵因素。除此之外，内控信息化还可以促进管理规范化、促进决策科学化、促进监督实时化、提升单位公共服务的效率和效果。内部控制信息化是实现从"人控"向"机控"转变的过程，可以提高单位的管理水平。具体体现在以下几个方面。

（1）在减少人为因素影响方面。内部控制信息化把经济活动的业务流程、不相容岗位相互分离、内部授权审批控制等要求固化到信息系统中，使业务流程和管理制度实现自动流转和主动提示，对违背内部控制管理规定的行为，能够"自动"制止，这不仅提高了系统信息的准确性，而且降低了日常工作出错的概率，减少了人为因素对管理制度执行的影响。

（2）在信息沟通方面。行政事业单位内部控制信息化通过业务活动与控制活动的有机整合，可以改变单位各项经济活动分块管理、信息分割、信息"孤岛"的局面。比如，单位在原有财务核算、资产清查等业务系统的基础上，通过建立统一的内部控制管理系统平台，将预算业务、收支业务、采购业务、项目管理、合同管理以及资产管理等经济活动统一到一个系统平台中，不仅可以打破单位内部各系统之间原有的界限，破除信息孤岛，提高信息的时效性和准确性，而且可以实现局部与总体管理控制工作的高度协调一致，有效扩大管理范围，赋能管理能力，实现高质量发展。

（3）在管理效率方面。行政事业单位内部控制信息化通过业务活动与控制活动的有机整合，可以实现内部控制的程序化和常态化，使单位领导的管理方式由传统的日常管理向例外管理转变，集中精力处理重大问题，进一步提高管理效率。单位利用内部控制信息系统可以实现信息的自动生成，能够形成满足日常管理需要的相关信息，各级领导干部在各自权限范围内，通过可视化界面，可以及时得到有关预算执行、文件流转和项目进展等方面的最新信息，有利于对业务的全程监控和实时决策。例如，在资金资产管理方面。内部控制信息系统通过与业务系统紧密衔接，通过与部门预算、国库集中支付、部门决算系统、资产清查系统之间进行良好的数据交流，同时通过对资金支付、项目全程管理、集中采购、收费等业务的全过程控制，实现单位资金资产管理的一体化，提高单位资金监管的执行效率和跟踪能力，及时进行财务计划优化，减少资金积压，保证资金使用优质、高效。

二、内部控制信息化的基本条件

内控信息化是"一把手工程"，需要做好信息化的顶层设计，规范与规划先行，精心组织，全员配合。内控信息化不是简单地从线下到线上的转化，也不是简单地将流程图转变为电子工作流，其重点在于"规则嵌入"，由系统自动筛选、剔除掉无效信息和不合规申请，通过计算和校验生成风险警示信息，并加以控制。

行政事业单位实施内控信息化，需要做好以下几项基础工作。

（一）理念先行

对于行政事业单位来说，内部控制体系建设是新事物，需要在不断探索中逐步推进、协调、再推进。单位领导对内控工作的重视和正确认识是内控信息化得以实现的前提。首先，领导者对内控和信息化要有正确的认识，知道将内控管理思想与信息化有机结合，去提高管理效率和效益；其次，领导者应带头使用内控信息系统并服从系统控制，不绕开系统去控制，不随便破坏系统控制的规则；再次，领导者要通过多种方式在不同场合宣传内控文化和机控文化。只有如此，内控信息化才能得到全员的重视，才能被全员接受并使用。

（二）加强顶层设计规划

内部控制信息化需要在整体规划的基础上实施信息化建设，而不能再像以往各自为战进行信息化建设。否则还会形成以往架构混乱、信息不能共享、系统不能互通、数据字典不统一、科室数据编码不一致的问题。

（三）组织架构保障

清晰明确的组织架构是业务流程和岗位职责标准化的前提。单位应围绕监管要求，结合自身的实际情况，关注重点业务领域，梳理并合理设计各业务流程的管理权责分工，建立不相容岗位分离。这些设计会直接影响业务流程的具体路径，直接决定内部控制的效率和效果。

（四）业务流程规范化

业务流程规范化、标准化是业务内控信息化的基础之一。业务流程标准化需要单位召集业务一线管理人员，充分征求他们的意见，利用风险管理理念分析、优化业务流程，拟订关键控制点，界定各岗位职责和管理权限，以及不相容职责的划分标准。其中，优化业务流程是最关键的环节，如果流程优化环节考虑不周全，将造成内控系统上线时出现问题，浪费人力物力资源。

特别需要注意的是，单位在对关键控制点逐项梳理后，应记录哪些能够固化在信息系统中，哪些暂时不能实现或实现成本较高。然后，对能够固化在信息系统中的业务流程和控制点，制定系统标准模板。例如，标准业务流程、管理权限、不相容岗位配置或参数设定等。

（五）表单规范化

内控建设中，从制度、流程到信息系统，如果中间没有表单的话，那流程只是个工作流。如果说制度规定的是"该怎样做",那么表单就是"具体怎么去做"的载体,而流程只是告诉你做完这一步了,下一步该去哪,或者下一步该做什么。

单位中绝大部分事务都是通过填写一张张的表单来完成的,表单的规范化和标准化在一定程度上代表了工作的规范化。表单规范、统一,对于提高工作规范性和工作效率具有显著的作用。

(六)数据采集标准化

大数据时代,数据为王,如果没有数据,一切都是无米之炊。单位数据多种多样,要实现内控信息化,不仅要有数据,而且要保证数据的质量和时效性,尤其是对主数据和源数据的采集,更要及时、真实、完整。主数据也称基准数据,是指用来描述单位部门、员工、财务科目等方面的静态数据。内控信息化时必须对这些主数据的定义和编码予以标准化。在此基础上,再对元数据(比如一些财务报表数据)进行采集、分析加工,使内控信息系统获得更多、更丰富的数据。

(七)控制指标量化

控制指标对应某一业务的外部监管要求和单位内部管理需求,如果无法量化这些控制指标,那信息系统就无法自动进行比较和判断,无法识别风险,更无法预警和实施控制。在实践中,"三公经费""八项规定"等都需要设定明确的指标值,只有这样,在费用报销时,信息系统才能依据规则判断某一笔报销是否超标、是否符合要求。

三、内控信息系统基本要求与业务要求

行政事业单位建设内部控制信息化系统不是对旧制度、旧组织、旧流程简单机械地线上化,而是一场组织架构、制度、流程、系统乃至观念的变革。行政事业单位在建设内控信息系统时,除了需要单位管理者从总体上给予理解和支持外,还应满足以下基本要求和业务要求。

(一)基本要求

1.易用性

易用性对信息系统来说很重要,一套软件功能再强大,如果不易用、不好用,那么用户就会产生抵触情绪。这不仅影响信息系统的推广,而且严重影响其使用效果。

2.稳定性

稳定性表现为信息系统的可用性，由信息系统的软件和硬件共同达成。与之相关的技术指标包括系统的并发用户数、最大的数据容量、年度宕机时间等。

3.灵活性

灵活性代表信息系统的可修改性和可扩展性。可修改性包括软硬件设计的灵活性和软硬件配置的灵活性，比如知识平台的自定义、工作流程的自定义、数据库的自定义、功能模块的自定义，以及系统组网的灵活性等。可扩展性包括软硬件的可扩展性，比如硬件增加服务器、存储设备，软件增加新功能、新模块等都很容易。

4.互联互通性

互联互通性指行政事业单位内部控制管理与业务管理、运营管理的相互整合。其中，内部控制是业务管理与运营管理系统建设的连接点。业务系统与运营系统的打通，可以极大提升数据的透明度、关联性及颗粒度，促进实物流、资金流、业务流、信息流四流合一。

5.安全性

出于行政事业单位信息安全性和保密性的考虑，内部控制信息系统的建设更应关注安全性。重点关注网络安全、数据安全和应用安全，严格执行非涉密业务外网运行、涉密业务内网操作的相关规定，利用严格的身份认证、权限设置、内外网隔离、IP地址登录范围限制、关键操作的日志记录、电子签章、关键数据加密、方案备份等手段，提高内控信息系统的安全防护能力。

（二）业务要求

1.新规则、新制度的可嵌入性

内控信息化可以内嵌最新的监管要求，比如新的政府会计核算规则。要求系统能支持根据单据自动生成财务会计和预算会计的"双分录"记账凭证，并在年终结账后自动生成财务和预算的"双报表"，符合制度的新要求，同时也大大提升财务处理效率，向实现自动化转变，助力政府会计改革真正落地。

2.自动化

通过系统间的互联互通，实现预算、结算、核算、决算"四算"集成，打通业务流程和数据链条，实现数据"一次录入、全程共享、同步关联"。

3.智能化

依据"三公经费""八项规定""六项禁令"等相关规定，将制度明细和预算要求嵌入信息系统，通过规则设置和后台计算，实现内部控制的全程管理，自动满足经济活动各环节"程序合规、表单可视、风险提示"的需求，使"报销智慧审核、监督智能完成"成为可能。

4.一体化

能将风险管控、决策、执行、监督、考评等机制融入内控信息化，做到业务集成一体化、监控预警一体化、分析决策一体化。

四、内部控制信息化建设的方式和路径

（一）内部控制信息化的定位

内部控制信息化本质上是在现有系统以及尚未建立的管理系统中植入一种管控理念、工具以及方法，旨在防范经济活动风险，规范经济活动的运行过程。一般来说，行政事业单位内部控制信息系统至少要包含两个方面的功能：一是对预算、收支、采购、项目管理、合同管理以及资产管理等经济活动业务的实时、全程监控；二是通过风险评估和内部控制评价，分析经济活动风险和问题，帮助单位进行科学决策，同时为审计和监察提供一手数据。

在具体建设内控信息系统时，有的单位侧重前期的风险评估，有的侧重后期的内控评价，还有的侧重对业务运行过程的实时监控。无论单位内部控制信息化如何定位，都需体现单位经济活动风险控制的内容，都需将梳理优化后的单位经济活动流程、管理制度以及控制措施等内部控制咨询成果通过信息系统落实执行，以保障单位内部控制的有效运行。

（二）内部控制信息化的建设方式

行政事业单位可以通过自建或外包两种方式实施自身的内控信息化。其中，自建是指行政事业单位利用自身的人力、财力、物力，建设适合单位自身特点的内控信息系统；外包是指在单位内部信息资源（信息技术基础设施、信息技术人员等）有限的情况下，以合同的方式将内控信息化建设工作全部或者部分外包给外部服务商，由他们帮助单位建设内控信息系统。

在这两种建设方式中，自建发生对单位自身的技术实力要求较高，后者对单位的要求相对较低。一般而言，如果市场上有较为成熟且能够满足单位特殊需求的系统或者软件，单位应首选外购，并外包安装实施；如果单位自身技术力量薄弱或者出于成本效益考虑，不愿意维持庞大的开发队伍，也可以采取外包方式，它能够较好地利用软件服务商专业优势和技术优势，有助于降低单位

内控信息系统的建设费用。选择外包时，要注意安全和保密问题。如果涉及某些保密性质的业务，单位要依据相关法律法规，确保信息系统的保密性和安全性。

（三）内部控制信息化的建设路径

建设路径指的是内控信息化建设的基本思路：是内控嵌入业务，还是内控整合业务？前者是把内控措施嵌入已实现信息化的业务信息系统，后者是把业务和内控统一考虑，新建自带内控功能的综合业务管理系统，或者说把业务放在内控信息系统中运行。不管采用哪种思路，都是为了实现控制与业务的一体化运营。

1.对信息化基础好的单位

对信息化基础比较好的单位，建议首选内控嵌入业务模式。

由于不少行政事业单位在内控信息化之前，已上线运行了多个业务和管理信息系统，如OA、预算编报、财务会计核算、政府采购、资产管理等系统，这些单位的信息化建设已较为完善。在此情况下，若现有信息系统的软件供应商在内控实施方面经验丰富，或者单位自己具备足够的二次开发能力，则可根据梳理完成的内部控制制度、流程、控制措施等，对现有业务信息系统进行升级和优化，开发和扩展内控功能，将内部控制机制嵌入现有系统，完善现有系统的内控能力，使其满足单位内控的需要。这么做的好处是，单位内部熟悉现有信息系统，并已形成使用习惯，便于上手。需要注意的是，改变或增加现有信息系统的功能，可能对现有信息系统有较大影响，比如，可能会改变其稳定性，或者改变其工作流或数据结构，等等，也可能因二次开发难度较大，导致成本过高。

2.对信息化程度低的单位

对于信息化程度低的单位或者单位规模较小的单位，建议首选内控整合业务模式。

信息化程度低的单位一般都是基层规模较小的单位，由于他们的信息化程度低，可以一步到位，在实现业务信息化时，同步考虑与业务相关的内部控制要求。为了"多快好省"地去建设自己的内部控制信息系统，这些单位可以通过借助专业的内控业务咨询和软件供应商的力量，快速实现信息化。借助专业供应商的专业能力和软件产品，不仅可以快速满足单位经济活动内部控制的要求，还可以实现内部控制评价的自动化和智能化。这种模式的内控信息化建设成功率较高、项目风险较低、投入资源较少，综合费用也比较低。但值得注意的是，一定要在内控理念、信息化理念、信息系统操作使用方面加强培训，否则在短时间内可能会降低工作效率和工作质量。

五、公立医院内控信息化建设规划

建设规划是公立医院内控信息化的起点，需要从医院战略高度出发，自上而下地对医院内控信息化建设进行整体梳理，制定公立医院内控信息化建设的整体技术框架。公立医院信息化的建设规划就是对公立医院信息化进行的顶层设计，可以分为总体目标和阶段性目标。实现这些战略目标需要技术方案，需要内部控制信息化的技术框架进行支撑。而内部控制信息化的技术框架不能随便，否则容易造成整体架构混乱、信息不能共享、系统不能互通，无法满足未来数字化和智能化医院建设的整体需求。具体方法包括如下几种。

（一）能力分解方法

这是一种自上而下进行顶层设计规划的方法，包括需求与现状分析、改进计划、整合设计、分段实施四个方面。需求与现状分析需要从医院整体发展战略出发，根据医院整体信息化的发展规划，从现有信息系统的分析与具体控制环节的现实诊断出发，分析目前现有的控制薄弱环节与风险点，对应的信息系统现状。其中，需要注意的是，应该注意抓住数据流这个核心，分析判断数据在系统流转过程中的对接与协同问题。改进计划是依据内部控制目标和业务需求，针对现实提出的业务流程及制度改进策略、内部控制信息化的重点以及信息化的具体方向。整合设计是将所有的改进技术方案进行整合、协同，根据数据流转的方向，划清数据标准与系统边界。分段实施是指根据实际情况，分阶段实现内部控制信息化，并与顶层设计相互呼应，实现数据共享、互联互通。

（二）技术路线图法

此方法是根据医院整体的发展战略，明确内部控制信息化的实现手段。首先，应该根据医院整体的发展战略远景规划，确定内部控制信息化的制度规范以及流程规范；其次，要确定内部控制信息化所涉及的各系统实施顺序、整体框架设计、工期验收标准，最后汇总成为技术路线图报告。

（三）体系结构法

此方法采用规范化设计，对内部控制信息化的整体架构（包括业务架构、应用架构、系统架构）、业务流程、数据提供能力、技术支撑能力等多个维度进行设计，形成一系列的制度与文件，包括业务架构、数据架构、技术架构与物理架构四个方面。其中，业务架构是从医院内部控制信息化建设角度对业务所覆盖的环节、流程、制度的细化、抽象和建模。应用架构是基于业务架构从功能需求角度定义应用范围、功能与模块。系统架构是对未来内部控制信息化的硬件、软件、物理设施进行说明，以勾勒出网络结构及网络资源需求。数据架构包括基础数据、业务数据和主题数据。王韬（2017）认为，基础数据包括人、科室、药品、卫生材料、后勤物资、大型医疗设备等，又称为数据字典。业务数据大多是科研数据、运营数据、临床数据，是信息系统运行的结果数据。主题数据是根据需要，对业务数据重新整合所形成的新的具有一定逻辑关系的数据。当然，数据会涉及数据的标准问题，这也是医院内部控制信息化建设中的一个关键问题。数据标准不统一也是以往各种信息化接口和信息孤岛形成的问题原因之一。因此，公立医院内部控制的信息化必须要梳理相应的数据标准化、编码体系、接口规范体系、集成方案等。

六、公立医院内控信息化的主要功能分析

（一）公立医院内控信息化的系统架构

公立医院内控信息化的理想预期是将预算管理、收支管理、政府采购管理、资产管理、建设项目管理、合同管理、科研项目和临床实验项目管理、教学管理等集成在一个统一的平台上，减少或消除人为操纵因素，对业务过程实时监测、预警、控制，然后进行自动统计、分析、报告，以确保财务信息、业务信息和其他管理信息的及时性、真实性和完整性，如图16-1所示。

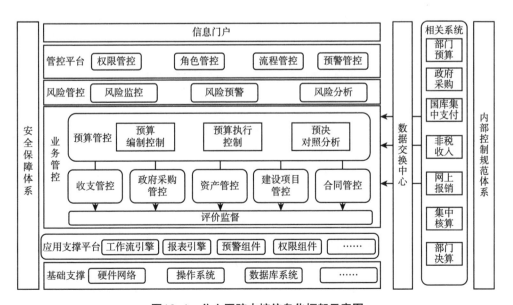

图16-1　公立医院内控信息化框架示意图

内控信息化应以预算管理为主线，将预算与基础数据、收支管理、采购管理、合同管理、资产管理、科研项目管理、债务管理、决算管理、决策分析等核心业务相关联，通过疑点报警、疑点追踪、专题分析、业务查询等管理功能，实现对公立医院内部各种经济、业务活动的全程管理。

此外，该系统应可以通过指标监控、访问控制、业务检测等手段，实时传递业务数据，实现对业务、流程等全方位的实时监控，方便各级业务管理人员及时了解风险状态，及时发现风险隐患，及时落实整改并全程跟踪处理情况，以降低或消除风险影响，提升岗位、部门和单位的风险防控能力。

为了方便内控部门的工作，该信息化还可以设计可视化的KPI导向的内控评价监督工具，预置内控评价监督指标，然后根据内控评价监督对象选择相应的指标，自动提取关键信息，自动分析指标特性，自动生成数据表格和图形，为内控评价监督提供翔实的、可量化的数据支撑。

（二）公立医院内控信息化主要功能模块

公立医院内部控制信息化的主要功能至少要满足《行政事业单位内部控制基本规范》和《公立医院内部控制管理办法告》的要求，涵盖单位层面的内控和业务层面的内控，表16-1列示了相关业务功能，表16-2列示了相关系统功能，供各单位在设计内部控制信息化时参考。

这些业务功能模块和系统功能模块对内控信息系统来讲，也可以视为"子系统"，比如，预算管理模块可以叫作预算管理系统、采购管理模块可以叫作采购管理系统等。下面我们对预算管理、决策支持等几个模块的功能作进一步的说明。

表16-1　　　　　　　行政事业单位内控信息系统的业务功能模块

业务模块	基本功能	业务模块	基本功能
预算业务	预算编报 财政预算批复 内部预算批复 预算指标发布 指标范围设定 预算分解匹配等	资产管理	资产信息 资产租借 资产调拨 资产盘点 资产对账 资产处置等
支出业务	支出申请 费用报销 采购合同支付 借还款管理 财务审定 核算登记等	对外投资	投资意向 投资可行性研究 投资审批 投资使用和管理 投资收益与核算 投资评价等

续表

业务模块	基本功能	业务模块	基本功能
收入业务	收入计划 收入上缴 收入登记 资金到账管理 资金到账匹配 资金归垫管理等	建设项目	预审项目 项目立项 项目计划 项目验收 项目文档 项目台账等
采购业务	采购需求 代理商选择 招标登记 供应商选择 供应商登记 采购台账等	合同管理	申请合同 合同备案 合同阶段管理 合同到期提醒 合同结项 合同结转等

表16-2　　　　行政事业单位内控信息系统的系统功能模块

功能模块	基本功能
决策分析	预算分析、项目分析、收入分析、支出分析、资产分析、采购分析、综合分析、合同分析、投资分析、自定义分析
业务配置管理	内部预算事项、外部预算事项、支出事项、内外事项关系、资金来源、会计科目、财政功能科目、收入科目、对外投资科目等
内控配置管理	组织结构、岗位职责、不相容岗位、归口管理、管控事项、管控流程、预警配置等
系统安全管理	用户管理、功能权限、数据权限、操作日志等

（三）预算管理信息系统模块的主要功能

近些年来，随着医改的不断深入，同时受到分级诊疗、医保支付方式改革、医耗联动等政策因素影响，医院收入明显放缓，但医院刚性支出成本上升，给医院运营带来巨大压力。加之，受药品加成补偿机制的影响，医院对成本重视力度不够，相关业务科室缺乏成本控制意识，医耗联动后成本管控迫在眉睫。此外，医院医疗资源和非医疗资源缺乏有效的分配机制，不利于集中力量办大事，在医改大背景下，医院迫切需要完善以往的预算制度，并将之进行信息化的落地实施，而如何参考历史数据、量入为出，全面提升公立医院的资源配置和利用效率，提升资金和资产的使用效率和效益显得迫在眉睫。预算管理信息系统设计的目标是：①形成全封闭预算管理体系；②预算录入时就要求预算部门、指标和事项的三个预算关键要素对应，抓实预算执行责任主体、紧扣预算执行绩效目标；③建立项目申报、预算编审、预算拨款、预算调整等管理机制；④用款申请时能自动对应预算指标，有效防止违规无预算、超预算、随意调预算等问题；⑤实时统计预算绩效情况，掌握各项预算执行进度，深度追踪预算项目对应的业务工作进度，提升资金使用绩效。

根据全面预算管理控制的主要环节，预算管理信息系统的主要功能至少应包括预算编制与审批、执行与控制、调整、分析、绩效考核等全过程，并衔接财务会计与预算会计双体系并行的核算管理，其设计理念应体现为数字化、智能化、以事项为驱动的业财融合化等。

1.预算编制与审批

（1）基础字段设置。根据管理目标，设置预算事项类别、预算指标、支出明细、支出标准、预算收支明细、会计科目映射关系、指标执行方式、指标政府采购属性、指标合同属性、资金来源、责任单元、预算事项职能归口科室属性、预算编审模式，对预算期间进行设置和维护。

（2）服务量预算编制。对门诊人次、入院出院人数、平均住院日、手术例数、病种分布等服务量预测。编制方法可结合科室学科发展规划、历史数据和新增人、财、物、投入增量确定。

（3）预算编制。预算编制包括收入预算编制与支出预算编制。预算编制应该根据医院总的发展战略、政策变动的因素、绩效管理的要求等多种因素进行编制，编制方法应该根据历史数据、收入预算、支出预算的具体业务类型分类特征采用固定预算、弹性预算、增量预算、零基预算等方法。其中，历史数据应该收集历年收入、支出相关数据，整理预算项目，分析各预算项目、各科室收支趋势和规律。应结合医院部门预算申报数和预算总体要求，考虑历史数据趋势、医改影响、绩效目标，拟订各科室全面预算收支初步建议数。一般情况下，系统中可以预置三年以上的历史数据作为参考数据。

（4）预算审批。预算的审批包含预算审核和预算下达功能。预算审核环节承接了编制与执行阶段，信息系统设计时应该考虑审批的灵活性与自动性。经院长办公会和预算管理委员会审批通过的预算，经过层层分解，应该自动成为预算事项执行预算控制数。审核过程应该将归口审核与汇总审核、分解审核结合起来。

2.预算执行与控制

执行科室根据批准的科事业计划和批复预算及时开展业务活动。预算执行在程序上无预算不执行。因此，报销时需要选择具体的预算项目才能实施报销。因医院临时安排任务等情况，确需发生的资金支付或领用时，应首先通过预算调整程序追加预算。业务活动实际发生金额超出预算标准或金额时可以根据医院预算管理需要设置强开关或者提示功能。具体表现为额度控制、预警通知、票据控制、影像存储等功能。

3.预算调整

预算调整包括预算调整类型设定、预算调整审批流程维护。预算一经下达一般不予调整。在预算管理推进医院临时任务，确需调整预算时，由相关科室提出预算调整申请，按照前面预算控制程序的要求程序批准后下达执行。预算调整一般根据流程归口科室、财务、预算管理委员会对预算调整表进行线上审批。从功能上来说，预算管理系统应支持审批工作流的自定义功能，并能够根据定义的工作流，实现审批通过、拒绝通过、退回等功能。

4.预算分析

预算管理系统除直接在执行过程中获得预算执行数据外，应该还可以分别从其他运营管理模块或系统中通过接口或导入方式，及时获取各类预算指标的执行数据。例如，通过HIS系统定期获取科室门诊人次、急诊人次、出院人数、手术例数、病人类型、病种收入类型、收入金额、医保基金支付金额、设备工作量、卫生材料使用等数据。通过物流系统定期获取药品卫生材料、低值易耗品和其他材料的请领、入库、领用、供应商等数据。通过资产管理系统及时获取设备编码、名称、类型、原值、折旧年限、资金来源、维修费用等信息。

有了这些数据，预算执行的分析就可以根据管理需要，选择分析的期间（如月、季、年等）进行分析。也可以设置金额绝对值或自定义指标进行同比、环比、百分比分析。预算执行分析可以通过预算指标占用穿透到预算执行科室、预算事项结构一直到预算事前申请和报销申请原始明细。此外，预算分析还应该支持从科室、预算指标、项目等不同维度按需进行分析。

5.预算绩效考核

预算绩效考核以预算完成情况作为考核的核心，通过预算执行情况与预算目标的比较，确定差异并查明产生差异的原因，进而据以评价各科室的工作业绩，并通过与相应的激励制度挂钩，促进其与预算目标相一致。预算绩效考核包括两部分：一是预算绩效目标考核，具体内容由绩效办统一下达和考评；二是预算工作考核，具体包括预算报送时效、质量、预算编报管理情况、预算执行管理情况和其他预算工作以及预算工作创新。预算考评包括确定考核周期，由月、季度、年的确定考核对象，具体到执行科室或职能归口管理科室，确定考核指标，如预算收入执行率、收入支出比等。

（四）其他业务模块的主要功能

1.收支管理功能模块

医院的收入主要来源于诊疗收入，并在HIS系统中实现收取。虽然内部控制管理信息化的建设不会去重新建设一套收入系统，但需要重新评估HIS系统中控制环节的风险性、植入控制的手段，实现收费流程确保不相容岗位相互分离。医院着重加强了对门诊住院收入流程的管控，设置了稽核、复核、对账等多个控制点。做到收缴分离、票款一致。还需要重新规范退费流程，梳理票据管理流程，规范各类票据的购买、领用、核销等审批手续。为此，收入管理系统的设计目标体现为：①根据不相容岗位相互分离的原则，合理设置岗位；加强收入的归口管理，医院全部收入都要纳入财务部门统一核算和管理；②针对门诊、住院收入要加强结算起止时间的控制；③保证自助终端设备、微信、支付宝、App等第三方支付通道数据进行授权加密管理；④健全票据管理，保证公立医院对票据、印章的全过程管控；⑤严格退费审批流程管理，各项退费手续做到相互制衡，退费相关凭证妥善保存并归档，同时财务部门加强退费单据的审核；⑥欠费的催缴预警，降低坏账的发生。

医院的支出体现为各种经费支出，经费支出的预算实行归口管理，各职能部门均可参与预算管理业务，划分各职能部门的业务职责。支出控制系统的建设不会单独建设，其往往与预算管理实现同步建设，并体现为智能报销系统建设。在管理上，经费支出预算项目经预算管理委员会批复后，需严格执行。各项经费支出预算额度均嵌入内控系统，设置了事前审批环节和费用报销环节。职能部门申请资金支付时，可以查询是否有预算项目、预算额度及预算执行进度等情况，扫描并上传报销凭证至内控系统，审批流程结束，出纳支付并打印存档。同步核减预算额度。遇到临时支出，需严格执行预算外追加审批流程。通过支出预算控制，从"源头"控制经费支出。

支出管理系统的设计目标为：①保证各项支出的发生均在预算控制内，支出由各归口管理部门按年度预算严格执行，财务部门核准用款计划；②加强对支出审批流程的控制和监督，严格执行重大支出集体决策制度和责任追究制度；③提升远程在线报销的效率性与实时性，同时加强业财数据的采集；与成本管理系统相互联系，进行自动归类和核算；④支出环节要与合同管理系统相互匹配，并绑定支付环节、支付条件、支付金额三个限制项，真正实现采购支出和合同条款匹配后"哪个阶段，哪些条件，多少金额"的支出目标；⑤推动业财数据的融合，加强分析数据的展示，为决策等工作及医院各项支出的精细化管理奠定数据基础。

2.采购管理功能模块

采购管理系统主要负责公立医院所需药品、医疗设备、卫生材料、工程等的采购。通过规范采购流程、打造"三公（公开、公平、公正）"平台，形成"采购资金预算→采购计划→采购执行→采购支付→采购验收→采购档案"的全过程管理，为管理部门、采购人、代理机构、供应商、监督部门、社会公众提供"标准统一、规范透明、资源共享、安全高效"的采购系统，实现政府采购全流程操作电子化、全过程监控实时化、全方位审计自动化、全覆盖管理一体化。采购信息系统设计目标为：①政府采购申请自动匹配生成采购标准和要求，并在"政采云"上生成采购合同并上传完成后才能付款；②实物资产申请购置后，完成登记环节才能报销付款，实现采购即入库形成资产台账，解决以往资产漏登等问题；③抓住资产实物管理主线条，从购置入库起，将领用、调拨、交回、盘点、报损、处置等全过程管起来。采购系统功能子模块至少应包括采购需求管理、采购计划管理、采购申请管理、中标登记、采购合同、采购执行、采购验收、采购支付、信息统计等。

3.合同管理功能模块

公立医院的合同管理系统主要内容是采购和项目建设所对应的合同管理，它是利用信息化手段规范公立医院合同管理流程，支持公立医院合同登记、审批、备案、变更、跟踪、归档等工作，实现合同收付款全过程的信息化管理。通过合同相关流程再造与优化，提升工作效率，实现公立医院内部信息共享。其信息系统设计目标体现为：①建立合同内部控制系统的过程是以风险为导向，使其在制度安排上更注重在合同准备、签订、履行及履行后的过程中，安排有效"体制""制度""人"以及"途径"，使合同的动态风险在每个过程中都有相应的控制手段发挥作用，成为一个适时的动态过程控制系统；②合同款收付进度是判断合同履行风险的重要参考证据，可以从会计核算角度，增设"合同"辅助核算方式对合同款收付涉及的会计业务进行独立归集，实现合同款收付过程明细管理；③通过完善合同管理，医院将财务管理与经营管理有机结合，拓宽了财务管理领域，实现全方位财务内部控制，并且对合同管理所涉及的每一个岗位、每一个操作环节都进行了规范，尽量做到精益求精。

合同系统功能子模块至少应包括合同模板管理、合同登记、合同审批、合同备案、合同执行阶段管理、合同支付、合同变更管理、合同台账管理、合同归档、合同借阅等。合同执行过程中，每完成一个阶段，需要利用执行跟踪功能进行过程推进，记录合同每个阶段完成的标志性成果，并对阶段性成果进行确认，无误后执行支付申请。合同执行中，难免出现例外情形，应注意划分不同的情形进行变更管理。合同执行过程中还应注意与采购模块、收支模块的协作。合同管理中主要涉及部门合同经办人、医院合同管理岗位、部门报账等岗位。

4.资产管理功能模块

资产管理系统主要实现"采购（预算编制、采购申请、文件批准）→跟踪（合同签订、付款结算、查询资产状态）→管理（仓储管理、配发启用、日常管理）→退役（报废处置、上缴）"的国有资产全生命周期管理，动态监控资产全貌，方便资产的调度与分配，最大限度提高资产的使用效率与价值。其设计目标体现为：①政府采购申请自动匹配生成采购标准和要求，并在"政采云"上生成采购合同并上传完成后才能付款；②实物资产申请购置后，完成登记环节才能报销付款，实现采购即入库形成资产台账，解决以往资产漏登等问题；③抓住资产实物管理主线条，从购置入库起，将领用、调拨、交回、盘点、报损、处置等全过程管起来。资产管理系统功能子模块至少应包括资产计划、资产配置、资产卡片、资产日常管理、资产清查、资产处置、统计报表等。

在公立医院，资产管理主要涉及固定资产管理、药品管理、医疗卫生材料等信息系统的建设问题。如何利用现有的信息技术实现精细化管理是医院面临的普遍问题。以医疗卫生材料为例，其设计目标为：①建立覆盖生产商、供应商、物资管理部门、临床使用科室、病人及相关的财务、医保、物价部门之间的一体化的供应链管理体系，实现全条码信息化管理，完成从科室提出需求到采购、入库、配送、出库、使用消耗、追溯等环节一体化管理模式；②实现可收费材料的流程管理与不可收费材料的成本控制，从根本上解决物资管理中的漏洞，有效杜绝使用过程中的浪费现象；③系统实现高值耗材的规范化管理，实现高值耗材从备货入库、领用、入库、出库使用消耗、科室计费、追溯、结算等各个环节全程管理，保障医疗安全；④通过对外搭建供应商门户协作云平台，引入第三方物流管理，开启SPD供应商协作管理模式，实现院内仓储零库存，帮助医院减少资金占用。针对固定资产管理，医院应该学会利用先进的物联网技术对手术室大型设备进行精细化的追踪，通过RFID芯片，追踪位置，有效实现医疗固定资产的调拨转移情况的跟踪管理，方便设备的保养和安全检查。此外，还应注意通过数据分析，随时统计设备的工作负荷、预约周期，并应与收费、PACS系统及时关联，实时掌握设备使用情况，并注意根据各项数据做好设备利用效率的综合评价工作。针对药品管理系统，应该注意利用PDA、条形码技术进行药品批号、采购批次的全过程跟踪管理。同时，可以利用智能药柜系统，通过物联网和指纹识别技术手段，提高药品管理工作的效率和准确性。门诊自动发药机和住院药品分包机都可大大提高发药速度，但应注意与资产管理系统的对接和数据共享问题。针对医疗卫生材料同样涉及使用条形码的问题，并注意与HIS系统建立关联性，此外还应加强电子智能耗材柜、物联网、指纹识别等技术手段，提高卫生材料的管理效率。

5.建设项目管理功能模块

建设项目管理系统围绕项目库和资金流，通过建立"项目立项→概预算→招标→合同管理→项目跟踪督导→工程结算→验收决算→财务档案→项目评价"的全过程系统，构建符合医院基建管理要求的体系，实现项目前期、中期、后期的全周期管理，帮助公立医院合理、科学地投资各类基本建设项目，有效防范资金使用风险。其信息系统建设目标为：①工程建设项目的各个环节实现线上登记、线上审批，关键信息全部实现电子化存档，审批记录网上痕迹；②实现施工进度数据、财务数据的可追溯以及分析运用；③针对工程项目内容复杂、资料多、管理难的问题，项目合同要求被分解成进度节点（设定环节要求、支付条件及支付金额），根据项目完成进度分节点上传单据和分段支付；④支付记录应形成完整工程档案，节点支付金额滚存无法超过合同总额，避免预付款过头情况；⑤工程项目竣工结算和财务决算审计完成后才能进入付款环节，避免项目未验先付情况；⑥主要从合同对象资信的调查、拟订合同草稿、确定合同内容、合同履行、执行追踪、合同风险预警、风险防范等方面为重点。建设项目系统功能子模块至少应包括项目立项、项目实施、项目管理、项目库管理、统计查询等。

6.成本管理功能模块

公立医院成本管理系统是指医院业务活动中所发生的各种耗费，以科室、项目、病种为核算对象，按照一定的流程和方法进行归集和分配，通过信息系统计算出相关成本的过程。其设计目标体现为：①通过健全与优化预算管理体系，针对不同支出内容，根据不同预算编制特点，确定成本控制的关键依据。并严格贯彻预算目标完成情况与发放结果的考核挂钩。②结合《事业单位成本核算指引》

确定会计核算的标准，设置并完善成本核算和管控等工作岗位，明确每个岗位的工作流程和职责范围，明确成本管理的权责利，以此来提高会计核算的标准化和精准性，增强成本控制的有效性。③通过自动化和系统化提高成本核算的效率和准确性，解决目前存在的财务工作基础薄弱问题，为成本控制提供基础数据支持。同时，将医院的财务和业务相关信息汇集到统一的信息平台，实现数据共享，利用大数据分析技术自动生成报告，或建立预警体系，进一步提高公立医院成本控制的信息化水平和工作质效。

该功能模块的主要功能包括成本数据采集功能、成本数据的增加、修改、删除、查询等数据维护功能、分摊管理功能、与其他系统数据的交换功能、科室字典、收费类别字典、成本项目字典等字典基础信息的维护功能。重点说明一下病种成本管理系统的功能模块，在王韬（2017）看来，其主要应该包括基础数据采集、病例筛查、数据整理、计算病种成本、病种成本分析几大功能。其中，基础数据搜集功能搜集的基础数据包括所有诊疗项目的基础编码信息，病种与ACD-9、ACD-9-10对照关系，项目成本数据药品，单收费材料数据。病例筛查从HIS或电子病历系统中导入指定核算期间的病历首页信息；病例筛查功能，按一定条件对病历首页信息进行筛查；医嘱导入功能，早已选定病历首页对应的详细医嘱。数据整理功能应该统计、合并医嘱中的诊疗项目，形成各诊疗项目累计数量，确认病种诊疗过程中已选取的诊疗项目。

7.科研项目管理功能模块

科研项目管理信息系统是为了减轻科研人员和项目管理人员的工作量，提升科研工作效率而实施的信息化工作。其设计目标为：①通过制定科研项目管理制度，明确科研经费的审批权限及流程、使用范围、支出标准等，明确不相容岗位，防止舞弊的发生；②在财务、科研管理等部门的建议指导及审核下编制符合医院总体目标的可持续、科学的经费预算，做到经费资源、项目状况与预算目标相匹配；③通过融合业务与财务系统，将科研项目中的物资采购、学术交流、人力成本等经费收支嵌入信息化管理平台，实现对科研经费的全过程、动态化管理；④通过将绩效评价机制、激励约束机制嵌入科研经费管理，加强目标设定、运行跟踪、监督考核与结果应用，提高人员工作积极性与经费管控意识、责任意识。

其主要功能模块包括科研门户网页管理、科研项目信息管理、科研项目进度管理、科研经费管理、科研成果管理、统计查询、消息推送、专家数据库等功能。

需要注意的是，科研项目管理系统需要与医院其他系统平台之间实现贯通和信息共享，及时进行信息发布，这样才能为全院提供统一服务内容和个性化的需求，有利于健全科研项目信息档案，实现科研项目精细化管理。

8.决策支持模块的主要功能

决策的基础是信息，决策的过程即为信息采集、存储、处理、分析、利用以及形成新信息的过程。随着信息资源的开发利用和数据共享互通日渐被重视，公立医院也由以往的"被动执行"转变为"主动决策"、由"经验依据"转变为"数据依据"、由"事后诸葛"转变为"事前预测"。在大数据、云计算、人工智能等信息化新技术的支持下，公立医院正在构建新型的决策支持系统，该系统的决策数据应该可度量、可分析、可模拟、可跟踪、可矫正、可反馈。

决策支持系统是医院实施战略决策的支撑系统，它应支持从数据源、数据仓库、数据应用和信息展示等环节对数据进行采集、存储、分析和展现。通过多渠道获取数据来源，对内部和外部数据进行清洗、整合和集成，然后，根据分析目标对数据进行多维度、可视化的分析与挖掘，提取隐含信息，建立数据神经网络，把数据信息转化为管理知识，并以仪表盘和导航仪的形式展现，满足内部决策需求。决策支撑系统的数据处理模型如图16-2所示。

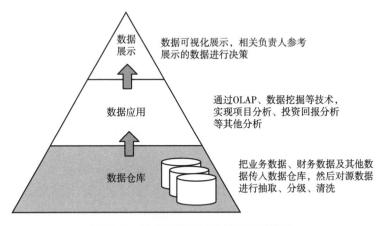

图16-2 决策支撑系统的数据处理模型

决策支持系统一般由交互语音系统、问题系统、数据库、模型库、方法库、知识库等管理系统组成，决策支持系统强调的是对管理决策的支持，而不是决策的自动化，针对医院管理，它所支持的角色可以是领导层、职能部门管理层、医务人员业务层等不同层次上的决策。它往往采用BI系统通过数据需求分析，运用一定的数据模型，通过转换、清洗、抽取、分析、展示等功能实现用户决策的需求。基于BI的决策支持系统有利于实现医院业务层面与经济活动层面的精细化管理。

（五）系统配置管理模块的主要功能

系统配置包含的内容比较多，一般应包括组织信息管理、预算配置管理、管控措施管理、系统参数设置、会计科目维护等。这里仅对其中较重要的系统配置进行简单描述。

1.组织信息管理

一般应包括用户、组织和结构、岗位角色、管理组织、归口管理的配置。在系统配置时，先要建立组织结构、用户等最基本的信息内容，包括职能管理关系，组织和业务的归口管理等，然后才能在流程审批、流程执行、信息查看等功能上依据设置的内容自动分配对应的权限。

2.预算配置管理

一般应包括外部预算事项、内部预算事项、支出事项、财政功能科目、二级单位事项设置等内容的配置。在系统配置时，需要设置外部预算批复需要的财政功能科目和外部预算事项，单位内部预算下达分解需要的内部预算事项和支出事项内容，以及内部预算事项与支出关系、内外部预算事项的关系设置，下级单位基础设置的配置，会计科目设置等。

3.管控措施管理

一般应包括管控事项定义、管控流程设计、管控范围等方面的设置。具体包括哪些内容（如采购、预算、支出）应纳入管控范畴，管控内容适合哪些组织，应采用怎样的流程来进行管理控制。对预警措施的配置，需根据支出和预算的控制标准来设定相应的要求，当超出对应标准时，进行实时预警提示。

（六）基础数据平台的主要功能

1.基础数据平台的功能列示

数据管理是信息系统发挥控制作用的基础与依据。基础数据平台是公立医院内部控制信息化的公共数据管理平台，它一方面对预算数据、项目数据、收支数据、采购数据、合同数据、资产数据、人员数据和公共数据等实施管理，同时也为其他信息系统提供组织架构、用户权限、公共数据、消息通知、公告、日志等基础服务，在减少运维人员数据维护工作量的同时，保证各系统基础数据的统一性。基础数据平台还应支持在同一环境下内设不同行政组织、财务组织、预算组织，灵活地满足各部门管理要求等。

基础数据平台的具体功能框架如图16-3所示。通过对各类数据全过程的监控与管理，公立医院可以对经济活动数据、系统运行数据、内部控制痕迹数据进行规范统一、集中存储、实时调用，形成数据池，实现数据挖掘与分析。

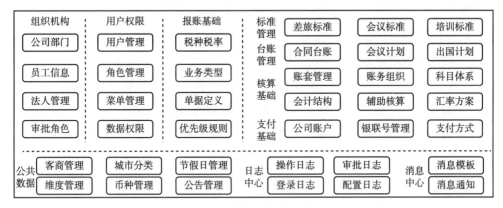

图16-3 基础数据平台的具体功能框架

2.基础数据的应用举例

（1）设置业务类型与预算科目、会计科目的映射关系，实现单据提交时按照规则占用相应预算科目的预算，以及自动生成记账分类，同时根据组织机构、单据类型设置对应的审批流程，提供灵活的流程执行机制。

（2）预设费用标准模块，对差旅、因公出国（境）、会议、培训、接待等费用标准基础数据进行配置，设置相应的控制方式，并向报账系统提供标准查询和校验接口。

（3）允许将已签订的合同和已审批的计划录入系统并在提单时进行关联，以支持合同台账和计划台账的管理。

（4）系统保留所有用户登录、用户操作、领导审批、财务审核、管理员配置等的相关记录，采用双重签名机制，杜绝信息被篡改，既保障系统的安全性和可靠性，又为审计提供一手证据。

（七）安全管理模块的主要功能

安全管理至少应包含用户管理、授权管理、日志管理等，其中，授权管理一般包括功能权限授权和数据权限授权。行政事业单位内控信息系统应该可以灵活、便捷、高效地定义和维护系统用户及其权限。

信息化是一把"双刃剑"，把业务和管理从"线下"搬到"线上"，虽然提高了本单位信息的准确性、时效性、共享性，也提高了管理决策的便利性和科学性，但由于网络、操作系统、应用系统的漏洞，以及程序设计存在的瑕疵等因素，可能会给单位的经济活动和管理活动带来新的、更大的风险。所以，建立内控信息系统不是"一劳永逸"的，而是一个不断完善、不断改进的过程，需要医院持续规范信息系统的运行和维护流程，保护信息安全，实现真正有效的内控。

（八）各功能模块之间的关系

1.内控系统功能模块之间的关联

内控信息系统中各功能模块并非相互独立，而是相互关联的。例如，采购和建设项目都会产生对应的合同，然后依据合同执行而产生支付，进入支付功能模块。采购的固定资产和项目建设交付的项目都会转入资产管理功能模块。经费支出事项的控制，既依赖于预算控制，也要遵守支出业务流程规范等。再如，各业务功能模块产生的数据信息，都能被决策分析功能模块查询，并实现各种业务分析、综合分析及自定义分析。内控配置管理模块可为各业务功能模块提供必要的组织基础信息、管控事项、审批流程等配置内容。系统安全配置模块中的系统功能权限和数据权限可灵活配置，可满足多层级、多类别角色的权限管理，方便他们在不同业务模块中自行其职。

下面展示一张某单位的内部控制信息系统功能模块逻辑管理图，来帮助说明上面的各种关系（见图16-4）。

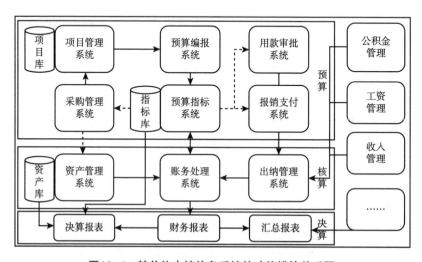

图16-4 某单位内控信息系统的功能模块关系图

图16-4突出显示了公立医院经济活动的起点源于业务本身，且所有业务都要

有预算。无预算不支出，无预算不采购。在信息系统中，如果没有预算，一切经济活动将不能进行。另外，其中的账务处理系统与预算指标系统、资产管理系统、出纳管理系统，以及决算系统（财务报表）都有紧密的关系。

2.内控系统与外部系统的关联

比如银医互联模块，该模块主要包括账户管理、支付管理、账单查询、银行对账等功能。通过银医互联模块，财务人员无须登录网上银行，利用自身财务系统即可进行银行账户管理、余额查询、支付、对账、公务卡还款、信息下载等操作，免去在网银系统中再次录入的过程，在有效提高工作效率、降低财务管理成本的同时，实现了业务一站式操作和自动化处理。